사상맥진과 진료의 실제

ⓒ 정원조, 2019

2019년 10월 15일 초판 인쇄
2019년 10월 21일 초판 발행

지은이 정원조
펴낸이 유희정
편집 류석균 • 디자인 쿠담디자인 • 마케팅 김헌준 • 인쇄 한영문화사
펴낸 곳 ㈜시간팩토리 서울 양천구 목동로 173 우양빌딩 3층
　　　　전화 02-720-9696 팩스 070-7756-2000
　　　　메일 siganfactory@naver.com
　　　　출판등록 제2019-000055호(2019.09.25)

ISBN 978-11-968141-0-6(93510)

값 120,000원

이 도서의 국립중앙도서관 출판예정도서목록(CIP)은
서지정보유통지원시스템 홈페이지(http://seoji.nl.go.kr)와
국가자료종합목록 구축시스템(http://kolis-net.nl.go.kr)에서 이용하실 수 있습니다.
(CIP제어번호 : CIP2019039183)

소금나무는 ㈜시간팩토리의 출판 브랜드 입니다.

사상맥진과 진료의 실제

체질맥진법과 임상경험의 실례

일러두기

- 이 책에 관한 독자들의 질문이나 제안이 있는 경우 대한 한의 사상맥진학회 사이트(http://cafe.daum.net/sasangmac)의 게시판에 해주시기 바라며 본 사이트는 한의사만 가입할 수 있는 제한된 공간이므로 일반 독자들은 가입이 불가능함을 양지바랍니다.
- 기타 질문은 네이버 카페인 "정원조 박사 사상의학 연구소"에서 할 수 있습니다.
- 본 도서의 무단복제 및 무단전재를 금합니다.

사상맥진 과 진료의 실제

체질맥진법과 임상경험의 실례

정원조 지음

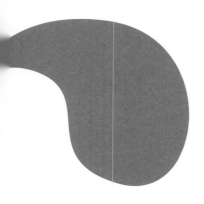

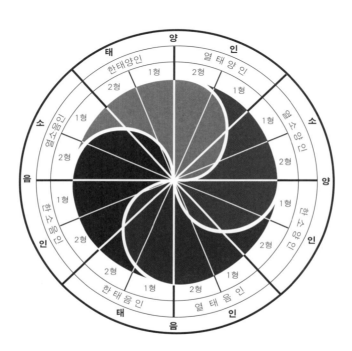

	붉은색의 양(陽)기운은 위에, 푸른색의 음(陰)기운은 아래에 위치하여 서로 마주 보고 있으며, 이는 태극(太極)에서 둘로 분화한 음양(陰陽)이다.
	붉은색의 양(陽)기운은 소양, 태양의 두 가지 양(陽)기운으로 다시 분화한다. 소양(少陽)기는 진붉은색으로, 태양(太陽)기는 덜 붉은색으로 표기하는데, 이는 두 가지 양의 기운 중에서 소양의 기운이 태양의 기운보다 양성(陽性)이 더 강하기 때문이다.
	푸른색의 음(陰)기운 역시 소음, 태음의 두 가지 음(陰)기운으로 분화한다. 소음(少陰)기는 진한 청색으로, 태음(太陰)기는 덜 진한 청색으로 표기하는데, 이는 두 가지 음의 기운 중에서 소음의 기운이 태음의 기운보다 음성(陰性)이 더 강하기 때문이다.
	음양이 각기 둘로 분화된 태소음양 그림에서 엑스(X)자 형태로 굵은 선을 그으면 태소음양인의 4체질이 된다.
	4체질 그림에서 십(十)자 모양으로 선을 더 그으면 4체질이 한열로 분화된 여덟 체질이 된다.
	여덟 체질 그림에서 다시 가는 선으로 둘로 나누면 각 체질의 유형을 1, 2형으로 나눈 것이 되며 도합 16유형을 표시한다.

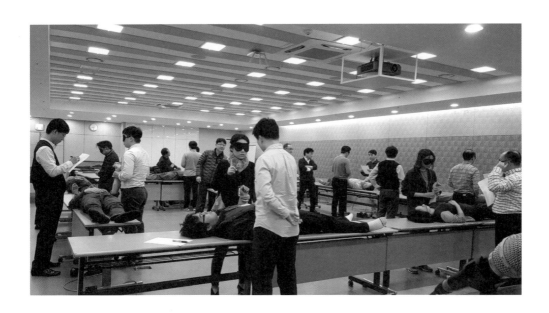

맥진 블라인드 테스트

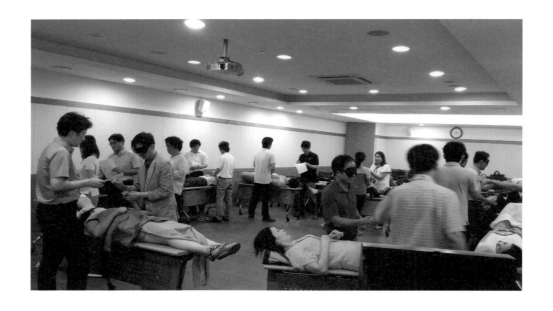

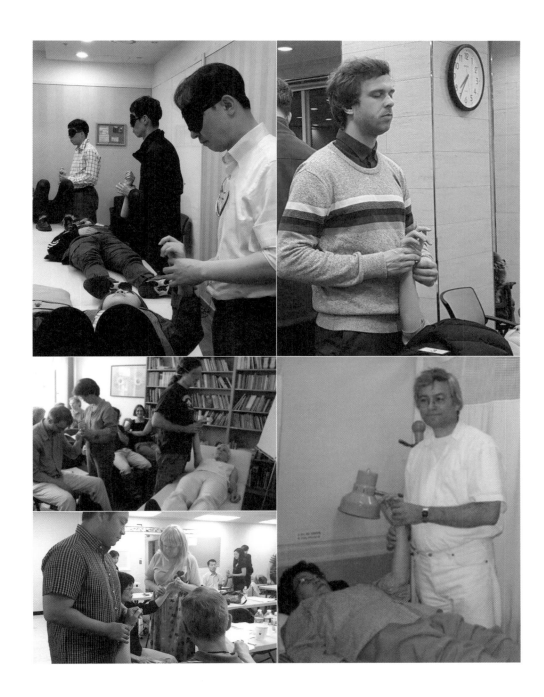

목차

2부 ○ 이론편

3부 ○ 임상진료 실제 편

머리말

젊은 시절, 내가 사상의학에 관심을 갖고 있다는 사실을 아신 부친께서는 나에게 사상의학은 하지 않는 것이 좋겠다고 진지하게 권유하셨다. 한의사인 부친께서 사상의학을 만류하신 이유는 단순했다. 사상의학 하는 사람 치고 밥 제대로 먹고 병 제대로 고치는 사람이 없다는 것이다. 당시 사상의학을 한다는 동료 한의사들을 가까이서 지켜 본 부친의 견해는 매우 부정적이었던 모양이다. 아마 그 당시에도 체질구분이 명확치 않은 상태에서 전통적 변증시치를 따르지 않고 요상한 체질치료를 한다는 분들에 대한 동료 한의사들의 싸늘한 시선은 여전했던 모양이다. 그때부터 수십 년이 지난 요즘, 사상의학에 대한 일반 한의사들의 관점이 많이 달라진 것은 사실이지만 큰 틀에서 보면 아직도 예전과 많이 다르지 않은 것이 사실이다.

나는 부친의 부정적 권유에도 불구하고 결국 사상의학 전문 한의사가 되었다. 사상의학이란 학문을 사랑해서도 아니고 어떤 고매한 분의 권유 때문도 아니다. 단지 임상을 하면서 사상의학의 우월한 치료효과를 부분적으로 경험하고 나서부터는 후세방으로 돌아가고 싶지 않았기 때문이다. 물론 체질구분이 제대로 되지 않는 환자 앞에서 치료에 한계를 느낄 때 고통스러웠고 회의감에서 헤어나지 못해 힘들었던 적도 많았다. 그럼에도 불구하고 내가 끝까지 사상의학을 놓지 않은 이유는 단순했다. 지금은 비록 부족할지라도 장차 실력을 쌓아 체질만 제대로 볼 줄 안다면 지금보다 훨씬 좋은 한의사가 될 수 있을 것이란 믿음 때문이었다. 그 믿음은 누구의 권유나 설득으로 생긴 것이 아니라 내 삶의 과정에서 스스로 경험한 바탕 위에 생긴 것이었으므로 부친의 부정적 권유에도 불구하고 오늘날까지 나를 사상의학 연구에 올곧게 매진하게 만든 원동력이 되었다. 그러나 솔직히 말해 사상의학을 하는 사람으로서 아직도 곤혹스러울 때가 많다. 사상의학이란 학문의 정체성 때문이 아니라 여전히 사상의학을 백안시하고 인정하지 않는 사람들의 차가운 시선 때문이다. 한의학을 모르는 외인(外人)들의 비판쯤이야 무시하고 넘길 수 있지만 현역으로 임상에 종사하는 동료 한의사들로부터 받는 비난과 비판은 늘 가슴 아프다. 이들 한의사들이야 말로 우리 전통의학인 사상의학을 지켜내야 할 최후의 보루인데 이들에게 마저 부정되고 비판받는다면 사상의학의 미래는 암담할 수밖에 없기 때문이다.

사상의학이 비판받는 핵심적 요지는 단 한 가지 때문이다.

　　　체질구분의 객관성이 없다는 것이 그것이다. 같은 병이라도 체질에 따라 달리 치료하는 것이 사상의학의 본질인데 이 사람을 진찰하면 소음인이 되고 저 사람을 진찰하면 태음인이 되니 그게 무슨 의학이냐는 것이다. 사실 그런 논조 자체는 백번이나 옳은 것이다. 그러나 객관화된 체질진단 시스템이 부족하니 이 문제를 어떻게든 해결하고 개선해야 한다고 주장하지 않고 그냥 이론이 틀렸으니 사라져야 한다고 결론을 내리는 것에 나는 동의할 수 없다.

　　　그러므로 이 책은 특별히 사상의학 회의론자들에게 드리는 나의 성실한 답변서다. 여기에는 지난 30여 년간에 걸친 연구와 일선에서 후배 한의사들을 가르치면서 얻은 다양한 지견이 담겨있고 이를 통해 사상의학이 치료의학으로써 전통 중국 한의학보다 어떻게, 어떤 점에서 비교 우위를 갖고 있는지 실증적으로 밝히고자 하는 내 나름의 노력이 담겨있다. 과연 그러한 질문에 만족할만한 답변서가 됐는지에 대한 평가는 이 책을 공부한 독자들의 몫이 될 것이다.

맥(脈)으로 과연 체질을 구분할 수 있는가?

나는 이 문제에 대해 근본적으로 의구심을 갖고 있는 한의사가 꽤 있다는 사실을 잘 알고 있다. 수십 년을 사상의학에 종사한 전문가들도 이구동성으로 체질구분의 어려움을 토로하고 있는 마당에 불과 수개월 만에 맥진법을 익혀서 1, 2분 안팎의 맥진만으로 체질을 가릴 수 있다고 주장하면 정서적으로 선뜻 받아들이기 쉽지 않다. 그러나 나는 그런 회의적 시각들에 대해 괘념치 않는다. 세상의 모든 것은 처음 제시되었을 때 당연히 비판적 견해가 따르기 마련임을 잘 알고 있기 때문이다. 본문에서 강조하고 있지만 나는 사람 고치는 학문은 방법론 자체가 재현성과 객관성이 인정되는 과학적 방법론에 기초하지 않으면 안 된다고 생각하는 사람이다. 한의학이든 현대의학이든 다를 수 없다. 내가 이 책에서 제시하는 체질맥진법과 임상활용의 내용들은 내 자신의 임상경험뿐 아니라 다년간 일선에서 한의사들을 대상으로 교육한 과정에서 철저히 검증한 결과물이다. 과연 나의 체질맥진법이 독자들의 유용한 임상도구로 활용되어 양질의 진료를 펼 지적(知的) 자산이 될 수 있을 것인가는 결국 이 책에서 제시하는 방법론을 배워 익힌 사람들이 판단하게 될 것이다.

9년 전 〈사상의학 새 연구 1권, 이론편〉을 내면서 본격적 진료서를 연이어 내기로 약속한 것이 너무 늦게서야 나오게 되었다. 나름대로 변명을 하자면 일단 활자화 된 책으로 발표된 이론들은 나중에 돌이킬 수 없으므로 가급적 더 많은 실체적 경험을 쌓아 내 이론을 확증해야 한다고 생각했고, 또한 보다 풍부한 임상실례를 보강하기 위해 시간이 필요했다. 임상현장에서 환자를 진료하면서 한편으로 책을 쓰고 맥진을 가르치고 관련 논문과 서적을 찾아 읽는 것의 어려움에 내 천성적 게으름이 더해져 약속보다 훨씬 늦게 나오게 된 이유가 되었음을 독자들에게 죄송스럽게 생각한다.

이 책이 나오는 데 결정적으로 도움이 되어준 분들이 있다.

사상맥진학회를 구성하고 나와 함께 연구를 진행했던 학회 회원들과 임원들이다. 도움을 주신 분이 많아 일일이 다 거명을 못 하지만 이 분들은 실제 경험을 통해 나의 맥진이론을 더 정교하게 세우는 데 도움이 되어 주었으며 함께 공부하면서 맥진에 기반한 자신들의 풍부한 임상경험을 제공해 주었다. 이 책 내용 중에는 맥진학회 인터넷 카페에 발표한 분들의 글, 질문과 답변이 포함되어 있다. 책을 인쇄소에 넘기기 전 맥진학회 열명 이상의 임원들에게 원고를 넘겼고 그분들은 원고를 꼼꼼히 읽고 부족한 점을 지적하며 예리한 조언과 유용한 견해를 주었다. 따라서 이 책은 온전한 내 작품이 아니라 위에 언급한 모든 원장들의 공동 작품이라 해도 과언이 아니다. 책 내용을 풍성하게 해 준 모든 분들에게 감사를 표한다.

원래는 책명을 〈사상의학 새 연구 2권, 진료의 실제편〉으로 하려 했으나 〈사상체질맥진과 진료의 실제〉로 명명한 것은 이 책에서 체질맥진을 더욱 심화시켜 본격적으로 다룬 후에 그에 근거한 진료의 실제를 다뤘기 때문이다. 그러므로 이 책은 앞 선 책의 제2권으로 명명하진 않았지만 1권에서 약속한 실제적 후속편이다. 전권(前卷)에서는 여덟 체질론 이론 전반과 주로 침 치료에 주안점을 두었으나 본 책에서는 침은 전혀 다루지 않고 온전히 체질맥진과 약물, 방제에 주안점을 두었다.

한편 전권에서 이미 다뤄진 내용들은 본권에서 반복하지 않으려 했으나 근 십년 만에 나오는 이 책만 처음 접하시는 분이 적지 않을 것이기에 그분들도 무리 없이 이해가 가능하도록 부득이 전권 내용 중 중요사항 몇 가지를 반복하지 않을 수 없어 일부 내용에 약간의 중첩이 있게 됨을 양해 바란다.

2019년 10월
북한산 자락 한옥마을 藝脈堂 서재에서
운산 정원조

1부

맥진론

체질감별의 난해함, 어디서 오는가?

십 년을 했든, 이십 년을 했든 사상의학 하는 사람 치고 체질감별의 난해성에 대해 동의하지 않는 사람이 없다. 임상에서 절반 정도만 체질을 맞혀도 임상할만 하고 6, 70%의 체질을 가릴 수 있다면 가히 대가(大家)란 말을 들을 수 있다는데, 이 말이야 말로 오늘날 사상의학의 현주소를 가장 적나라하게 드러내는 표현이다. 세상의 어떤 학문이든 십 년을 올곧게 투자하면 대략 전문가가 되는 게 맞다. 그런데 물경 이삼십 년을 투자해도 6, 70%의 체질밖에 못 가리면서 그 정도에 대가란 말을 들을 수 있는 학문이라면 잘못된 정도가 한참 지나친 것이다.

두말할 것도 없이 오늘날 사상의학이 한의사들 사이에서조차 대중화되지 못하고 발전이 정체된 이유는 체질감별이라는 근원적 문제가 아직 해결되지 못했기 때문이다. 이 말을 환언하면, 사상의학은 체질감별의 문제가 해결되는 순간 치료의학으로써 비약적 발전을 맞게 될 것이란 말과 동일하다. 결국 체질의학에서 체질을 가리는 문제가 해결되지 않고는 이 학문의 미래는 없다는 것이 결론이다. 그렇다면 체질감별의 난해함은 도대체 어디서 오는 것일까? 이 문제는 너무 중요하므로 본격적으로 책 내용에 들어가기 전에 모두(冒頭)에서 한 번 진지하게 다루고 넘어가기로 하자.

동의수세보원 변상론(辨象論)에는 체질을 가리는 다양한 기준이 이미 제시돼있다. 체형기상(體形氣像), 용모사기(容貌詞氣), 성질재간(性質才幹), 체질병증(體質病證)들이 그것이다. 이제마 선생이 이런 판별기준들을 이미 제시했는데도 불구하고 왜 체질을 가리기 어려운 것일까? 문제의 답을 생각하기 전에 우선 절대적 기준과 상대적 기준이라는 용어를 일단 짚고 넘어가야 한다. 예컨대 여기 성별(性別)을 모르는 어떤 스님을 앞에 두고 여러 사람이 남자승려인지 비구니인지를 구별해 본다고 가정하자. 사람들이 제각기 이런저런 근거를 제시하며 주장을 편다 해도 그 어떤 것도 그 사람의 성기(性器)를 확인하는 것 이상의 절대적 기준은 없다. 세상에는 여자 같은 남자가 얼마든지 있고 남자 같은 여자들도 있어 겉으로 나타나는 얼굴, 목소리, 행동거지 같은 것들로 성별을 가리려는 것은 부질없는 짓이다. 즉, 남녀의 성별을 구별하는 데 있어 성기의 구분은 절대적 기준이고 나머지 여하한 어떤 기준도 모두 상대적 기준이 된다. 상대적 기준은 구별가능성의 정도를 높여 줄 수는 있어도 결정적 판별의 역할을 할 수는 없다.

체질감별의 문제가 바로 이와 같다.

모두 상대적 기준만 가지고 체질을 가리려 하니 본질에 이르지 못하고 있고, 그런 상황에서 아무리 용을 써도 해결되지 않으니 결국 난해하다는 결론으로 귀착되고 마는 것이다. 유감스럽게도 이제마 선생 자신도 체질감별의 절대적 기준은 알지 못했다. 그나마 다양한 상대적 기준을 제시할 수 있었던 것은 그분께서 확실히 체질의 존재를 보았기 때문이다. 따라서 이제마 선생이 파악하고 본 그대로의 기준을 제시한 것이다. 다만 본인 자신도 절대적 기준을 갖지 못했기 때문에 체질을 가리는 데 때로는 애를 먹을 수밖에 없었다. 어린 처녀의 옷을 짐짓 함부로 벗기면서 당황하는 태도를 보고 비로소 소양인임을 알았다거나, 진료를 받으러 찾아온 지체 높은 양반에게 일부러 하인들이 나르는 나뭇짐을 지게하고 그 걷는 모습을 관찰해 소음인으로 판정했다는 일화들이 그 사실을 잘 말해 주고 있다. 이것은 이제마 선생조차 체질을 가리는 데 때로는 힘들어 했다는 일화를 말해주지만 사실 오늘날 우리들이 임상현장에서 이런 식으로 체질을 가린다는 것은 상상조차 할 수 없는 일이다.

변증론에 제시된 기준은 모두 상대적 기준이고 절대적 기준은 없다.

왜 그런지 그 이유에 대해 한 번 살펴보자. 예컨대 소양인의 성정(性情)에 대해 '성격이 굳세고 씩씩하며(少陽人性質長於剛武)', '빠르고 날래며 용감함을 좋아하며(慓銳好勇)'라는 조문들이 변증론에 제시돼 있다. 만일 이 기준이 소양인을 가르는 절대적 기준이 되려면 소양인은 반드시 그런 성품의 사람만 있어야 하고 예외가 없어야 한다. 그래야 일단 성품이 굳세고 씩씩하며 용감한 사람은 무조건 소양인으로 판정할 수 있다. 그러나 이제마 선생은 소양인 중에도 "성품이 조용하고 우아하여 소음인과 아주 흡사한 소양인도 있다(少陽人或有短小靜雅 外形恰似少陰人者)."고 하여 같은 소양인이라도 성품이 전혀 상반된 타입이 존재함을 동시에 말하고 있다. 이렇게 씩씩하고 용감한 소양인도 있지만 동시에 조용하고 얌전한 소양인도 있다고 말한 이상, 앞 문장에서 제시한 씩씩하고 용감한 사람이 소양인이라는 기준은 절대적 기준이 될 수 없다.

한편, "태양인의 성기(性氣)는 항상 나아가려고만 하고 후퇴하려 하지 않으며(太陽之性氣 恒欲進而不欲退), 소양인의 성기(性氣)는 항상 들려고만 하지 놓으려 하지 않는다(少陽之性氣 恒欲擧而不欲措)."라는 조문이 있어 이것이 태양인, 소양인의 대표적 성격을 나타낸다고 말하고 있지만, 바로 이어지는 다음 줄에는 전혀 다른 내용의 조문이 이어지고 있다. 즉, "태양인이 나아간다는 건 헤아려 봐서 가능하다고 생각할 때만 나아가는 것이며 스스로 자기 재주를 돌이켜 보아 자신이 없으면 나아가지 못한다(太陽之進 量可而進也 自反其材而不莊不能進也). 소양인이 든다는 것은 헤아려 봐서 가능하다 생각할 때만 드는 것이니 만일 스스로 자기 힘을 돌이켜보아 단단치 못하면 들지 못한다(太陽之進 量可而進也 自反其材而不莊 不能進也 少陽之擧 量可而擧也 自反其力而不固 不能擧也)."라는 조문이다. 이렇게 되면 앞서 말한 태양인이 나아갈려고만 하고 후퇴할 줄

사상맥진과 진료의 실제

모른다는 성격이나 소양인이 들려고만 하고 놓을 줄 모른다는 성격은 절대적 기준이 될 수 없다. 왜냐하면 스스로 생각해 봐서 나아갈만 할 때만 나아가고, 스스로 판단해 봐서 가능하다 생각할 때만 든다 하고 있기 때문이다.

성격뿐 아니라 체형에 관한 조문도 살펴보자. "태음인 체형은 장대(長大)하다(太陰人體形長大而)."고 해 놓고서는 바로 이어지는 조문이 "그렇지만 육척밖에 안 되는 작고 왜소한 태음인도 있다(亦或有六尺矮短者)."라고 쓰고 있으며, "소음인은 작고 왜소하다(少陰人體形矮短而)."라고 해 놓고서 "그러나 팔, 구척 되는 장대한 소음인도 있다(亦多有長大者 或有八九尺長大者)."라고 하고 있다. "소양인은 가슴의 벌어진 형세가 왕성하고 방광의 앉은 자세는 약하며(少陽人 體形氣像胸襟之包勢盛壯而膀胱之坐勢孤弱), 상체는 성하고 하체는 허하며, 가슴이 실하고 발걸음은 가볍다(少陽人體形上盛下虛胸實足輕)."라고 하면서도 동시에 "그렇지만 체형이 왜소하고 작은 소양인도 있다(少陽人或有短小靜雅)."라고 하고 있다. 이렇게 되면 태음인의 체형이 장대하다는 것, 소양인이 가슴이 벌어지고 상체가 발달했다는 것, 소음인이 왜소하다는 것 등의 체형조건은 체질을 가리는 절대적 기준이 될 수 없다. 그렇지 않은 사람들도 있기 때문이다. 이렇듯 이제마 선생은 태소음양인의 독특한 대표적 성정 및 체형 등에 대한 기준을 명확히 제시하고 있으면서도 동시에 또 다른 타입의 사람들이 존재함을 말하고 있기 때문에 변증론에 제시된 대표적 성정(性情) 및 체형(體型) 조건은 결코 이들을 가리는 절대적 변별기준으로 작용할 수 없게 된다. 예컨대 "경상도 남자들은 성질이 급하다."라고 해 놓고는 "그러나 성질이 느린 사람도 있다."라고 했다면 성질이 급하다는 앞서의 기준은 경상도 사람을 가리는 절대적 기준이 되지 못하는 것과 같다. 따라서 이제마 선생이 제시한 기준은 모두 태소음양인을 가리는 참고기준일 뿐이다. 그런데도 지금까지 사상의학 하는 분들은 이런 상대적 기준을 체질을 가리는 절대적 변별기준으로 삼아왔다. 따라서 이런 잘못된 프레임에 갇혀 있는 한 올바른 체질감별은 처음부터 불가능할 수밖에 없었던 것이다.

앞서 조문에서 본 바와 같이 이제마 선생은 같은 체질이라도 상반된 성격과 체형을 가진 형태가 동시에 존재함을 보았고 그가 본 그대로 책에 기술하였다. 그러나 이러한 분명한 기술(記述)에도 불구하고 아직도 태음인은 뚱뚱하며, 몸이 마르고 체구가 작고 왜소하면 소음인이라는 식의 편협된 관점이 임상가에 광범위하게 일반화되어 있다. 이렇게 된 이유는 체질의 상반된 형태에 관한 상기 조문들에 대해 단지 '소수의 예외적 현상'인 것으로 자의적(自意的) 해석을 해서 잘못 가르쳤기 때문이다. 예를 들어 "소양인은 가슴이 발달하고 다리는 가벼우며 용감한 것을 좋아하고 몸이 날래다(少陽人體形上盛下虛胸實足輕慓銳好勇)."라고 해 놓고는 바로 다음 줄에 "혹은 몸집이 작고 성격이 조용해 외형이 흡사 소음인 같이 생긴 소양인도 있다(少陽人 或有短小靜雅 外形 恰似少陰人者)."라고 하면서 혹유라는 용어가 나오고 있는데 이 '혹유(或有)'라는 조문을 "혹은 (또는)...있다."고 해석하지 않고 "간혹(예외적으로)... 있다."는 '간유(間有)'로 잘못 해석[001]해 가르친 것이다. 그러나 혹유(或有)와 간유(間有)는 명백히 구분돼야 하는 별개의 용어이며[002] 이를 동일한 의미로 해석해서는 안 된다.

한편 체질을 가리는 또 다른 기준조건으로 삼는 체질병증이란 것도 절대적 기준이 되지 못하기는 매 한가지다. 체질병증은 특정 체질에서 나타나는 특정 병증을 의미하지만 겉으로 드러나는 증상만 가지고 체질을 구분하는 것은 불가능하다. 예컨대 소음인

001_ "原則的으로 少陽人이 이와 같이 上盛下虛하고 胸實足輕 慓銳好勇하지만 간혹 보면 少陰人과 같이 短小靜雅하여 "間或 있다" 例外를 예기하는 말입니다. 이 間或이라는 것은 전체가 넷이라면 가령 그중에 1/4이라든지 또는 1/5정도는 이럴 수가 있다는 그런 意味의 或有라는 이런 말을 씁니다. 왜냐하면 이 분도 絶對的인 것이 아니라 或有라는 말을 써야만 비로소 말이 된다는 것을 아시고 있다는 것입니다. 그래서 간혹 少陽人도 少陰人과 같이 短小靜雅한 외형으로, 즉 얌전하고 차분한 少陰人 같은 少陽人도 있다라는 말을 여기에 쓰신 것입니다." (경희대 강의록 四象人辨證論 137쪽)

002_ "소양인 한 소년이 항상 속이 거북하고 더부룩한 체증이 있고 간혹 복통과 요통이 있었다" (少陽人小年兒 恒有 滯證痞滿 間有腹痛), "소음인은 평시에 호흡이 고르고 균등하다가 간혹 한 번씩 한 숨 쉬듯 호흡한다" (少陰人 平時呼吸 平均而 間有一太息呼吸也) 라는 용례에서 보듯 간유(間有)라는 용어가 혹유(或有)라는 용어와 별개로 자주 등장한다.

사상맥진과 진료의 실제

의 태음(太陰)증이나 소양인의 망음(亡陰)증, 태음인의 위완한(胃脘寒)증 같은 체질병증은 모두가 몸 차고 설사를 주증(主症)으로 하는 병증인데, 이렇게 동일하고 유사한 병증을 가지고 어떻게 특정체질을 구별할 것인가. 결국 체형기상, 용모사기, 성질재간, 체질병증 등은 모두 상대적 참고기준 정도밖에 안 되는데도 불구하고 이를 절대적 변별기준으로 삼아 체질을 구별하려 했으니 난해함에 빠져 헤어날 수 없었던 것이다.

그러나 체질감별을 난해하게 만드는 요인은 또 하나 있다.

체질은 여덟의 형태로 존재하는데 지금까지 넷의 형태로 존재하는 것으로 가르쳐 왔다는 사실이다. 체질이 넷이냐 여덟이냐 하는 문제는 후차적으로 다루겠지만 일단 형태적, 생병리적, 병증약리적 관점에서 보았을 때 체질은 분명히 여덟 형태로 존재한다. 그런데 이것을 넷이라는 프레임에 맞추려 하다 보니 도무지 앞뒤가 들어맞지 않아 감별이 안 되는 것이다. 예를 들어 지금까지 소양인은 몸이 가볍고 날래기 때문에 기본적으로 몸집이 보통, 혹은 마른 편이며 뚱뚱하고 살찐 소양인은 거의 없고 혹 있다면 비정상이며 병적인 것이라고 가르쳐 왔다.[003] 그러니 정작 뚱뚱한 소양인은 이런 관점 때문에 소양인으로 인정되지 못했고 단지 뚱뚱하다는 이유로 태음인으로 인식되고 말았다. 그런 소양인에게 태음인 약을 줘봐야 듣지 않을 것이 당연한데 이렇듯 기대한 치료효과가 나타나지 않는 경우 감별에 대한 잘못된 프레임을 바꿀 생각은 않고 단지 체질감별이 어렵다고만 하였다. 여기서 체질이 넷이냐, 여덟이냐를 따지는 것은 방위(方

---

[003]_ "少陽人에 있어서는 慓銳好勇 한다는 말을 여기에 썼습니다. 이 胸實足輕하고 慓銳好勇 한다는 말이 少陽人의 容貌詞氣입니다. 가슴은 실하고 다리는 가벼운데 그래서 바람에 나부낄慓, 즉 "흔들흔들 한다" "표연히 사라졌다" 이런 얘기입니다. 그다음에 銳는 "예리하다" "날카롭다" 또 好勇은 勇猛을 좋아한다. 그래서 그 사람이 몸이 날쌔고 "예리하고", 말하자면 "몸이 날렵하고", "몸이 가볍고", "빠르고" 勇猛을 좋아한다는 것입니다. 그러다 보니까 어떤 問題가 나오냐 하면, 몸이 날쌔야 되니까 가벼워야 되죠. 少陽人이 몸이 뚱뚱하거나 체구가 크면 少陽人이 어렵습니다. 무슨 말인고 하니, 一般的으로 少陽人은 몸이 가볍거나 크지 않아야 됩니다. 그러니까 살이 없어야 좋다는 것입니다. 그래서 전체적으로 太陽人과 少陽人은 거의 뚱뚱하지 않아야 정상입니다. 만일 太陽人이나 少陽人이 뚱뚱하다고 한다면 그것은 病입니다. 病이 곧 날 수 있거나 不利하다는 것입니다. 그래서 少陽人은 比較的 몸이 가볍고 거구가 아니라는 이런 얘기입니다. (경희대 강의록 136쪽)

位)가 사방(四方)이냐, 팔방(八方)이냐를 말할 때같이 용어의 정의를 어떻게 하느냐에 따라 달라지므로 논쟁 자체로서는 별 의미가 없다. 예컨대 소양인이 한열(寒熱)에 따라 분화된 한(寒)소양인, 열(熱)소양인을 각각 별개의 체질로 인정한다면 체질은 여덟이 되지만 한, 열 체질은 결국 하나의 소양인에서 분화(分化)된 것이므로 체질이 넷이라 주장하면 체질은 넷이 될 것이다. 문제는 넷이냐 여덟이냐가 아니라, 체질은 반드시 여덟의 생·병리 현상과 외적 형태로 나타난다는 것이다. 예를 들어 한소양인과 열소양인, 한태음인과 열태음인, 한소음인과 열소음인 등은 서로 장부구조가 다르고, 생병리가 다르며, 생김새와 체형이 다르고, 소증이 다르고, 잘 이환되는 병이 다르며, 치료원리와 방침 또한 완전히 다른 별개의 독립된 체질이다. 하나의 체질이라도 한열(寒熱)에 따라 이렇듯 형태적, 현상적, 생병리적으로 전혀 별개로 나타나는 두 체질을 하나로 인식해 감별했으니 올바른 체질감별이 될 수 없었던 것이며, 역시 결론은 체질감별은 난해하다로 귀착될 수밖에 없었던 것이다.

이 책에서는 체질감별의 난해함을 해소하여 가장 빠르고 손쉽게 사상의학을 장악하는 방법론을 제시한다. 따라서 지금까지 들어 본 적 없는 내용과 학교에서 학습해 온 방식과 전혀 다른, 새로운 접근론이 소개될 것이다. 수십 년 사상의학을 한 사람도 어렵다고 하는 체질감별을 완벽하게, 그것도 불과 수십 초(秒) 내에 가릴 수 있다고 말하면 허풍이란 말을 듣기 십상이다. 그러나 이 말이 진실인지 허구인지를 알기까지 정작 긴 시간이 필요치 않다는 것은 다행스런 일이다. 이제마 선생이 말한 바대로 인간에게는 선천적 장부 허실구조가 있고 그것이 사람마다 달라 체질이라는 현상이 존재하는 것이 사실이라면, 보이지 않는 그 내면의 장부구조는 반드시 어떤 형태로든 겉으로 드러나게 돼 있다. 이것은 내 주장이 아니라 한의학의 기본원리다. 장상론(臟象論)의 기본원리일 뿐 아니라 체형기상, 용모사기, 성질재간이 사람마다 달리 나타나는 현상이 모두 이 원리에 기반하고 있다. 내부의 기(氣)가 외부에 형태로 드러나는 것을 상(象)이라 한다면,

장부의 선천적 허실구조가 어찌 체상(體像), 면상(面象), 설상(舌象)의 형태로만 드러날 것인가. 장부 대소(大少) 현상을 끊임없이 외부로 표출하는 절대불변의 고정된 시그널이 인체에 반드시 존재할 것이며 그것이 맥상(脈象)으로 발현될 수 있다고 믿었기에 나는 시간과 노력과 열정을 올곧게 투자할 수 있었다. 독자들은 그 결과물을 지금 보고 있으며 이 책을 접한 순간 사상의학의 조용한 혁명은 이미 시작된 것이다.

맥(脈)으로 체질을 가릴 수 있는가?

맥으로 체질을 가리는 게 과연 가능할까?

여러 생각이 있겠지만 일단 이 책의 독자들은 체질맥을 공부하려고 마음먹었으니 이 문제 역시 한번 다루고 넘어가야겠다. 나는 맥으로 체질을 가린다는 사실에 한의사들이 회의적(懷疑的) 시각을 갖고 있다는 걸 잘 알고 있다. 한의사들은 일단 맥(脈)이라 하면 기본적으로 기혈(氣血)의 순환상태를 살펴 음양허실의 이상(異常) 유무를 판단하는 도구라고 인식한다. 그러므로 병세(病勢) 판정의 도구를 체질(體質) 판정의 도구로 사용한다는 개념 자체를 우선 말이 안 된다고 생각한다. 또 다른 한 가지는 이제마 선생 자신이 맥진에 대해 매우 회의적 시각을 갖고 있었다고 알려져 있는 점이다. 사상의학 창시자 자신이 맥에 대해 탐탁지 않게 생각하고 있었는데 그 맥을 가지고 체질판별의 방편으로 삼겠다 하니 이건 더욱 말이 안 된다 생각한다. 이런 회의적 시각을 가진 사람이 한의계에 여전히 많다.

그런데도 지난 이십여 년 동안 체질맥진에 대한 생각이 참 많이 바뀌었다. 왜냐면 이미 다양한 체질맥진 이론과 방법론이 나타났고 일선 치료현장에서 맥으로 체질을 가리는 한의사가 점차 많아지고 있기 때문이다. 옛날 같으면 맥으로 체질을 가린다

하면 사상의학을 하는 분들 사이에서는 무슨 돌팔이나 이단(異端) 비슷한 취급을 했다. 한참이나 지난 일이지만 내가 처음 체질맥진을 성립한 당시인 1994년, 대한사상의학 학회지에 정식으로 논문을 제출했다가 게재를 거절당한 바 있다. 이 이야기는 나중에 기회 있을 때 따로 하기로 한다. 요즘은 상황이 많이 달라졌는데 권도원 선생의 팔체질 맥진은 말할 것도 없고 최근에는 맥으로 체질을 감별하는 맥진법이 소개된 바 있으며 모 사상전문 학회에서도 맥으로 체질을 가린다 하고 있으니 적어도 체질맥진이 더 이상 황당하거나 허황된 방법으로만 인식되던 시대는 지난 것으로 보인다. 많든 적든 맥진에 의한 체질감별 타당성을 인정하면서 관심을 갖고 공부하려는 한의사가 점차 많아지고 있는 것은 부인할 수 없는 변화의 흐름이다.

그렇다면 이제부터 과연 맥진으로 체질감별이 가능한지, 원리는 무엇이며 어떤 방법으로 맥을 잡을 수 있는지에 대한 문제들을 구체적으로 살펴보는데, 이 과정을 시작하는 첫 단계로 우선 이제마 선생의 맥진관부터 살펴보는 것이 순서일 것이다. 많은 한의사, 심지어 사상의학을 전공하는 한의사들조차 이제마 선생이 맥진 자체에 회의적(懷疑的) 시각을 갖고 있었다고 생각하고 있다. 동의수세보원 의원론(醫源論)에 보면 "무릇 맥법이란 증(證)을 잡는 하나의 단서일 뿐, 그 원리가 부침지삭(浮沈遲數)에 있으므로 그 이치의 기묘함까지 깊이 연구할 필요는 없다."[004] 라는 조문이 등장한다. 바로 이 조문이 이제마 선생의 맥진에 대한 회의적 관점을 단적으로 드러내는 근거로 인정되고 있다. 그렇다면 맥 이치의 기묘함에 대해 깊이 연구할 필요가 없다는 말은 무슨 의미며 어떤 배경에서 나온 것일까부터 살펴보자. 이 뜻을 알려면 우선 근대조선 실학(實學)사상의 선구자였던 정약용 선생에 대해 알아야 한다. 다산(茶山) 정약용 선생은 독단적 형이상학을 타도하고 중세적 신비와 미신을 소탕하여 근대적 신유학(新儒學)을

004_　夫脈法者執證之一端也 其理在於浮沈遲數而不必究其奇妙之致也

정립하였으며, 소위 과학적 실학사상을 완성한 사람이다. 정약용 선생이 1762년생이고 동무(東武) 이제마 선생이 1837년생이니, 이제마 선생보다 몇 세대 이전 사람으로 당시 개화 사상가들과 실학자들이 식자층을 지배했던 시대적 상황에서 가장 걸출했던 분이다. 이제마 선생은 당시의 시대적 환경에서 다산(茶山)으로부터 많은 영향을 받았다. 여기서 정약용 선생이 쓴 소위 맥론(脈論)이란 글의 한 부분을 잠깐 인용한다.

맥이란 혈기의 쇠약함과 왕성함, 병증의 허함과 실함을 살피는 것이다. 좌촌에서 심을, 우촌에서 폐를, 좌관에서 간과 담을, 우관에서 비위를, 좌척에서 신, 방광, 대장을, 우척에서 신, 명문, 삼초, 소장을 진찰한다 라는 것은 망령된 것이다...(중략) 맥이 사지(四肢)에 통하는 것은 물의 근원이 여러 산에서 발원하여 하류에 이르는 것과 같은 것이다. 대저 한강물의 근원으로 하나는 속리산, 하나는 오대산, 하나는 인제, 하나는 금강에서 나와 용진에서 합류한다. 소위 지리를 안다는 자가 양화도는 속리산에, 용산포는 오대산에, 두모포는 인제와 금강에 속한다 하며 양화도에 물살이 치솟으면 이것은 속리산이 무너져서 산사태가 난 것이라 하고 용산포 물이 혼탁해지면 이것은 오대산에 물이 넘쳐 수재(水災)가 났다 하며 두모포에 물결이 잔잔하면 인제와 금강산에는 비오고 볕 나는 것이 알맞다 한다면 그렇게 기후를 점치는 법을 과연 옳다 할 수 있겠는가. 맥으로서 오장육부 이상을 진찰할 수 없는 이치가 바로 이와 같은 것으로 사람들이 오히려 아득하고 깊숙한 곳에 마음을 쏟아 이치 밖에 이치가 있는가 의심하니 또한 현혹됨이 아닌가. 촌관척이 한 맥의 줄기가 아니라면 그만이거니와 만약 한 길인데도 경계를 분리한 것이라며 소위 오장육부의 부위가 각각 따로 있다 하는 것을 나는 믿을 수 없다...(중략) 어찌 그리 어리석고 못나서 쉽게 속는 것인가. 따라서 맥 짚는 것을 배우는 자는 맥에 오직 힘이 있는가, 없는가, 신기가 있는가 없는가, 도수가 있는가 없는가를 살피는 데 그칠 뿐이다.

정약용 선생은 실학적 입장에서 관념론에 기반한 기존 맥진의 문제점을 과감히 지적하고 있다. 소위 과학적이고 실증적 입장에서 맥에 접근한 것이다. 정약용 선생은 왕숙하의 맥진론에 나오는 삼부구후(三部九候)맥의 오장육부 배속을 아예 처음부터 부정했다. 맥이란 기본적으로 혈기의 왕쇠(旺衰), 병증의 허실을 보는 것인데 촌관척에다 오장육부를 배속시켜 놓고 맥진 결과에 따라 무슨 장부에 무슨 병이다 하면서 맥으로 병을 알아 맞히려는 것은 말이 안 된다고 보았다. 이제마 선생은 정약용 선생의 이런 견해에 동의하였는데 "맥의 촌관척 부위 이론은 비록 합리적이지 않지만 27맥은 대략의 경험을 참조한 것이다(寸關尺部位之論 雖不合理 然其二十七脉 大略有參驗)."**005** 란 그의 말에서 분명히 드러나고 있다. 그러므로 "맥 이치의 기묘함까지 깊이 연구할 필요가 없다." 한 말은 여기서 나온 것이다. 즉 이 말은 선조들의 맥진론 자체를 근본적으로 싸잡아 다 부정한 것이 아니라 정약용 선생이 말한 바, 맥 부위를 장부(臟腑)에 배속하여 각 장기(臟器)의 병증을 맥진으로 연결시킨 고인(古人)들의 관념론을 비판한 것이다.

이제마 선생이 맥을 부정하지 않았다는 사실은 "맥이란 무릇 증(證)을 잡는 단서다." 라고 스스로 언급하고 있는 데서도 드러나고 있다. 이제마 선생은 동의수세보원 팔병태론에서 체질병증론을 전개하면서 맥에 대한 언급을 한 번도 빠뜨린 적이 없다. 예컨대 소음인의 울광증 양명병 위가실증(胃家實證)에서 "한 사람의 상한병 환자가 발광증이 생겨서 달아나고자 하며 맥이 허하고 빠르다." 했고, 위수한이한병(胃受寒裏寒病)에서 "소음병은 맥이 미세하고 단지 잠만 자려 한다. 소음병에 전신이 아프고 손발이 차며 골절이 쑤시고 맥이 침하면 부자탕을 써야 한다."라고 체질병증의 맥상을 일일

005_ 초본권 제3권 6통

이 밝히고 있다. 그리고 정작 재미있고 중요한 사실은 이제마 선생이 직접 환자를 진찰할 때 맥부터 짚었다는 사실이다. 이는 이제마 선생에게 직접 진찰을 받았던 최린(崔麟)선생[006]이 자신의 자서전에 직접 기술한[007] 이야기다. 세간의 생각대로 이제마 선생이 맥(脈)을 부정하였다면 환자를 보며 맥부터 짚을 이유가 없었을 것이다. 이러한 내용들로 보았을 때 이제마 선생이 맥(脈)에 부정적이었다는 세간의 판단은 왜곡되었고 한참 잘못된 관점이다.

그렇다면 이제마 선생 자신은 태소음양인에 연관하여 맥에 대해 정작 어떤 견해를 갖고 있었을까? 이 질문에 대한 답이 그가 초창기에 저술한 동의수세보원 초본권 제6통에 나온다.

> 침지(沈遲)맥은 소음인의 경험이며 긴장(緊張)맥은 태음인의 경험이다.
> 나머지 맥은 소양인의 것으로 지엽적으로 세세한 것은 버린다.[008]

이제마 선생은 각 체질마다 고유한 맥상이 있다고 봤다. 소음인의 맥은 침지(沈遲)맥이, 태음인의 맥은 긴장(緊張)맥이 뜬다는 것을 경험을 통해 알게 되었다고 초본권에서 말하고 있다. 초본권은 그의 가장 초창기 저술이지만 이런 그의 생각은 그가 세상을 떠나기 직전 말년까지 이어진다. 제일 마지막 판본인 신축본의 변증론을 보면 이런 조항이 나온다.

---

006 최린(崔麟), 1878년 1월 25일 생, 1958년 12월 4일 졸. 일제 강점기 3.1 운동 민족대표 33인 중 한 사람

007 "처음 (이제마)선생이 나를 보시고 진찰하실 때 먼저 脈搏을 보시고 다음엔 手足과 피부를 만져 보신 후 종이와 붓을 주시면서 月到天心處, 風來水面時라고 쓰라 하시기에 그대로 썼더니 다시 말씀하시기를 그 아래 句를 마저 써 보라고 함으로 一般淸意味, 聊得少人知라고 계속하여 썼더니 그 글씨를 자세히 보신 후에 다시 사랑 앞 뜰로 데리고 나가서 5, 6간 거리에 놓여 있는 火木장작을 가지고 오라 하기에 그 말씀대로 세 번 왕래하면서 그 장작개비를 운반하였다." – 후략 (최린, 3.1운동 민족대표 중 한 분, 여암 최린선생 문집 자서전, 161쪽)

008 沈遲脉少陰之驗也 緊張脉 太陰之驗也 其餘脉少陽之棄枝葉之美也

사상맥진과 진료의 실제

태음인 맥은 장이긴(長而緊)하고 소음인 맥은 완이약(緩而弱)하다.

태음인 기육은 견실(堅實)하고 소음인 기육은 부연(浮軟)하(기 때문이)다.[009]

여기서도 이제마 선생은 체질에 따른 고유 맥상이 있다는 사실을 분명히 언급하고 있다. 태소음인이 갖고 있는 선천적 기육(肌肉) 상태와 연관시켜 맥도 그에 상관된 맥상이 뜬다는 것이다. 호산지기가 부족하고 흡취지기가 과다한 태음인은 열증이나 한사(寒邪)로 인한 울체로 장(長)하고 긴(緊)한 맥이 뛰고, 비위가 허약해 선천적으로 기허(氣虛)한 소음인은 맥도 완(緩)하고 약(弱)한 맥이 뜰 것이라 추측해 볼 수 있다. 이런 다양한 체질 특성에 따라 태소음양인이 맥상도 그에 상관된 고유맥상을 갖는다고 이제마 선생은 말하는 것이다. 동의수세보원 사상인변증론(四象人辨證論)은 체질을 감별하기 위한 다양한 기준, 예를 들면 체형기상, 용모사기, 성질재간 등의 특징이 제시된 장(章)이다. 바로 이곳에 이제마 선생이 자신의 경험에 근거해 독특한 체질 맥상을 제시하고 있는데 "이제마 선생이 맥에 대해 부정적이었는데 맥으로 체질을 가린다는 게 말이 되는가"라고 생각하는 분들에게 과연 그런 질문이 합당한 것인지 나는 거꾸로 되묻고 싶다.

다만 이제마 선생이 이렇듯 분명하게 체질맥을 언급하고 있음에도 불구하고 그가 언급한 조문이 너무 단순 간략하여 이 조문만으로 실제적 체질감별에 이르는 방법론까지 이르지 못한 건 유감스런 부분이다. 그러나 솔직히 말하면 사상인 변증론에 제시된 여타의 다른 기준 역시 구체적 체질감별 기준으로 삼기에 한참 부족하다. 예컨대 "소양인 체형기상은 가슴 벌어진 형세가 왕성하고, 엉덩이 앉은 형세는 외롭고 약하다."라거나, "태음인 용모사기는 일상생활이 의젓하고 바르다.", "태양인의 성질은 막힘 없이 통하는 장점이 있고 재간은 사귐에 능하다." 등의 조문들을 아무리 읽어봐도 그것

009_ 太陰人脈長而緊 少陰人脈緩而弱 太陰人肌肉堅實 少陰人肌肉浮軟

들만으로 체질이 가려지지 않기는 매 한가지다. 그러나 그렇다 해서 그 조문들을 무의미한 것으로 부정할 수는 없다. 우리는 한 개인이 아무리 훌륭하고 뛰어나도 흠결 없는 의학체계를 혼자 힘으로 처음부터 끝까지 완벽하게 만들었기를 기대할 수 없다. 세상의 모든 위대한 지식체계는 혼자 힘으로 되는 게 아니고 수많은 다중(多衆)의 집단지성(集團知性)에 의해 보충, 보완되는 과정에서 완성되기 때문이다. 우리는 이제마 선생이 맥을 근원적으로 부정하지 않았을 뿐 아니라 오히려 태소음양인의 맥상을 제시한 바 있다는 사실만으로 맥진에 의한 체질감별에 회의적일 수 없다. 그가 제시했던 체질맥만으로 온전한 체질감별에 이를 수 없었다면 이를 보완시키고 완성시키는 것은 바로 우리들 후학들에게 주어진 책임이기 때문이다.

병맥(病脈)과 체질맥

이제마 선생이 태음인 맥은 장이긴(長而緊)하고 소음인 맥은 완이약(緩而弱)하다고 말했지만 유감스럽게도 후학인 우리로서는 그 맥들을 태소음인을 감별하는 결정적 지표로 활용할 수 없었다. 왜 그런가? 소위 장맥(長脈), 긴맥(緊脈), 완맥(緩脈), 약맥(弱脈) 같은 맥들은 전통 27맥에 등장하는 맥이기 때문이다. 전통 27맥은 속성 자체가 변화를 기본으로 하는 변화맥이며, 이런 맥들은 병증에 따라 언제든지 변하는 변화의 속성을 갖고 있다. 변화의 속성을 가진 맥으로는 변화하지 않는 고정된 속성을 갖는 체질맥, 즉 항상(恒常)맥을 표현하는 것은 불가능하다. 예를 들어 장맥(長脈)이란 촌관척 모두 대막대기를 만지는 느낌이고 손가락을 약간 들면 힘이 따라붙는 맥상이다. 고전에 따르면 이 장맥은 양명경이 열에 막힌 경우나 양독(陽毒)이 장(臟)에 들어가든지 전간(癲癇)으로 열이 심할 때 나타나는 맥상이라 돼 있다. 또 긴맥(緊脈)은 팽팽해서 마치 새끼줄 돌리는 듯한 맥상으로 통증이 심할 때나 한사(寒邪)가 침입했을 때 방어적으로 맥이 수축되면서 발생하는 맥이다. 이런 장맥과 긴맥이 평소 호산지기가 부족하고 흡취지기가 과다하기 쉬운 태음인이 열증이나 한사에 울체되면 나타나기 쉬운 맥상이란 점에서 이제마 선생이 이 맥상을 태음인 맥에게 잘 나타나는 맥으로 봤을 수 있다. 즉, 태음인에게 간대폐소의 장부생리로 인해 장이긴(長而緊)한 맥상이 잘 나타날 수 있다고 본 것이다. 그러나 태음인 맥의 특징이 장이긴하다는 서술은 그 자체로서 틀린 말은 아니지만 이를 뒤집어 장이긴한 맥을 가진 사람은 모두 태음인이라는 명제는 성립하지 않는다. 다른 체질이라도 병증에 따라 때로는 장이긴한 맥상을 갖을 수 있고 태음인이라도 건강상태가 변하거나 질병에 이환되어 몸 상태가 달라지면 맥 역시 다른 맥상으로 변하기 때문이다. 그러므로 항상 변할 수 있는 맥을 가지고 변하지 않는 항상맥을 표현할 수 없는 것이다. 바로 이 점이 이제마 선생이 비록 체질의 고유맥을 언급했음에도 불구하고 우리가 그 맥을 체질지표 맥으로 사용할 수 없는 이유다.

앞서 잠깐 체질맥이 고정된 속성을 갖는다고 언급했는데, 체질맥이란 질병이나 몸 상태에 따라 변화하지 않고 시간과 공간을 막론하고 언제 어디서나 동일하게 뛰는 맥을 말한다. 다른 말로 이를 항상맥(恒常脈), 혹은 고정맥(固定脈)이라고 한다. 맥이란 몸 상태에 따라 수시로 변하는 것으로 생각하는 사람에겐 변하지 않는 항상맥이 우리 몸에 존재한다는 말이 허황되게 들릴 수 있을 것이다. 그러나 그런 맥이 존재하는 건 분명하고도 엄연한 사실이다. 단지 사람들이 그런 맥이 존재한다는 것을 처음부터 생각지 못했거나 아예 찾으려 하지 않았을 뿐이다. 사람이 태어나면서 고정된 장부 대소구조를 가지고 태어난다는 개념 자체가 없던 시절이라면 그에 따른 고정맥이 존재하리라는 생각은 더더욱 할 수 없는 것이다. 고정맥의 존재는 고정 체질이란 개념이 성립하게 된 이후에 생긴 개념이기 때문이다. 여하튼 변화의 속성을 갖는 병맥(病脈)과 고정의 속성을 갖는 체질맥은 기본적으로 다른 속성을 갖고 있는 별개의 맥이란 사실을 처음부터 분명히 구분하고 넘어가야 한다. 병맥(病脈)을 잡는 기존 전통맥진 방식으로 고정맥인 체질맥은 절대로 잡을 수도 없고, 반대로 체질맥을 짚는 방법으로 병맥이 잡혀지지 않는다. 둘 다 맥진 목적이 전혀 다른 별개의 맥법이기 때문이다. 내가 체질맥진을 본격적으로 개발하기 이전에 나 자신도 병맥(病脈)을 잡는 식으로 체질맥을 잡아보려 무던히 애써 봤지만 매번 실패했다. 그럴 수밖에 없는 것이 두 맥진법은 손가락 세 개를 이용해 맥을 본다는 사실만 같을 뿐, 찾아내려는 맥상의 속성이 전혀 다르기 때문에 맥 짚는 방법이 처음부터 아예 달라야 한다는 사실을 당시에는 미처 생각하지 못했기 때문이다.

이제마 선생이 동의수세보원 변증론에서 제시한 각 체질의 특성과 함께 태소음양인의 고유 맥상을 언급했다는 사실은 체질에 따라 고유한 맥상이 존재한다는 사실을 명기(明記)함으로써 체질맥진의 개발 가능성을 활짝 열어준 것이었다. 비록 그가 언급한 맥상이 체질 분별의 직접적 지표로 활용되진 못했지만 맥상의 차이가 체질을 분별하는 기준이 될 수 있다는 그의 언급으로 인해 이제마 선생이 떠난 후 100여 년이 지난 시점에서 맥만으로 체질을 가릴 수 있는 체질맥진이 성립될 길이 비로소 열리게 된 것이다. 이 체질맥은 기존의 맥 짚는 방법으로는 전혀 감지되지 않고 특별한 파지법을 사용했을 때만 촉지될 수 있는데 이 책 1부에서는 비교적 자세하게 이 파지법을 다루고 있다. 이 맥은 몸 상태, 병증에 관계없이 체질에 따라 고정되어 뛰는 맥이므로 병증에 따라 매번 달라지는 맥을 상대(相對)맥이라 부른다면 이 맥은 그와 관계없이 뛰므로 절대(絶對)맥이다. 독자들이 이 책에서 가르치는 대로 하여 절대맥을 잡을 수 있게 되면 사상체질 감별의 절대적 기준을 얻게 된다. 일단 이 절대감별 기준을 갖게 되면 지금까지 매달려 왔던 체형, 용모, 성격, 병증 등 모든 체질감별의 상대적 기준은 무용지물이 된다.

체질맥진의 조건

첫째, 배우기 쉬워야 한다

한의사라면 누구나 맥진의 어려움에 대해 잘 알고 있다. 따라서 맥진을 배우려면 어려움부터 연상한다. "과연 쉽게 배워 익힐 수 있을까?", "맥진에 자신감이 붙으려면 시간이 얼마나 걸릴까?" 이런 의문이 드는 건 당연하다. 나는 여러분이 이제부터 배우려는 체질맥진법에 대해 단도직입적으로 이렇게 말한다.

현존하는 그 어떤 맥진법보다 가장 배우기 쉽고 익히기 쉽다.

전통맥진이건 팔체질 맥진이건 현존하는 어떤 맥진법과 비교했을 때 비교조차 되지 않을 정도로 쉽다. 이 말이 과연 사실인지 허풍인지 아는 데는 오랜 시간이 필요치 않다. 불과 한두 달도 안 돼 알게 되기 때문이다. 배우기 쉽고 익히기 쉽다는 건 단순한 내 주장이 아니다. 내게서 맥을 배운 사람들의 증언이고 수년간 한의사를 대상으로 맥을 가르친 과정에서 학습자들의 반응을 통해 얻어진 결론이다.

사상맥진과 진료의 실제

이해를 돕기 위해 구체적 데이타를 제시해 본다.

맥진학회에서 주최하는 두 종류의 맥진강의가 있다. 일주일에 한 번, 모두 여덟 번 모여 공부하는데 한 번 모이면 3시간씩 공부하고 이 중 절반은 강의, 절반은 실습이다. 이 기초과정이 끝나면 다시 동일한 시간으로 희망자만 참석하는 심화강의가 이어진다. 여기서도 절반은 실습, 절반은 약물, 처방 등 방제이론을 공부한다. 모든 강의를 통틀어 맥진의 원리, 파지법 등 실질적인 맥진 이론강의는 첫 두 시간뿐이고 나머지는 실습과 맥진결과를 임상에 활용하는 임상이론을 다룬다. 8주 기초강의가 끝나는 마지막 날 10명을 눕혀놓고 눈을 가리고 맥진으로 체질을 가리는 시험을 본다. 이 중에서 7명 체질을 맞히면 합격이다. 통계를 내 보니 이 시험에서 평균 60~65% 정도가 합격한다. 두 달 만의 맥진훈련만으로 나타나는 결과다. 그러나 이것은 예비시험이고 학회에서 공식으로 실력을 인정하고 인정패를 수여하는 정식시험은 따로 있다. 두 달간 더 공부한 심화강의 마지막 날 하는 시험인데 여기서 예외 없이 90~95%가 합격한다.

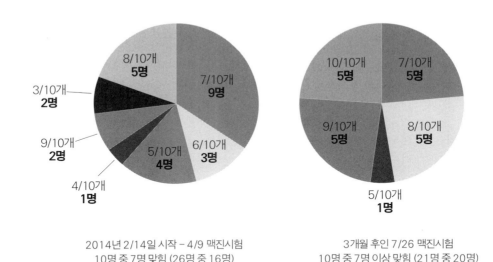

2014년 2/14일 시작 – 4/9 맥진시험
10명 중 7명 맞힘 (26명 중 16명)

3개월 후인 7/26 맥진시험
10명 중 7명 이상 맞힘 (21명 중 20명)

2기 맥진 테스트(14.07.26)

위 표는 맥진 2기로 들어 온 원장들이 맥진공부를 시작한 지 2개월 만에 블라인드 테스트를 한 경우로 10명 중 7명의 체질을 맞혀 합격점을 받은 사람이 26명 중 16명이었고, 다시 3개월 후 정식시험에서 21명 중 1명을 제외한 20명이 전원 합격했음을 보여주는 도표다. 이 케이스는 일반적인 예를 든 것뿐이고 한 명도 낙오자 없는 경우가 더 많고, 심지어 정식시험에서는 매번 만점자가 평균 20~30% 나온다. 만점자란 맥만으로 열 명 중 열 명 모두의 체질을 다 가려내는 사람이다. 눈을 가렸으니까 상대가 남자인지, 여자인지, 젊은 사람인지, 노인인지 모르고 맥만으로 체질을 가린다.

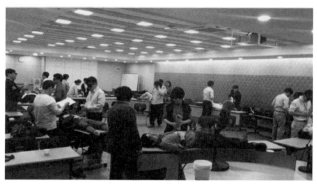

맥진 블라인드 테스트

시험 결과는 매번 시험이 끝날 때마다 기수별로 인터넷 학회 카페 사이트에 고지되므로 확인해 보기 바란다. 사상의학을 깊이 공부하여 여러 저서를 갖고 계신 분이 자신의 책에 이렇게 쓴 것을 본 적이 있다. "사상의학 임상에서 환자체질의 50%만 맞힐 수 있다면 사상전문가라 부를 수 있고, 60~70% 이상 맞히면 가히 대가(大家)로 인정할 수 있다." 워낙 체질감별이 어려우니 그 난해함을 강조한 말일 것이다. 그런데 만일 이 기준을 맥진시험에 참여한 한의사들의 성적을 놓고 대조(對照)해 본다면 첫 8주의 기초과정으로 사상전문가가, 나머지 8주의 심화공부로 참석자 모두가 대가가 되는 셈이다.

사상맥진과 진료의 실제

정말 맥진을 공부한 사람이 불과 서너 달 훈련으로 체질을 70% 이상, 심지어 100% 가리는 것이 사실이라면 단언컨대 이 맥진법이야 말로 현존하는 가장 쉬운 체질구분법이라는 말이 절대 과장된 말이 아니다.

쉽고 어렵다는 게 상대적 표현이니 쉽다면 얼마나 쉬운지 비교대상이 있다면 이해에 도움이 될 것이다. 이를테면 팔체질 맥진법과 비교해 보면 어떨까? 물론 팔체질 맥진은 8체질을 가리고 사상체질맥진은 4체질을 가리며, 전자는 양 손을 다 써 맥을 보고 후자는 한 손만 쓰니까 이 둘을 평면비교하는 것은 불합리하다. 그러나 단지 이 비교조건만 보더라도 팔체질맥보다 사상체질맥이 훨씬 쉬울 텐데 두 맥진법의 차이를 가늠하기 위해 권도원 선생의 말을 인용해 본다.

> 8체질은 맥을 짚기가 정말 어렵습니다. 20만 번은 해봐야 겨우 감이 와요. 저도 환자의 맥이 약할 경우 아주 가끔 다른 체질을 일러줄 수도 있어요. 혼자 해도 논란이 있는데 여러 사람이 한꺼번에 하면 분명 오진이 나옵니다.[010]

생각해 보자. 20만 번이란 숫자는 일요일, 공휴일 쉬지 않고 하루 평균 40명씩 맥을 잡고 연습한다고 했을 때 대략 15년이 필요한 기간이다. 창안자 스스로가 자신의 맥법에 대해 이렇게 어려움을 강조한다는 점은 매우 유감스럽다. 아무리 훌륭한 맥법이라도 너무 난해해서 후학들이 배워 익히기 힘들다면 그 가치를 인정하기 어렵기 때문이다. 만일 우리나라 한글이 아무리 과학적이고 완벽하지만 일반인은 배우기 너무 어렵고, 적어도 대학 이상의 학력을 가진 사람들만 배워 사용할 수 있다면 어떠했을까? 한글의 위대성은 배우기 쉽다는 데 있다. 나라 백성이 모두 쉽게 배워 쓸 수 있다는 사실

---

[010]_ 2011 월간조선 5월호 기사

은 위대한 것이다. 지금은 문제점이 드러나 시들해졌지만 오래전 오링테스트 체질감별이 한창 유행이었을 때가 있었다. 이 방법은 한번 요령을 들으면 연습할 필요도 없이 그 자리에서 아무나 할 수 있었다. 한 손에 감자, 당근 같은 채소를 들고 다른 손의 손가락을 당겨봐서 힘이 들어가거나 빠지면 당장 그 자리에서 체질을 아는 식이어서 한의사든 일반인이든 누구나 할 수 있는 방법이었다. 이것으로 소위 체질감별이 가능하다고 TV에 소개되면서부터 우리나라에 그야말로 체질 열풍이 불기 시작했다. 마치 요원의 불길처럼 사상체질이 유행했는데 이때 쏟아져 나온 체질 관련 책만도 수십 권이 넘었던 것으로 기억한다. 오늘날 사상의학이 대중에게 이토록 많이 알려진 것은 이 오링테스트 덕분이라 해도 과언이 아니다. 결국 체질감별이 쉽다는 것과 사상의학의 대중화는 밀접한 상호관계를 갖고 있다는 사실을 알 수 있다. 한국 한의사라면 누구나 사상의학으로 진료하는 것이 당연하고, 사상의학이 대한민국의 대중의학으로 자리 잡으려면 무엇보다 사상체질 감별의 난해함부터 해결돼야 한다. 이 문제가 해결 안 되면 사상의학의 미래는 없다고 해도 과언이 아니다.

둘째, 객관성과 재현성을 확보해야 한다

방법의 용이성과 함께 가장 중요한 것은 객관성(客觀性)과 재현성(再現性)의 문제다. 체질맥진이 온전한 한의학적 진단론으로 인정받으려면 무엇보다 이 두 문제의 확보가 필수적이다. 맥진법은 절대적으로 과학적 방법론에 기초해야 한다. 과학적으로 인정되지 않는 방법론은 아무리 그럴듯해도 무가치하며 머지않아 사람들에게 부정되고 잊혀지게 돼 있다. 반대로 과학적으로 인정되는 방법론은 시간이 지나면서 점차 인정받으며 하나의 분명한 방법론으로 자리 잡는다. 그렇다면 맥진에 있어서 객관성이란 무엇인가? 예컨대 한 명의 환자를 놓고 열 명의 한의사가 한자리에서 맥을 짚었을 경우, 맥진 결과가 모두 동일하게 나오는 것을 의미한다. 서로 의논하거나 짜고 한 것도 아닌데, 눈을 가리고 상대가 누구인지도 모르고 맥만 짚었을 뿐인데, 모두 동일한 결과가 나왔다면 이는 누구도 부인할 수 없는 객관적인 결과다. 맥 짚은 사람마다 결과가 다르게 나오면 그런 맥진법은 아무도 인정하지 않는다.

맥의 재현성이란 또 무엇인가? 예컨대 동일한 사람을 진맥한 후, 일정한 시간 – 이를테면 하루 이틀, 한 달, 혹은 일 년 – 이 지나 다시 진맥했을 경우 그 결과가 이전의 맥진 결과와 동일하게 나오는 걸 의미한다. 객관성과 재현성, 이 두 조건이 충족되지 않는 맥진이라면 과학적 맥진법으로 인정될 수 없다. 서양의학과 달라 우리 전통 한의학은 진맥, 진단의 결과가 사람마다 다 다르다. 이것은 변증시치(辨證施治)에 기반한 한의학의 특징이기도 하지만 동시에 한계이기도 하다. 동일한 진단 및 치료 프로세스를 거치면 동일한 결과가 나와야 하고 치료 결과 또한 예측 가능해야 한다. 소위 한의학적 방법론의 표준화를 말한다. 이 표준화된 시스템은 객관성과 재현성이란 과학적 방법론이 반드시 전제돼야 가능하다.

기초강의를 할 때 첫 두 주 동안 참석자들의 체질을 알려 주기 위해 맥진을 실시한다. 이때 가장 신경 쓰이는 부분이 단 한 명이라도 맥진에 실수하여 체질을 잘못 알려줄까 걱정되는 점이다. 참석자 중엔 이미 사상의학을 오래 한 사람도 많고 투약경험 등을 통해 자기 체질에 나름 확신을 갖고 있는 사람도 많은데 만일 이 사람들에게 자기가 생각했던 체질과 다르게 말하면 매우 예민하게 반응한다. 그러나 삼십 명 내외의 참석자 체질을 맥진으로, 그것도 단 한 명의 실수 없이 짧은 시간 한자리에서 다 가려내는 것은 쉬운 일이 아니다. 따라서 학회가 실수하지 않고 최상의 결과를 얻어내기 위해 쓰는 방법이 소위 객관성과 재현성에 충실한 맥진 테스트 방법론이다. 즉, 참석자들에게 맥진으로 체질을 감별할 때 선생인 나 혼자 다 하는 게 아니라 이미 맥진에 익숙해 실력을 인정받은 학회임원 10명이 나와 함께 맥진한다. 그리고 맥진 결과를 취합하는데 여기서 90% 이상 동일한 결과가 나오면 그 사람의 체질로 인정하고 20% 이상의 오차가 생기면 이 사람들은 따로 일치된 결과가 나올 때 까지 재진, 삼진을 한다. 이렇게 10명의 임원과 내가 완전한 콘센서스를 가질 때까지 맥진하여 최종 결론에 도달하면 비로소 그 사람의 체질을 확정한다. 그러나 이렇게 확정된 체질도 바로 알려주지 않고 일주일이 지난 후 한 번 더 진맥해서 전주(前週)의 맥진 결과와 일치하는지 확인한 후 최종판단을 한다. 소위 객관성과 재현성이 충분히 담보되는 과정을 거치는 것이다. 물론 일선 임상에서 개인적으로 환자를 진맥할 때는 이런 식으로 하지 않는다. 환자와는 일대일로 얼굴을 맞대고 앉아 망문문절(望聞問切)의 과정을 거치므로 실수의 여지가 거의 없지만, 눈을 가리고 불특정 다수를 대상으로 오로지 맥만으로 수십 명의 체질을 한꺼번에 가리는 특수한 경우라면 실수를 예방하고 최선의 결과를 도출하기 위해 이런 방법론을 쓴다.

셋째, 학습과 전수(傳受)가 가능해야 한다

맥진은 손끝에서 맥감을 느껴 분별하는 일종의 재간이자 기술이다. 그러나 방법론에 있어서는 그 원리가 이론적으로 정립돼야 하고 체계적 과정을 통해 학습, 전달될 수 있어야 한다. 학습될 수 없고 전수될 수 없는, 소위 소수(少數)의 타고 난 재주꾼만 할 수 있는 특이한 기술이라면 아무리 훌륭한 것이라도 무의미하다. 과거 내가 맥을 익히고 나서 초창기에 개인적으로 몇 사람에게 맥을 가르쳐 본 경험이 있었는데 배운 사람이 곧잘 따라 하는 것을 보고 매우 고무된 적이 있었다. 내가 성립한 맥진법이 나 혼자만의 재간으로 끝나는 게 아니라 대중적으로 학습되고 활용될 수 있다고 확신했기 때문이다. 이런 확신을 기반으로 그동안 도제식으로 맥진을 전수하던 방법을 한의사 다중에게 동시에 가르치는 방법으로 확대 강의하기 시작한 것이 2013년부터이다. 판소리, 가야금, 민속춤 등 우리나라의 모든 전통문화도 처음에는 개인적으로 전수되다가 나중에 음계와 안무의 기록, 이론의 정립 등 체계화 과정을 거쳐 다수에게 집단적으로 전수되는 과정을 거쳤는데 맥진도 이와 다를 바 없다. 전수(傳受)받고 전수(傳授)되지 않는 기술은 기술이 될 수 없다.

맥의 원리

맥을 알기 위해서는 우선 기본적으로 '맥의 원리는 무엇인가?' 부터 알아야 한다. 전통맥진과 체질맥진은 별개의 다른 맥진법이지만 세 손가락을 이용해 촌구맥에 흐르는 맥동을 잡아 분별한다는 점에서는 공통점이 있다. 따라서 동일한 맥진법이란 용어를 사용한다. 맥진법이므로 맥진의 근간이 되는 원리도 동일한데 황제내경(黃帝內經), 난경(難經) 등에 나와 있는 맥의 원리에 기초하고 있다. 그렇다면 먼저 맥의 기본 원리가 무엇인지부터 살펴본다.

황제내경 소문(素問)의 맥요정미론(脈要精微論)에 다음과 같은 구절이 나온다.

上竟上者 胸喉中事也 下竟下者 少腹腰股膝脛足中事也

상경상, 즉 맥에서의 상단부가 끝나는 위에서는 가슴, 인후를 살피고, 맥의 하단부 아래서는 아랫배, 허리, 넓적다리, 무릎, 정강이, 발을 살핀다는 말이다. 바로 이것이 내경에 나오는 맥의 원리다. 즉, 맥의 위에서 몸의 윗부분을 보고, 맥의 밑에서는 몸의 밑부분을 본다는 것이다. 난경(難經)에 이런 구절도 있다.

上部法天, 主胸以上至頭之有疾也,

中部法人, 主膈以下至臍之有疾也,

下部法地, 主臍以下至足之有疾也.

이 구절 역시 맥에 대해 말하고 있는데 상부법천이란 맥의 상부에서는 하늘을 본받아 가슴에서 머리까지의 병을 보고, 중부법인이란 맥의 가운데서는 사람을 본받아 흉격 이하 배꼽까지의 병을 보며, 하부법지란 맥의 하부에선 땅을 본받아 배꼽 밑에서부터 다리 사이의 병을 본다는 것이다. 그래서 우리 몸을 상중하로 삼등분해서 맥의 상중하 촌관척에 배속시켰다. 앞으로 맥을 볼 때 여러분이 알아야 할 것은 맥의 촌(寸)은 위고, 관(關)은 가운데, 척(尺)은 밑이라는 공간적 관점을 가져야 한다는 점이다. 위 조문에서 보듯, 내경이나 난경에서 맥의 아래, 맥의 위라고 하는 공간적 개념을 말하고 있기 때문이다. 보통 맥을 볼 때 손을 책상 위에 가지런히 놓고 맥을 보는데, 이렇게 되면 촌관척은 좌우로 수평적으로 느껴지지만 팔뚝을 하늘로 향해 직각으로 세워 놓으면 자연스럽게 맥의 촌관척은 위에서부터 아래로 상중하로 느껴진다. 우리 체질맥진이 손을 바닥에 놓지 않고 직각으로 세워 놓고 보는 이유이다.

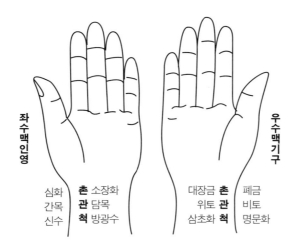

사상맥진과 진료의 실제

결국 고전에 나타난 맥 원리에 따르면 맥이란 인체 신간(身幹)을 상, 중, 하 세 공간으로 나누고 맥도 위에서부터 아래로 촌관척으로 나눠 각기 상응하는 부위의 질병 상태를 보는 것이다. 이걸 소위 공간배속의 원리라 한다. 심폐(心肺)는 상부(上部)인 흉부에 위치하므로, 촌, 간비(肝脾)는 중부(中部)인 격하(膈下)에 위치하므로, 관, 신(腎)은 배꼽 이하 하부(下部)에 위치함므로 척 부위에 배속했다.

그런데 이렇게 촌관척 부위를 오장육부(五臟六腑)에 배속하는 데 있어서 문제가 생겼다. 즉 오장(五臟)의 촌관척 배속엔 의가(醫家)들 사이에 큰 이견(異見)이 없었지만 육부(六腑)를 배속하는 데 있어선 견해가 달랐던 것이다. 즉, 왕숙화는 왼손 촌관척에 심, 간, 신과 소장, 담, 방광을 배속했고 오른손 촌관척에는 폐, 비, 명문과 대장, 위, 삼초를 배속했는데, 장경악, 이빈호 등은 이와 다르게 배속했다. 즉 대장, 소장을 촌 아닌 척에 배속한 것이다.

			왕숙화	장경악	이빈호(2)	의종금감
좌	촌	외	심	심	심	전중
		내	**소장**	전중	전중	심
	관	외	간	간	간	담
		내	담	담	전중	간
	척	외	신	신	신	**소장**, 방광
		내	방광	방광, **대장**	**소장**	신
우	촌	외	폐	폐	폐	흉중
		내	**대장**	흉중	흉중	폐
	관	외	비	비	위	위
		내	위	위	비	비
	척	외	명문	신	신	**대장**
		내	삼초	**소장**	**대장**	신

이렇게 왕숙화와 장경악, 이빈호 등의 촌관척 장부배속이 달라진 이유는, 왕숙화는 폐, 대장은 금(金)에 속하고 심, 소장은 화(火)에 속한다는 소위 장부경락의 표리관계 원리에 따라 배속했고, 반면에 장경악, 이빈호 등은 대장, 소장이 모두 하초(下焦)에 위치하니까 공간배속 원리에 따라 척부에 배속했기 때문이다. 이렇게 육부(六腑) 배속에 분명한 상호이견이 노출되자 급기야 장경악이 왕숙화의 이론을 신랄하게 비판하고 나섰다.

> 왕숙화가 심, 소장은 좌촌에서 뛰고 폐, 대장은 우촌에서 뛴다 하므로
> 소위 심, 소장, 폐, 대장의 설이 되어 후인에까지 이르렀는데 이는 매우
> 틀린 것이다. 무릇 대, 소장은 모두 하부에 위치하므로 맥도 응당 하부
> 인 척(尺)에서 뛰어야 옳다.**011**

왕숙화는 서기 200년대 사람이고 장경악은 허준과 같은 서기 1500년대 사람이니까 아무리 명의(名醫) 반열에 오르신 분들이라 해도 두 분을 같은 반열에 놓고 비교하기엔 무리가 따른다. 범접하기 어려운 선현(先賢)이지만 후학으로서 앞선 분들의 이론이 틀렸다고 지적하는 정신은 배울 필요가 있다. 사실 맥진이 진단법으로 처음 발생했을 때부터 장부(臟腑)의 병후를 본 것이 아니라 처음엔 경락(經絡)의 병후를 진단했던 방법이었다가 한대(漢代)의 동중서(董仲舒) 등이 제자백가의 사상을 통합하면서부터 장부파와 경락파로 따로 발전해왔던 한의학이 융합되면서 맥진이 장부병후를 파악하는 방법으로 도입된 것이다.

이러한 전통맥진에 대한 논쟁과 별도로 촌관척의 장부배속 자체를 다산 정약용

011_   自王淑和云 心與小腸合於左寸 肺與大腸合於右寸 以至後人 遂有左心小腸 右肺大腸之說 其謬甚 夫大腸 小腸 皆下部之腑 自當應於兩尺

이 다시 신랄하게 비판하고 있는 것 역시 흥미롭다. 정약용은 맥의 장부배속 자체를 부정했고 삼부맥 변화에 따라 5장6부의 상태를 살피는 것을 인정하지 않았다. 이런 그의 맥진관이 앞서 언급했듯 이제마 선생에게 영향을 미쳐 맥이란 단지 증(證)을 집어내는 실마리일 뿐 깊은 이치까지 연구할 필요는 없다는 견해가 나온 동기가 되었다. 그러나 이제마 선생은 정약용의 영향을 받아 맥진의 육장육부 배속을 부정했을 뿐 병증을 살피는 맥진의 효용 자체를 부정한 건 아니다. 지금은 고인이 되었지만 부여지방 맥진 명의로 잘 알려진 황대석 옹의 북포맥결(北浦脈訣)을 보면 그분의 진맥 역시 내경, 난경의 맥 원리에 충실했음을 볼 수 있다.

> 세상에는 온갖 종류의 옷감이 있으나 모두 다 씨줄과 날줄로 짜낸 것이다. 그와 같이 사람마다 다른 맥의 상태를 보이지만 모두 상중하 날줄과 부중침 씨줄의 복합에서 생긴다. 상,중,하는 맥학의 삼부(三部)로서 맥 부위의 상중하로 병의 근원이 존재하는 부위의 상중하를 판단하는 것이다. 실제로 사람 몸에 병이 있을 때 병의 부위가 위쪽일 때는 촌에, 아래쪽일 때는 척에서 맥의 변화가 느껴진다.[012]

여하튼 촌관척의 육맥 장부배속에 대한 논쟁, 시비에 대해서는 체질맥진 관점에서는 일단 논외로 한다. 왜냐면 체질맥진에서는 전통맥진의 공간배속 원리만 계승할 뿐, 5장6부 배속 문제는 연관짓지 않기 때문이다. 즉 체질맥진에서는 오른손에서는 폐(肺)를 보고 왼손에서는 심(心)을 보는 등의 관점에는 의미를 두지 않으며, 인체를 상중하 공간으로 나눠 해당 부위 허실이 맥에 그대로 발현된다는 맥의 공간원리만 계승한다. 만일 체질맥진에서 전통적 촌관척의 5장6부 배속을 인정한다면 맥은 반드시 양손을 다

012_ 북포맥결, 황대석 저

봐야 할 것이다. 장부배속상 좌관맥(左關脈)이 간(肝)이고 우관맥(右關脈)이 비(脾)라면, 비대신소한 소양인의 체질맥은 원리적으로 오른손 관맥에서, 간대폐소한 태음인은 왼손 관맥에서 맥이 잡혀야 하기 때문이다. 그러나 체질맥진에서는 반드시 한 쪽 손만 맥진한다. 그 이유는 왼손 맥이나 오른손 맥이나 신간(身幹)의 공간적 허실을 맥상에 나타내 준다는 점에서 좌우가 동일하다고 보기 때문이다. 즉 전통적 촌관척의 장부배속 이론은 체질맥진에서는 인정하지 않는다.

왼손잡이와 맥진

오른손잡이인 나는 왼손으로 맥진을 못하는데 초창기 몇 번 왼손 맥진을 시도해 본 적 있었다. 그러나 본래부터 익숙치 않은 손으로 잡은 맥진의 결과가 실체적 환자의 체질맥과 부합할 것인가에 대해 확신할 수 없었기 때문에 결국 포기하였다. 물론 오른손잡이도 왼손으로 글쓰기를 연습하면 언젠가는 글을 잘 쓸 수 있게 되듯 시간을 두고 열심히 훈련하면 오른손잡이도 왼손 맥진이 가능할 것이다. 그러나 결정적으로 내가 왼손으로 맥 잡는 훈련을 포기한 것은 기본적으로 불필요하며 쓸모없는 노력이라 생각했기 때문이다. 내경이나 난경 등에 나타난 맥진의 원리가 사실이라면 왼손이나 오른손이나 맥진한 결과는 같아야 한다. 즉 신간(身幹) 내부의 상중하초 공간 허실 현상이 맥상에 그대로 발현되는 것이 맥진 원리고 또 그 원리가 맞다면 오른손이 되었든 왼손이 되었든 그 결과는 동일하게 나와야 한다. 전통맥진에서는 공간의 원리에 좌혈우기론을 합하여 좌수(左手)는 심간신, 우수(右手)는 폐비명문으로 세분하여 놓았지만 체질맥진에서는 맥의 공간원리만 차용해 체질맥진의 근거 원리로 삼는다.

사실 원리는 그렇다 해도, 나는 실제로 왼손으로 맥진을 했을 때 과연 오른손으로 맥진한 결과와 동일하게 나타날 것인지에 대해 초창기에 매우 큰 관심을 갖고 있었다. 왜냐하면 맥의 원리는 그렇지만 그 원리가 실체적 사실에 부합할지 매우 흥미로웠기 때문이다. 그러나 나 자신은 오른손잡이고 왼손으로 맥진을 훈련한 바 없어 이 문제를 스스로 확인할 방법이 없었다. 그런데 이 문제는 한의사들에게 맥진을 가르치면서 자연스럽게 해결되었다. 맥을 공부하는 원장 중에 의외로 왼손잡이가 많았기 때문이다. 오른손, 왼손의 맥진 결과는 동일할 것이라 확신했기 때문에 나는 처음부터 그분들에게 자신의 가장 익숙한 손으로 맥진을 훈련하도록 가르쳤다.

선천적인 왼손잡이 비율은 나라마다 차이가 있지만 한국에는 대략 인구의 5% 내외라 알려져 있다. 맥을 공부하는 사람들도 기수에 따라 차이가 있었지만 매 기수마다 기본적으로 한두 명 이상은 예외 없이 왼손잡이가 있었는데 이들은 처음부터 자기가 쓰기 편한 왼손으로 맥진훈련을 시작했다. 오른손잡이는 환자의 왼손 맥을 잡고 왼손잡이는 환자의 오른손 맥을 잡는다. 맥을 가르치던 초창기에 나는 오른손잡이가 잡은 왼손의 체질맥과 왼손잡이가 잡은 오른손의 체질맥이 동일하게 나오는지를 유심히 지켜봤다. 맥진 실력은 공부가 진행됨에 따라 일정한 시간이 지난 후부터는 거의 동일하게 결과가 나오고 맥진 공부 마지막인 24주차에 정식으로 맥진 시험을 보면 예외없이 90% 이상이 합격하기 때문에 왼손잡이 맥진자들과 오른손잡이 맥진자들의 맥진 결과를 비교하는 것은 매우 쉬운 일이다.

재미있는 것은 맥을 꽤 잘 잡는 사람 중에 예외 없이 왼손잡이가 끼어 있다는 것이다. 왼손잡이가 오른손잡이보다 맥을 더 잘 잡는다는 말이 아니라 분명한 것은 왼손잡이가 오른손잡이 못지않게 맥을 잘 잡으며 눈을 가리고 10명 중에 10명의 맥을 다 맞혀 소위 만점을 받는 사람 중에도 왼손잡이가 빠지지 않았다. 그런데 그 사실보다 더 중요한 것은 왼손잡이, 오른손잡이의 맥진 결과가 전적으로 동일하게 나타났다는 것이다. 즉 오른손에 나타난 체질맥과 왼손에 나타난 체질맥이 동일했다. 이것은 체질맥진의 이론 근거인 공간맥 현상이 원리적으로 옳다는 것을 증명한다. 만일 실제적 경험과정을 통해 오른손잡이, 왼손잡이의 체질맥진 결과가 매번 다르게 나왔다면 처음부터 체질맥진의 설립 원리로 차용한 공간맥진 원리는 부정될 수밖에 없을 것이다.

이야기의 본지에 약간 빗나간 것이지만 권도원 선생의 팔체질 맥진은 오른손과 왼손에 나타나는 체질맥이 기본적으로 다르다고 인식한다. 금체질의 경우 금음인은 좌, 우수 모두 척에서 뛰지만 금양인은 좌수(左手)에서는 척(尺), 우수(右手)에서는 관(關)에서 맥이 뛴다고 돼 있다. 토양인은 좌촌, 우관에서, 토음인은 좌촌척, 우관에서 맥이 뛴다는 식이다. 왜 체질에 따라 좌우수의 각기 다른 곳에서 맥이 뛰는 것인지에 대한 원리와 설명은 없다. 권도원 선생이 수차에 걸쳐 발표한 팔체질 논문에서 맥도를 제시하기만 했지 왜 그런 맥도가 나오게 되었는지에 대한 원리는 설명하지 않았다. 그의 팔체질론을 따르는 후학들이 내 놓은 책자에서도 팔체질 맥도에 대해 분명하게 원리를 밝혀 놓은 근거를 아직 찾아 볼 수 없다. 단지 후학들의 유추에 의하면 왕숙하의 좌우수의 심간신, 폐비명문 육장 배속을 그대로 인정한 가운데 체질에 따른 장부허실 현상을 오행 상생상극 작용으로 풀어 맥도를 구상했을 것으로 짐작이 되지만 이 마저도 이론적으로 적용해보면 정확히 들어맞지 않는다.

체질맥이 잡히는 원리

황제내경에 기리형표(氣裏形表)란 용어가 등장한다. 즉 "속 안의 기(氣)는 반드시 겉에 형태(形態)로 드러난다."라는 말이다. 이는 한의학의 핵심개념으로 한의학 전반의 모든 이론이 여기서 출발한다. 원(元)의 명의 주단계(朱丹溪)는 격치여론(格致餘論)에서 "안을 알려면 당연히 밖을 관찰해야 한다. 또한 밖을 보면 안을 알 수 있다. 안에 감추어진 모든 질병은 반드시 밖으로 나타나기 때문이다."[013]라고 말했듯 관형찰색(觀形察色)의 망진, 몸속의 한열허실과 병태를 진단하는 진맥의 원리, 장부허실을 논하는 장상론도 모두 이 개념에 근거하고 있다. 유사한 용어로 기합이유형(氣合而有形)이란 말도 있다. "기(氣)가 합하여 형(形)이 된다."라는 뜻이다. 장상론(臟象論)은 겉으로 드러난 형상들을 통해 몸속에 감춰진 장부의 생, 병리변화를 논하는 학설인데 "장부는 속에 있지만 이것이 겉으로 드러난 것이 장상이다(藏居于內 形見于外 故曰藏象)."라는 말에서 유래한 것이다. "상(象)이란 형상(形象)으로 체내에 있는 장(臟)이 체외로 그 형태를 드러

013_ 欲知其內者 當以觀乎外 診於外者 斯以知其內 盖有諸內者 必形諸外

내는 걸 장상(臟象)이라 한다."**014** 라는 말이 류경(類經)에 나오는데, 인체 내부를 들여다 볼 첨단 진단기기가 없던 과거에 육안으로 확인할 수 없는 장부허실, 기능 문제를 파악하기 위해 겉으로 드러난 상(象)을 통해 관찰하고 파악한 것이다. 여기서 '상(象)'이란 겉으로 드러난 것이고 분간할 수 있는 것(象謂所見于外 可閱者也)' 이라는 왕빙(王冰)의 정의와 같이 오감(五感)을 통해 변별이 가능하다는 특징을 갖는다. 그러므로 면상(面象), 설상(舌象), 맥상(脈象), 신색상(神色象)과 같이 모양 상(象) 자가 붙어 특징적으로 드러나는 상들이 되는데 이를 통해 병증을 변별하는 기준을 삼는다. 얼굴의 다양한 성상을 면상(面象), 혀의 성상을 설상(舌象), 맥의 다양한 형태를 맥상(脈象)이라 한다면 이러한 상들이야말로 인체 내부를 관찰하는 중요한 열쇠가 된다. 이렇게 드러난 여러 상(象)들을 활용해 환자의 병증을 추론하는 것을 우리는 소위 '변상(辨象)'이라고 한다. 변증(辨證)이 환자로부터 얻어진 다양한 증(證)을 분석하여 판단을 내리는 것이라면, 변상(辨象)은 환자로부터 얻은 다양한 상을 오감(五感)을 통해 직관적으로 받아들여 그것을 분석 판단하는 것으로 정의(定意)한다. 변상은 겉으로 드러난 것을 판단하므로 사람에 따라 다를 수 없어 객관적이지만, 변증은 각자 두뇌의 판단으로 분석하는 것이므로 주관적이다.

	변상(辨象)	변증(辨證)
1	직관적	분석적
2	객관적	주관적
3	오감	두뇌

014_　象形象也 藏居于內 形見于外 故曰藏象

전통맥진 원리는 몸에 열이 있거나 차거나, 기력(氣力)이 강하거나 약하거나 하는 상태가 반드시 겉의 맥으로 드러난다는 기리형표(氣裏形表)의 원리 때문에 성립될 수 있었다. 이제마 선생 이전 시대에는 장부에 선천적 허실이 다르다는 소위 인품장리(人稟臟理) 개념 자체가 없었기 때문에 그 현상을 맥상으로 찾아내려는 체질맥진 개념은 생각조차 할 수 없었다. 사상맥진이 성립하게 된 것은 선천적인 장부성리(臟腑性理)와 그것이 겉으로 드러나는 기리형표(氣裏形表)의 두 원리가 결합했기 때문이다. 체질맥진에서 분별하는 맥상(脈象) 역시 내부의 장부구조가 겉으로 드러난 다양한 상(象) 중에 하나이므로 맥상을 구분해 체질을 가리는 것 역시 변상(辨象)의 한 방법으로 정의한다.

겉을 보고 속을 판단하는 것을 변상(辨象) 원리라 설명했는데 사람의 됨됨이나 인격, 직업같이 보이지 않는 정보도 그 사람의 인상이나 옷차림, 태도를 보면 대개 알 수 있다. 사람의 내면(內面)이 겉의 형태로 드러나기 때문이다. 과일이 익었는지는 껍질의 색깔 변화를 보고 알 수 있는 것과 한가지다. 속의 기(氣)가 겉의 형태로 반드시 드러난다는 기리형표(氣裏形表)의 정신은 장국(臟局)의 허실에서도 예외일 수가 없다. 간이 크고 폐가 작은 사람이 있다면 그 사람의 그러한 내부(內部)구조는 반드시 겉의 형태로

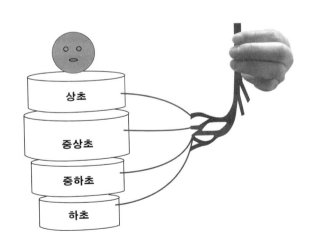

드러나게 마련이다. 그러므로 장부허실 현상은 체형기상, 용모사기의 형태로 드러나지만 당연히 맥의 형태로도 드러나게 돼 있다. 위의 그림은 신간(身幹)의 사초(四焦)허실 현상이 맥을 통해 발현하는 개념을 표현하고 있다. 이 그림은 가설에 입각한 개념도지만 인체 내 사초(四焦)공간의 허실현상이 손목에 연결된 요골동맥에서 특별한 파지방법을 취했을 때 촉지될 수 있음을 보여준다. 중요한 것은 체질맥은 일반 병맥(病脈)을 짚듯 혈관에 손가락을 대고 그냥 누른다고 촉지되지 않는다는 점이다. 일반 맥진은 손가락 끝의 감각이 중요할 뿐, 파지법 그 자체는 어려울 것도 없고 중요하지도 않다. 그냥 각각의 손가락에 콩 몇 알 정도의 작은 압력으로 혈관을 누르다가 점차 압력을 가해 침맥(沈脈)까지 촉진하는 것이 전부다. 그러나 체질맥진은 처음부터 끝까지 파지법이 전부라 해도 과언이 아닐 정도로 중요하다. 맥을 잡는 방법이 틀리면 아예 처음부터 체질맥을 잡을 수 없다. 따라서 체질맥을 촉지해내는 특별한 파지법은 일정한 규율이 있고 반드시 학습돼야 한다.

나는 기리형표 정신에 따라 체질의 장부대소 현상은 반드시 맥으로도 발현될 것이라 믿었기 때문에 어떻게 하면 그 맥을 잡아 낼 수 있을까를 처음부터 고심했다. 앞서 잠깐 언급했지만 처음엔 일반진맥 하는 방식으로 잡아 보려고도 했었고 여러 가지 과정적인 시행착오를 거쳤다. 다양한 시도 끝에 체질맥 현상은 촌구맥에서 맥 잡는 위치와 특별한 파지방법을 사용했을 때 촉지해내는 것이 가능하단 사실을 발견하기에 이르렀다.

체질맥진과 전통맥진의 파지방법에는 여러 차이가 있지만 그중에서 가장 중요한 차이점이 있다. 일반맥진에서는 맥을 보기 위해 혈관에 손가락 끝을 갖다 대고 압박해서 보지만, 체질맥진에서는 아예 혈관에는 손가락을 대지도 않는다는 것이다. 통상 맥을 짚는다면 맥동이 뛰는 요골동맥을 짚는 것인데, 맥을 짚는다면서 혈관에 손가락을 대지 않는다는 말이 도대체 무슨 말인가 이해하기 어려울 것이다. 향후 파지법 조항에서 자세히 다루게 되겠지만 체질맥진에서는 세 손가락의 끝을 동맥이 뛰는 혈관 위에 놓지 않고 혈관 안쪽 힘줄이 지나가는 팔뚝의 정중선 부위에다 갖다 댄다. 그리고 마치 요골동맥을 기육(肌肉)과 함께 싸잡아 움켜쥐듯 강하게 잡아당겨 요골의 편평한 기저부 상에 올려놓는다. 이것이 체질맥진과 전통맥진의 가장 큰 차인데 이런 식으로 맥을 잡는 이유는 전통맥진은 맥동의 감각을 분별하는 맥법이고, 체질맥진은 맥이 뛰는 위치를 분별하는 맥법이기 때문이다. 만일 전통맥진처럼 손가락 끝을 요골동맥이 흐르는 혈관에 직접 대고 강하게 압박하면 마치 수도관 속을 흐르는 물의 흐름을 틀어막는 것 같은 결과가 된다. 이렇게 혈관 속 혈의 흐름 자체를 막아버리면 맥의 위치는 혈 흐름과 손가락이 처음 만나 부딪치는 척맥부의 한 곳에서만 촉진된다.

맥감(脈感)이 아닌 맥위(脈位)를 촉지하는 게 체질맥진의 목표라는 점에 대해서는 다음 장에서 자세히 기술한다. 일단 여기서는 체질맥이 뛰는 위치를 촉지해 내려면 혈의 흐름을 막아선 안 되고 동맥(動脈) 내에 일정한 혈의 흐름을 보장해야 한다는 점이 중요하다는 사실을 강조한다. 혈관 자체를 압박하여 혈 흐름을 막지 않고 팔뚝 정중선의 힘줄 부위에 손을 대 동맥을 기육과 함께 포괄적으로 싸잡아 압박하면 혈관 부위는 전체적으로 일정하게 좁아진 상태가 되면서 혈맥은 흐르게 된다. 바로 이 자세에 고정시키고 정신을 집중하면 맥동의 위치를 가장 현저하게 느낄 수 있다. 요컨대 체질맥은 특별한 방법으로 파지했을 경우만 촉지될 수 있다는 사실과 이 특별한 파지방법의 숙지가 가장 중요하다는 사실을 다시 강조한다.

맥법의 발상전환

이제마 선생은 전통적인 삼초(三焦)론 대신 신간(身幹)을 위로부터 4등분하여 사초(四焦)로 나눴다. 가장 윗부분인 상초(上焦)는 폐의 영역이고 폐가 강한 사람을 태양인이라 명명했다. 그러므로 맥의 공간배속 원리대로라면 태양인의 체질맥은 촌관척의 가장 윗쪽인 상부(上部)에서 가장 강하게 맥이 나타날 것으로 추론할 수 있다. 중상초(中上焦)는 비(脾)가 관할하는 영역이고 비를 가장 강하게 타고난 체질을 소양인이라 정의한다면 소양인 맥 역시 중상부(中上部)에서 가장 강하게 발현될 것이다. 중하초(中下焦)는 간(肝)의 영역이며 간을 가장 강하게 타고난 태음인은 맥도 중하부(中下部)에서 가장 강하게 발현될 것이고, 마지막으로 하초(下焦)는 신(腎)의 영역이며 신이 가장 강한 소음인이라면 맥 또한 가장 하부(下部)에서 강한 맥이 나타나게 될 것이다. 이것은 체질맥진을 성립시키는 매우 중요한 기본 가설(假說)이 된다. 체질맥진은 기리형표의 정신과 내경의 공간배속 원리에 기반하고 있으므로 이 같은 가설은 맥진을 성립시키는 가장 기본적인 원리며 조건이다. 세상 어떤 것이든 원리가 존재하면 그 원리에 준거(準據)해 가설을 세울 수 있게 된다. 그리고 이 가설이 다양한 실험이나 경험을 통해 옳은 것으로 증명되면 비로소 그 가설은 과학적 사실 혹은 진리로 인정된다. 체질맥진 또한 원리에 따른 가설이 존재하는데 과연 앞서 규정한 이 가설이 실체적 사실과 부합하는지가 관건이 될 것이다.

　나는 맥의 원리에 따른 이 가설이 옳다, 옳을 수밖에 없다고 생각했다. 따라서 오랜 시간 동안 이 가설을 실증하기 위해 노력했다. 초창기에는 신간(身幹) 사부위(四部位)의 장부허실이 촌구맥의 네 부위에 걸쳐 맥이 나타날 것이니 1,2,3,4지(指)의 네 손가락으로 맥을 짚으면 되겠다는 생각을 한 적도 있었다. 그런데 이건 원리적으로는 부합할진 모르지만 실제로 해보니 실행 불가능이란 것을 이내 깨달았다. 새끼손가락(小指)이 다른 손가락들에 비해 워낙 짧아 동일한 조건과 압력으로 맥을 누를 수 없었던 것이다. 그렇다면 세 손가락만 사용하면서도 인체 사부위(四部位)의 허실 단서를 맥의 네 부위에서 잡아낼 방법은 없을까 고심했다. 그런데 이 문제는 머지않아 태음인 맥을 확정지을 무렵 획기적 발상의 전환을 통해 극적으로 풀리게 됐다.

　원리적으로 보면 태음인 체질맥은 관부(關部)에서 맥이 잡혀야 했다. 그런데 실제 맥을 짚어보면 이상하게도 관부(關部)와 척부(尺部) 사이에서 맥이 촉진되는 것이다. 이 맥은 부인할 수 없을 정도로 너무 명료했기 때문에 '왜 맥이 손가락 끝에서 감지되지 않고 손가락 사이에서 감지되는 것일까' 고민하지 않을 수 없었다. 이때만 해도 맥진은 손가락 끝에서만 느끼는 것으로 생각했기 때문이다. 태음맥을 두고 고민하는 과정에서 얻어진 깨달음은 매우 평범하고 단순했지만 생각해보면 매우 당연한 것이었다. 왜 맥은 손가락 끝에서만 느껴야 한다고 생각했을까? 분명히 손가락과 손가락 사이에서 뛰는 맥이 이토록 명백한데 왜 나는 그 위치를 애써 무시하려 했을까? 이때만 해도 전통맥진의 방식과 통념에서 아직 벗어나지 못한 자신을 발견하게 된 것이다. 전통맥진과 체질맥진이 같을 수 없으며 또 같아야 할 이유도 없다는 것, 그러므로 전통맥진의 관점과 방식으로 체질맥을 짚으려 했던 생각 자체가 잘못됐다는 획기적인 발상의 전환이 그때 이루어졌다. 이런 성찰의 기반에서 얻어진 결론은 체질맥진은 '맥상의 변화'를 분별하는 것이 아니라 '맥의 위치'를 찾는 것이라는 결론에 도달했다. 전통맥진에서는 맥이 매끄럽고 껄끄럽고, 탄탄하고 느슨한 것 등이 중요하지만 체질맥에서는 단지 촌관척 상하의 공간 어디에서 맥이 뛰느냐만 중요하다. 따라서 체질맥을 짚을 때는 다양한 맥감이 느껴지지 않도록 오히려 무시하고 없애버리는 방식으로 맥을 짚는다. 이것이 체질맥을 짚을 때 맥을 강하게 압박하는 이유이다.

　　맥이 지단(指端)뿐 아니라 지간(指間)에서도 뛰는 것이란 생각을 받아들인 순간 더욱 중요한 깨달음이 오게 됐다. 그것은 비록 세 손가락으로 맥을 보지만 지간맥(指間脈)을 인정하면 공간적으로는 4공간에서 뛰는 맥을 확인할 수 있다는 놀라운 사실이다. 아래 그림은 사초(四焦)에 속한 장부가 좌측 손의 촌관척의 네 공간에 상응해서 체질맥이 나타나는 부위를 표시하고 있다. 이 그림을 보면 맥을 짚는 손가락은 셋이지만 지단과 지간에서 느껴지는 맥을 전체적으로 네 부위에서 느낄 수 있음을 볼 수 있다.

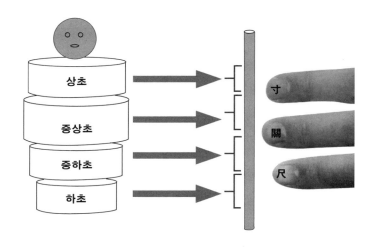

위 그림을 밑에서부터 보면 소음인의 체질맥은 척(尺)맥과 척맥 이하의 부위로 제3지 손가락 끝과 그 이하의 부위에서 감지된다. 이 소음인 맥은 비교적 명료하게 촉지(觸知)되므로 맥 잡기가 수월하다. 다만 임상에서 만나는 소음인의 숫자가 타 체질에 비해 제한돼 있어 자주 만나는 맥은 아니다.

태음인의 체질맥은 관(關)맥과 척(尺)맥 사이, 즉 2지와 3지 사이에서 감지된다. 그러나 보다 정확히 말하면 2지와 3지의 정중간 사이에서 맥이 잡히지 않고 2지 쪽으로 약간 치우친 공간에서 맥이 촉지된다. 원리적으로는 2지 말단, 즉 관(關) 부위에서도 맥이 촉지돼야 하지만 실제로는 2,3지 사이에서만 맥이 잡힌다. 그러므로 만일 2지의 말단, 정확히 관부에서 맥이 잡히면 그것은 태음맥이 아니다. 아직까지 태음인으로서 정확히 관(關)부 손끝에서 뛰는 맥을 본 적이 없다. 그렇다면 관부에서 잡히는 맥은 도대체 무슨 체질의 맥으로 볼 것이냐는 문제가 남을 것이다. 이 문제에 대해선 걱정할 필요가 없다. 정확히 관(關)부, 지단에서 뛰는 맥은 없기 때문이다. 혹 여러분이 맥 훈련 과정에서 그런 맥을 짚었다면 그건 경험 미숙으로 초창기 과정에서 잘못 짚은 맥에 해당한다. 여러분이 맥에 익숙해지고 자신이 붙으면 관부의 지단맥은 느끼지 못하게 된다. 혹 훈련과정에서 그런 맥이 잡히면 좀 더 기다려 맥의 위치가 이동하는지 살피고 판단해야 한다.

소양인 체질맥은 촌(村)맥과 촌맥 이하 부위에서 감지된다. 그러나 실제상으로는 촌(寸)맥의 지단, 혹은 촌(寸)부 이상의 부위에서 가장 많이 발견되고 촌맥 이하에서는 거의 발견되지 않는다. 소양인 맥 중에는 처음 맥을 잡으면 태음맥 부위, 즉 2~3지간에서 맥이 뛰다가 조금 기다리면 맥이 위쪽, 즉 촌(寸)부 쪽으로 올라가는 맥도 있으니 주의해야 한다. 체질맥에서는 이렇듯 맥의 위치가 도중에 바뀌는 경우도 있으므로 맥을 잡고 있는 동안 맥 위치의 변화가 오는지 살피는 것도 중요한 포인트다.

태양인 체질맥은 촌(寸)부와 그 이상에서 맥이 잡히므로 맥을 잡기는 쉬우나 제2지 지단(指端)에서 소양인의 맥동이 겹치므로 맥만으로 태양인인지 소양인인지 구별하기 어렵다. 그러므로 태양인의 경우 맥만으로는 소양인 맥과 온전히 구별되지 않아 부득이 체형, 병증 등 다른 감별기준을 부가적으로 동원해 감별해야 한다. 이점에 대해서는 나중에 별도로 설명한다.

사초(四焦)허실이 공간적으로 동일하게 맥에서도 사부(四部)로 나뉘어 발현되지만 아래 그림에서 보이는 체질맥의 맥동 부위는 개념적이고 대략적인 것이다. 실제적으로 경험을 쌓고 맥을 잡아보면 맥동이 정해진 범위 내에서 광범위에게 나타나는 것이 아니라 가장 많이 감지되는 부분이 따로 있음을 알게 된다. 맥을 잡다보면 자연스럽게 체득되는데, 초보자가 반드시 염두에 둬야 할 것은 체질맥진은 손가락 끝에서만 느껴지는 게 아니고 손가락 끝, 혹은 그 바로 밑이나 그 윗부분에서 위치적으로 뛰는 맥동을 잡아내는 것이란 사실이다.

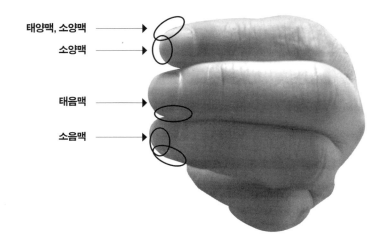

태양맥, 소양맥

소양맥

태음맥

소음맥

체질맥 현상

전통맥진의 맥 잡는 방식은 처음엔 콩알 몇 개 정도의 하중으로 살며시 맥을 누르다가 점차 강하게 누르면서 맥의 뜨고 가라앉음을 느낀다. 그러나 체질맥진은 전통맥진 방식과 전혀 다르다. 처음부터 강하고 센 힘으로 환자의 맥을 최대한 깊이 압박하여 누른다. 맥을 너무 강하게 압박하기 때문에 맥을 짚는다는 표현이 어울리지 않고 맥을 잡는다, 혹은 눌러 잡아당긴다는 표현이 더 어울린다. 일반맥진과는 맥 짚는 모습 자체도 매우 다르다. 건(腱, tendon) 부위부터 요골동맥까지를 손끝으로 싸잡아 강하게 잡아당겨 요골 기저부(基底部) 위에 갖다 올려놓는다. 이때 환자는 너무 맥 짚는 힘이 강해 팔이 저리다거나 통증을 느낄 정도가 돼야 한다. 맥을 다 본 뒤에는 환자 팔뚝 위에 맥 짚은 손가락과 손톱자국이 선명히 남는 것이 보통이다. 그래서 체질맥진을 하는 한의사는 평소에 항상 손톱을 짧은 상태로 유지해야 한다. 늘 가볍게 잡는 맥에 익숙한 환자들이 한의사가 강한 힘으로 맥을 잡으면 의아한 눈으로 쳐다볼 수도 있다.

그렇다면 체질맥에서는 왜 이렇게 강한 힘으로 맥을 잡아 누르는 것일까? 그렇게 강하게 맥을 압박하면 도대체 무슨 맥감(脈感)이 느껴질 수 있을까 의문이 생길 것이다. 알다시피 전통 27맥에서는 각 맥상마다 특유의 느낌이 있다. 예컨대 현맥(弦脈)

은 현악기 줄을 눌렀을 때 느껴지는 팽팽한 맥이고, 활맥(滑脈)은 구슬이 쟁반 위에서 구르는 느낌의 맥이다. 이런 다양한 맥상에 대해 언어와 문자만으로 표기하기에는 한계가 있어 12세기 허숙미는 장중경의 삼십육종맥도(三十六種脈圖)를 그림으로 묘사하기도 했고, 1241년에는 시발(施發)이 찰병지남(察病指南)에서 맥박의 형상을 33개의 아래 그림으로 표현하기도 했다.

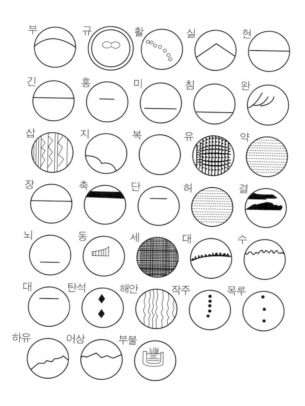

그러나 체질맥진은 맥상의 느낌이 부드러운지 거친지, 맥동이 빠른지 느린지는 전혀 중요하지 않다. 단지 맥이 공간적으로 어디서 뛰는지, 제1지에서 뛰는지, 혹은 그 밑 2지에서 뛰는지, 2지와 3지 사이에서 뛰는지 등에만 관심이 있을 뿐이다. 체질맥진에서

사상맥진과 진료의 실제

맥을 강하게 압박하여 보는 이유는 일부러 그 어떤 맥감도 느끼지 못하도록 하고 단지 하나만 뛰는 체질맥을 짚기 위해서이다. 전통맥진처럼 미약한 압력으로 맥을 누르면 세 손가락 끝에서 모두 맥이 감지된다. 따라서 어느 한 부위에서 뛰는 맥을 잡을 수 없다. 강한 힘으로 압박하여 맥을 다 없애 버리고 숨을 멈춘 채 긴장하고 기다리면 어느새 손가락 부위 어디에선가 한 개의 맥이 샘솟듯 나타난다. 바로 이것이 우리가 찾는 체질맥이다. 체질맥을 짚는 모든 사람은 최초에 반드시 이런 희한한 현상을 경험하게 된다. 정확한 파지법으로 정확한 위치에서 맥을 짚고 기다리면 반드시 경험하게 되는 이 현상 – 맥 짚은 세 손가락 중 오직 단 한 개의 맥만 뛰는 현상 – 을 우리는 소위 '체질맥 현상'이라 부른다.

만일 여러분이 처음 실습과정을 통해 이런 체질맥 현상을 경험했다면 일단 체질맥진의 첫걸음은 완벽히 성공한 것이다. 체질맥진의 첫 단계는 맥 짚은 손가락 중에서 단 한 개의 맥만 뛰는 소위 체질맥 현상을 체험하는 일이다. 맥의 위치, 파지 방법, 누르는 압력 등을 정확히 숙지한 다음 맥을 짚으면 반드시 체질맥 현상을 느끼게 되는데 사람에 따라서는 맥을 배운 첫날부터 느끼는 사람도 있지만 일반적으로는 한두 주일 안에 경험하는 것이 보통이다. 그런데 문제는 이런 체질맥 현상을 설사 느꼈다 하더라도 연습 초기엔 맥진할 때마다 맥이 느껴지는 위치가 달라진다. 그래서 어디서 잡힌 맥이 진짜 체질맥인지 갈피를 잡을 수 없는 것이다. 그러나 이렇게 맥 짚을 때마다 위치가 바뀌는 걸 오히려 당연한 현상으로 받아들여야 한다. 아직 맥진에 숙달되지 않아 손가락의 압력 정도, 파지법, 위치 등이 매번 오차가 나기 때문에 나타나는 현상이다. 만일 맥 잡을 때마다 늘 변하지 않고 일정한 곳에서만 고정된 맥을 느낀다면 그 사람은 그것으로 이미 체질맥을 마스터 한 사람이고 더 이상 공부할 필요가 없다. 결국 체질맥진을 한 마디로 정의하면 처음엔 체질맥 현상을 느낄 수 있도록 맥을 잡을 줄 아는 것이고, 다음은 그 맥이 늘 특정 부위에서 한결같이 느껴지도록 잡을 줄 아는 것이 마지막이다.

그렇다면 맥 짚은 세 손가락 중에서 오직 한군데에서만 맥이 느껴지는, 소위 이

'체질맥 현상'은 어떤 이유로 생기는 것일까? 이것은 분명하고도 부인할 수 없는 물리적 현상일 뿐 아니라 만일 이런 체질맥 현상이 없다면 체질맥진은 처음부터 성립되지 않기 때문에 체질맥 현상이 왜 생기는지를 이치적으로 한번 생각해 볼 필요가 있다.

　　　예를 들어 여기 한 명의 소양인이 있다고 하자. 이 사람의 장부구조는 비대신소(脾大腎小)로 반드시 맥상의 형태로도 드러난다. 즉, 비(脾)가 가장한 발달한 체질이므로 중상초맥이 가장 강하게 뛸 텐데, 편의상 이 강력한 중상초 맥의 크기를 100이라 가정하자. 신(腎)은 이 사람의 가장 약한 장기이므로 하초맥은 가장 약하게 뛸 것이고 나머지 폐(肺), 간(肝)의 맥 역시 선천적으로 타고난 허실의 크기만큼 뛸 것이다. 그러므로 편의상 가장 강한 비맥이 100의 힘으로 뛰고 가장 약한 신맥은 40의 힘으로, 나머지 간, 폐의 맥이 각각 60, 80의 크기로 뛴다고 가정하자. 이때 맥을 눌러 압박하는 힘을 40 이하의 매우 약한 힘으로 누르면, 누르는 힘보다 모든 맥이 더 강하게 뛰기 때문에 세 손가락 모두에서 맥동을 다 느낀다. 만일 120의 아주 강력한 힘으로 눌러 압박하면 100

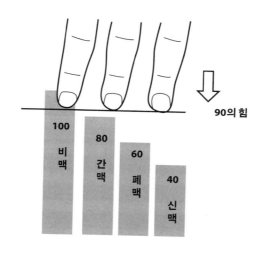

90의 힘

100
비
맥

80
간
맥

60
폐
맥

40
신
맥

사상맥진과 진료의 실제

이하의 힘으로 뛰는 맥들은 강한 압력으로 인해 모두 죽어버린다. 맥을 못 느끼게 되는 것이다. 그런데 만일 100의 힘으로 뛰고 있는 비(脾)맥을 잡아내려 한다면 적어도 90 정도의 힘으로 맥을 압력해야 그보다 더 약하게 뛰는 맥들은 죽게 될 것이고 그보다 강한 힘으로 뛰는 비맥만 살아남아 손끝에서 느껴질 것이다. 이것은 왜 체질맥진에서 맥을 강하게 압박하여야 하는지, 왜 맥이 한 군데서만 뛰는 체질맥 현상이 생기는지 이해하기 쉽도록 편의적, 개념적으로 하는 설명이다.

    문제는 이렇게 논리적으로 체질맥 현상을 설명한다 하더라도, 실제 90의 힘으로 압박한다는 게 도대체 어느 정도의 압력을 말하는 것인지 알 수 없다는 것이다. 체질맥에 숙달한 사람들은 직감적으로, 본능적으로 맥을 누르는 가장 적절한 압력을 몸으로 알고 있다. 하지만 그 압력의 세기가 구체적으로 어느 정도인지 말로 설명하지 못한다. 결국 가장 적절한 압력의 세기는 지속된 훈련을 통해 저절로 몸으로 깨우치는 수밖에 없다는 결론에 도달한다. 그러므로 체질맥진의 습득 과정이란 어떻게 가장 적절한 압력으로 맥을 눌러 한 개의 맥동을 하나의 특정 부위에서 느낄 수 있을까를 깨우쳐 가는 과정이다. 약한 세 맥은 죽이고 강한 한 개의 맥만 살려 느낄 수 있는 가장 적절한 압력, 이것은 언어로 설명하여 가르칠 수 있는 분야가 아니다. 맥을 가르치는 초기에는 지도(指導)의 편의상 우선은 무조건 강한 압력으로 누르도록 가르친다. 배우는 사람 역시 처음엔 무조건 센 압력으로 맥을 짚는다. 이렇게 처음엔 강한 압력으로 누르다가 점차 가장 적절한 압력의 세기로 찾아가는 것이 숙달방법에 있어 가장 효과적이다. 처음부터 적절한 압력을 직접 찾아보려고 세게도 짚었다 약하게도 짚었다 하면서 이리저리 짚는 것을 반복하면 찾지도 못하면서 계속 헤매게 된다. 훈련하다 보면 시간이 지나면서 점차적으로 무조건 세게만 압박하는 게 능사가 아니란 걸 스스로 알게 된다. 이것이 바로 숙달의 과정이다.

공자 말씀 중에 "목공과 수레 만드는 장인(匠人)이 남에게 규구[015]를 빌려 줄 순 있어도 빌려간 사람의 기술을 좋아지게 만들진 못한다(梓匠輪輿 能與人規矩 不能使人巧)."란 말이 있다. 내가 늘 맥을 가르치면서 인용하는 말이다. 수레바퀴를 깎아 만드는 사람이 바퀴축이 들어갈 구멍을 너무 크게 뚫으면 축이 헐거워지고 너무 작게 뚫으면 축이 들어가지 않을 테니 가장 적당한 크기로 뚫는 것이 기술이다. 미숙한 사람은 구멍을 너무 크거나 작게 뚫는다. 하지만 노련한 장인은 매번 뚫을 때마다 가장 정확한 크기로 구멍을 뚫지만 그 기술을 말로 설명해 가르칠 수 없고 단지 연마하는 사람이 스스로 훈련을 통해 혼자 깨닫는 것이다. 이를 재간이요 기술이라 하며 영어로는 skill이란 말이 가장 적합한 번역이다. 목공에게 줄자나 대패를 빌려줄 순 있어도 그걸 잘 사용하는 재간까지 빌려줄 순 없다. 맥 가르치는 사람은 규구를 제공하고 그 사용법만을 알려줄 뿐이다. 나머지는 혼자와의 싸움이다. 혼자 익히는 것이다.

015_ 규구(規矩): 목수가 사용하는 컴퍼스, 자, 수평기, 먹줄을 통틀어 이르는 말

사상맥진과 진료의 실제

파지하는 손가락 용어

파지법에 대해 구체적으로 들어가기 앞서 불필요한 혼동을 피하기 위해 맥 짚는 손가락을 지칭하는 용어를 통일시킬 필요가 있다. 이는 단지 설명을 위한 편의적인 것이므로 용어에 대한 약속을 먼저 소개한다. 손가락을 지칭하는 용어에는 여러 가지가 있지만 맥진 시에 맥을 짚는 손가락은 세 손가락뿐이므로 이에 대해서만 용어를 통일해 표기한다.

촌(寸) 부위를 누를 때 사용하는 손가락은 실제로는 두 번째 손가락이지만 맥진에서는 1지 혹은 첫(째) 손가락으로 표기한다. 맥진에서의 제1지는 검지, 집게 손가락으로 표현할 수 있으나 이때는 맥진 용어로 사용된 것이 아니다.

관(關) 부위를 누를 때 사용하는 손가락은 실제로는 세 번째 손가락이지만 맥진에서는 2지 혹은 둘째 손가락으로 표기한다. 장지(長指) 혹은 중지(中指)라고 표현할 수 있으나 이는 맥진 용어가 아닌 일반 용어로 사용하는 경우다. 혼동을 피하기 위해 맥진 시에는 반드시 2지, 둘째 손가락으로 표기한다.

척(尺) 부위를 누를 때 사용하는 손가락은 실제로는 네 번째 손가락이지만 맥진에서는 3지 혹은 셋째 손가락 등으로 표기한다. 약지(藥指)라고 표현할 수 있으나 이는 맥진 용어가 아닌 일반 용어에 사용하는 경우다. 혼동을 피하기 위해 맥진 시에는 반드시 3지, 세째 손가락으로 표기한다. 만일 엄지에 해당하는 첫 손가락을 표기해야 할 경우는 체질맥진에서 1지와 혼동을 피해 반드시 엄지(Thumb), 혹은 엄지손가락, 무지(拇指) 등으로 표기하되 맥진 용어와 혼동을 피해 첫(번째) 손가락, 1지 등으로 표기하지 않는다. 새끼손가락 혹은 소지(小指)라 부르는 5번째 손가락은 맥진에 사용되는 손가락이 아니므로 맥진 시에 따로 지칭하는 용어는 없다. 굳이 지칭해야 할 경우가 있다면 일반 용어인 새끼손가락, 혹은 소지(小指)로 표현한다.

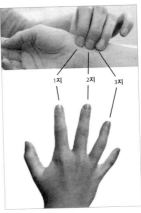

체질맥 진맥 부위

맥을 촉진하는 부위는 내경에 인영기구맥, 촌구맥 등 다양하게 제시됐지만 난경에 이르러 손목 부위에서 뛰는 요골동맥을 촉진하는 것으로 한정되었다. 손목 부위에 소위 요골 경상돌기(莖狀突起)라는 손목뼈가 돌출된 부분이 있는데 이 부위의 동맥이 지나가는 곳에 장지(長指)를 갖다 대면 관(關) 부위가 되고 나머지 검지와 약지를 차례로 가지런히 내려놓으면 자동으로 검지가 닿는 자리가 촌(寸) 부위, 약지가 닿는 부위가 척(尺) 부위가 된다. 한의학에서는 요골 경상돌기를 고골(高骨)이라고 한다.

그러나 체질맥에서 촌관척 부위는 전통맥진과 전혀 다르다. 체질맥에서는 주(肘)관절 쪽으로 한 횡지(橫指) 더 내려가 촌관척 부위를 잡는데 전통맥진의 척(尺)부위를 체질맥에서는 촌(寸) 부위가 되도록 짚는다. 이렇게 맥을 보는 위치를 전통맥과 달리 잡는 이유는 무엇일까? 그 이유는 손가락 세 개 중 하나가 돌출된, 소위 고골(高骨) 부위에 걸치게 되면 맥이 걸려 셋 중 어디서 가장 강한 맥이 뛰는지 구별하는 데 문제가 되기 때문이다. 따라서 이 요골 경상돌기(莖狀突起)를 피하기 위해 일부러 한 횡지 밑으로 내려 잡는다.

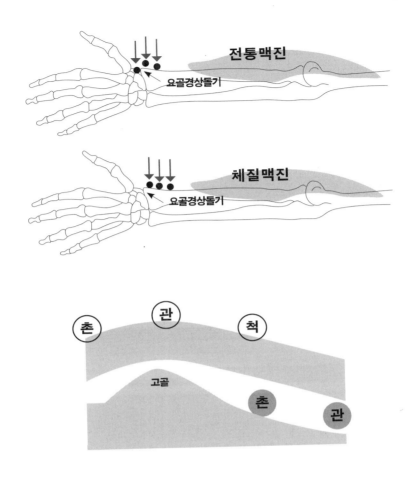

전통맥진에서는 손끝을 두드리는 맥의 느낌이 중요하고 또 맥을 강하게 압박하지 않기 때문에 경상돌기에 맥을 올려놓아도 맥감이 변화되지 않는다. 하지만 체질맥은 촌관척 부위 중 어느 위치에서 맥이 나타나는가를 잡아내는 것이므로 맥을 짚는 세 손가락이 모두 동일한 조건하에 위치해야 한다. 각각 키가 다른 세 사람의 키를 비교하려면 높이가 균일한 편평한 바닥 위에 세워놓고 측정해야 하는 것과 마찬가지다. 삼부(三部)맥 중에서 어느 부위에서 맥이 가장 강하게 뛰는가를 알려면 경상돌기를 피해 바닥이 편평한 요골 기저부(基底部)에 맥을 갖다 놓고 측정한다. 권도원 선생의 팔체질 맥진에서도 동일하게 이 부위를 촌관척으로 잡고 있다. 그런데 앞서 언급한 전통맥진의 달인이었던 황대석 옹도 이 부위를 촌관척으로 잡았다는 것이 흥미롭다. 다음은 이분이 생전에 인터뷰에서 하신 말씀이다.

> – 할아버지 진맥법은 다들 귀신같다고 하는데, 진맥의 비법을 설명해 주세요.
> – 그건 간단허지 않여. 맥이란 참으로 무서운 거여. 맥이라는 건 절대 거짓말이 없어. 먼저 짚는 걸 잘 혀야 돼. 고골(손목뼈)을 중심으로 바로 위쪽을 짚어야 돼. 의서에도 고골상(高骨上)에다 대라고 혔어. (어깨 쪽을 가리키며) 이쪽이 위이고, (손끝을 가르키며) 이쪽이 아래여. 근디 지금 의원들은 손목뼈 밑이나 손목뼈에 맥 짚는 걸 고골 위로 알고 있어. 그러니 안 맞지.

이분은 고골상(高骨上)에 맥을 대라 한 것을 해부학적으로 뼈가 돌출한 부분의 위라 해석하지 않고 고골에서 어깨 쪽으로 한 횡지 올라간 위쪽으로 잡으라 한 것으로 독특하게 해석했다. 그렇게 하다 보니 결과적으로 우리의 체질맥진 부위와 같은 곳이 됐다. 어쨌든 이분은 고골을 피해 맥을 잡았고 맥진의 달인이란 명칭까지 얻었는데 융기된 부위를 피해 편평한 곳에서 맥을 촉진했을 때 경험적으로 더 선명히 맥감을 느낄 수 있었기에 맥진 위치를 그렇게 잡지 않았나 생각된다.

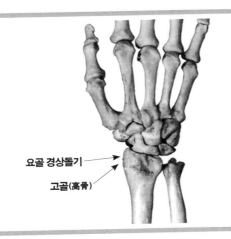

요골 경상돌기와 고골

일반적으로 요골경상돌기와 고골(高骨)을 같은 것으로
인식하고 있지만 엄밀한 의미로 말하자면 둘은 같지
않다. 해부학적으로 요골 경상돌기는 요골 맨 끝단의
뾰죽 튀어나온 부위를 의미하고 전통적으로 우리가
써 온 고골의 의미는 요골 끝단의 융기된 뼈 전체
부위를 가르킨다. 이 부위는 해부학적 용어로 정의되지
않았으므로 그냥 요골 상단부라 부르고 있으나
한의학에서는 둥굴게 융기돼 있어 이를 고골이라
명명한 것이다.

요골 경상돌기

고골(高骨)

체질맥진 파지법

1. 환자의 팔뚝은 반드시 상하 수직으로 세워놓고 진맥한다

전통맥진에서는 맥을 압박하여 누르는 강도가 약하기 때문에 책상 위에 환자의 손을 뉘여 놓고 지긋이 누른다. 그러나 체질맥진에서는 사진에서 보는 것처럼 반드시 환자의 손목을 상하 수직으로 세워놓고 맥을 짚는다. 이렇게 손목을 세우는 이유는, 첫째 강력한 힘으로 맥을 잡아 누를 수 있는 압력을 확보하기 위해서이다. 일반 맥진에서처럼 바닥 위에 수평으로 팔을 올려놓고 위에서 아래 방향으로 맥을 누르면 강한 압력을 주는

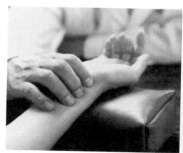

전통맥진

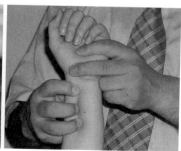

체질맥진

데 한계가 있다. 그러나 환자의 손과 진맥자의 손이 직각을 이룬 상태에서 진맥자가 자신의 몸 쪽 방향으로 맥을 잡아당기면 손가락에 훨씬 강한 압력의 힘을 줄 수 있게 된다.

수직으로 세워놓고 맥을 잡는 두 번째 이유는 맥의 원리는 상하(上下)의 공간개념에서 나온 것이므로 수직으로 팔을 세웠을 때 상중하의 어느 위치에서 맥이 뛰는지 감각적으로 보다 쉽게 감지할 수 있기 때문이다. 이때 주의해야 할 것은 환자 팔꿈치가 탁자나 책상 위에 닿게 올려놓고 맥을 봐서는 안 된다는 점이다. 한의사 역시 환자와 마주 앉은 상태에서 맥을 잡아서도 안 된다. 진맥할 때 한의사는 반드시 일어나 환자 곁에 직각의 방향으로 서서 진맥한다. 그렇게 함으로써 환자의 손이 자연스럽게 상하 수직으로 유지된 상태에서 진맥할 수 있는데, 한 손으로는 환자의 손을 잡아 지지하고 나머지 손이 자기 명치 부위 정도에 위치하게 한 후 맥을 잡는다. 이때 환자 손목이 한의사의 몸에 닿지 않도록 주먹 한 개 정도 들어가는 공간을 둔다. 여자 환자나 여자 한의사의 경우 맥을 보는 손이 자기 몸에 닿는 것을 불편하게 느낄 수 있기 때문이다. 맥을 짚는 자세에서 한의사의 윗 팔과 아래 팔의 각도는 90도 정도가 되도록 유지한다.
가장 정확한 진맥 결과를 얻으려면 의자에 앉은 자세(사진1)보다 누운 상태에서 맥을 보는 것이(사진 2) 훨씬 좋다. 진찰대에 뉘여 놓고 한의사가 그 옆에 서서 맥을 보거나,

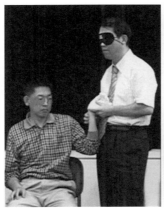
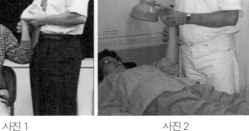

사진 1   사진 2

환자를 방바닥에 누이고 의사는 직각의 위치에서 옆에 앉아 맥을 보는 것이 체질맥진의 원칙적 맥진자세이다. 많은 경험을 해 본 결과 앉아서 맥을 잡는 경우 누워서 잡는 경우에 비교했을 때 10% 내외 정도 오차가 발생하는 걸 발견했다. 만일 두 자세에 맥진했을 때 결과가 다르게 나타났다면 반드시 누워 잡은 맥진 결과를 기준으로 삼는다.

2. 손가락은 촘촘히 잡지 말고 약간의 사이를 두어 성글게 잡는다

맥을 짚을 때 세 손가락 사이를 틈새없이 빽빽하게 잡는 것보다 아래 사진에서 보는 것처럼 약간의 공간을 두어 성글게 잡아야 한다. 이유는 지단(指端)뿐 아니라 지간(指間)에서 뛰는 맥까지 감지해야 하기 때문이다. 만일 손가락 사이를 한 치 틈도 없이 붙여놓고 맥을 잡으면 지간에서 뛰는 맥을 감지하기 어렵게 된다. 그러나 손가락 사이가 너무 벌어져서도 안 되고 사진에서 보는 것처럼 지간(指間)맥을 감지할 수 있을 정도의 약간의 공간을 두고 성글게 잡는다.

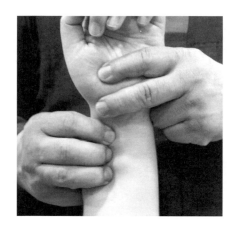

사상맥진과 진료의 실제

3. 맥을 잡지 않는 새끼손가락은 환자의 팔뚝 뒤로 위치한다

체질맥진은 할 때 맥을 끌어당겨 요골 기저부 평면 위에 위치시키는 과정에서 세 손가락의 강한 힘을 필요로 한다. 이때 맥을 잡는 제1, 2, 3지와 맥을 잡지 않는 새끼손가락의 위치가 나란하게 두어선 안 된다. 즉 맥 짚지 않는 소지(小指)는 환자의 팔뚝 뒤로 위치시킨다. 그 이유는 1, 2, 3지의 끌어당기는 방향과 소지(小指) 위치가 반대가 되게 함으로써 상호간 힘이 역방향으로 작용하여 더 강한 힘을 줄 수 있기 때문이다. 그렇다고 해서 맥을 잡을 때 환자 팔뚝 뒤에 위치시킨 소지(小指)를 반대 방향을 향해 일부러 힘을 주라는 뜻은 아니다. 그냥 새끼손가락을 1, 2, 3지의 반대쪽에 위치시키는 것만으로 자연스럽게 압력을 더 강화시킬 수 있다. 새끼손가락 위치가 다른 손가락들과 나란히 위치한다고 해서 진맥 결과가 결정적으로 달라지는 것은 아니다. 그러나 소지(小指)를 환자 팔뚝 뒤로 위치시키면 힘이 분산되지 않아 1, 2, 3지의 당기는 힘이 강해지는 장점이 있을 뿐 아니라 맥 짚는 세 손가락에 골고루 안정된 압력을 가할 수 있기 때문에 더 신뢰할만한 맥진 결과를 기대할 수 있어 이 자세를 권한다.

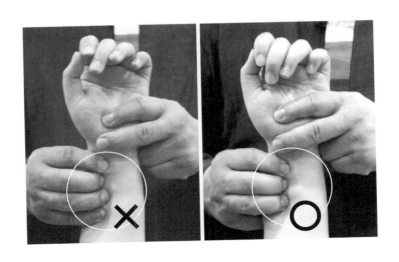

4. 세 손가락의 위치를 확정하기 위해 환자 손목의 경상돌기부터 찾는다

맥 짚는 손가락들이 균등한 조건하에 놓이려면 손목의 돌출된 부위를 피해 편평한 곳에 위치시켜야 한다. 따라서 가장 먼저 제1지로 환자 손목의 경상돌기부터 찾아 위치를 확인한다. 경상돌기를 확인하면 바로 그 밑 편평한 곳이 시작되는 부위가 제1지가 놓이는 위치가 된다. 중요한 것은 제1지 손가락 끝을 맥이 뛰는 요골동맥(Radial Artery), 즉 혈관 바로 위에 올려놓는 게 아니라 그 안쪽 부위, 즉 팔뚝 한가운데를 지나가는 힘줄(요측수근굴근: Flexor Carpi Radialis) 위에 올려놓는 것이다. 여기에 1지를 올려놓으면 촌 부위가 되고 나머지 2, 3지를 자연스럽게 내려놓으면 각각 관, 척이 되어 일단 맥을 짚는 손가락 위치가 확정된다.

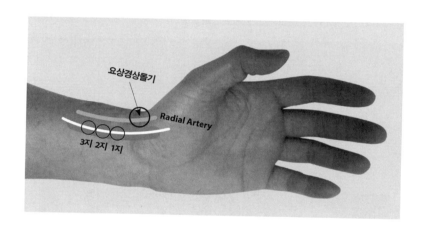

5. 혈관을 싸잡는 느낌으로 자신의 몸 쪽을 향해 강한 힘으로 압박한다

손가락 위치를 확정하면 이제는 세 손가락에 압력을 가해야 할 차례이다. 손가락에 압력을 줄 때 아래 사진처럼 손가락 마디들은 반드시 구부린 채 직각을 유지해야 하며 편평히 펴서는 안 된다. 이렇게 하는 이유는 손가락 마디를 폈을 때보다 직각으로 구부리고 잡았을 때 훨씬 명료하게 맥을 촉지할 수 있기 때문이다.

사상맥진과 진료의 실제

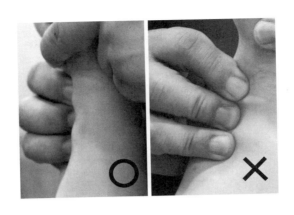

맥을 자신의 몸 안쪽을 향해 잡아당길 때도 반드시 지켜야 할 요령이 있다. 손가락으로 혈관과 건(腱)을 한꺼번에 전체적으로 싸잡아서 요골기저부 위에 끌어당겨 갖다 놓는 것이다. 손가락을 동맥이 뛰는 혈관에 직접 대지 않고 맥과는 상관없는 힘줄 부위에 갖다 놓는 이유는 혈관에 대고 강하게 압박하면 혈관 속의 혈 흐름을 막아 맥은 3지의 척맥부 한 곳에서만 촉진되기 때문이다.

　　선천적으로 힘도 부족하고 손가락도 작아 악력(握力)이 부족한 여자들은 강력한 손아귀 힘으로 기육과 혈맥을 한꺼번에 싸잡아 압박하는 체질맥진이 기본적으로 불리하지 않을까 생각할 수 있다. 그러나 이런 선입견은 직접 여자 원장들을 가르쳐 보면서 전혀 사실이 아님을 알 수 있었다. 오히려 남자 원장들보다 더 빨리 맥을 익히고 우수한 성적을 나타내는 분 중에 여자 원장이 비율적으로 높았다. 그 이유는 맥을 압박하는 힘이 무조건 강할수록 유리한 게 아니라 적절한 정도의 압력이 중요한데 여자들이 남자보다 일반적으로 민감하고 섬세해서 그 적정 압력을 더 빨리 깨우치기 때문인 것으로 보인다. 환갑을 넘기고 맥 공부를 시작한 분들도 여러 번 가르쳐 봤는데 젊은 사람 못지 않게 맥진을 잘 익히는 걸 봤다. 결국 맥진은 힘으로 하는 것이 아니라 섬세함과 민감함으로 하는 것이다.

6. 맥을 압박한 상태에서 손가락의 압력을 풀지 않고 맥동을 기다린다

맥을 압박한 상태에서 맥을 기다리는 시간은 대체로 10초에서 길어야 30초 어간이다. 이 시간 동안에는 절대 맥의 힘을 풀지 않고 힘이 들어간 상태를 유지한 채 맥을 기다린다. 숨죽이고 긴장한 채 기다리다 보면 이윽고 샘솟듯 솟아나는 한 개의 맥동이 느껴진다. 어떤 환자의 경우는 맥에 힘을 주자마자 2, 3초도 안 돼 명백하게 맥동이 느껴진다. 또 어떤 경우는 전혀 맥동이 느껴지지 않다가 일정한 시간이 지나서야 비로소 맥동이 느껴지기도 한다. 맥의 크기는 손가락 끝을 강하게 두드리는 강(强)맥에서부터 매우 약한 크기로 거의 잘 안 느껴지는 약(弱)맥까지 다양하다. 맥동이 쉽게 느껴지지 않을 때 맥을 느껴 볼 요량으로 손가락 힘을 약간 빼는 사람이 있는데 그렇게 하지 않아야 한다. 그렇게 해서 맥동을 느꼈다 한들 그 압력의 세기가 뇌에 입력되지 않아 효과적인 맥진훈련엔 아무 도움이 되질 않는다. 우리들의 목표는 맥을 잡았을 때 단번에 적정 압력을 주어 맥을 느끼도록 하는 것이지 매번 강한 힘을 주었다가 나중에 슬며시 힘을 빼면서 맥을 느끼는 식으로는 맥의 고수가 될 수 없다. 만일 환자 맥이 너무 약해서 좀 더 약한 압력으로 맥을 잡아야겠다고 판단된 경우라면 맥을 완전히 풀고 처음부터 약한 힘으로 다시 맥을 잡아야 한다. 맥동이 느껴지는 부위는 손가락을 펴지 않고 직각으로 굴절시켜 맥을 보므로 지단(指端)과 그 밑 부위가 된다.

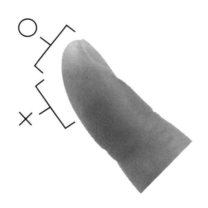

7. 체질맥이 촉지되는 부위

체질맥이 손끝을 두드리는 부위는 물론 체질에 따라 다르지만 설사 같은 체질이라도 사람에 따라 모두 동일한 것은 아니다. 다시 말해 세 명의 소양인의 맥을 짚으며 사람마다 맥의 위치가 조금씩 다르다. 그러나 맥동의 위치가 달라도 미묘하게 차이가 날 뿐 전체적으로 소양인의 맥동 범위를 벗어나는 것은 아니다. 아래 사진은 각 체질의 맥동이 손끝에서 느껴지는 범위를 간략히 표시한 것이다.

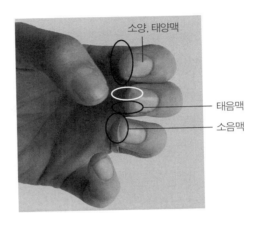

위 사진에서 소양맥은 제1지에서 느껴지지만 이는 소양맥 전체의 범위를 말하는 것이고 보다 정밀하게는 아래 사진에서처럼 제1지의 ①, ②, ③ 세 군데 부위에서 촉지된다.

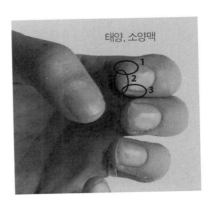

①부위가 세 부위 중 가장 높으므로 원리대로는 태양맥이 이 부위에서 촉지 돼야 하나 여기서 촉지 되는 맥 중에는 태양인뿐 아니라 소양인도 있다는 사실을 경험을 통해 누차 확인하였다. 따라서 태양인은 맥 위치만으로 가릴 수 없다는 결론을 내렸다. 오랫동안 맥진에 정진하여 숙달하면 맥 짚는 손가락 끝의 민감도가 예민하게 향상되는데 이 경지에 오르면 태소음양인의 맥 위치를 가리는 단계를 지나 같은 체질의 맥도 각각 미묘하게 다른 부위에서 뛰는 것을 구분해 감지할 수 있는 정도에 도달한다. 체질맥은 기본적으로 촌관척 상중하의 세 부분 중 어디서 뛰는지만 감지할 수 있으면 되지만, 오래 숙달하다 보면 자신도 모르게 손가락 민감도가 향상되어 세 군데 위치뿐 아니라 7개 이상 더 정밀하게 나누어 촉지할 수 있게 됨을 의미한다. 이렇게 되면 맥으로 체질을 가리는 정도를 넘어서 같은 체질의 사람도 맥만으로 사람을 구분할 수 있게 되는데, 예컨대 우리 한의원의 간호 선생 세 명이 모두 소양인이라 하더라도 눈 감고 맥만으로 각각 누구인지 가릴 수 있게 된다.

　　위 사진에서 흰색 원으로 표시한 ①번 제2지 지단 중앙부위에서는 맥동이 느껴지지 않는다. 만일 맥진연습 중에 제2지 지단(指端) 정중앙에서 맥이 느껴진다면 파지법이 아직 미숙하여 잘못 짚은 것이다. 맥 연습과정에서는 이 부위에서 맥이 느껴 질 때

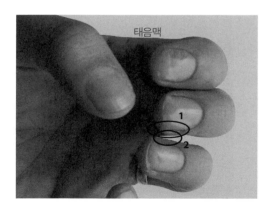

가 있으나 맥에 숙달되고 나면 이 부위에서는 맥이 느껴지지 않는다. 태음맥의 부위는 위 사진에서 보는 바와 같이 제2지 정중앙 약간 아래쪽이다. 그러나 이를 보다 정밀히 표현하자면 제2지, 제3지 사이에서 제2지 쪽으로 약간 치우친 부위에서 느껴지는 ①의 맥과 제2지, 제3지의 지간(指間) 정 가운데서 느껴지는 ②의 맥으로 나뉜다. 맥이 강하게 뛰는 사람의 경우라면 ②의 맥으로 느껴지는 경우가 많다.

　　소음맥은 제3지 정중앙부인 ①과 그 밑 부분인 ②에서 느껴진다. 소음맥은 세 손가락 중 가장 밑에서 느껴지므로 쉽게 가려지는 맥이다. 다만 임상에서 생각과 달리 소음인을 자주 만나지 않기 때문에 아직 맥에 숙달하지 않은 단계에서는 태음맥과 쉽게 혼동한다. 그러나 소음맥을 태음맥으로 혼동하는 것은 일단 맥을 밑부분인 2, 3지 부위에서 축지했음을 의미하기 때문에 어느 정도 맥감 능력에 다달은 사람으로 인정할 수 있지만 소음인을 소양맥으로 잘못 인식했다면 맨 위에서 뛰는 맥과 맨 아래서 뛰는 맥조차 구분하지 못했다는 뜻이므로 아직 상당한 노력이 필요한 사람이다. 앞에서 잠깐 언급한 바와 같이 맥진을 오래 하다 보면 손가락 민감도가 상당한 정도로 예민해지는데 어느 정도 경지에만 오르면 비록 임상에서 흔하지 않게 만나는 소음인 환자라도 대번에 분별할 수 있다. 그 이유는 위에서 뛰는 소양인 맥만 자주 만나다가 맨 아래에서 뛰는 소음인 맥을 만나면 매우 쉽게 느껴지기 때문이다.

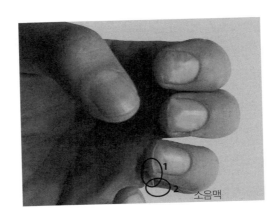

맥진 민감도가 어느 정도 향상된 사람이라면 맥도 위에 맥의 뛰는 위치와 강도(强度)를 표시할 수 있다. 내 처방차트에는 맥동이 느껴지는 상태를 표시할 수 있도록 간단한 맥도를 만들어 놓았는데, 이는 맥동 상태를 기록해 놓음으로서 동일 환자가 훗날 재진(再診)으로 온 경우 현(現) 맥과 과거 맥을 비교하기 위함이다. 맥진을 훈련하는 과정에 있는 사람들도 자신이 짚은 맥감을 맥도에 그려 놓는 습관을 들이면 시간이 지나면서 자신의 맥감이 어떻게 변하는지 비교할 수 있기 때문에 훈련에 도움이 된다.

맥 도

	소양맥	태음맥	소음맥
강			
중			
약			

● 실제 맥도 상에 글씨는 보이지 않음

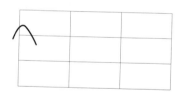

소양맥으로 제1지 윗부분에서 강하게 맥이 촉지되는 경우

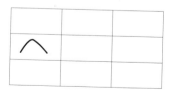

소양맥으로 제1지 정 중앙부에서 중간 정도의 힘으로 맥이 촉지되는 경우

사상맥진과 진료의 실제

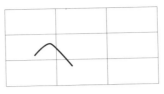

소양맥으로 제1지와 제2지의 중간 부위에서 중간 정도의 힘으로 촉지되는 경우

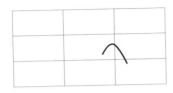

태음맥으로 제2지와 제3지 사이에서 제2지 쪽으로 치우쳐 중간 정도의 힘으로 촉지되는 경우

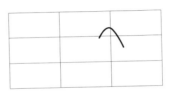

태음맥으로 제2지와 제3지 사이 중앙부에서 강한 힘으로 촉지되는 경우

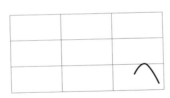

소음맥으로 제3지 중앙부에서 약한 힘으로 촉지되는 경우

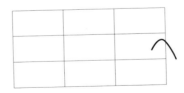

소음맥으로 제3지 밑쪽으로 중간 정도의 힘으로 촉지되는 경우

파지법 요령 정리

1. 환자의 팔뚝은 반드시 상하 수직으로 세워놓고 진맥한다. (의사의 왼손은 수직으로 세워진 환자의 왼손을 잡아 약간 뒤로 젖혀 고정한다.)

2. 손가락은 촘촘히 잡지 말고 약간의 사이를 두어 성글게 잡는다.

3. 맥을 잡지 않는 소지(小指)는 환자의 팔뚝 뒤로 위치한다.

4. 세 손가락의 위치를 확정하기 위해 환자 손목의 경상돌기부터 찾는다. (환자 손목의 경상돌기를 찾아 그 밑의 건(腱)부위에 1지를 갖다 대고 나머지 2지, 3지를 가지런히 놓아 맥진 부위를 확정한다)

5. 손가락의 위치가 확정되면 자신의 몸 쪽을 향해 강한 힘으로 압박한다. (맥을 압박할 때 혈관을 누르는 게 아니라 손목의 정중선을 지나는 건(腱) 부위에서 시작하여 혈관까지 폭 넓게 싸잡아 잡아당기듯 압박하며 이때 손가락 마디들은 구부려 직각을 유지해야 하고 편평히 펴지 않는다.)

6. 맥을 압박한 상태에서 손가락 압력을 풀지 않은 채 그대로 두고 긴장하고 맥동을 기다린다.

이상에서 설명한 파지법 요령은 반드시 그 방법을 따라야 하는 것은 아니지만 수많은 시행착오 끝에 얻어진 규범이므로 처음에는 무조건 따라 하는 것이 가장 쉽게 맥을 익히는 길이다. 골프채를 잡거나 군대에서 소총을 쏘는 자세에도 경험과정을 통해 도출된 규범자세가 있고 붓글씨를 익히는 데도 선학들이 만들어 놓은 기본적인 운필법이 있어 처음에는 그대로 따라 하는 것이 가장 쉽게 배우는 길이다. 실제 맥을 가르치는 과정에서 나와 똑같은 자세 그대로 따라 하는 후배들이 가장 숙달의 진도가 빨랐고 처음부터 나름 자기 방식으로 해 보겠다는 사람은 오히려 숙달이 늦는 걸 알 수 있었다.

사상맥진과 진료의 실제

반관맥(反關脈), 사비맥(斜飛脈), 청고무맥(清高無脈)

매우 드문 현상이긴 하지만 체질맥을 짚다 보면 비정상적인 맥을 가진 환자를 만나게 된다. 소위 반관맥이나 사비맥을 가진 환자로 이런 맥을 가진 사람을 만나면 체질맥진은 불가능하다. 맥이 촌구맥의 반대편(背側)에서 뛰는 것이 반관맥(反关脉)이고 맥이 촌구 부위에 없고 척부(尺部)에서 손등으로 사선(斜線) 방향으로 나타나는 경우를 사비맥이라 하는데[016] 이런 맥들은 요골동맥의 해부학적 위치가 변이된 것으로 특이할 뿐 병적 현상도 아니고 병맥(病脈)도 아니다.

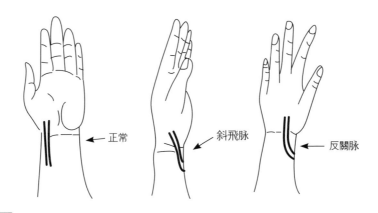

正常　斜飛脉　反關脉

016_　若脉不见于寸口 而从尺部斜向手背 , 名叫斜飞脉　若脉出现在寸口的背侧 名叫反关脉

다만 촌관척 삼 부위 중에서 강한 맥이 나타나는 부위를 판별해야 하는 체질맥진에서는 맥동의 위치 판단이 불가능하므로 체질맥을 잡을 수 없다. 반관맥, 사비맥은 양쪽 손에 다 있는 경우는 드물고 어느 한 쪽에 나타나는 경우가 많은데 하필 진맥 부위인 왼손에 나타나면 유감스럽게도 맥진을 포기해야 한다. 이런 경우를 대비하여 맥진을 처음부터 양손을 다 짚는 훈련을 하는 사람도 있지만 이는 시간낭비일 뿐 아니라 오히려 맥진 훈련 기간을 터무니없이 오래 끄는 결과만 초래할 뿐이다. 이런 해부학적으로 비정상적인 맥을 만나게 되는 경우는 처음부터 애꾸눈을 가지고 태어난 사람을 만나게 되는 것만큼 드물기 때문이다. 오히려 임상에서 자주 만나게 되는 비정상적 맥 중에 청고무맥(淸高無脈)이 흔하다. 나는 수십 년 임상하면서 반관맥 환자를 몇 번 경험한 적이 있지만 청고무맥은 일 년에도 여러 차례 만난다. 이 맥을 가진 환자를 만나면 역시 체질맥진이 어려워 고통스럽다. 입문(入門)에는 "고결하고 귀한 사람들 중에 양손에 모두 맥이 없는 경우가 있고, 좌측 맥은 작고 우측 맥이 크거나 거꾸로 좌측 맥은 크고 우측 맥이 작은 경우가 있으며"[017]라 했는데 고결하고 귀한 사람은 의미가 없는 말이고 실제 일반적으로 만나는 환자 중에 아무리 짚어도 맥이 감지되지 않는 무맥(無脈)에 가까운 환자를 만나는 경우가 가끔 있고 오른손에 비해 왼손 맥이 너무 약한 사람들을 만나는 것은 비교적 흔한 일이다.[018] 이런 환자를 만나면 처음엔 당혹스럽지만 결국 맥에 정진하는 과정에서 해결된다. 맥이 전혀 안 잡히는 사람은 방법이 없지만 매우 약하게 뛰는 맥은 손끝 민감도가 향상되고 두 배, 세 배 집중해 짚으면 얼마든지 체질맥을 잡을 수 있기 때문이다. 맥이 부족한 사람은 쉬운 맥은 잘 짚고 어려운 맥은 잘 못 잡는 사람을 말하고, 맥을 잘 짚고 자신이 있다는 사람은 남들이 어려워하고 잘 틀리는 맥까지 다 잘 잡아내는 사람이다.

017_   淸高貴人 有兩手俱無脈者 有左小右大 左大右小者 有反關脈者 當審辨之 (入門)

018_   본 책 1부 "어려운 맥 편" 참조

전자맥진기와 체질맥진

맥진은 한의학의 진단법 중 가장 중요한 위치를 차지한다. 과학이 발달함에 따라 맥파(脈波)를 디지털화한 파형으로 추출하고 이를 분석하여 진단에 이용하려는 전자맥진기(Pulse Wave Meter)가 다양하게 출현한 것으로 알고 있다. 그러나 유감스럽게도 불확실한 유효성과 정확도, 재현성의 문제로 일선 한의사들의 신뢰를 받지 못해 임상가에선 이를 쓰는 사람이 많지 않다.

언젠가 우연히 친구 한의원에 들렀다가 스위스 발명대회 금상을 수상한 바 있다는 '희수식 전자맥진기'를 본 적이 있었다. 이 기계의 특징은 촌관척 삼맥의 파형을 얻기 위해 세 개의 센서를 사용하고 있는 점이었다. 마치 손가락으로 촌관척을 짚듯 세 개의 센서를 촌관척 부위에 부착시켜 세 개의 맥파를 얻어 분석할 수 있도록 고안된 것이다. 이 기계를 보는 순간, 원리상 당장 체질맥진기로 활용할 수 있겠다는 생각이 들었다. 촌관척 세 개 파형을 얻어 그중에서 가장 세게 뛰는 맥을 읽을 수 있다면 구태여 어려운 맥진훈련을 할 필요도 없겠다고 생각했기 때문에 내심 흥분까지 됐다. 만일 이게 가능하다면 기계적으로 객관성과 재현성이 확보된 데이터를 얻게 될 것이므로 사상의학의 학문적 당위성을 과학적으로 인정받는 획기적 계기가 될 수 있다고 생각했다. 체질맥진은 원리적으로 촌관척 세 맥 중에서 가장 강한 맥 하나를 찾는 것인데 기계적으로 측정된 세 개 맥파 중에서 가장 강한 맥을 찾는 건 일도 아니겠다 싶었다. 친구 원장의 동의를 얻어 당장 그 자리에서 이 기계의 체질맥진 활용 가능성을 시험해 봤다.

이미 체질을 알고 있는 사람의 손목에 촌관척 삼부맥 센서를 부착하고 밴드로 타이트하게 고정시킨 후 맥파를 측정했다. 촌맥이 가장 강하게 나오면 소양인, 관맥이 강하면 태음인 등으로 인정할 수 있으리라 일단 생각하고 측정했다. 그러나 막상 해 보니 흥분과 기대는 단 한 번의 측정 결과로 허무하게 사라져 버렸다. 맥진 결과가 실제의 체질 결과와 일치하지 않았기 때문이다. 사람을 바꿔가며 수차례에 더 시도해 봤지만 이 기계는 실제 체질과는 전혀 다른 엉뚱한 결과를 보여주었다. 실망한 마음으로 발명 특허상을 받았다는 이 정교한 기계가 왜 단순한 체질맥진의 원리를 구현해 내지 못하는지 이유를 곰곰이 생각해 봤다. 이런저런 생각을 한 결과 문제의 원인은 결국 센서에 있다고 판단됐다. 손목에 부착된 센서가 아무리 고성능으로 작동한다 해도 고정 밴드장치로 일정하고 동일한 압력으로 부착된 상태에서는 세 맥의 크기를 제대로 변별해 낼 수 없다는 결론에 도달한 것이다. 무슨 말인지 아직 이해가 잘 안 가는 독자들을 위해 좀 더 부연 설명을 한다.

과거 내가 처음 체질맥진을 개발하면서 했던 생각은 옳은 맥진 결과가 도출되려면 반드시 촌관척을 누르는 세 손가락의 힘이 반드시 동일해야 할 거라 생각했다. 즉 촌관척을 누르는 압력을 모두 동일하게 주어야만 그중에서 가장 강한 맥을 촉지할 수 있을 것이라 판단했다. 따라서 초창기에는 어떻게 하면 세 손가락의 압력하중을 동일하게 줄 수 있을까를 많이 고민했다. 편평한 테이블 위나 팔뚝, 다리 위 등에 세 손가락을 가지런히 놓고 일시에 동일한 압력을 주는 연습을 자주 했던 것도 그 때문이다. 그런데 시간이 흐름에 따라 이런 나의 생각이 바뀌었다. 이제는 맥을 짚는 세 손가락의 힘이 같으면 오히려 안 된다는 반대의 결론에 도달한 것이다. 구체적으로 어느 정도 하중(荷重)인지 나도 모르겠지만 세 손가락 압력하중은 세 개 모두 각각 달라야 한다는 결론에 이른 것이다. 그 이유는 이렇다.

우리가 맥을 짚는 요골동맥은 해부학적으로 촌맥(寸脈) 부위가 가장 얕고 척맥(尺脈) 쪽으로 갈수록 기육(肌肉) 속으로 들어가 맥이 점차 깊어진다.

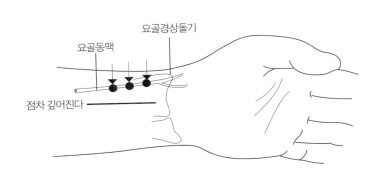

말하자면 촌관척이 동일한 위치에 놓여 있지 않다는 것이다. 그런 위치적 차이에도 불구하고 얕은 맥을 누르는 힘과 깊은 맥을 누르는 힘을 동일하게 주게 되면 기육 편차로 인한 저항 때문에 맥에 동일한 압력이 전달되지 않는 것이다. 깊이가 각기 다른 촌관척 맥에 정작 동일하게 압력을 가하려면 얕은 부위의 촌맥은 약한 힘으로, 그보다 깊은 관 맥은 그보다 약간 더 강한 힘으로, 마지막 기육(肌肉) 속에 깊이 묻힌 척맥은 그보다 더 강한 힘으로 압박해야만 결과적으로 동일한 하중으로 맥을 압박할 수 있다는 상식적 결론에 도달했다.

세 손가락의 압력 크기가 각각 달라야 한다면 구체적으로 어느 정도여야 할까? 유감스럽게도 나는 이 점에 대해 답을 줄 수 없다. 그러나 말로는 설명을 못 하지만 내 손가락은 그 압력 세기를 정확히 알고 있다. 분명한 것은 촌을 누르는 힘과 관을 누르는 힘, 척을 누르는 힘이 기육 속에 들어가 있는 편차만큼 점차적으로 조금씩 더 강해야 한다는 것은 말할 수 있다. 맥을 훈련하다 보면 각기 세 손가락에 가하는 최적의 압력을 자신도 모르게 몸에서 습득하게 된다는 점은 분명하다. 이 점에 대해서는 추후 자세히 부연설명을 한다. 맥을 배우는 초기과정에서 소양인의 경우 어디서 맥이 잡혀야 하는지 답을 알고 있는데 막상 내가 잡은 맥이 엉뚱한 데서 뛴다면 옳은 맥을 잡기 위해 손가락 힘을 이리저리 배분하고 맞춰가며 잡는다. 조금 지나면 눈을 감고 맥을 잡는 단계로 들어가는데 내가 짚은 맥의 결과가 틀리면 다시 맥을 고쳐 잡는 과정을 수없이 되풀이하면서 자신도 모르게 각 손가락의 적절한 압력을 습득하게 된다. 인간의 신체기관은 훈련하기에 따라 그 어느 기계보다 민감한 센서가 된다. 이 세상 어느 고성능 기계장치도 훈련된 인체의 기관을 따라 올 수 없다. 포도주나 위폐를 감별하는 기계가 아무리 발명됐어도 잘 훈련된 감별사의 혀나 눈을 따라 잡지 못하는 게 그 예이다. 병아리를 감별하는 기계가 인간보다 더 잘할 수 있다면 병아리 감별사란 직업은 사라져야 할 것이다. 얼마 전 TV에서 생수를 감별하는 사람을 봤는데 이 사람은 아무 맛도 없는 열 가지 맹물을 한 모금만 마셔보고도 원산지와 브랜드까지 모두 맞혔다. 소위 생수 소믈리에라는 새로운 직업이라는데 우리 신체기관은 필요에 따라 훈련만 하면 이렇듯 완벽한 기능을 보여준다.

　　여기서 다시 앞서 말한 희수식 전자맥진기가 체질맥을 잡지 못하는 이유 설명으로 돌아간다. 이 기계의 센서가 아무리 고성능이라도 손목의 촌관척 부위에 센서를 부착하는 과정에서 동일한 압력으로 고정됐기 때문에 엉뚱한 결과를 나타냈다. 삼부맥의 위치적 편차를 고려하지 않고 그냥 고정밴드로 부착했기 때문이다. 정확한 결과를 얻으려면 촌관척의 미묘한 깊이 편차를 센서 민감도에 각각 적용하거나 처음부터 각기 다른 압력으로 센서를 부착하는 장치를 사용했어야 했다. 생각이 여기까지 미치자 그렇다면 이번엔 다른 방법으로 해 보자하고 다른 시도를 해 봤다. 삼부맥의 압력편차로 결과가 잘못 나왔을 테니 이번엔 압력의 적절 세기를 잘 알고 있는 내 손가락으로 촌관척 센서 위에 손가락을 올려놓고 직접 압력을 가하면서 측정해 본 것이다. 그러나 결과는 역시 실망이었다. 외부에서 센서 위에 직접 압력을 가(加)하거나 감(減)하면서 측정하면 압력의 차이만큼 맥파가 올라가거나 내려가야 했는데 이 기계는 그런 가변적 결과를 기계적으로 표현하지 못했다. 결론은 단순하다. 체질맥진은 촌관척 삼부맥에서 가장 강한 맥을 찾는 단순한 기본원리를 갖고 있음에도 불구하고 이를 기계적으로 측정하여 찾아내는 맥진장치를 만드는 것은 아직 요원하다는 결론에 도달한 것이다. 설사 맥진원리를 수용하는 특수한 센서와 가변 고정장치의 등장으로 향후 고성능 맥진기가 만들어진다 해도 노인, 어린이, 젊은이, 뚱뚱한 사람, 마른 사람, 피부가 탄탄한 사람, 부드러운 사람 등에 따라 손목의 피부나 기육 조건이 모두 다른 조건들을 자동으로 인식하여 측정해 내는 기계장치가 출현할 수 있을지, 또 설사 나온다 하더라도 훈련받은 내 손가락의 센서를 능가할 만한 기능을 보여줄지 매우 회의적이 되었다.

효과적인 체질맥진의 훈련방법

체질맥을 훈련하는 초창기에 부딪치게 되는 가장 난감한 문제가 있다. 자기가 짚은 맥이 과연 옳게 짚은 맥인지 판단할 수 없다는 것이다. 어제는 소양인 맥, 오늘은 태음인 맥이 뛴다면 과연 어느 맥이 실제 체질맥인지 난감하다. 맥을 잡을 때마다 이렇게 다른 결과가 나오는 건 환자 맥이 변하는 게 아니라 맥 잡는 방법이 일정치 않아 나타나는 현상이다. 맥 짚는 방법이나 압력, 누르는 방향 등이 아직 미숙하기 때문이다. 실제로 맥을 잡은 상태에서 시험삼아 세 손가락의 힘을 각기 달리해 보거나 파지방법을 조금씩 변형해 보면 영락없이 맥 뛰는 부위가 변하는 걸 알 수 있다. 맥 짚을 때마다 결과가 다르니 성질 급한 사람은 중도에 포기까지 한다. 그러나 맥진이 처음부터 잘 된다면 오히려 이상한 것이다. 자전거를 처음 타는 사람이 첫날부터 잘 타거나 피아노를 배운 첫날부터 잘 친다면 이상한 일이다. 처음엔 맥이 잘 안 되는 것이 당연하고도 정상이라 생각해야 한다.

그런데 체질맥진을 익히는 빠른 방법이 없는 건 아니다. 제일 좋은 방법은 물론 맥진을 잘하는 사람에게 직접 일대일 지도를 받는 것이다. 마치 악기(樂器)를 가르치는 선생이 학생이 잘못하면 일일이 옆에서 지적해 주고 직접 시범도 보이면서 지도해 주는 것이다. 맥진은 두뇌로 이해하는 분야가 아니기 때문에 혼자 힘으로 익히기에 현실적 한계가 있다. 그러나 모든 사람이 개인교습으로 맥진을 지도받는다는 게 현실적으로 불가능하기 때문에 혼자 맥을 공부하고 익히는 데 도움이 될 만한 효과적 방법론을 소개한다.

　　우선 주변에서 매일 가깝게 접촉할 수 있는 사람 한두 명을 선정하여 집중적인 진맥 훈련 파트너로 정한다. 가장 만만한 사람이 좋은데 자기 아내나 남편, 자녀, 혹은 한의원 직원들도 좋다. 그런데 이 진맥 파트너는 이미 체질이 확정된 사람이어야 한다. 맥진을 통해 체질을 확진 받든, 사상의학 전문가를 통해 체질을 확진 받든 체질이 이미 확정된 사람만 진맥 훈련 파트너가 될 수 있다. 체질을 미리 알았다는 것은 어느 부위에서 맥이 뛰는지도 미리 안다는 뜻이다. 그러므로 그 사람을 상대로 맥을 잡을 때 반드시 맥이 뛰어야 할 부분에서 맥이 느껴지도록 맥을 짚는다. 2~3지 간에서 맥이 느껴져야 하는데 1~2지 간에서 맥이 느껴진다면 뭔가 파지방법이 잘못돼 잘못된 결과가 나온 거니까 이땐 즉시 손을 풀고 다시 맥을 잡는다. 그리고 방금 잡았던 방식과 다른 방법으로 맥을 잡되 옳은 맥이 짚힐 때까지 조절해 가며 잡는다. 손가락 압력을 바꿔보거나 파지법을 변화시켜 보거나 어떻게 해서든 맥이 뛰어야 할 곳에서 맥이 느껴지도록 잡는다. 상대 체질을 미리 알고 맥을 잡기 때문에 결과가 잘못되면 즉시 알게 된다. 이런 식으로 되풀이 하는 과정에서 어느 순간 정확한 맥 위치에서 맥을 느꼈다면 그 순간 누른 힘의 세기, 잡은 위치, 방향 등을 잊지 않도록 즉시 머릿속에 입력한다. 그리고 손을 풀고 같은 방법으로 다시 맥을 잡는다. 이런 식으로 동일한 사람을 상대로 매번 같은 위치에서 맥이 느껴질 때까지 연습을 되풀이하면 나중엔 적어도 그 파트너에 한해서는 단번에 체질맥을 짚을 수 있게 된다. 이런 훈련과정에서 올바른 파지법, 적절한 압력 등이 자신도 모르게 습득된다.

　　맥진을 강의하는 첫 몇 주 동안 열심인 원장들은 자기 부인이나 식구, 간호사들을 학습장에 데려 오기도 하고 나의 한의원으로 보내기도 한다. 가까운 사람의 체질과 맥을 알아 집에서 그 사람들을 진맥 훈련 파트너로 해 연습하기 위해서다. 어떤 원장은 자기 한의원 직원 전부, 부모, 심지어 장인, 장모까지 보내기도 한다. 처음엔 일단 이렇게 체질을 미리 아는 사람들을 대상으로 집중적으로 맥진 훈련을 반복한다. 목표는 맥을 짚었을 때마다 단번에 그 사람 체질맥이 나올 때까지 짚는 것이다. 이런 식으로 상대 체질을 미리 알고 맥을 잡는 훈련을 하는 건 상대 체질을 전혀 모르는 상태에서 훈련하는 것과 천지 차이다. 상대 체질을 모르고 맥을 짚으면 정답을 모르고 문제는 푸는 것과 같다. 첫 단계에선 정답을 알고 거기에 맞춰가는 방식으로 연습하는 것이 효과적이다. 그러나 이런 방법은 어디까지나 맥을 처음 잡을 때 쓰는 방법이고 이렇게 답을 미리 알고 잡는 맥법 훈련만으로는 한계가 있다. 그러므로 파지법에 자신이 갖는 단계가 지나면 이번에는 체질을 모르는 불특정 다수를 대상으로 지속적으로 훈련을 하는 단계로 넘어간다. 많은 사람을 대상으로 다양한 맥상과 개인의 차이를 느껴 가면서 가급적 많은 사람의 맥을 경험해 보는 것이다. 비록 정답을 모르고 하는 훈련이라도 나름대로 답을 찾아가면서 혼자 열심히 맥을 짚는다. 맥동의 위치를 알고 거기에 맞춰 맥을 잡는 연습과 맥동 위치를 모르고 맥을 찾아가는 연습을 동시에 투 트랙으로 진행하다 보면 시간이 흐르면서 두 방법이 조화되어 기대한 맥진실력을 보다 효과적으로 쌓을 수 있게 된다. 여러분이 매일 환자를 대하는 원장이라면 비록 체질맥진이 잘 안 되더라도 꾸준히 맥진을 반복해야 한다. 하루 수십 명 맥을 잡을 수 있는 환경에 있는 사람은 그렇지 않은 사람보다 맥을 익히는 데 훨씬 유리한 입장에 있다. 자기 손가락을 민감한 센서로 동작하게 만들려면 적어도 5천 명 정도의 맥을 잡아야 하는데 매일 맥 잡는 사람이 많을수록 목표치에 빨리 도달할 것은 당연한 이치다.

눈 가리고 맥진연습하기 - 블라인드 테스트

맥진학회에서 맥을 가르치는 과정에서 가장 효과적인 전수방법이 하나 있다. 눈 가리고 맥진훈련을 하는 것이다. 즉 블라인드 테스트다. 처음엔 단순히 맥진실력을 테스트하느라 시작했는데 눈 가리고 맥을 짚어 보니 눈 뜨고 맥 짚을 때보다 훨씬 집중력이 강해지는 걸 경험하면서부터 맥진훈련 방식의 하나로 정착됐다. 앞서 상대 체질을 미리 알고 거기에 맞춰 맥 짚는 연습은 가장 초기과정에서 실시하는 방법이다. 올바른 파지법과 맥의 압력 등을 배우는 과정에서 필요한 방법인데 이렇게 매번 상대 체질을 미리 알고 맥이 어디서 뛰는지 알고 잡으면 실력은 절대 늘지 않는다. 걸음마할 때 하는 연습과 뛰어다닐 때 하는 연습이 달라야 한다. 눈 가리고 맥 짚는 훈련을 시작하면서부터 사람들의 맥진실력이 빠르게 늘어나는 것을 경험했는데 눈 가리고 맥을 짚으면 그것 자체가 시험이니까 긴장하게 된다. 뿐만 아니라 환자가 누군지 모르고 짚는 맥이니까 환자의 체형이나 얼굴 같은 정보에 신경쓰지 않고 오로지 맥만 신경쓰게 된다. 눈 가리고 짚은 맥의 결과를 옆의 도우미가 알려주며, 맥이 틀리면 그 자리에서 옳게 잡을 때까지 다시 짚는다. 결국 이런 식으로 하는 훈련이 매우 효과적이란 걸 알게 됐다. 아직 맥감을 확실히 못 느낀 사람에겐 블라인드 테스트가 부담스러울 수도 있다. 그러나 체질맥

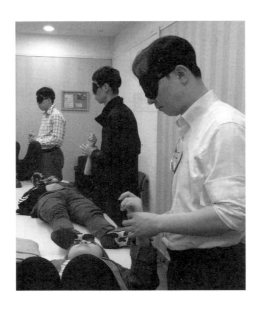

현상과 맥감 훈련에 한 달 이상을 소비하는 것은 시간낭비다. 혹 못 따라오는 사람이 있더라도 그 상태에서 다음 단계로 진도를 나가는 게 좋다. 블라인드 테스트는 자체로서는 시험의 형식이지만 점수 매기고 등수 가릴 목적이 아니라 맥진훈련의 목적으로 하는 것이기 때문이다. 맥 공부하는 사람들이 자신의 한의원에서 매일 20~50명의 맥을 짚으며 혼자 훈련하지만 그것으로 충분치 못한 이유는 아무리 맥을 많이 짚어도 그 맥이 틀렸는지 맞았는지 모르기 때문이다. 결국 블라인드 상태에서 효과적인 집중력을 쌓고 테스트를 통해 올바른 파지와 압력의 정도를 스스로 깨우치는 과정이 가장 효과적인 방법이다.

맥진시험

맥진시험은 강의가 끝나는 마지막 주에 실시된다. 내용은 열 명의 피시험자를 대상으로 눈을 가리고 맥으로 체질을 맞히는 것이다. 10명 중 7명이 맞으면 합격인데 여기서 떨어지면 다음 기수의 시험 때 재시험을 친다. 합격자는 맥진학회에서 정식 인증패를 받는다. 맥진시험은 엄격한 조건과 통제하에 치러진다. 시험 대상이 되는 피시험자들은 모두 비용을 들여가며 초대한 일반인으로 구성된다. 평소에는 맥 공부하는 사람끼리 돌아가며 맥을 짚고 훈련하지만 정식시험에서는 한 번도 본 적이 없는 새 사람들을 시험 대상으로 한다. 눈 가리는 안대 역시 조금의 빛도 허용되지 않는 완벽한 안대를 사용한다. 만일 이 시험을 지켜보는 외부 사람들이 있다면 많이 놀랄 것이다. 맥진을 공개적인 시험을 통해 테스트한다는 것도 그렇고 시험의 방식과 결과 또한 놀라운 것이기 때문이다. 맥진시험은 체질, 혹은 체질현상이란 것이 존재한다는 사실과 그 체질을 맥으로 가려낼 수 있다는 사실을 객관적으로 입증하는 것이다. 한의사면서도 사상체질을 부정하는 사람들과 오랜 시간 사상의학을 해 왔으나 아직도 체질을 가리는 데 어려움을 겪는 사람들에게는 놀라움을 넘어 경악할 만한 사건으로 인식될 수도 있다.

시험에 관련하여 두 가지 에피소드를 소개한다. 체코에서 침구원을 개업하고 있는 사람으로 체코어로 된 내 책을 보고 한국에 와서 직접 맥을 배우고 싶다고 이메일을 보내 왔다. 마침 기초강의가 끝나고 심화강의가 시작되는 시기라 허락하였다. 이분은 한국어를 몰라 강의를 이해하지 못했으나 매 시간 다른 한의사들과 똑같이 앉아 빠짐없이 이론 및 실습강의에 참석했다. 임원 한의사들이 구글 번역기를 돌려가며 개별적으로 많이 도와줬는데 강의 마지막 주에 치러진 시험에 참석해 열 명 중 여덟을 맞힌 우수한 성적으로 합격하였다. 남들은 기초, 심화 4개월을 공부해 합격하는 시험을 2개월 만에 합격한 것이다. 또 한 사람은 현직 한의사지만 몸이 불편해 한의원을 접고 내게 환자로 내원했던 분인데 이미 시작된 심화강의지만 늦게라도 참석하길 원하였다. 임원회의 결과 중도에 들어오면 이론적 기초가 없는데다 짧은 시간 안에 맥을 익히기 어려우니 다음 기회에 참석하도록 권고하기로 결정하였다. 그런데 맥을 가르치는 임원 한 사람이 자신이 개별적으로 책임지고 가르친다고 해서 예외적으로 허락했는데 8주 강의에서 3주 건너뛰고 남은 5주 만 강의에 참석하게 되었다. 이분은 시험에서 10명 중 9명을 맞힌 우수한 성적으로 합격하였다. 이 두 사람의 케이스를 일반적 케이스라 할 수는 없지만 인상적이어서 소개한다.

여기서 맥진시험이 갖는 몇 가지 의미를 짚어본다.

첫째, 체질맥진의 습득은 누구든 익히면 체득할 수 있는 일반기술의 영역임을 맥진시험을 통해 입증한다. 대중적으로 가르칠 수 있고 배울 수 있으며 그것도 수개월의 비교적 짧은 기간 훈련하면 맥진에 의한 체질판별이 가능하고 임상에 활용할 수 있다는 사실을 보여 준다.

둘째, 맥진시험은 사상체질 맥진법이 객관성과 재현성이 인정되는 가장 과학적 진단방법임을 입증한다. 정해진 한 명을 대상으로 복수의 한의사가 맥진했을 때 모두 같은 결과가 나오는 것을 증명하고 이후 시차를 두고 여러 번 반복했을 때에도 같은 결과가 나온다는 사실을 증명한다.

셋째, 맥진시험은 체질맥진의 원리 및 가설이 옳다는 사실을 입증한다. 공간배속 원리에 기반한 체질맥진 원리는 왼손잡이가 환자의 오른손을 보고 오른손잡이는 왼손을 보는데도 결과가 일치되는 것은 사상맥진의 근간이 되는 기본원리가 옳음을 입증한다.

환자 상대로 맥진 연습 5일째 – 여(女) 원장

내원하는 모든 환자에게 맥진을 하려니 부산스럽고 앉아 있을 틈이 없다.

첫날은 너무 열심히 힘을 썼는지 손목 관절이 둘째 날부터 아프기 시작했다.

이러다 망하겠다 싶어서 아령을 샀다. 시간 있을 때마다 근력을 키운다고 아령을 들고 상하좌우로 왔다갔다 열심히 움직인다. 회장님께 질문하니 맥 짚는 마음이 청정할 것과 손가락에 일정한 압력이 들어가는 것이 포인트라 알려 주신다. 환자들에게도 질문을 해 본다. 세 손가락 중 어디에 힘이 가장 세게 느껴지는지 아니면 동일하게 느껴지는지 물어본다.

엄지손가락의 위치를 고민, 엄지를 1지 쪽으로 지탱했을 때와 좀 더 밑으로 내려 지탱할 때의 차이. 1지에 힘을 주었을 때, 2지에 힘을 주었을 때와 3지에 힘을 주었을 때의 팔의 느낌의 차이...

맥진만으로 본다면 난 지금까지 많은 경우에 체질진단을 잘못했다는 결론을 내릴 수밖에 없다. 소양인인가 태음인인가 헷갈렸던 경우들이 맥진으로 정리가 되는 걸 느낀다. 쉽게 알 수 있는 맥이 있는가 하면 아주 헷갈리는 맥도 많고 ... 모든 것이 원점이라는 생각, 처음부터 다시 고민해야 한다.

첫째 관문은 한의사 본인이 자기만의 맥진방법을 알아가고 터득해 가는 것이다. 맥진방법에 대해 말로 대략적 설명을 듣게 되지만 실상 맥진 안으로 들어서면, 아주 세밀한 터치감과 심리가 개인마다 다 다르기에 자기만의 방법을 터득해가는 것이다.

둘째는, 맥진은 매순간 자기와의 싸움이다. 시비지심이 일어나는 것이다. 틀리는 것에 너무 신경 쓰지 말 것. 틀리는 방법을 통해야 맞는 방법이 터득되고 탄생된다. 결국 이 과정이 평화와 행복을 찾아가는 여정이다.

초보 원장의 맥진 수련담

– 맥진 초보에서 첫 만점을 받기까지 …

요즘 원장님들이 열심히 맥진하시는 걸 보면 불과 얼마 전까지도 헤매던 제 모습이 떠올라 뭔가 도움을 드리고 싶다가도 결국 자기만의 스타일을 완성해야 하는 맥진의 특성상 제 경험에만 의존해서 얘기하면 더 혼란을 주지 않을까 걱정되어 이러지도 저러지도 못하다가 이번에 블라인드 테스트에서 생애 첫 만점(^^)을 받은 걸 자축하며 그것을 계기로 용기를 내어 제 경험담을 소개해 본다.

일단 저는 손가락의 감각이 그다지 예민하지 못한 편이다. 예전에 전통 맥진 강의도 들은 바 있었는데 이론은 마음에 쏙 들게 훌륭했지만 제 손가락의 감각으로 재현이 안 되어 포기했던 경험도 있었으니까. 그러던 제가 지금은 환자의 체질을 판별하고 탕약을 처방할 때 맥진이 아니면 어떻게 했을까 싶을 정도로 맥진에 의지하고 있다. 그러니 원장님들도 중간에 포기하지만 않는다면 대부분 목표점에 도달할 수 있을 거라 확신한다.

저는 기초강의가 다 끝날 때까지 50 ~ 60점 정도에서 헤매고 있었는데 제가 가장 먼저 빠졌던 오류는 혈관을 누르는 각도였다. 첫날 강의에서 선생님께서 '힘껏 누르라'고 하신 것이 인상에 남아 처음에는 무조건 세게 누르는 데만 신경을 썼는데 그 결과 혈관을 너무 직접 눌렀던 것 같다. 그러면 대부분 태음인맥이나 소음인맥만 잡히게 된다. 그래서 초기에 3~4주 정도는 태음인맥과 소음인맥만 잡혀서 카페 게시판에 제가 도움을 구했던 글도 올렸을 정도니까.

이 문제는 손가락이 혈관을 압박하는 각도와 관련이 있는데 (혈관을 직접 누르면 혈관이 물리적으로 막히면서 동맥순환의 가장 앞 쪽만 느껴지는 거죠) 맥진을 할 때 손가락을 갈고리 모양으로 만들면서 자연히 해결이 되었다. 선생님이 맥진하는 사진을 보았더니 손가락이 자연히 갈고리 모양이 되시던데 제가 맥진할 때 손가락 모습은 좀 편평한 모양이었다. 선생님 모습과 한참을 비교해 보고서야 아 이건가 싶었다. 그래서 그 후로는 압박하는 손가락이 자연히 갈고리처럼 둥글게 되도록 신경을 썼다. 그랬더니 처음으로 소양인맥이 잡혔다. 그때는 그것만으로도 기뻤다.

당시에는 정말 이러다가 포기해야 하는 것 아니냐 싶었다.

여하튼 맥진할 때 손가락이 갈고리 모양으로 되면 혈관을 누르는 각도가 자연스럽게 약간 경사지게 된다. (해부학적으로는 혈관이 내 손가락과 뼈와 인대/건 복합조직이 만드는 삼각형의 내부에 위치하게 되겠죠) 그러면서 태음인맥이나 소음인맥만 잡히는 문제는 해결이 된다.

그런데 그 후로 두 번째 문제에 봉착했다. 이제는 모든 맥이 소양인맥으로 잡히는 것이었다. 소양인도 소양인맥이 잡히고 태음인도 소양인맥이 잡히니 약간 희망이 생겼다가 또 암울해 지더군요. 이 문제에 대한 실마리를 얻은 건 기초강의가 거의 끝나갈 때쯤이었다. 원인은 맥진할 때 손가락을 압박하는 힘이 너무 약한 것이었다. (압력이 너무 약하면 피부로부터 혈관 깊이가 더 얕은 고골 동맥 쪽의 맥이 더 잘 느껴지겠죠)

첫 강의에서 '끝까지 누르라'는 선생님 말씀만 듣고 시종일관 세게 누르다가 앞에서 말한 첫 오류에 빠졌다가 손가락 모양을 바꾸면서 그 오류에서 벗어난 것이 너무 기뻐서 나도 모르게 압박하는 힘이 너무 약해졌던 것이 원인이었다.

그 후로는 손가락을 갈고리 모양으로 만드는 것과 동시에 압박하는 힘을 최대한 세게 유지하려고 (엄청 힘껏 ^^) 노력했다. 그랬더니 맥진 성적이 점차 좋아지면서 70점 이상으로 올라갔다. 이렇게 된 게 심화강의 중간 때쯤의 일이었다.

그런데 부끄러운 건 단 한 번도 만점을 받지 못했다는 것이다. 꼭 한두 명을 틀리는 일이 반복되었다. 그리고 간혹 다른 원장님은 쉽게 잡는 맥까지도 저에게는 엄청 어렵거나 아예 잡히지 않는 일이 생겼다. 심화강의를 마칠 때까지도 이 문제는 풀리지 않았다. (이게 두 번째 위기였던 것 같다. 만약 제가 고방이나 후세방 공부를 많이 했더라면 이때 사상의학을 포기했을지도 모르겠다. 천성이 게을러 그동안 공부가 부족했던 게 오히려 어떻게든 맥진에 매달리도록 해 주었던 것 같네요. ^^)

여하튼 체질을 올바로 구분하고 환자에게 맞는 처방을 내는 일이 나에게는 너무나 중요한 화두였기에 임원으로 신청하고 기초 강의에 도우미로 참가했다. 그런데 나의 다음 기수 기초강의 첫날이 내가 가장 많은 걸 배우는 날이 될 줄은 정말 몰랐다. 심화강의까지 끝내고 임상 현장에서 매일매일 엄청 고민하다가 (더구나 20명이 넘는 새로 보는 사람들의 체질을 한꺼번에 감별해 낸다는 건 그 전의 블라인드 테스트 때보다도 훨씬 큰 집중력을 요구하는 순간이었다. ^^;) 다시 선생님의 맥진을 직접 눈 앞에서 보니까 그때서야 '아 내가 이걸 다르게 하고 있었구나' 하는 게 보였다. (임원으로 받아들여주고 도우미로 참가할 수 있게 허락해 주신 회장님 이하 선배 원장님께 다시 한 번 감사드린다)

나의 결정적인 오류는 '세게 눌러야 한다'는 강박 관념이었다. 앞서 두 번의 오류를 벗어나는 과정을 겪으면서 '약하게 누르면 태음인맥을 소양인맥으로 오인할 수 있다'는 걱정이 내 대뇌를 필요 이상으로 긴장하게 만들었던 것 같다. 그래서 갈고리를 만든 손가락이 너무 지나치게 구부러지면서 혈관이 오히려 적정 위치를 벗어나기 일쑤였던 것 같고, 그래서 맥진의 안정성이 떨어지고 결과가 왔다 갔다 했던 것 같다.

그래서 이번 강의 때 선생님께 여쭤봤다.

"선생님 맥진을 할 때 무지막지하게 세게 잡아야 합니까?"

선생님 말씀이 "그런 건 아니다. 하지만 말만으로는 정확히 설명하기가 어렵다."

그 말씀을 듣고 그걸 고려해서 세기를 좀 조절해 보았다. 손가락이 갈고리 모양을 유지하도록 하되 적당한(무조건 센 것도 아니지만 그렇다고 결코 약하지 않은) 세기로 눌러보자 – 이렇게 해 본 것이다. 오늘의 결과는 대만족이었다.

시험 점수야 어느 정도 그날의 컨디션과 운이 작용하는 것이고 나보다 맥진을 잘하는 원장님도 많으시지만 나로서는 내가 생각했던 오류를 수정할 수 있는 실마리를 얻었다는 것이 아주 아주 기뻤다. 최소한 환자에게 떳떳한 한의사가 되고 싶다는 평소의 염원에 좀 더 가까이 갈 수 있는 든든한 도구를 얻은 것 같았다. 선생님께 다시 한 번 감사드린다. 부끄럽지만 이런 경험을 공유하는 것은 이번 기 원장님 중에도 나와 비슷한 상황에서 비슷한 고민을 하실지 몰라 잠시 먼저 겪어본 입장에서 조금이나마 힘이 되었으면 하는 마음에서이다.

그리고 이 글을 보시는 원장님 중에 어떻게든 사상맥진에 익숙해져야겠다는 목표가 확고하다면 제 경험상 다음의 방법을 추천드린다.

1. 처음에는 맥진을 무조건 많이 잡아볼 것

너무나 당연한 얘기라 설명이 필요없을 것 같다. 일단 자기만의 방식이 안정이 되어야 교정도 가능하기 때문이다.

2. 강의 시작하기 전 시간을 최대한 활용할 것

자기 맥진에 확신이 생기기 전까지는 불확실한 환자의 맥진을 할 때마다 이게 맞을까 의구심이 들고, 의구심이 들면 자연히 집중력이 줄어든다. 선생님과 선배 원장님들께서 미리 검증하신 동료 원장님들이야말로 자신의 맥진 실력을 객관적으로 측정할 수 있는 소중한 자원이다. 강의 시간에 좀 일찍 오셔서 최대한 많이 잡아보기를 권한다.

3. 오류 찾기는 선생님의 자세와 비교해 보는 것으로부터

위의 두 가지를 꾸준히 하다 보면 자기만의 오류의 경향성이 보일 것이다. 그러면 그때 선생님의 자세와 비교해 보면서, 또 선배 원장님들을 붙잡고 물어보자. 우리 학회의 정말 큰 장점 중의 하나가 서로가 서로를 돕는 분위기라고 생각한다. 다들 한의사로서 비슷한 고민을 공유해 왔기 때문에 누구에게 물어봐도 최대한 정성껏 도와주실 것이다.

올라가는 맥, 상승맥(上昇脈)

체질맥을 짚다 보면 다양한 맥을 경험하게 된다. 손가락을 대자마자 한 곳에서 맥이 너무 강하게 뛰는데 아무리 압박해도 사라지지 않고 그 자리에서 계속 뛰는 환자도 있다. 맥이 너무 약해 여러 번을 잡아도 잡히지 않다가 한참을 집중하고 기다려야 아주 미약하게 한 곳에서 맥감이 느껴지는 환자도 있다. 이것은 맥의 강약문제지만 위치의 문제도 있다.

　내가 초보시절 가장 많은 실수를 한 맥인데 소위 '올라가는' 맥이다. 이 맥은 너무나 특이하여 별도의 장으로 따로 설명한다. 맥을 짚으면 처음에 맥이 뚜렷하게 태음부위에서 잡힌다. 맥상이 너무 선명하고 뚜렷하기 때문에 속으로 쉬운 맥이라 생각하고 고민할 필요 없이 태음인으로 판단한다. 그렇게 판단을 내리고 환자의 얼굴을 보니 얼굴 형태, 체형, 겉으로 드러나는 인상 등이 모두 전형적인 태음인의 모습을 하고 있다. 이렇게 되면 방금 짚은 맥을 확신하게 되고 맥을 풀면서 태음인으로 확진한다. 이것이 내가 초창기 맥을 짚을 때 가장 많이 저지른 실수였다. 이것이 실수라는 사실을 결정적으로 깨닫게 된 것은 태음인으로 확진하고 태음인 약을 처방했는데 호전이 안 되거나 부작용이 나는 것을 여러 차례 경험했기 때문이다.

지금은 그런 일이 거의 없지만 초창기에 환자에게 약을 투여한 후 환자가 약의 패증을 호소하면 즉시 내원토록 해서 다시 맥을 잡았다. 혹시 오진을 해서 다른 체질 약을 잘못 준 건 아닌지 재확인하기 위해서다. 그런데 다시 맥진을 해도 여전히 태음맥이 선명히 잡힌다. 도대체 무슨 일일까, 왜 분명히 태음맥이 잡히는데 약에 문제가 생긴 것일까, 맥을 놓지 못한 채 그렇게 고민하고 있는 순간 맥이 슬쩍 소양 부위로 올라간다. 이건 또 무슨 현상인가, 놀라면서 맥을 잡고 있으려니 그때부터는 계속 소양맥 자리에서만 맥이 뛴다. 조금 전까지도 분명히 태음맥 부위에서 그것도 매우 선명하게 뛰던 맥이 일정 시간 지난 후에 느닷없이 소양 부위로 올라가서 거기서 붙박이로 뛰는 현상을 경험한 것이다. 내가 소위 '올라가는 맥'을 발견하게 된 과정이다. 이 올라가는 맥을 편의상 상승맥(上昇脈)이라 부르기도 한다.

이 올라가는 맥은 주로 간(肝)이 실한 한소양인에게서 많이 발견된다. 간이 실하므로 간맥(肝脈)이 처음엔 잡히다가 나중에 비맥(脾脈)으로 이동하는데, 한소양은 비양실(脾陽實)이 아니라 비음실(脾陰實)이므로 처음부터 비맥이 강하게 뛰지 않는다고도 해석할 수 있다. 그러나 경험적으로 보면 이 상승맥은 반드시 한소양인에게서만 느껴진다고 단정할 수도 없다. 드물지만 열소양인에게서도 이런 맥을 가끔 보기 때문이다. 물론 한소양인이라 해서 모두 이런 상승맥으로 뛰는 것도 아니다. 한소양인 중에 이렇게 상승맥으로 인지되는 사람이 일부 있다는 정도로 이해하면 된다. 이 상승맥을 발견하고 난 후부터는 나는 일단 태음맥이 잡히는 환자는 맥이 아무리 선명해도 쉽게 손을 풀지 않는다. 혹 맥을 짚고 있는 도중 맥이 소양 부위로 올라가는 건 아닌지 확인하기 위해서이다. 일정 시간 기다려 맥이 움직이지 않고 태음 부위에서 계속 붙박이로 뛰는 것을 확인한 다음에야 태음인으로 판단한다. 소양인 중에 이런 상승맥을 가진 사람의 숫자가 많지는 않다. 그러나 이런 사람들이 분명히 존재한다는 사실은 특히 태음맥을 잡을 때 반드시 기억해야 한다. 맥진할 때 처음 느낀 맥상이 아무리 뚜렷해도 섣불리 판단해선 안 되고 일정하게 기다린 다음 최종 판단을 해야 한다는 사실을 잊지 말길 바란다.

올라가는 맥이 있다면 당연히 '내려가는 맥'도 있지 않을까 의심할 수 있다. 그러나 아직까지 내려가는 맥 현상은 발견하지 못했다. 즉 소양 부위에서 맥이 짚히다가 시간이 지나면서 태음 부위로 맥이 내려가거나, 태음맥에서 짚히다가 다시 소음 부위로 내려가는 맥은 아직 경험하지 못 했다. 그러므로 정리하면 소양인 맥은 크게 두 가지로 나타난다는 사실이다. 처음부터 맥이 소양 부위에 고정된 채 뛰는 사람, 그리고 처음엔 태음 부위에서 뛰다가 일정 시간 후에 소양 부위로 맥이 이동하는 두 가지 경우이다. 그리고 이것은 소양인에게서만 나타나는 현상이고 태음인, 소음인 맥에서는 맥진 도중에 맥이 바뀌는 경우가 없다. 그렇다면 얼마나 맥을 잡고 기다려야 맥이 이동하는지 알 수 있을까? 사람마다 동일한 일정 시간이 지난 후 맥이 이동하는 게 아니어서 평균 내긴 힘들지만 분명한 사실은 시간이 많이 걸리지는 않는다는 것이다. 수십 초 이상 기다려도 지속적으로 그곳에 맥이 머물러 있는 것을 확인하면 태음인, 나중에 슬쩍 소양맥으로 올라가면 소양인으로 진단하면 된다.

사상맥진과 진료의 실제

어려운 맥

맥을 가르치는 나 같은 사람에게도 어려운 맥이 있다. 맥진 실력이 퇴보한 것도 아닌데 왜 아직 맥이 어려운 사람이 있을까? 그건 맥의 실력과는 무관하다. 맥 짚는 사람의 문제가 아니라 맥 짚히는 사람의 맥이 문제다. 내가 어려워하는 맥의 첫째는 맥이 너무 약한 사람이다. 침무력(沈無力)하여 아무리 집중해도 맥이 너무 약하게 뛰어서 맥감을 느끼기 어려운 사람이 있다. 전통맥진이 아니므로 체질맥진 방식으로 짚은 맥이 무력하다 해서 곧 그 사람의 기력이 약한 것으로 관련지을 수는 없다. 겉으로 아무리 건장해 보이는 사람의 경우도 좀처럼 맥이 잡히지 않는 사람을 꽤 여러 번 경험했다.[019] 이렇게 체력 여하에 관계없이 선천적으로 맥이 약하게 뛰는 사람은 체질맥진의 가장 어려운 상대가 된다. 체질맥진에서는 기본적으로 맥을 압박해 보기 때문에 이렇게 맥이 약한 사람을 만나면 참 난감해 진다. 내가 맥을 보면서 '맥이 어렵다'라고 말하는 사람의 70~80%는 대개 이렇게 맥이 약한 사람들이다. 권도원 선생도 환자의 맥이 약할 경우 맥진이 틀려 가끔 다른 체질을 일러줄 수도 있다고 했지만 아무리 맥진 실력이 좋은

019_ 반관맥 사비맥 청고무맥 편 참조

들, 잘 느껴지지 않는 맥은 당연히 짚기가 어렵다. 이런 사람이 걸리면 결국 두 배, 세 배의 시간과 집중력이 필요하다. 맥을 짚어 결과가 나왔다 해도 다시 되짚어 그 결과를 재확인해야 한다.

다음으로 맥이 어려운 사람은 맥이 변하는 사람이다. 앞서 설명한 소위 상승맥을 가진 사람이다. 성격이 급한 사람은 맥이 채 바뀌기 전에 자신이 감지한 맥으로 체질을 단정하는 실수를 자주 한다. 이 맥을 알고 난 이후부터는 맥 잡고 있는 시간을 더 길게 갖는 습관이 생겼고, 아무리 맥이 선명해도 섣불리 체질을 판단하지 않는 습관도 생겼다. 일단 맥이 상승한 다음에는 아무리 기다려도 다시 움직이지 않고 그때부턴 소양 부위에서 붙박이로 맥이 뛴다. 내가 왜 이렇게 명백한 소양맥을 조금 전에 태음맥 위치에서 느꼈을까 이해가 안 갈 정도이다. 다행이 이런 상승맥은 자주 경험하는 현상은 아니다. 다만 이런 특이한 맥상이 있다는 사실을 반드시 염두에 두고 있어야 한다.

맥을 공부하는 과정에서 사람들이 가장 어려움을 많이 느낄 때는 자신의 맥 실력과 관계없이 이처럼 어려운 맥을 가진 상대를 만날 때다. 맥을 잘 짚어나가면서 한참 자신이 붙었는데 느닷없이 이런 어려운 맥을 만나면 좌절하게 된다. 그러나 그것은 갑자기 내 실력이 줄은 것이 아니라 어려운 상대를 만났기 때문이다. 어느 때는 맥이 쉬운 것 같고 어느 때는 맥이 너무 어렵다고 느껴지는 것도 환자가 쉬운 맥부터 차차 어려운 맥의 순서대로 와 주지 않고 뒤죽박죽 랜덤으로 오기 때문이다. 피아노를 배울 때는 쉬운 음계부터 시작해서 점차 어려운 악보로 옮겨 공부하지만, 맥진은 쉽고 어려운 상대가 처음부터 무작위로 섞여 온다. 맥진을 함께 공부하는 사람들끼리도 상대가 어려운 맥을 가진 사람이 걸리면 연습자로서는 당연히 틀릴 수밖에 없는데 이 때문에 좌절하는 사람이 많다. 맥진시험에서 점수가 들쭉날쭉하는 가장 큰 이유도 바로 이 때문이다. 맥진훈련을 위해 부인이나 가족을 데리고 내게 맥을 보러 오는 경우에 마침 어려운 맥을 가진 사람이 있으면 차라리 잘 됐다고 말해 준다. 어려운 맥임을 주지시키고 이런 맥을 가진 사람이 맥진 파트너가 되면 처음엔 어렵지만 나중엔 상대적으로 맥진실력을 쌓기가 더 좋기 때문이다.

맥진의 훈련과정은 결국 쉬운 맥부터 어려운 맥까지 다 잡아내는 걸 목표로 삼고 가는 도정(道程)이다. 쉬운 맥은 잘 짚고 어려운 맥은 못 짚어 낸다면 아직 그 사람은 초보상태에 머물고 있는 것이다. 맥을 잘 짚는 사람이 된다는 건 어려운 맥도 곧잘 짚어내는 사람을 말한다. 그리고 아무리 맥을 잘 짚는 사람이 되었다고 해서 어려운 맥이 없어지는 것도 아니고 어려운 맥이 쉬운 맥으로 느껴지는 것도 아니다. 어려운 맥은 나같이 수십 년 동안 맥에 정진한 사람에게도 동일하게 어렵다. 그럼에도 불구하고 그것을 해결할 수 있는 사람인가 아닌가에 따라 맥의 고수(高手) 여부가 결정된다.

맥을 익히는 데 필요한 시간

운전학원에서 운전을 가르치는 사람은 일반적으로 며칠째에 사람들이 서먹한 운전대에 익숙해지고, 어느 시점에 운전에 감을 잡기 시작하며, 또 어느 시점에 이르면 운전시험에 합격할 수 있는 정도에 이르는지 경험으로 알고 있다. 경험을 통해 대략적인 통계치가 생기는 것이다. 맥도 마찬가지다. 그동안 맥을 가르쳐 보니 어느 정도 훈련하면 맥에 감을 잡기 시작하고. 어느 시점부터 맥진에 자신감이 생기는지, 시험은 배운 지 얼마쯤 시간이 흘렀을 때 치는 게 적당할지 나 역시 대충 감을 잡고 있다.

예를 들어 본다. 하루 30명 맥을 짚어 한 달을 짚는다고 하면 750명(25일 근무)이 된다. 경험에 의하면 선생으로부터 도제식으로 한 달간, 대략 750명 전후 맥을 잡아보면서 가르침을 받으면 비로소 맥감을 느끼며 체질맥을 짚기 시작한다. 그리고 1,500명 정도 잡으면 맥에 자신감을 갖는 단계에 진입해 자기 한의원으로 돌아가 혼자 맥진하고 임상에 활용하는 단계에 이른다. 그런데 이건 도제식 강의를 받는 경우다. 많은 사람이 함께 공부하는 집단 강의식 공부라면 얘기가 달라진다. 대중강의에선 공부하는 사람들끼리 맥진의 대상이 되므로 30명이 한 달 네 번 모여 맥을 잡으면 120명이 되고 두 달 훈련을 하면 대략 240명을 보게 된다. 두 달 기초과정이 끝나고 다시 두 달간의 심화

사상맥진과 진료의 실제

과정이 끝나면 수치로는 도합 480명의 맥을 잡게 된다. 대략 이 정도가 되면 두 달간 일대일로 전수받은 것과 동일한 정도의 수준에 도달한다. 2개월의 도제식 교육과 4개월의 대중강의에서 훈련받은 결과가 유사하다면 좀 이상하게 생각될지 모른다. 그러나 집단으로 훈련할 때 비록 480여 명의 숫자밖에 안 되지만 이분들이 각자 자기 한의원에서 환자들을 대상으로 연습하는 시간과 숫자가 훨씬 많다는 걸 생각해 보면 이유를 알 수 있다. 매일 자기 한의원에서 30명 정도 맥을 짚는다면 한 달에 750명, 4개월에는 3,000명의 맥을 짚는다. 이 숫자에 대중 강의실습 훈련시간까지 합쳐 도합 3,500명 정도의 맥을 짚기 때문에 선생님과 일대일로 1,500명을 짚은 실력과 유사해 지는 것이다. 물론 이건 일반적이고 대략적인 추정치이다.

학습(學習)이란 배울 학(學)자에 익힐 습(習)자로 '배워서 익힌다.'는 의미를 담고 있다. 단순히 선생으로부터 방법을 배운다고 해서 끝나는 것이 아니라 배운 것을 스스로 익혀 자기 것으로 만드는 체화(體化) 과정이 필요한 것이다. 체화란 배운 지식, 기술을 후차적 경험을 통해 자기 것으로 만드는 것이다. 토머스 고든이란 사람은 모든 학습 과정에 네 가지의 뚜렷한 단계가 존재한다는 사실을 발견했는데, 이 모형은 현재 학계와 재계에서 널리 활용되고 있다. 그에 의하면 모든 학습은 무의식적 무능력단계 → 의식적 무능력단계 → 의식적 능력단계 → 무의식적 능력 단계를 거친다고 하였다.

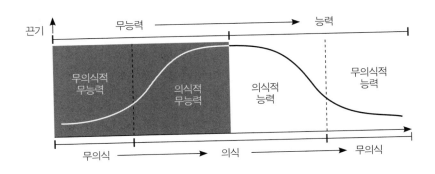

첫 단계인 무의식적 무능력 단계는 자신이 무능하다는 것 자체를 의식하지 못하는 상태다. 어떤 일을 할 수 없을 뿐 아니라 과거에 시도해 본 적도 없는 상황이다. 따라서 자신이 그 기능에 대해 무지하다는 사실조차 모르고 있는 단계다. 예를 들어 자신의 환자에게 보다 양질(良質)의 의료서비스를 제공하기 위해 체질맥진을 마스터하겠다는 생각을 해 본 적도 없고 시도해 본 적도 없으니 당연히 맥진 능력도 없는 상태를 말한다. 둘째 단계인 의식적 무능력 단계는 무언가 하고자 하는 것을 정했지만 아직 능력이 없는 상태다. 자신이 직접 그 기능에 해당하는 행동을 시작해 보지만 서투를 수밖에 없다. 이 단계에서는 자신이 서투르며, 그래서 그 기능을 수행하기 위해서는 의식적으로라도 많은 주의를 기울일 필요가 있다는 사실을 알게 된다. 비록 이 단계에서는 아직 불편하지만 또한 가장 많이 배우는 시기이다. 체질맥진의 필요성을 인식하고 강의에 등록하여 학습을 시작한 단계다. 하지만 아직 맥진의 능력이 생기지 않았으므로 이를 의식적 무능력 단계라고 한다. 이 단계가 지나면 세 번째 의식적 능력 단계에 도달하는데, 학습을 통해 의식적으로 사용하지만 아직 그 능력을 발휘하기 위해서는 의식적인 주의가 많이 요구되는 단계다. 즉 맥진을 신경 쓰고 집중하며 공부하는 단계로 능력이 어느 정도 확보되면서 활용까지 할 수 있는 단계다. 대개 학회가 주최하는 기초강의나 심화강의 과정이 끝날 즈음이면 이 단계에 이르게 되는데, 문제는 여기서 끝이 아니라 시작이라는 점이다. 고든이 말한 학습의 가장 마지막 단계는 네 번째 단계로 무의식적 능력 단계인데, 이 단계에 이르면 학습하고 배운 것이 몸에 완전히 익어 무의식적으로 배운 것을 자유롭게 활용하는 단계에 이르게 된다. 굳이 생각하거나 의식하지 않고도 쉽게 기능을 발휘할 수 있는 무의식적인 능력 단계에 도달한다. 우리가 어떤 행동을 자연스럽고 습관적으로 할 수 있게 되면 이제는 무의식이 그 일을 담당하는데, 예를 들어 초보운전을 졸업한 사람이 십수 년간 운전을 하다 보면 나중엔 옆 사람과 대화하거나 혹은 딴 생각을 하면서도 문제없이 운전하는 것과 동일하다. 맥진도 마찬가지여서 이 마지막 단계까지 도달했을 때 비로소 맥의 달인이 되었다고 할 수 있다. 이 단계에 도달하면 맥을 짚는 행위와 무슨 맥인지 판단하는 것이 거의 무의식적, 자동적으로 이루어져 맥을 오래 붙들고 있지 않고도 즉각적으로 알게 된다. 여러분이 무심코 맥을 짚어도 언제든 같은 결과가 나오고 그렇게 짚은 맥에 대해 스스로 완벽히 신뢰하고 있다면 이미 선생의 반열에 서게 되는 것이다.

그러나 맥진은 아무리 달인의 경지에 올랐어도 손가락 끝 감각에 주관적으로 의존하는 만큼 지속성을 잃으면 맥진 실력은 언제든 퇴보한다는 사실도 알아야 한다. 훈련에 한참 몰두하던 사람이 한 달을 쉬면 즉시 민감성을 잃고 헤매게 된다. 어느 경지에 올랐던 사람이라도 일 년 만 쉬면 초급자 수준으로 전락한다. 그러나 이런 사람이라도 맥진을 다시 시작하면 금방 예전 실력을 되찾는다. 과거 열심히 맥을 해서 실력을 인정받던 사람이 있었다. 그런데 어찌 된 셈인지 내가 미국에 가 있던 7년 동안 맥을 놓았다. 그러다 내가 귀국해서 맥을 가르친다는 소식을 듣고 다시 찾아와 등록했는데 이분이 맥 짚는 걸 보고 깜짝 놀랐다. 예전의 그 좋던 실력이 온데간데없이 다 사라져 버린 것이다. 이 분도 스스로 놀랐는지 심기일전하여 누구보다 열심히 맥을 잡더니 불과 한 달 만에 예전 실력이 그대로 다시 살아나는 걸 확인한 적 있다. 맥진학회에서는 맥진시험에 합격한 사람들일지라도 일 년에 한 번씩 지속적으로 5년간 맥진시험 치는 것을 권장하고 여기서 최종 합격한 사람을 맥의 달인으로 인정한다. 맥진훈련의 현장을 떠나 각자 임상에 종사하던 체질맥진 전문가들이 과연 내 맥진 실력이 점차적으로 정교해지고 있는지, 아니면 후퇴하고 있는지 확인하기 위해 일 년에 한 번 자발적으로 시험에 참여하여 자기 실력을 객관적으로 평가 받는 기회를 갖는 것이다.

맥 공부하는 사람들의 유형

처음 내가 맥을 가르칠 땐 순전히 도제식으로 가르쳤다. 맥진은 머리로 하는 게 아니라 몸으로 익히는 재주이기 때문에 도제식 전수만이 유일한 방법이라고 믿었다. 맥을 배우는 한의사들은 자기 한의원 문을 닫고 내 한의원에 와서 일과 시작부터 끝나는 시간까지 내 옆에 붙어 다니며 맥을 배웠다. 가르치는 방법은 매우 간단하다. 내가 먼저 환자 맥을 보고 나면 옆에 서 대기하던 원장이 곧이어 맥을 짚는다. 그리곤 손가락으로 몇 번째 맥이 뛴다고 내게 넌지시 알려준다. 맥이 맞으면 그대로 넘어가고 틀리면 답을 알려주지 않은 채 다시 맥을 짚으란 사인을 준다. 이렇게 재차 진맥해서 맥이 맞으면 넘어가고 틀리면 맞을 때까지 다시 짚는 과정을 되풀이하는 것이다. 맥 짚는 파지법 설명은 불과 수십 분이면 끝나고 방법과 자세를 가끔 교정해주지만 나머지는 배우는 한의사 홀로 맥 짚고 점검받는 동작을 무한 반복한다. 처음엔 맥을 맞히는 빈도가 형편없지만 재미있는 것이 시간이 지나면서 점차 맞히는 확률이 높아진다는 점이다. 그러다 나중엔 내가 맥을 짚은 그대로 100% 따라 짚게 되는데 이쯤 되면 공부가 끝날 때, 즉 하산(下山)할 때가 된 것이다. 이렇게 자기 한의원을 전폐하고 나를 따라다니면서 하루 30명 기준으로 맥을 잡았을 경우, 일주일 지나면 가끔 옳은 맥을 짚어내기 시작하다가 한 달이 지나면 대충 나를 따라 맥을 짚어낸다. 맥감을 익히기 시작한 것이다. 물론 개인에 따라 이보다 느린 사람도 있고 어떤 사람은 비상한 능력을 보여주기도 하는 등 개인차는 있다.

솔직히 현업에 종사하는 한의사가 자신이 경영하는 한의원의 문을 닫고 한두 달 나를 따라 다닌다는 건 여간한 마음자세가 아니면 매우 어려운 게 사실이다. 이런 현실적 어려움을 겪는 원장들을 보고 과연 이런 식으로만 맥을 가르치는 것이 최선일까 하는 문제로 고민하기 시작했다. 이런저런 궁리를 하다가 본격적으로 여러 사람을 동시에 가르쳐 본 첫 시도가 2014년이다. 집단으로 가르친 첫 대상이라 나는 처음 공부한 1기생 9명에게 아직도 각별한 느낌을 갖고 있다. 과연 집단적으로 맥을 가르치는 게 가능할까 하는 문제에 대한 해답을 직접 경험을 통해 알게 해 준 분들이기 때문이다. 이분들의 얼굴, 이름을 아직도 선명히 기억하고 있는데 다행히 한 명의 낙오도 없이 열심히 공부해 주었고 마지막엔 모두 우수한 성적으로 시험에 합격했다. 이제 맥진이 도제식뿐 아니라 집단교육을 통해서도 전수될 수 있음을 확인하게 된 것이다.

그런데 가르친 경험을 통해서 맥진을 공부하는 사람들에게도 다양한 유형이 있다는 것을 알게 되었다.

첫째는 천재형이다. 이 유형의 사람은 맥감(脈感)을 처음부터 타고난 것처럼 보인다. 맥을 배운 지 불과 일주일, 열흘도 안 돼 척척 맥을 짚어 내면서 처음부터 맥을 아주 쉽게 익히는 유형이다. 공부 초기부터 맥을 거의 다 알아 맞히는 바람에 어디서 미리 배운 것이 아닐까 하는 생각이 들 정도이다. 실제로 체질맥진을 배우러 온 분들 중에 과거 팔체질 맥진이나 다른 맥진법을 오래 했던 분들이 있는데 이런 분들 중에 천재형이 자주 보인다. 이미 맥감 연습을 했던 사람이라면 천재형이란 이름이 가당치 않지만 만일 그런 적이 없는데도 불구하고 처음부터 맥을 잘 짚는 사람이라면 맥감을 타고났다는 말밖에 할 수 없으니 천재형이란 이름이 어울리는 사람이다. 그런데 이런 사람의 숫자는 당연히 희소해서 매 기수마다 한 명이나 있을까 말까 할 정도다.

둘째는 우등생 유형이다. 맥을 익히는 과정에서 여러 번 시험을 치르게 되는데, 이 유형은 시험을 치를 때마다 훌륭한 점수를 보여 준다. 초창기에 3명 시험을 치면 2명을 맞히고, 중간단계에서 5명 시험을 치면 3, 4명을, 최종단계에 가서 10명 시험을 치면 8, 9명을 맞히는 사람들이 이 사람들이다. 물론 눈 가리고 하는 블라인드 테스트에서 보여주는 실력이다. 이 유형의 사람들은 중간에 점수가 떨어지는 법이 없고 지속적으로 좋은 점수를 보여주기 때문에 나는 이 유형을 우등생 유형이라고 부른다. 그런데 이 유형 역시 숫자가 많지 않다. (약 20%)

셋째 유형은 중간형이다. 이 사람들은 처음부터 뛰어난 맥 실력을 보여주지는 않지만 실력이 왔다 갔다 하면서도 점진적으로 능력을 발휘한다. 어떨 때는 우등생 같은 능력을 보여주다가도 어느 때는 형편없는 실력을 보여주어 본인 자신도 맥을 제대로 하고 있는지 혼란스러워 한다. 점수에 따라 기분이 업 되기도 하고 실망하기도 하지만 숫적으로 이 유형이 가장 많다. 맥 공부를 하다가 중도에 포기하는 사람이 주로 여기서 많이 나온다. (약 60%)

마지막으로 대기만성형이다. 이 유형은 맥감이 느려 처음부터 맥을 짚는 데 애를 먹는다. 공부 초창기에 남들은 다 느끼는 체질맥 현상을 자기만 못 느껴 애를 먹기도 하고 시험 칠 때마다 점수가 나오지 않아 마음고생을 한다. 그런데 이렇게 생각처럼 맥이 잘 되지 않아 고통받으면서도 맥진 공부를 좀체 포기하지도 못한다. 같이 공부하는 사람들이 자기보다 잘하는 모습을 눈앞에서 보여 주고 있기 때문에 오기와 자존심이 포기를 용납하지 않기 때문이다. 이런 유형이 만일 혼자 공부했더라면 도중에 포기할 수도 있겠지만, 실망하면서도 포기할 수 없어 열심히 하다 보면 어느새 남들처럼 맥을 잘 짚게 되는 유형이다. 이렇게 맥감이 처음부터 부족한 사람 중에는 한의원에 환자가 많거나 학창 시절 공부 실력이 좋아 우등생을 했던 분이 꽤 있는 것도 재밌는 현상이다. 맥감 능력과 공부 실력, 혹은 사회적 능력과는 전혀 별 개의 것임을 보여주는 좋은 실례

사상맥진과 진료의 실제

이다. (약 20%)

　　　하버드 대학의 하워드 가드너 교수는 인간에게는 두뇌지능 외에도 언어, 음악, 신체지능 등 8가지 각기 다른 지능이 있다고 했다. 예전엔 머리만 좋으면 인정받았지만 이제는 두뇌지능 외에도 선천적으로 강점으로 타고난 또 다른 자기 지능을 발견하고 그 활용을 극대화하면 누구든 성공하는 시대가 됐다. 학습이나 연구 등 두뇌를 사용하는 분야라면 두뇌지능이 좋은 사람이 가장 빠르게 달성할 수 있지만, 만일 댄스를 배운다고 가정하면 아무리 머리가 좋아도 몸 감각을 선천적으로 타고난 사람을 쫓아갈 수 없다. 그리고 공부를 하든, 마라톤을 하든, 운전을 배우든 어느 분야를 막론하고 가장 잘하는 사람부터 중간 사람, 가장 늦게 하는 사람 등으로 나눠지는 것이 일반적이니 맥진 역시 그런 것이다. 그러나 맥진에서 만큼은 공부나 마라톤과는 전혀 상황이 다르다는 것을 알아야 한다. 마라톤에서는 남들보다 빨리, 혹은 늦게 도착하여 몇 등을 했느냐가 중요하지만 맥진은 그렇지 않다. 맥진은 기술만 익히면 끝이므로 얼마나 빠른 시간 안에 익혀 냈느냐는 사실은 중요하지 않다. 예컨대 운전을 남들보다 훨씬 빠른 시간 안에 익혔다고 해서 그것이 운전면허를 갖고 있는 사람들 앞에서 하등의 자랑거리가 되지 않는 것과 같다. 운전면허는 이번에 떨어지면 다음 시험에 붙으면 되는 일이지 반드시 일정한 기간 안에 빨리 붙어야 한다는 법은 없다. 죽을 때까지 맥을 짚어야 할 한의사로서는 남들보다 얼마나 빨리 맥을 익히는 게 중요한 게 아니라 어떻게 해서든 결국 맥진을 익혀 내는 목적을 달성하면 되는 일이다. 훈련과정에서 남들보다 잘하고 못하는 건 각자 타고난 맥감의 개인적 민감성 차이에서 오는 것이다. 손가락 감각이 유난히 발달한 사람이 있고 그 반대의 사람도 있어 맥을 익히는 시간이 달라지는 것일 뿐이다. 익히는 과정에서 남들보다 더 빨리 가면 기분은 좋지만 막상 목표했던 지점에 도달하고 나면 내가 남보다 얼마나 더 빨리 해 냈느냐는 아무런 이슈가 되지 않는다. 그러므로 위에서 말한 어떤 유형에 속하는 사람일까는 중요한 문제가 아니다. 그냥 포기하지 않고 목적지에 다달으면 그만이다.

맥진훈련과 슬럼프

슬럼프란 '심신상태, 작업, 사업 따위가 일시적으로 부진한 상태' 혹은 '실력을 제대로 발휘하지 못하고 저조한 상태'를 말한다. 경기(景氣)가 향상되지 못하고 제자리에 머물러 있는 현상도 슬럼프라고 말하는 것을 보니 슬럼프란 마음상태뿐 아니라, 사업, 일, 스포츠, 경제 등 삶 전반에 걸쳐 나타나는 현상인 모양이다. 도대체 잘나가다가 느닷없이 슬럼프 현상이 왜 오는 것인지 알다가도 모를 일이다.

나는 맥진을 누구한테 배우지 않고 혼자 익혔지만 스스로 맥진을 익히는 과정에서도 예외없이 슬럼프를 겪었다. 지금 생각해 보니 그것이 슬럼프였던가 보다 하는 것이고 당시로서는 고민과 고통 속에 보낸 시간이다. 맥진이 잘된다 싶어서 이제 맥을 아는 사람이 되었다고 흥분하고 나서도 한참 지난 일이다. 어느 날부터 환자들의 맥이 계속 소양인 맥만 잡힌다. 아침부터 저녁까지 수십 명의 맥을 짚는데 거의 90%가 같은 맥이 잡히니 겁이 덜컥 난다. 이건 아닌데... 이럴 수는 없는데... 하면서도 계속 같은 맥이 잡히니 급작스럽게 회의감(懷疑感)이 일기 시작한다. 체질맥이란 처음부터 없는 것이 아닐까... 애초부터 나 혼자 쓸 데 없는 짓을 한 것일까... 수많은 생각이 꼬리를 무는데 마음마저 급작스럽게 우울모드로 들어간다.

그렇다고 하던 맥진을 중도에 그만둘 수도 없다. 그렇다면 그동안 내가 짚어 온 맥과 그에 따른 효능 효과는 도대체 어떻게 해석할 것인가. 우연의 일치로 보기엔 너무나 케이스가 많아 눈앞의 이해할 수 없는 현상 때문에 과거의 모든 일을 무의미한 것으로 치부하고 날려 보낼 순 없다. 그런저런 마음의 동요 속에서도 포기할 수 없어 맥을 짚고 또 짚는다. 지금 생각해 보면 그때가 슬럼프였을 것이란 생각이 드는데 그 기간이 얼마나 지속되었는지 기억이 안 난다. 당시로서는 그것이 슬럼프인 줄 몰랐기 때문에 시간을 잴 겨를도 없었기 때문이다. 생각해 보면 맥진에 정진한 지난 시간 동안 그런 순간이 한두 번 도 아니고 여러 번 고비가 있었던 것 같다. 그 고비란 내가 짚은 맥의 결과가 자꾸 틀리게 나오는 것을 경험할 때다. 맥대로 약을 주면 부작용을 일으키거나 침을 놓으면 효과가 나타나지 않았고, 오랜만에 온 재진환자의 차트를 보면 예전에 짚은 맥과 오늘 짚은 맥이 다르게 나타나 내 맥이 틀렸음을 알게 된다. 그럴 땐 고민하게 되고 고통스럽다. 그렇지만 포기할 수 없어 열심히 다시 맥을 짚으며 환자를 보다 보면 어느 순간 다시 정상(正常)으로 돌아와 있곤 했다. 그러나 슬럼프에 빠졌던 시간이 지나고 나면 매번 맥진 실력이 슬럼프 이전보다 훨씬 더 정교하게 향상된 것을 느끼곤 했다.

　　맥을 가르치다 보면 남보다 월등한 맥감으로 빠르게 어느 수준에 도달하는 사람들이 있다. 그런데 그런 분들일수록 슬럼프도 빨리 경험하는 것을 본다. 매번 시험 볼 때마다 만점을 맞아 가히 맥진천재라 부를만한 모 원장이 정작 예비시험에서 형편없는 점수를 보인 것이다. 과거 슬럼프 현상을 경험했고 또 맥을 가르치면서 슬럼프에 들어가는 사람을 보아왔기 때문에 지금은 그런 현상이 하나도 이상하지 않다. 오히려 그런 사람일수록 역설적으로 맥을 더 잘 보기 때문에 슬럼프도 빨리 겪는 것으로 해석한다. 인간이 살면서 인생사 전반에 이런저런 슬럼프를 피할 수 없는 것이라면 맥진훈련에도 슬럼프는 피할 수 없는 당연한 현상일 것이다. 이왕 경험해야 한다면 고민할 필요 없이 빨리 겪고 지나가는 것도 나쁘지 않다.

체질맥진을 숙달하는 단계

낚시꾼은 찌를 물속에 던져놓고 온 정신을 그 찌에 집중한다. 찌의 움직임은 보이지 않는 물속 상태를 표현하므로 물고기가 찌를 무는 순간을 놓쳐서는 안 되기 때문이다. 만일 낚시꾼이 찌에 집중하지 않고 먼 산을 바라보거나 딴 생각을 한다면 아무 결과도 얻지 못할 것이다. 몸 안의 사초장부 허실을 알고자 한다면 상대방 맥에 내 손가락을 올려놓고 온 정신을 그 맥에 집중해야 한다. 눈에 보이지 않는 몸 안의 장부허실을 맥동이 정확히 표현하고 있기 때문이다. 맥에 집중하는 시간은 불과 1분에서 3분도 채 되지 않는 지극히 짧은 시간이다. 비상한 정신력으로 손가락 끝에 집중하고 거기서 나타나는 움직임을 잡아내는 것이 맥진의 요체다. 맥동이 느껴지지 않을 정도로 맥을 강하게 누르면 손가락 끝에 강한 압력이 생기는데 그 탄탄한 긴장 상태에서 맥동의 변화를 인지해내기가 쉽지 않다. 아무리 강하게 찍어 눌러도 여전히 명백하게 맥이 느껴지는 사람도 있지만, 평소 맥무력(脈無力)이나 침맥(沈脈)이 있던 사람은 강하게 손가락을 찍어 누르면 맥이 사라져 맥동이 느껴지지 않는다. 이때 맥이 안 잡힌다고 맥 짚기를 포기하면 평생 맥 짚지 못하는 사람이 된다. 아무리 맥이 약한 사람도 비상한 정신력을 손가락 끝에 집중하면 결국은 움직임을 잡아낼 수 있다. 맥 잡는 시간이 남보다 더 오래 걸릴 뿐이다. 이런 어려운 맥까지 다 잡아낼 수 있을 때 비로소 맥 짚을 줄 아는 사람이 되며 그제서야 맥의 달인(達人)이 될 수 있다. 맥의 달인이란 쉬운 맥, 어려운 맥 다 짚을 줄 아는 사람이다. 사람을 척 보면 무슨 체질이라고 쉽게 나오는 사람들이 있다. 소위 전형적 체질이다. 임상에서 이런 사람들을 약 30% 정도 만날 수 있다. 이렇게 외형적으로 체질이 가려지는 사람들 때문에 체질을 잘 모르는 한의사들도 때때로 체질치료가 가능하다. 문제는 나머지 70%의 사람들이다. 이 사람들의 경우에는 온갖 지식을 동원해 이리저리 끼워 맞춰 체질을 가리려 애써 보지만 대개는 실패한다. 결국 이렇게 체질이 잘 안 가려지는 사람들 때문에 체질의학이 어렵다, 심지어 "체질은 없다."라는 말을 듣게 된다. 우리가 체질맥진을 공부하는 이유는 현존하는 어떤 방법을 써도 결국 체질을 가릴 수 없는 사람들이 너무나 많기 때문이다.

체질맥진을 숙달하는 과정에도 단계가 있다.

처음에는 체질맥 현상조차 모르고 손가락 끝이 센서로 작용한 바가 없어 거의 아무것도 느끼지 못한다. 그러므로 맥진은 우선 체질맥 현상을 느끼는 것 자체가 첫 단계가 된다. 체질맥진의 올바른 파지방법으로 맥을 짚으면 반드시 세 손가락 가운데 한 군데서만 맥을 느끼게 되는데 이것이 소위 체질맥 현상이다. 왜 맥이 한 손가락에서만 느껴지는가. 그것은 사초장부 중에 가장 강한 장부가 맥에 발현되기 때문이며 가장 강한 장부는 하나밖에 없기 때문이다. 그것을 잡아내는 것이 기술이요 숙제다. 맥 짚은 세 손가락에서 맥동이 다 느껴지거나 두 군데서 느껴진다면 맥동이 한 손가락에서만 느껴질 때까지 훈련해야 한다. 첫 단계는 어느 손가락에서 맥동을 느끼느냐는 중요하지 않다. 내일이면 또 다른 손가락에서 맥이 뛸 수도 있기 때문이다. 그러나 맥을 짚은 세 손가락 중 하나의 손가락 끝에서만 맥이 뛰도록 잡는 것이 첫 단계다. 올바른 파지법을 배운 사람이라면 이 첫 단계는 매우 쉽게 지나간다. 맥감이 민감한 사람들 중에는 첫날에 이 단계에 도달하는 사람도 있다.

두 번째 단계는 체질맥이 늘 같은 곳에서 느껴질 때까지 훈련하는 단계다. 처음 잡았을 때는 첫 손가락에서 느끼다가 두 번째는 셋째 손가락에서 느껴진다면 아무리 체질맥 현상을 느꼈다 해도 정확한 맥진 결과가 아니다. 동일한 사람의 맥이라면 아침이든 낮이든, 다음 날이든 언제든지 맥 짚을 때마다 늘 같은 곳에서 맥을 느껴야 한다. 그러나 말은 쉽지만 실제로는 어려운 과제다. 이 단계에서 외부 도움 없이 순전히 독학으로 맥진을 훈련한다는 건 불가능하지는 않지만 쉽지 않은 과제다. 피아노를 처음 보는 사람이 베토벤 악보를 갖다놓고 혼자 익히거나 골프채를 처음 본 사람이 스스로 골프를 익혀 싱글에 이르는 격이다. 만일 먼저 숙달한 선생으로부터 올바른 파지법을 교육받아 맥 짚는 훈련을 한다면 어렵지 않게 이 단계를 지날 수 있다. 특히 이 단계에서 가장 중요한 것은 맥진 결과가 틀릴 때 선생이 이를 지적하고 다시 맥을 짚게 하는 등의 과정이다. 수많은 시행착오를 통해 점차 맥감을 익히게 되는데 맥을 가르쳐 보면 대개 이 단계에서 사람들이 가장 어려워하고 난감해 한다. 그러나 다행히도 이 과정이 오래 걸리지는 않는다. 빠르면 몇 달에서 6개월 정도 걸리는 이 과정을 통과한 사람만 비로소 그 영광스런 맥진의 달인이 되는 과정으로 진입할 수 있다.

세 번째 단계는 쉽게 분별되는 맥부터 짚어 체질을 가려 나가는 단계다. 앞서 언급했듯 사람마다 맥동이 달라 잡기 쉬운 맥이 있고 어려운 맥이 있다. 초보자가 처음 맥진훈련을 할 때 마침 어려운 맥이 걸리면 난처하다. 아무리 노력해도 맥이 안 잡히면 실망하고 결국 체질맥을 부인하거나 중도에 포기하게 되기 때문이다. 맥 훈련 과정에서 이 사람 저 사람 맥을 잡다보면 쉽고 어려운 맥이 섞여 있기 마련이다. 기초부터 고급까지 잘 짜여진 피아노 교본처럼 맥진도 쉬운 맥부터 어려운 맥을 순차적으로 훈련시키는 과정을 만들기가 현실적으로 불가능하다. 맥이 어느 때는 잘 잡히다가 어느 때는 안 잡히니 갈등하거나 혼란스럽게 되는데 이것을 당연한 현상으로 인식해야 한다. 맥진 숙달의 전 과정을 통틀어 이 단계가 가장 중요하며 이 단계에서 초보자들은 일정한 시간을

사상맥진과 진료의 실제

보낸다. 일단 체질맥을 느끼고 쉬운 사람의 맥이 잡히기 시작하면 그 결과에 따라 침과 약을 쓰기 시작하는데 결과가 좋으면 점차 맥진에 대한 확신이 생기게 된다. 진맥을 임상에 결부하여 실용하는 단계인데 여기까지 온 사람이라면 맥진 과정에서 설령 가끔 맥이 틀리거나 혹 못 잡는다 해도 실망하거나 포기하지 않는다. 이미 맥을 아는 사람이기 되었기 때문이다.

맥진의 네 번째, 맨 마지막 단계는 어려운 사람들의 맥을 하나하나 점령해 나가는 단계다. 아무리 짚으려 해도 짚어지지 않는 맥을 잡아내 극복해 나가는 단계로 이 단계가 가장 긴 여정이다. 맥을 이미 알고 자신도 생겼지만 아직도 때때로 만나게 되는 다양한 어려움을 극복해 나가는 과정이기 때문이다. 이 단계는 짧으면 5년에서 길면 10년 이상의 시간이 필요로 하며, 이 기간 동안 오로지 맥진에 정진하여 일정한 차원까지 이른 사람은 마침내 '맥의 달인'이란 칭호를 부여받을 자격이 생긴다. 이제 막 맥진을 시작한 초보자가 맥진을 완성하는 데 5~10년이 걸린다는 말을 접하면 실망하거나 공부하고 싶은 열정이 사라질지도 모른다. 그러나 겁먹을 필요가 없다. 이것은 맥의 달인이 되기까지의 시간일 뿐이며 맥을 짚어 임상에 결부해 효과를 실감하는 세 번째 단계에 이르는 것은 일 년도 채 안 걸리기 때문이다. 나는 열 명의 맥을 보았을 때 여덟 명을 맞히는 정도에 이르렀을 때를 맥의 세 번째 단계를 지난 것으로 판단한다. 그 이후부터는 달인이 되는 단계에 들어가는 것이며 무술로 말하자면 유단자를 지나 고수가 되는 길로 접어드는 것이다. 맥의 달인이 되는 단계는 자신이 짚은 맥진을 확신하여 오직 내 손가락만 완전히 믿는 단계를 말한다. 이 단계에 이르면 적어도 체질판별에 관한 한 환자의 외양, 성격, 병정이 어떻든 다른 체질의학 대가의 판별 결과가 어떻든 흔들리지 않고 오직 내가 짚은 내 손가락의 결과만 믿게 된다. 환자의 외양을 보고 이 환자는 태음인이겠군 하는 생각으로 맥을 짚었지만 막상 맥 짚고 나서 '어, 소양인이네' 하고 놀라는 단계다. 즉 내 의식과 내 손가락이 완전히 따로 놀게 된다. 이쯤 되면 진맥한 한의사로서 자기의 이성적 판단보다는 자기 손가락이 짚어낸 맥진결과만 믿게 된다. 달인의 단계에 이른 것이다.

결론적으로, 체질맥진에 정진하는 사람들의 훈련 과제는 자신의 맥진 결과를 점차적으로 정교하게 다듬어 나가는 것이다. 처음엔 세 명 중 두 명이 틀리지만, 점차 세 명 중 한 명이 틀리다가 나중엔 열 명 짚어 한 명만 틀리고 나머지는 다 맞히는 식이다. 백 명의 맥을 짚어 백 명 다 맞히는 것은 어려울지 모른다. 육체 감각기관을 동원해 사람이 하는 일이라 실수도 있을 수 있고 맥진의 상대에 따라 맥이 안 나오는 경우도 있을 수 있기 때문이다. 내 맥진 결과가 얼마나 성장하고 있는지는 자신의 맥진 결과에 의거해 치료한 환자들의 치료 결과가 말해준다. 그동안 개인적으로 한의사들에게 맥진을 가르치면서 어떤 사람은 빠르게 성장하고 어떤 사람은 중도에 낙오하는 것을 보았다. 마음으로는 내가 가르친 사람들이 모두 맥진의 달인이 되었으면 좋겠지만 그것은 욕심일 것이다. 다만 지금 맥진공부에 정진하고 있는 사람들에게 하고 싶은 말이 있다. 그것은 맥진공부가 쉬운 것도, 어려운 것도 아니라는 사실이다. 적당히 훈련하면 익혀지는, 누구나 다하는 맥진법도 아니지만 그렇다고 수년을 정진해도 실체가 안 잡히는 헛도깨비 같은 맥법도 아니다. 분명히 노력한 만큼 정직히 결과가 나온다. 나는 정녕 맥을 아는 한의사가 되겠다는 비전을 놓치지 않고 꾸준히 전진하여 일정한 정도에 도달한 사람이라면 빙긋이 웃으면서 "체질맥진, 그렇게 어렵지 않아요."라고 말할 수 있을 것이다.

2부 이론편

사상의학은 유형론(類型論)의학이다

사상의학은 유형론의학이다. 이것이 이제부터 공부하는 사상의학의 가장 기본적인 전제다. 따라서 이제부터 전개되는 사상의학의 생·병리 이론과 방제, 약물 모든 것이 이 유형론의 틀에서 전개된다. 유형론이란 인간이나 사물, 현상에 유형을 설정하여 본질을 이해하려는 일종의 방법론이다. 어떤 이론적 기준에 따라 유형으로 분류하여 이해하고 연구하는 방법은 언어유형학, 심리유형학, 종교유형학, 체형유형학 등 다양한 분야에서 나타나는데, 우리가 공부하는 사상의학은 의학유형학 혹은 유형론적 의학으로 정의한다. 기존의 유형학은 이미 존재하고 있는 현상을 분석하여 귀납적으로 유형을 설정하고 그 틀로 본질을 이해하지만 사상의학은 구태여 우리가 유형을 따로 설정할 필요가 없다. 이제마 선생이 이미 장부구조에 따라 유형 기준을 설정해 놓았기 때문이다. 그러므로 사상의학은 장부구조의 대소에 따라 유형을 설정해 생·병리를 이해하고 그에 따라 치료책을 강구하는 장부구조 유형학이라 정의한다.

요즘은 학문뿐 아니라 물건을 판매하는 마케팅 분야에서도 이런 유형론적 방법론을 활용한다. 〈심리학을 통한 효과적 판매전략 (Effective Selling through

Psychology))[020] 이란 책을 보면 사람을 4가지 타입으로 분류하여 각 유형마다 판매전략을 개별적으로 달리하는 방법론을 설명하는데, 책의 저자는 물건을 판매할 때 개별적 취향을 가진 불특정 다수의 구매자를 모두 동일하게 만족시키는 판매전략이란 있을 수 없다는 전제로 출발한다. 따라서 모든 고객에게 천편일률적으로 동일한 멘트를 사용하는 것보다 분류된 유형에 따라 개별적인 맞춤형 멘트로 접근하여 설득할 때 판매고가 확연한 차이를 보인다는 것이다. 이러한 유형론적 방법론은 유형을 분류하고 그에 따른 개별적 대응책으로 접근하기 때문에 문제해결에 매우 효과적이다.

의학에 있어서도 마찬가지다. 지금까지의 의학은 인간의 개별적 차이를 인정하지 않고 모든 인간은 동일하다는 전제를 기본으로 한다. 소위 집단의학으로 동일하게 진단된 환자들에게 모두 동일한 치료(One drug fits all)를 제공하는 것이다. 그러나 같은 약물을 투여했는데 사람에 따라 약물대사의 차이는 물론 약물효능 및 부작용에도 차이가 발생하는 현상이 생긴다. 폐경기 여성에게 에스트로젠이나 프로게스테론과 같은 여성호르몬을 투여할 경우 20% 정도에서는 약물에 반응하지 않는 경우가 있다. 당뇨병을 앓고 있는 환자의 경우에도 동일한 약물을 투여할 경우, 혈당은 조절되는데 합병증이 잘 생기는 사람이 있고 혈당은 조절이 안 되는데 합병증이 안 생기는 사람도 있다. 의학이 고도로 발달한 오늘의 시대에도 이러한 개인차는 여전히 풀리지 않는 숙제로 남아있다. 한의학이라고 다르지 않다. 정확한 변증으로 처방을 냈는데 어떤 사람에게는 잘 듣고 어떤 사람은 부작용이 생긴다. 숙지황이 들어간 처방을 쓰면 설사를 하는 사람이 있는가 하면 오히려 소화가 더 잘되는 사람도 있다. 임상을 하다 보면 만나게 되는 이런 분명한 현상 앞에서 고심하지 않을 수 없다. 개인 차이를 발생시키는 소인(素因)을 알 수 있다면 모든 환자에게 일률적인 치료책을 주는 대신 개개인의 특성에 맞는 보다

020_ https://www.amazon.com/Effective-Selling-Through-Psychology-Dimensional/dp/0884103935

발전된 형태의 치료대책을 세울 수 있을 것이다. 결국 집단의학이 개인의학, 맞춤의학, 개별의학으로 전환되지 않으면 동서의학을 막론하고 오늘날의 의학은 그 한계에서 벗어날 수 없다. 의학의 유형론적 접근은 결국 치료효율을 높여 효과적으로 질병에 대응하려는 데 목적이 있다. 즉, 생리적 특성, 병태(病態)의 양상, 발현하는 병증(病症)의 속성, 그리고 그에 대한 치법(治法)까지 모두 유형에 따라 사전에 분류해 놓고 그에 따라 개별적 접근을 하기 때문에 치료효율과 효과측면에서 기존의학과 월등한 차이를 보인다.

　　　이러한 장점 때문에 최근 중국 전통의학에서도 유형론적 한의학이 대두되고 있는 것은 흥미로운 현상이다. 1980년대 북경 중의대 왕기(王琦) 교수에 의해 제창된 소위 중의(中醫)체질학인 구체질론(九體質論)이 그것이다. 이 교수는 "체질이란 체질성(體質性) 질병의 발생과 발전에 중요한 작용을 하며 질병의 발생은 체질과 관계되지 않는 것이 없다."고 주장하며 사람을 기허(氣虛)체질, 양허(陽虛)체질, 음허(陰虛)체질, 담습(痰濕)체질, 습열(濕熱)체질, 어혈(瘀血)체질, 기울(氣鬱)체질, 특이(特異)체질, 평화(平和)체질 등으로 나누고 있다. 전통 중의(中醫)학자이지만 오랜 시간 임상을 하면서 사람마다 유독 잘 발생하는 병기(病機)가 있음을 발견하고 이를 기준으로 유형을 분류했다. 체질과 질병은 밀접한 관계가 있어 체질이 다르면 질병 유발요인에 대한 감수성도 달라지고 질병의 경향성에도 영향을 미친다고 본 것이다. 예를 들어 양허(陽虛)체질을 가진 사람은 한증(寒症)이 발생하기 쉽고 발병 후에도 한화(寒化)되기 쉬우며, 음허(陰虛)체질은 열증이 발생하기 쉽고 발병 후에 쉽게 열화(熱化)가 진행된다고 본 것이다. 또한 노인들은 허증, 소아들은 외감성 질환이 발생하기 쉬우므로 이를 모두 유형으로 분류했다. 그리하여 이러한 체질의 편향성을 조정할 수만 있으면 근본적인 차원에서 질병을 예방하고 치료할 수 있다고 본 것이다. 그의 이론은 "사람과 증상의 변별에 있어 사람이 본(本)이고 증상이 표(表)이며, 증(證)은 사람에 따라 다르고 치료의 승패는 사람에 달려있으니 사람이 우선이고 증은 그 다음이다."[021]라고 말한 장경악의 견해에 바탕을 둔 것이다. 즉 치료의 포인트를 병에 두지 않고 사람에 두고 있다. 체질은 병과 증이 발생하는 배경이며 질병의 경향을 결정하고 증의 변화에 영향을 미치므로 그의 체질론은 체질의 편향(偏向) 상태를 개선함으로써 질병을 치유하고 예방하고자 한 것이다. 왕기 교수가 이제마 선생의 사상의학으로부터 체질론적 아이디어를 차용한 것인지는 알 수 없으나 유형론적 방법론으로 전통 한의학을 접근하려는 시도는 중국한의학의 연구수준을 한 단계 더 발전시킨 것으로 평가 받을 만하다.

021_　当识因人因证之辨° 盖人者本也 ; 证者标也° 证随人见 , 成败所由 , 故当以因人为先 , 因证次之°(景岳全書 44권卷, 烈集)

유형(類型)의 기준

사상의학에 있어 유형을 나누는 기준은 장부구조다. 심장을 제외한 폐비간신 사장(四臟)의 대소구조에 따라 체질은 넷의 유형으로 분류된다. 이것을 이제마 선생이 사상(四象)이라 명명한 것은 사상이 음양으로부터 분화(分化)되었다는 의미를 내포하고 있다. 즉 음체질, 양체질이 각각 태음, 소음의 체질과 태양, 소양의 체질로 분화된 것이다.[022] 둘이 넷으로 분화되었다는 것은 넷이 다시 여덟으로, 여덟이 다시 열여섯으로 분화될 수 있음을 시사한다. "태극(太極)이 양의(兩儀)를 낳고, 양의가 사상(四象)을 낳으며, 사상은 팔괘(八卦)를 낳는다."는 주역의 개념은 원리적으로 음양의 분화가 지속적으로 이뤄질 수 있음을 의미한다. 유형이란 세분(細分)할수록 더 정교한 특성들을 담아내므로 음양체질보다는 사상체질이, 사상체질보다는 여덟 체질로 구분하여 이해하는 편이 개개의 특성에 더욱 분명히 접근할 수 있다. 그러나 그렇다고 해서 하나의 현상이나 사물을 분류할 수 있을 때까지 최대한으로 세분할수록 좋은 것은 아니다. 유형이 많아지면

022_ 사상의학에서의 태소음양과 주역에서의 태소음양은 용어는 같으나 내용에 있어서는 다르다. 이에 대해서는 별도로 설명한다

많아질수록 유형학으로서의 강점과 이점은 사라지고 유형적으로 분류하는 의미를 잃게 되기 때문이다. 한의계 일각에서 24체질론, 32체질론, 64유형론 등에 이어 심지어 640 체질론을 주장하는 이론도 있지만 그렇게 많이 세분하여 체질을 나누면 더 이상 유형학으로 볼 수 없다. 그 많은 유형으로 분류해 들어가는 기준과 그 모든 유형의 개별적인 생·병리의 차이, 그에 대응하는 처방의 구성 등을 모두 각각 공부해야 할 것이니 아예 처음부터 개개의 특성을 인정하고 개별적으로 접근하는 편이 낫지 구태여 수십, 수백의 유형으로 분류할 필요가 없기 때문이다.

　　　이제마 선생은 체질을 넷으로 구분했지만 점차 의학경험이 많아지면서 생각이 바뀌게 된다. 넷을 다시 여덟로 쪼개어 이론을 전개한 것이다. 1894년의 갑오판 동의수세보원 팔병태(八病態)의 편명이 1900년도 경자판에 이르러 바뀌었는데, 갑오판 저술 당시만 해도 이제마 선생은 대소(大小) 장기의 구조 중에서 모두 취약한 장기, 즉 편소(偏小)장기의 문제로 병이 발생한다고 보았다. 예컨대 신대비소(腎大脾小) 구조를 갖는 소음인은 외감병, 내촉병 모두 작은 장기인 비(脾)로 인해 병증이 발생한다 보고 외감려병(外感膂病)론, 내촉위병(內觸胃病)론으로 전개하였다.[023] 소양인 역시 작은 장기인 신(腎)이 문제라고 봤기 때문에 신에 속한 방광과 대장을 따서 외감방광병(外感膀胱病)론, 내촉대장병(內觸大腸病)론이 되었다. 따라서 이 당시만 해도 이제마 선생은 보명지주(保命之主)와 완실무병(完實無病)의 의미를 강조하였는데 편소(偏小)장기가 항상 문제의 근원이 되므로 취약 장기의 부족함을 채우고 관리하는 것이 천수(天壽)를 누리는 관건이라 본 것이다. 폐대간소한 태양인은 부족한 간의 흡취지기(吸聚之氣)를, 비대신소한 소양인은 약한 신의 음청지기(陰淸之氣)를 잘 다스리는 것이 보명지주가 되고, 한편 비(脾)가 약한 소음인은 음식만 잘 소화시킬 수[024] 있으면 병이 없고 신(腎)이 약한

023_　여기서 려(膂, 등골)와 위(胃)는 작은 장기인 비(脾)에 속한다.

024_　脾胃裏氣充實

소양인은 대변만 잘 나오면[025] 병이 없다는 소위 완실무병론도 늘 작은 장기가 문제가 된다는 생각에서 나온 것이다.

그러나 이런 그의 생각은 6년 후 경자본으로 개편하면서 결정적으로 바뀌게 된다. 편소(偏小)장기만의 문제가 아니라 편소(偏小), 편대(偏大)장기 모두가 문제가 되는 것으로 생각의 지평이 넓어진 것이다. 경자본에서 바뀐 팔병태의 편명(篇名)을 보면 큰 장기, 작은 장기가 각각 개별적인 편명으로 나뉜다. 소음인의 편소장기 위주였던 외감려병(外感䯏病)론, 내촉위병(內觸胃病)론은 각기 신수열표열병(腎受熱表熱病)론과 위수한이한병(胃受寒裏寒病)론으로 각각 편대한 신(腎)과 편소한 위(胃)로 나뉘어 병태론이 바뀌고, 태음인의 외감뇌병(外感腦病)론과 내촉위완병(內觸胃脘病)론 역시 위완수한표한병(胃脘受寒表寒病論)론과 간수열이열병(肝受熱裏熱病)론으로 편소한 위완(胃脘)과 편대한 간(肝)의 병태론으로 바뀐다.[026] 즉 편소, 편대한 장기 모두가 병태를 야기하는 관점으로 바뀐 것이다. "소양인은 대장의 수곡을 내보내는 음한지기(陰寒之氣)가 부족하므로 위 속의 수곡을 받아들이는 양열지기(陽熱之氣)가 반드시 성하게 된다."[027]라는 말은 그동안 신소(腎小)한 음한지기만 문제 삼았지만 그로인해 필연적으로 치성하게 되는 위의 양열지기 또한 문제가 되므로 체질적으로 취약한 장국, 과도한 장국 모두가 균형을 잃으면 병변으로 이어진다는 관점으로 확장된 것이다.

025_ 腎大腸裏氣充實

026_ 편명의 변경에 있어서 태양인 편명만 바꾸지 않고 그대로 있는데 이는 이제마가 말한 바 처럼 태양인에 대해서는 "경험이 두루하지 못하고 정력이 소진되었기 때문(經驗未遍而 精力已憊故)"으로 아직 바꾸지 못했던 것으로 보인다.

027_ 少陽人大腸出水穀 陰寒之氣不足則 胃中納水穀 陽熱之氣必盛也

사체질 四體質	팔병태(八病態)(갑오판 명칭)	팔병태(八病態)(경자판 명칭)	한열(寒熱)
태양인	외감요척병론(外感腰脊病論)	외감요척병론(外感腰脊病論)	표열(表熱)
	내촉소장병론(內觸小腸病論)	내촉소장병론(內觸小腸病論)	이한(裏寒)
소양인	외감방광병론(外感膀胱病論)	비수한표한병론(脾受寒表寒病論)	표한(表寒)
	내촉대장병론(內觸大腸病論)	위수열이열병론(胃受熱裏熱病論)	이열(裏熱)
태음인	외감뇌추병론(外感腦脂病論)	위완수한표한병론(胃脘受寒表寒病論)	표한(表寒)
	내촉위완병론(內觸胃脘病論)	간수열이열병론(肝受熱裏熱病論)	이열(裏熱)
소음인	외감려병론(外感病論)	신수열표열병론(腎受熱表熱病論)	표열(表熱)
	내촉위병론(內觸胃病論)	위수한이한병(胃受寒裏寒病論)	이한(裏寒)

이제마 선생은 경자본에서 편명을 개편하면서 그동안 써 온 내촉병, 외감병이란 용어를 버리고 새로운 용어를 사용한다. 즉 표리한열의 개념을 이용하여 신수열표열병, 위수한이한병 등으로 표기했는데 명명(命名)의 원리를 보면 모든 체질에서 작은 장국은 한(寒)을 받고 큰 장국은 열(熱)을 받는데, 소양, 태음인이 열을 받으면 이열(裏熱), 한을 받으면 표한(表寒)이 되고 소음, 태양인은 그 반대가 된다. 이 편명이 의미하는 바는 대소(大小)장기로 구분되는 네 체질 중에서 큰 장국은 열을 받아 열성의 병태를 나타내는 열체질이 되고, 작은 장국은 한을 받아 한성의 병태를 나타내는 한체질이 된다는 것이다. 겉으로는 하나같이 보이는 체질이라도 한 꺼풀 벗기고 들여다 보면 열성을 나타내는 체질과 한성을 나타내는 체질이 별개로 존재하기에 이제마 선생은 하나의 챕터로 기술하지 않고 이렇듯 한열의 병태로 나누어 각각 별도의 장으로 기술했다. 그러므로 이제마 선생이 동의수세보원에서 전개한 여덟 개의 병태론은 그것 자체로서 생득적으로 타고나는 고정(固定)된 병태를 의미하며, 가변(可變)적 병증 현상을 서술한 것이 아니라 그 자체로서 각각의 체질을 예표하는 유형의 기준이 된다. 이것은 이제부터 전개되는 체질론의 매우 중요한 전제가 되므로 더 부연설명을 하기로 한다.

한열 현상은 체질이다

태음인편의 위완수한표한병론(胃脘受寒表寒病論)에 다음과 같은 의미심장한 말이 나온다.

> 대체로 온역(溫疫)은 먼저 그 사람의 소병(素病)을 잘 살피면 표리허실
> 을 알 수 있다. 소병(素病)이 한증(寒證)인 사람이 온병(溫病)에 걸리면
> 증상 역시 한증(寒證)을 보이며, 소병(素病)이 열증(熱證)인 사람이 온병
> (溫病)에 걸리면 증상 역시 열증(熱證)을 보인다.028

이 조문은 두 가지 중요한 전제조건을 함의(含意)하고 있기 때문에 의미심장하다.

첫째, 소증한자(素證寒者), 소증열자(素證熱者)란 말이 등장하는데 이는 사람이
질병 이전(以前)의 건강상태일 때도 평소 몸이 열성을 갖는 사람, 한성을 갖는 사람이

028_ 大凡瘟疫 先察其人素病如何則 表裏虛實 可知已 素病寒者 得瘟病則 亦寒證也 素病熱者 得瘟病則 亦熱
證也

사상맥진과 진료의 실제

각기 존재함을 말하고 있다.

둘째, 이렇게 소증으로 한증이나 열증을 가진 사람들이 질병에 걸리면 평소 소증 경향에 따라 증상도 각기 열성과 한성의 병증을 나타낸다는 것이다.

일반적으로 몸이 찬 체질이나 더운 체질이 존재한다는 사실은 너무나 분명한 현상이므로 이를 부인할 수 없다. 실제 임상을 하다 보면 평소 몸에 열이 많다는 사람, 몸이 차다는 사람을 자주 본다. 질병상태가 아닌 건강상태인데도 소증(素證)으로 열성과 한성을 갖고 있다는 사실은 어느 체질이든 관계없이 사람에게는 기본적으로 한체질과 열체질이 존재함을 의미한다. 사람이 질병에 이환되면 병증이 열증을 나타내기도 하고 한증을 나타낼 수도 있지만 이는 원칙적 이야기이고 실제로 평소 열이 많은 사람이 병에 걸리면 평소의 소증경향에 따라 증상도 열증을 많이 보이고 몸이 찬 사람은 증상도 한증이 자주 나타난다. 이를 거꾸로 해석하면 질병에 이환되었을 때 그 사람의 병증 상태를 잘 관찰하면 나타나는 병증에 따라 그 사람의 건강상태일 때의 한열 경향을 유추해 알 수도 있다는 말이다.

같은 태음인편의 간수열이열병론(肝受熱裏熱病論)에는

태음인으로 얼굴색이 푸르거나 흰 사람은 조증(燥症)이 없는 경우가 많고,

얼굴색이 누렇거나 붉거나 검은 사람은 조증(燥症)이 있는 경우가 많은데

이는 간열로 인해 폐가 말라 오는 현상이다.[029]

란 말이 나온다. 이는 평소 열성을 갖는 태음인과 한성을 갖는 태음인에 대해 언급한 조문이다. 즉, 평소 얼굴색이 푸르거나 희어서 조증(燥症)이 없는 태음인이 있는 반면, 얼굴색이 누렇거나 붉어서 평소 조증이 잘 나타나는 두 가지 태음인이 존재한다는 설명

029_ 太陰人面色靑白者 多無燥證 面色黃赤黑者 多有燥證 蓋肝熱肺燥而然也

이다. 얼굴색이 누렇거나 붉어 조증이 있는 사람은 평소 구갈(口渴), 변비(便祕), 구고(口苦), 다음(多飮) 같은 열증의 소증이 나타나고, 얼굴색이 푸르거나 희어서 조증이 없는 사람은 기단(氣短), 설사(泄瀉), 정충(怔忡) 등 한증의 소증이 잘 나타나므로 전자(前者)를 열태음인, 후자(後者)를 한태음인이라 분류하기도 한다. 이제마가 태음인 병태론에 이렇듯 열성이 있는 태음인과 한성이 있는 태음인을 극명하게 대조해 기술하고 있으므로 체질은 넷밖에 없다고 주장하는 사람들조차도 열다형(熱多型) 태음인과 한다형(寒多型) 태음인이 각각 존재한다는 사실을 부인하지 않는다. 이제마 선생은 이 두 가지 각기 다른 태음인에 대해 위완수한표한병론과 간수열이열병론에서 각각 장을 달리하여 병태론을 설명하고 있다.

그렇다면 여기서 우리는 중대한 질문을 던질 수 있게 된다. 이렇듯 소증으로 열성인 체질과 한성인 체질은 오직 태음인에게만 존재하는 현상일까? 태음인 병태론에서만 한열 태음인에 대해 명확히 기술하고 있으니 다른 체질에는 한·열체질이 없다고 주장한다면 이는 매우 어리석은 단견(短見)이다. 앞서 살펴 본대로 사람에게는 어느 체질이든 불문하고 상대적으로 열이 많은 사람, 몸이 찬 사람 등이 존재하고 있는데, 태음인 병태론에서 이제마 선생은 이런 현상을 각각 이열병과 표한병의 병태로 분류해 병증론을 전개하고 있다. 그렇다면 그와 동일하게 한열의 병태로 둘씩 나눠 전개한 다른 체질 역시 당연히 각각 한·열체질이 존재한다는 결론을 내릴 수 있다. 예컨대 비수한표한병과 위수열이열병으로 전개한 소양인 역시 몸이 찬 소양인과 상대적으로 열이 많은 소양인을 분리해 설명한 것이다. 소양인 망음증을 설명한 조문 가운데 신한(身寒) 복통 설사자와 신열(身熱)두통 설사자의 두 가지 경우가 나오는데 여기서 등장하는 각각 신한자(身寒者)와 신열자(身熱者)라는 용어는 몸이 찬 소양인과 몸이 더운 소양인을 의미한다. 즉 같은 소양인이지만 몸이 찬 소양인과 몸이 더운 소양인이 따로 있으니 같은 병증이 나타나더라도 이 둘을 분리해 약도 달리 써야 한다는 말이다. 신수열표열병론(腎受熱表熱病論)과 위수한이한병(胃受寒裏寒病)론으로 나누어 전개한 소음인의 병태론 역시 열성을 가진 소음인으로 병증 또한 열성을 잘 나타내는 소음인과 한성을 가진 소음인으로 한성의 병증을 갖는 소음인을 분리하여 병태를 설명한 것이다.

그러므로 동의수세보원에서 네 체질을 각각 한열의 병태로 나누어 팔병태(八病態)로 논지를 전개한 이제마 선생의 의도는 네 개의 체질이 다시 한·열체질로 나뉘져 모두 여덟의 체질이 존재함을 예표하고 있는 것이다. 네 체질이 한·열로 다시 나눠지는 현상을 병증현상으로 보지 않고 체질현상으로 보는 이유는 그런 소증의 한·열 현상은 일시적으로 상황에 따라 나타났다 사라지는 병증이 아니라 처음부터 타고나는 체질적 성향이기 때문이다. 즉 열성의 성향을 갖는 체질과 한성의 경향을 갖는 체질의 경향성은 생득적인 것이며 이 성향은 살아있는 동안 변하지 않고 유지된다. 이 두 가지 상반된 체질은 너무나 다른 생·병리를 갖고 있고 뒤에서 배우게 되겠지만 형태적, 기질적, 병증약리적 모든 면에서 완전한 독립체적인 개별특성들을 갖고 있으므로 이를 별개의 체질이라 말할 수밖에 없다. 실제로 태소음양인을 각각 한·열의 체질로 분리해 놓고 보면 이름만 같을 뿐 전혀 같은 체질이라 할 수 없을 정도로 다르다. 상기 조문에서 말하고 있는 바처럼 한태음인, 열태음인은 평소 얼굴 색깔부터 다르고 소증도 다르고 체형, 성격이 다르고 생리와 병리가 다르고 잘 이환되는 병도 다르고 치료방침, 처방도 모두 다르다. 그러므로 이 둘을 도저히 같은 하나의 체질로 보기가 불가능하다. 오히려 유사한 면으로 말하자면 한태음인은 한소음인과 훨씬 더 서로 비슷하고 공통점이 많다. 체형, 용모, 한열의 생·병리가 유사한 점이 너무 많아 경험 많은 사상의(四象醫)들이 혼동을 일으킬 정도로 흡사하다. 오늘날 사상의학계의 가장 큰 문제점은 체질은 넷밖에 없다는 명제에 너무 집착한 나머지 이렇게 서로 너무나 다른 두 체질을 하나로 묶어 인식하면서 고정적으로 존재하는 한열의 병태를 상황에 따라 나타났다가 치료하면 사라지는 한증과 열증의 가변적 병증으로 이해했기 때문에 발생하는 것이다.

국내 사상의학의 계보

여기서 잠깐 우리나라 사상의학의 학문적 계보와 간략한 역사를 짚어 보고 넘어가는 시간을 갖기로 한다. 이 책의 내용을 공부하는 데 있어 나름의 의미가 있기 때문이다. 1900년 이제마 선생이 졸(卒)하신 이듬해인 1901년 율동계 후학들에 의해 동의수세보원 신축(辛丑)본이 편집 발간되었고, 이후 70년이 지난 1970년에 사상의학회(四象醫學會)라는 정식 학술단체가 국내에 창립되었다. 이후 3년이 지나 동의수세보원이 한국어로 번역되었고, 다시 3년 후 한의과 대학에 사상의학이 정식교과목이 되었으니 우리나라에 사상의학이란 학문이 대중적으로 연구되기 시작한 시점을 이때쯤으로 잡기 시작하면 오늘날의 사상의학은 채 50년이 안 되는 비교적 짧은 역사를 갖고 있다. 이 때문에 사상의학이란 학문은 이론면에서 아직 확실하게 정립된 의학이라 볼 수 없는 점이 많다. 학교에서 가르치는 이론과 임상가에서 전수되고 있는 이론 사이에 괴리가 있고 일관성도 결여되어 있어 다양한 관점과 이론(異論)이 혼재해 마치 기독교에 많은 교파가 있듯, 접근하고 해석하는 관점에 따라 다양한 학파가 존재한다. 그 다양한 학설(學說)과 이설(異說) 중에서 가장 극명하게 드러나는 두 가지 큰 흐름이 있는데, 팔병태론에서 기술되는 한열 병태론을 병증현상으로 파악하는 소위 한열병증론(寒熱病症論)과 이를 별개의 체질현상으로 파악하는 한열체질론(寒熱體質論)이다. 전자(前者)는 우리나라 대학에서 가르치는 학설이고 후자(後者)는 북한이나 중국 만주 등 연변 지역, 현재 우리나라 임상가 일부에서 인정되는 학설이다. 태어날 때부터 한다(寒多)형, 열다(熱多)형 같은 특징을 체질적으로 갖는다는 이론을 접하고 놀라거나 거부감을 갖는 한의사가 많은데, 그 이유는 학교에서 그렇게 배우지 않았기 때문이다. 어떤 관점이 더 합리적이고 실제적 체질현상을 설명하고 있는지는 실제적 임상경험에 따라 공부하는 사람 스스로 판단할 일이다.

이제마 선생의 고향 함흥(咸興)에서 지리적으로 얼마 떨어지지 않은 북만주 지역은 조선족이 많이 살고 있어 이 지역에서 소위 조의학(朝醫學)이란 명칭으로 전수되고 있는 사상의학 이론이 북한의 사상의학 이론과 동일하거나 유사할 것은 당연한 현상이다. 지리적 근접성으로 북한과 연변 지역은 전적으로 다른 별개의 이론이 태동되기 힘들다. 반면에 남과 북의 소통이 철저히 단절된 상황에서 7, 80년도에 이르러 대학 강단에서 가르치기 시작한 남쪽의 사상의학은 아무래도 학문의 뼈대를 정립하고 가르치기 시작한 사람의 논리에 강한 영향을 받을 수밖에 없을 것이다. 지리적 문제, 남북분단으로 인한 소통단절로 인해 남한에서는 북한과 다른 이론과 학파가 발생하기 쉬운 환경을 주었고 이것이 바로 오늘날 우리나라의 사상의학과 북한의 사상의학이 다르게 된 가장 큰 이유이다.

수년 전 한방의료 전시회에서 북한에서 들여왔다는 소위 '금빛말'이라는 체질감별 기계를 접한 적이 있다. 지문(指紋)을 인식하여 체질을 가리는 컴퓨터 장치인데 여기서 체질감별의 결과는 소위 열소양인, 한소양인 하는 식으로 구분하여 감별하고 있었다. 그 기계의 체질판별 성능문제는 일단 논외로 치더라도 이런 사실로 보아 북한에서는 처음부터 한열체질을 인정하고 있음을 알 수 있다. 만주에서 나온 조의학(朝醫學)이란 책을 보면 한열체질에 대한 다음과 같은 설명이 나온다.

조의학(朝醫學)에서는 사상인의 열다(熱多)형과 한다(寒多)형으로 분할된다고 인정한다. 이것은 변증의 관건이다. 사상인 열다형과 한다형의 특징을 나누어 말하면 다음과 같다.

태양인: 열다형은 형체가 소수(消瘦)하고 낯은 불그므레하고 피부는 건조하다. 한다형은 체형이 비대하며 면색은 희고 피부는 습윤하다.

소양인: 열다인은 형체가 약하고 면색은 붉고도 노랗고 피부는 건조하며 두툴두툴하다. 한다형은 면색이 창백하고 목이 가늘며 형체는 비반(肥胖)하며 혹간 약하기는 하나 조증이 없다.

태음인: 열다인은 면색이 붉고 목은 가늘고 조증이 많으며 체형은 비대한 자가 많다. 한다형은 면색이 창백하며 목은 가늘고 체형은 비반(肥胖)하다. 혹간 여위고 조증이 없는 자도 있다.

소음인: 열다인은 발열자가 물을 마시면 길(吉)하다. 한다형은 면색이 창백하고 피부는 거칠고 윤기가 없다. 이한증(裏寒證)으로 인하여 소화불량을 위주로 하는 각종 병증이 다발한다.[030]

사상인의 체질이 "한다형과 열다형으로 분할된다는 것을 인정한다."는 전제하에 비수(肥瘦), 안색(顔色), 체형(體形) 등 형상부터 다르다는 사실을 적시하고 있다. 그러나 국내 사상의학계에서는 한성과 열성을 따로 갖는 체질을 인정하지 않는다. 유독 태음인만은 예외여서 한태음인, 열태음인으로 인정하지만 생득적인 체질로 인정하지 않고 병증에 따라 한태음인도 되고 열태음인도 된다고 가르친다.[031] 한성, 열성을 생득적으로 가지고 태어난다는 북한 및 조의학 이론과 이를 인정하지 않는 국내 이론은 달라도 많이 달라 사실상 이 둘이 양립(兩立)할 수 있는 성질의 이론이 아니다.

국내 사상의학계에선 한·열태음인을 인정하면서도 둘 사이에 겉으로 드러나는 형상의 차이에 대해서는 언급이 없는데 이는 체질은 하나기 때문에 한열태음 체질 사이에 체형적, 형태적 차이가 없다고 보기 때문이다. 국내에서 말하는 태음인의 일반적 특징은 한마디로 비만 경향의 체질로 요약되는데 태음인의 85%를 모두 비만 혹은 비만 경향의 사람으로 인정한다. 그러므로 같은 비만 경향의 태음인 중에서 물살이 찌고 얼굴색이 희면 한태음인으로 간주하고, 얼굴이 검붉거나 조증(燥證)이 있는 사람들은 열태음인으로 간주한다. 그럴 수밖에 없는 것이 태음인은 하나의 체질로 간대폐소(肝大肺小)란 장부구조 하나밖에 없다 생각하니까 그 이론의 선상에서 두 가지 다른 체형과 형상을 가진 별개의 태음인이 있다는 것은 생각조차 할 수 없다. 그러나 뒤에서 배우게 되겠지만 같은 간대폐소(肝大肺小) 태음인이라도 중간 장기의 차이에 따라 간 〉 비 〉 신 〉 폐 구조를 갖는 태음인과 간 〉 신 〉 비 〉 폐 구조를 갖는 태음인이 따로 있다는 이론의 여덟 체질 이론의 연장선상에서 보면 자연스럽게 서로 다른 체형과 생·병리를 갖는 두 종류 태음인이 존재한다는 결론을 갖게 된다. 다만 조의학 관련 서적을 보면 각 체질에 한다형, 열다형을 인정하면서도 두 체질 간에 장부구조의 차이까지 인정하는 이론은 보이지 않는다. 국내 학계에서는 열다, 한다형을 별도의 체질로 인정하지 않고 병증으로 파악하므로 자연히 병증의 변증을 매우 중요시한다. 반면에 북쪽의 사상의학은 한다, 열다형이 각기 다른 체질이므로 처음부터 다른 체형적, 형태적 특색을 가지고 태어난다고 봐서 형상을 가리는 것을 매우 중시한다. 즉 국내에서는 변증(辨證)이 우선이고 북한이나 만주에서는 변상(辨象)이 우선이다.

앞서 우리나라 사상의학사에 대해 간략히 살펴봤는데 여기서 반드시 언급하고 넘어가지 않으면 안 되는 중요한 인물을 소개한다. 이현재(李賢宰) 선생이다. 거의 들어 본 적 없는 인물일 텐데 우리나라 사상의학계에선 잊혀진 존재다. 그러나 이분이야 말로 역사적 관점에서 매우 중요한 의미를 가진 분으로 반드시 알고 넘어가야 한다. 우리나라에서 1970년에 대한 사상의학회라는 학술단체가 설립됐지만 사실 그보다 훨씬 이전인 1945년에 사상의학(四象醫學) 보급회(普及會)라는 학술연구단체가 설립되었다. 이 단체는 한국전쟁으로 해체되었다가 이후 1957년에 사상의학회[032] 로 재창립되는데 역사적으로 말하자면 우리나라의 최초 사상의학 학술연구단체인 셈이다. 이 단체를 설립하고 이끄신 분이 1903년생 개성 출신 이현재 선생이다. 국내 사상의학 연구의 효시를 이룬 단체와 그 설립자가 잊혀진 역사, 잊혀진 인물이 된 것은 국내 사상의학계에서 그동안 이분에 대한 언급 자체가 없었기 때문이다. 이현재 선생의 사상의학회는 이제마 선생 이후 일제시대를 거쳐 해방 이후까지 이 땅에 사상의학 명맥을 이어 준 유일한 단체다. 당시 동의수세보원이 없던 시절 필사본(筆寫本)으로 동의수세보원을 만들어 보급했고, 사상의학이란 어휘 자체가 존재하지 않았던 시대에 사상의학회를 설립하여 연구 보급하였다. 그럼에도 불구하고 왜 국내 사상의학계에서는 이분과 이 단체에 대해 침묵으로 일관해 왔을까? 이 문제를 설명하려면 먼저 이 학술단체가 표방한 사상의학 이론과 오늘날 국내에서 가르치고 있는 이론에 현격한 차이가 있다는 사실을 알아야 한다. 즉 이 단체의 이론이 오늘처럼 대학에서 가르치는 한열병증론이 아니라 북한과 같은 한열체질론이라는 사실이다.

경희대 한의대 교수로 일찍부터 미국으로 건너 가 뉴욕에서 임상을 하고 있는 염태환 교수가 쓴 〈체질침진료제요(體質針診療提要)〉란 책을 보면 이현재 선생의 사상의학 보급회에 관련된 흥미로운 대목이 나온다. 독자의 편의를 위해 해당 부분을 그대로 옮긴다.[033]

(전략) 다시 말해 소양인을 비대(脾大)형상과 신소(腎小) 형상의 둘로 나누어 본 것이다. 이렇게 둘씩 나눈 한열 태소음양인론을 계승했던 분이 이현재 선생이었다. 선생의 한열 태소음양인론에서는 소양인을 처음부터 열소양인과 한소양인의 둘로 갈라놓고 있었다. 저자가 청년이던 시절에 해마다 이제마 선생의 탄생일을 맞아 개최됐던 선생의 모임에 나가 보면

언제나 많은 추종자로 가득 차 있었다. 한 가지 잊혀지지 않는 일은 참가자 명부에 주소와 전화번호 그리고 이름을 적은 후 자기의 체질명을 기재해야 하는 것이었다. 그런데 그 체질명이 한열 태소음양인명이어서 아무개는 열소양인, 아무개는 한태음인 뭐 이런 식이었다. 그리고 참석자의 인사 소개 시엔 통성명과 함께 자기가 애용하는 약방명이 무엇이라는 것을 공표(?)해야 했다. 그러자 어떤 젊은 한의사가 일어서더니 이름을 대고 자기는 십이미지황탕이라고 말하자 모두들 그분한테 일제히 시선이 집중되었다. 말하자면 십이미지황탕이 맞는 사람이 과연 어떻게 생겼는가? 하는 것을 뚫어지게 바라보는, 산 증인을 망진하는 순간이었다. 그리고 간단한 질문도 할 수 있었다. 저자는 재빨리 그분에게 그러면 그 방제 하나로 표리내외 보사가 다 되느냐고 물었다. 그랬더니 그분의 대답이 "그렇다. 나는 십이미지황탕만 먹으면 감기도 소화장애도 신경통도 피로도 변비도 다 풀리고 내 몸은 이거면 된다."라는 대답이었다. 순간 장내는 고요한 정적이 흘렀다. 상한론 증치사상으로 가득 차 있던 당시의 나로서는 머리를 주먹으로 한대 얻어맞은 것 같은 혼돈을 느꼈다. 나는 그 후 홍순용 선생을 만난 자리에서 이와 같은 한열태소음양인의 여덟 가지 체질분류법을 어떻게 생각하느냐고 물어본 일이 있었다. "체질은 태소음양인의 사상밖에는 없으며 한열은 동일인에 증으로서 왔다 갔다하는 거지요."라는 단호한 대답이었다. 4, 50년이 지난 지금도 당시의 이현재 선생의 후진들이 한열태소음양인론의 학맥을 계승하고 있는지 모르지만 그 후에 나타난 8체질의학은 8체질이라는 점에 있어서 이와 같다고 할 수 있다.

상한론 증치의학을 했던 염태환 교수가 사람이 특정 체질을 갖고 태어난다는 사실에 덧붙여 특정 처방 한 가지면 통하는 기본방 체질까지 갖는다는 말을 접했으니 그가 받았을 충격이 가히 이해될 만하다. 그러나 현재의 시점에서도 만일 하나의 처방으로 만병이 통하는 체질을 갖고 태어난다는 말을 접하면 당시의 염교수와 같이 충격을 받을 사람이 아직도 많을 것이다. 학교에서 그렇게 가르치지 않으니 배운 바도 없고 다른 데서 들어 본 바도 없기 때문이다. 한편, 당시 같은 사상의학을 하던 홍순용 선생에게 이현재 선생의 한열체질 분할론에 대해 물으니 체질은 넷뿐이며 한열은 병증으로 왔다 갔다 하는 것이라는 답을 듣게 되는 것으로 보아 당시에 사상의학을 하던 사람들 사이에도 이미 관점과 이론의 차이가 존재 했음을 알 수 있다.

염태환 교수는 나중에 팔체질 의학을 창시한 권도원 선생의 첫 제자가 되어 사상의학에 입문한다.[034] 그런데 그의 스승이었던 권도원 선생[035] 이 바로 사상 의학 보급회 회장인 이현재 선생의 제자다. 다만 염교수가 권도원 선생에게 사사 받기 시작한 시점은 권선생이 팔체질침 이론을 만들어 이현재 선생과 결별한 이 후의 일이다. 권도원 선생이 종로구 다동에 소재한 사상의학 보급회 간판을 보고 이현재 선생을 찾아가 그의 문하생이 된 것은 전쟁 직후인 1953년으로 알려져 있다. 이후에 그는 부회장 직함까지 갖게 되는데 이는 스승과 제자 사이였던 두 사람 사이가 나중엔 사상의학회를 같이 이끄는 동료 사이로 발전했음을 짐작할 수 있다. 그러나 그러던 어느 날 권도원 선생은 이현재 선생의 사상의학 보급회와 결별하게 된다. 언제, 무슨 일로 결별하게 됐는지 기록이 없어 알 길 없지만 대략 그 이유를 추측해 볼 수는 있다. 아마도 권선생이 자신의 팔체질침 이론을 정립하 고 나서부터였을 것인데, 권선생은 이현재 선생을 만나 이제부터는 자신이 정립 한 팔체질침 의학에만 전력을 다 하겠다고 양해를 구하고 결별했을 것이다. 능력 있고 똑똑한 제자이자 동료였던 그가 자신의 길을 가겠다고 결별을 선언하니 그 로서는 오른팔을 잃는 아픔이었을 것이다. 이현재 선생은 사업도 하셨던 분이라 한때 크게 성공해 돈도 많이 벌기도 한 모양인데 개인적으로는 박복한 면이 있어 안타까움을 느끼게 한다. 가장 믿었던 권도원 선생이 떠나고 그분의 자제들도 성 공을 못해 말로가 쓸쓸했던 것으로 보인다. 앞서 염태환 교수가 묘사했던 것처럼 한때 수많은 추종자가 들끓었고 해마다 동무탄신일을 기리며 학술과 보급활동을 활발히 했던 사상의학 보급회는 유능한 후계자의 부재와 전쟁 이후의 혼란 속에 서 성장의 동력을 잃다가 결국 이현재 선생이 돌아가시면서 역사의 무대에서 사 라진다. 역사에 가정(假定)은 무의미한 것이지만, 만일 권선생이 팔체질침을 만들 어 독립하지 않고 이현재 선생을 도와 학술의 명맥을 이었다면 오늘날의 대학에서 가르치는 사상의학은 이현재 선생이 계승한 이론이 본류(本流)와 정통(正統)이 되 었을지도 모른다. 한편 이런 저간의 역사를 보아 권도원 선생의 팔체질 의학이 이 현재 선생의 여덟 체질이론으로부터 기원한 것임을 추론하는 것은 어렵지 않다.

사상의학 보급회가 역사의 무대에서 사라지자 결국 북한의 이론과 닿아 있는 이 학문의 이론까지 함께 역사의 장에서 사라졌다. 1970년에 이르러 또 다른 사상의학회가 발족되면서부터 사상의학은 다시 본격적인 발전의 계기를 맞게 되는데 당시 참여한 인물들의 면면을 보면 이 학회가 표방하는 이론을 짐작할 수 있다. 앞서 염태환 교수가 한열체질론에 대해 어떻게 생각하냐 물었을 때 한열은 체질이 아니라 병증이라 대답했던 홍순용 선생이 초대회장을 맡은 것이다. 한열체질론은 이현제 선생의 퇴장과 함께 사라지고 한열병증론을 표방하는 세력이 중심이 되어 사상의학회가 설립되었다. 처음 사상의학 연구회로 시작했던 이 단체는 2개월 후 대한사상의학회로 이름을 바꿔 발족했고 나중에 대한한의학회 체질의학 분과학회로 편입된 후 명실공히 대한민국 사상의학회를 대표하는 오늘의 사상체질의학회가 된다.**036**

현재 국내 학계에서 사상의학 이론의 뼈대를 세우고 후학을 가르친 분 중에 가장 중요한 사람이 송일병 교수다. 선배되는 윤길영, 홍순용, 노정우, 박인상, 박석언 등이 있으나 모두 초창기 원로격 인물들이고 소위 대학에서 정규학문으로 사상의학을 전공했던 첫 인물이며 경희대학교에 사상의학 교실이 생긴 후 이론을 정립하여 본격적으로 후학을 양성한 사람이 송일병 교수다. 송 교수는 홍순용의 대를 이어 2대 사상의학회 회장을 맡는다. 지방에 한의과 대학이 설립되면서 만들어진 11개 한의대의 사상의학교실 교수 모두가 직간접으로 송일병 교수의 제자들이다. 해방 이후 남한으로 피난 온 이제마 선생의 직계 제자로 이제마의 친척 조카뻘 되는 이진윤 씨가 있다. 이분과 생전에 학문적 교류를 했던 분이 홍순용, 송일병 두 분으로 알려져 있는데 이 사실 때문에 송일병 교수가 북한 사상의학의 명맥을 남한으로 이었다고 주장하는 의견도 있으나 이진윤 씨가 80세 정도의 나이로 타계했을 때 송 교수가 대학 2학년에 불과해 학문적 교류나 학리의 명맥을 이었다고 추정하는 것은 무리다. 이진윤 씨는 당시 한의사 면허가 없어 홍순용 씨와 동업하는 관계였고, 홍순용 씨는 평소 내원 환자의 80% 이상을 모두 소음인 체질로 보고 주로 십전대보탕에 육계, 건강 5푼씩 가한 보원탕(補元湯) 처방 한 가지만 주로 썼는데 이 처방이 이진윤 씨로부터 나온 처방이다. 홍순용 씨는 자신의 저서 〈사상진료보원(四象診療保元)〉에서 이진용 씨로부터 사사받았다고 밝히고 있으므로 소음인 다수설(多數說) 역시 이진윤 씨의 영향을 받은 것으로 보인다. 송 교수는 대학생이었던 당시 홍순용 씨의 이런 임상모습을 보고 사상방은 보원탕만 쓰면 다 되는 줄 알았다고 비판적 관점에서 회고하고 있는 것으로 보아 송 교수가 이론적으로 이진윤, 홍순용씨의 영향을 받았을 것으로는 생각하기 어렵다. 나중에 송 교수의 박사학위 지도를 맡았던 노정우 교수는 모든 환자의 8~90%를 태음인으로 보는 것으로 유명했는데 이 사실 역시 비판적으로 쓰고 있는 것으로 보아 송 교수가 선배들로부터 이론을 무비판적으로 흡수하였다고 보기 어렵다. 송 교수는 대학을 수석 입학한 명석하신 분으로 거의 독학으로 학리를 깨달아 관을 세우신 분인데 오늘날 남한의 사상의학계에는 이분이 정립한 이론이 바탕을 이루고 있다 해도 과언이 아니다.[037] 따라서 송 교수가 이진윤 씨를 통해 북한의 학술이론의 맥을 남한에 이었다고 말하는 것은 사실과 다르다. 한편 이진윤 씨가 이제마 선생의 증손이란 이유로 이제마 이론의 맥을 그대로 이었을 것으로 생각하는 것도 맞지 않다. 환자의 80%를 모두 소음인으로 보고 약도 보원탕 한 가지만 썼다는 그의 임상내용도 그렇거니와 인척(姻戚) 간이라 해도 증손으로 친척의 조카뻘 되는 먼 관계고 이제마 선생의 둘째 아들인 이용수조차도 아버지의 학리를 따르지 않고 허준의 동의학으로 돌아섰기 때문이다.

지금까지 이 책에서 설명하는 이론과 학교에서 배우는 이론이 다른 배경에 대한 설명을 위해 비교적 길게 설명을 했으니 참고하기 바란다.

030_ 조의학(朝醫學) 제1책 사상의학론, 연변자치주 조선민족의약 연구원 (1985.10.)

031_ "다른 체질은, 가령 한소양인 열소양인이라고 말하지 않았는데 이 태음인에서만 유독 그런 얘기를 '편의상' 합니다. 왜 편의상이라고 하는가 하면, 제가 중풍환자를 쭉 보다 보면 한태음인이라 하더라도 머리에 손상을 받아 가지고 벌써 뇌열이 생겼다 싶으면 이건 전부다 열태음인으로 변해 버립니다." (송일병 교수 강의록 발췌)

032_ 사상의학보급회가 개편된 사상의학회는 1970년에 창립된 사상의학회와 이름만 같을 뿐 다른 단체다.

033_ 廉泰煥 著,『體質鍼診療提要』p.350~351. 발췌

034_ 염태환 교수는 권도원 선생의 수제자로 공부하였으나 어느날 8체질 이외의 또 다른 체질을 발견하고 침치료 처방을 만들게 되면서 팔체질밖에 없음을 주장하는 스승에 이론(異論)을 제기한 바 되어 스승과 이별하게 된다. 그는 이후에 12경락이 각기 체질이 됨을 주장하고 침구경락에 기반한24체질론을 발표하였다.

035_ 1921.10.24. 충남 서천 출생

036_ 현재 한국을 대표하는 사상의학 학술단체는 대한 사상체질의학회로 과거의 대한사상의학회의 후신이다.

037_ "그만큼 四象의 病證概念을 파악하기가 그렇게도 어려웠다는 것을 여러분들이 알아야 될 것입니다. 저는 이것을 短時間 內에 여러분들에게 쉽게 말씀드릴 수 있게 되었지만, 그 당시 저에게는 변변한 책이나 스승도 없었기 때문에 그것들을 혼자 알아내기에는 너무나 많은 어려움이 뒤따랐다는 것을 알아주셨으면 합니다."(송일병 강의록 발췌)

체질의 분화(分化)적 관점

이제마 선생은 자신이 제시한 태소음양인의 폐비간신 네 장기 중에서 각각 폐간(肺肝)과 비신(脾腎)만을 짝으로 하여 대소(大小)장기를 논했다. 즉 폐대간소자를 태양인, 간대폐소자를 태음인, 비대신소자를 소양인, 신대비소자를 소음인으로 규정한 것이다. 태양인 내촉소장병론에서 비신과 폐간에 대하여 다음과 같이 정의하고 있다.

> 수곡(水穀)은 위(胃)에서 받아들여 비(脾)가 경영하고, 대장으로 나가 신(腎)이 경영한다. 비신은 수곡이 드나드는 곳간으로 갈마들며 보태고 빼고 한다. 기액(氣液)은 위완(胃脘)에서 내쉬며 폐(肺)가 경영하고, 소장에서 들이쉬어 간(肝)이 경영한다. 간폐는 기액이 드나드는 문호로 갈마들며 나아가고 물러가게 한다. **038**

038_ 水穀 納於胃而 脾衛之 出於大腸而 腎衛之 脾腎者 出納水穀之府庫而 迭爲補瀉者也
氣液 呼於胃脘而 肺衛之 吸於小腸而 肝衛之 肝肺者 呼吸氣液之門戶而 迭爲進退者也

즉 비신(脾腎)을 한 축으로 수곡대사를 담당하는 장기(臟器)로, 폐간(肺肝)을 한 축으로 기액대사를 담당하는 장기로 정의한 것이다. 따라서 인체 내에서 이 비신(脾腎), 폐간 (肺肝)은 각각 짝을 이뤄 수곡대사와 기액대사를 함으로써 인체의 생명활동이 영위된 다. 음식 섭취, 소화, 흡수, 배설을 맡는 수곡대사와 산소 섭취, 에너지 대사작용 등을 담당하는 기액대사 없이 인간은 살 수 없기 때문에 수곡대사의 비신(脾腎)장기와 기액대 사의 폐간(肺肝)장기는 반드시 동시에 필요한 장기다. 그러나 이제마 선생은 태소음양 의 네 체질을 말하면서 태음, 태양인은 폐간 기액대사 장기로만 대소를 논하고 수곡장 기인 비신은 다루지 않고 있으며, 소음, 소양인은 비신 수곡대사 장기로만 대소를 논하 고 폐간의 기액대사는 다루지 않고 있다. 인간에게 두 가지 대사기능이 다 필요한데 한 쪽 대사 장기들로만 체질을 논하고 있으니 태음, 태양인에 있어서 비신과 소음, 소양인 에 있어서 폐간 문제는 어떻게 될 것인가 하는 문제가 숙제로 남게 되었다. 동의수세보 원에서는 이 문제의 답을 유추할만한 상관 조문을 찾을 수 없고 학계(學界)에서도 지금 껏 이 문제를 다루지 않았다. 그런데 중국 연변의 〈조의학(朝醫學)〉이란 책을 보면 이 문제를 다루고 있는데 소위 천품지장기(天稟之臟器)론과 정중지장기(正中之臟器)론이 그것이다. 연변 조의학의 사상의학자 김구익 선생의 제자인 손영석 선생이 쓴 〈사상약 물대전(四象藥物大典)〉이란 책에 다음과 같은 내용이 나온다.

선사(先師) 노산 김구익 선생은 말씀하시기를 "동무 이제마 선생이 말 씀하신 태양인에서 폐간, 태음인에서 간폐, 소양인에서 비신, 소음인에 서 신비를 이르러 천품지장기(天稟之臟器)라 하고, 각 상(象)에서 나머 지 장기, 즉 "태양인에서 비신, 태음인에서 신비, 소양인에서 폐간, 소 음인에서 간폐를 정중지장기(正中之臟器)라 부른다."고 하셨다. 또 천품 지장기에도 대소지별(大小之別)이 있으며, 정중지장기에도 대소지별이 있는 바, 격치고를 통해 살펴보면 아래와 같다.

사상인의 사장(四臟)의 기능작용 대소(大小)차이와 순위(順位);

태양인 - 폐 〉비 〉신 〉간, 태음인 - 간 〉신 〉비 〉폐

소양인 - 비 〉폐 〉간 〉신, 소음인 - 신 〉간 〉폐 〉비

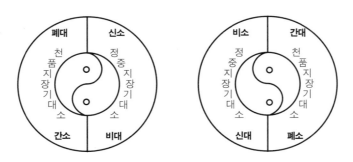

이제마 선생에 의해 체질로 규정된 폐간(肺肝)과 비신(脾腎), 두 장기는 태어나면서 대소 상태를 물려받았다 하여 천품(天稟)장기로 규정하고 네 체질에서 다뤄지지 않고 있는 나머지 두 장기를 소위 정중(正中)장기라 하여 중간 장부로 분류한 것이다. 그리고 이 천품장기에 대소(大小)가 있듯 중간 장기에도 대소가 있으므로 이를 천품장기의 사이인 중간에 위치시켜 전체적으로 네 장기의 장부순서를 배속하였다. 그동안의 사상의학에서는 오로지 두 장부끼리만으로 체질을 구성하여 나머지 두 장기는 논외(論外)의 대상이었으나 이 둘을 다른 두 장기와 함께 배속시켜 전체적으로 네 장부의 대소를 논했다는 점에서 매우 획기적인 접근이라 할 만하다. 국내에서도 이 문제와 관련하여 소위 주(主)장기론, 부(副)장기론의 관점으로 이 문제를 다루고 있는 학자도 있는데 네 장부의 전체적 장부 대소 관계를 다루고 있지는 않다.

한편 조의학에서 배속한 장부대소 관계를 살펴보면 폐대간소한 태양인의 경우, 중간(=정중)장부는 오로지 비 〉신 한 가지 경우만 배속했고 간대폐소한 태음인의 경우

는 신 〉비 의 한 가지 경우만을 배속시켰다. 나머지 소양인, 소음인 경우도 폐 〉간, 간 〉
폐 한 경우씩만 배속시켜 전체적으로 네 가지 장부구조를 상정했는데 왜 그렇게 배속
했는지에 대한 마땅한 이론적 설명이 없다. 폐대간소한 태양인의 경우, 비 〉신의 중간
장기 구조가 있다면 당연히 신 〉비의 구조도 있어야 하는데 태양인은 오직 비 〉신 하
나의 구조만 인정한 것이다. 아마도 태양인의 중간장기로 비 〉신 구조와 신 〉비 구조
를 동시에 다 인정하게 되면 태양인은 두 가지 서로 다른 장부구조를 갖는 두 개의 체
질로 나눠질 수밖에 없기 때문에 한 경우만 취한 것이 아닐까 추측해 볼 뿐이다. 조의학
에서는 하나의 체질에 한다(寒多)형과 열다(熱多)형을 인정하고 있지만 그렇다 하더라
도 그것이 장부구조의 차이로까지 연결된다고 생각하지는 않은 것으로 보인다. 그러
나 천품장기의 대소가 있다면 나머지 정중장기에도 대소 관계가 존재할 것이며 어느
한 쪽의 일방적 대소 관계만 존재한다고 상정하는 것은 비논리적이다. 물론 두 장기 간
에 대소 차이가 아예 존재하지 않는다고 생각할 수도 있을 것이고 이제마 선생 자신은
나머지 두 장기에 대해 처음부터 논하고 있지 않으므로 천품장기 및 중간장기의 대소
관계와 네 장부 내에서의 대소문제를 전체적으로 논하는 것은 가설(假說)이 될 수밖에
없다. 그러나 합리적 사고에 근거한 가설은 나중에 실체적으로 드러나는 다양한 체질
현상을 바르게 설명하는 근거가 될 수 있으므로 나는 체질 장기와 나머지 두 장기에 대
한 상호관계를 다음과 같이 설정한다.

첫째, 이제마 선생의 체질장기에서 다뤄지지 않는 나머지 두 장기는 네 장기를
전체적으로 배열했을 때 체질장기의 중간에 위치시키며 따라서 이를 중간장기라 부른
다. 만일 두 장기를 다음 페이지에서 보듯 체질장기의 앞이나 뒤에 배치시키면 전체적
장부구조를 봤을 때 이제마 선생이 설정한 사장부(四臟腑)구조의 틀을 벗어나기 때문
이다. 즉 폐 〉간 태양인 구조에서 비와 신을 각각 폐의 앞 뒤, 간의 앞 뒤 등에 배치시킬
경우 전체적 관점으로는 비대간소나 신대간소, 폐대신소 등의 구조가 되어 이제마 선
생의 장부구조 틀을 벗어나게 된다. 따라서 이제마 선생의 장부구조를 유지한 채 두 장

기를 배치시키려면 결국 두 장기의 사이 중간에 배치시킬 수밖에 없다. 이렇게 두 장기가 중간에 위치된다고 해서 이를 편의상 중간장기라 부른다.

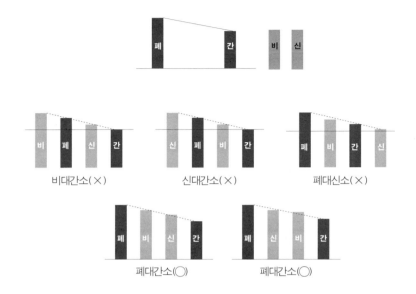

비대간소(×)   신대간소(×)   폐대신소(×)

폐대간소(○)   폐대간소(○)

둘째, 중간장기 간에도 대소관계가 존재하며 이에 따라 어느 한 장기가 크거나 작은 두 가지 경우가 다 존재한다. 이렇게 되면 중간장부의 대소 차이로 인해 하나의 체질은 장부구조가 서로 다른 두 개의 체질로 나뉜다.

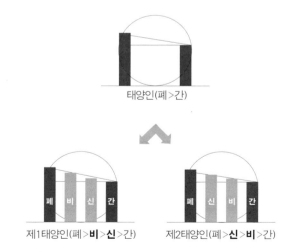

태양인(폐>간)

제1태양인(폐>**비**>**신**>간)   제2태양인(폐>**신**>**비**>간)

이렇게 중간장기의 두 가지 설정구조에 따라 전체적인 네 장기의 강약순서를 상정하면 비가 신보다 더 강한 태양인이 있어 폐 〉비 〉신 〉간이 되고, 신이 비보다 더 강한 태양인도 있어 폐 〉신 〉비 〉간이 된다. 결국 장부구조가 다른 두 가지 태양인으로 나눠지는데 여기서는 임시로 제1 태양인, 제2 태양인으로 각각 부르기로 하자. 두 체질 모두 폐대간소(肺大肝小)한 장부구조를 가지고 있어 태양인이지만 결정적으로 다른 것은 두 태양인의 중간 장기 구조가 다르다는 점이다. 제1 태양인은 중간 장기의 구조가 신(腎)보다 비(脾)가 강함으로 비대신소(脾大腎小)인 소양인 구조가 들어가 있고, 제2 태양인은 중간 장기의 구조가 비(脾)보다 신(腎)이 강함으로 신대비소(腎大脾小)의 소음인 구조가 들어가 있다. 따라서 중간 장부구조에 따라 두 태양인을 새롭게 명명하면 소양인 구조가 들어가 있는 제1 태양인을 '소양성 태양인'이라 부를 수 있고, 소음인 구조가 들어가 있는 제2 태양인은 '소음성 태양인'이라 부를 수 있다. 이런 방식으로 다른 체질들도 대소장기와 나머지 중간의 두 장기를 취합하여 장부구조를 만들면 아래 〈표〉와 같이 도합 여덟 개의 체질이 도출된다.

여덟 체질	장부강약 구조	다른 이름
제1 태양인	폐 〉**비** 〉**신** 〉간	소양성 태양인
제2 태양인	폐 〉**신** 〉**비** 〉간	소음성 태양인
제1 소양인	비 〉**폐** 〉**간** 〉신	태양성 소양인
제2 소양인	비 〉**간** 〉**폐** 〉신	태음성 소양인
제1 태음인	간 〉**비** 〉**신** 〉폐	소양성 태음인
제2 태음인	간 〉**신** 〉**비** 〉폐	소음성 태음인
제1 소음인	신 〉**폐** 〉**간** 〉비	태양성 소음인
제2 소음인	신 〉**간** 〉**폐** 〉비	태음성 소음인

사체질(四體質)이 중간 장부구조의 다름에 따라 둘로 나눠지면서 여덟의 체질이 되는데 이렇게 나누어진 체질들은 모두 별개의 독립적, 개별적 체질로 인정한다. 이유는 장부구조가 다르기 때문이다. 예컨대 소양성 태양인과 소음성 태양인은 같은 태양인이라도 중간의 장부구조가 다르므로 생·병리 및 신체 특성까지 달라지는데 이러한 이유로 이 둘을 별개(別個)의 독립적 체질로 인정한다. 그러므로 예전에는 하나의 태양인으로만 인식했으나 이제부터는 두 종류의 태양인이 존재한다는 사실을 인식해야 한다. 실제 임상을 통해 경험해 보면, 예컨대 태양성 소양인이나 태음성 소양인의 경우, 비록 이름은 같은 소양인이지만 외형도 다르고 성격도 다르며, 생·병리가 너무 달라 어떻게 이 두 체질을 같은 소양인으로 묶을 수 있는지 생각이 들 정도로 판이하게 다른 체질임을 알게 된다. 지금까지 이렇게 전혀 다른 별개의 소양인들을 하나의 소양인으로 인식해왔으니 체질 감별에 어려움이 있을 수밖에 없었던 것이다.

이제마 선생 자신은 그의 저서에서 체질의 형태가 넷 아닌 여덟으로 존재한다고 명백하게 적시(摘示)하지는 않았다. 그러나 그는 당연히도 한 체질 안에 외형과 성격이 명백히 다른 두 가지 형태가 존재하고 있음을 알고 있었다. 상체가 발달하고 가슴이 실한 소양인과 체구가 작고 왜소하며 성격도 조용한 소양인을 말하고 있고 키 작고 몸집 작은 소음인과 키 크고 몸집도 큰 소음인, 키 크고 몸집 큰 태음인과 육 척밖에 안 되는 작고 왜소한 태음인을 말하고 있다. 이러한 변증론(辨證論)의 서술(敍述)을 통해 알 수 있는 것은 이제마 선생 자신은 같은 체질인(體質人) 안에도 외형이 다르고 심지어 성격조차 다른 형태가 존재한다는 사실을 이미 명료히 파악하고 있었다는 사실이다. 단지 그는 그런 현상을 여덟 개의 각기 다른 체질이라고 딱 짚어 명시(明示)하지 않았을 뿐이다.

그렇다면 왜 하나의 체질에서 두 가지의 다른 형상을 갖는 체질현상이 생겨난 것일까? 이는 당연하게도 이들의 장부구조가 다르기 때문이다. 사상의학의 체형기상론 원리는 내면(內面)의 장부 대소구조가 외면(外面)에 각기 다른 체형의 형태로 드러나게 된다는 것이다. 그러므로 외적 체형현상이 각기 다르게 나타났다면 반드시 그런 외형이 가능하도록 만든 내적 장부구조가 있는 것이다. 같은 소양인이라도 두 가지 다른 체형, 형태의 소양인이 존재한다면 이는 분명히 장부구조가 다른 두 가지 소양인이 존재함을 의미한다. 지금까지의 사상의학이 동일체질 내에 존재하는 각기 다른 형태의 문제에 대해 구조적 원인을 진지하게 탐구하지 않는 것은 적어도 체형을 통한 체질 감별의 가장 우선적 기준을 방기(放棄)하고 체질감별의 난해(難解)함 속에 스스로 빠져든 결과가 되었다.

체질의 복합성

여덟로 분화된 각 체질의 구조를 살펴보면 각각 두 가지 체질이 복합적 형태로 나타나고 있음을 발견할 수 있다. 예를 들어 '소양성 태양인'이라 불리는 태양인은 태양인과 소양인의 두 구조가 복합하여 한 체질을 이루고, '소음성 태양인'이라 불리는 태양인은 태양인과 소음인의 두 구조가 복합하여 한 체질을 이룬다. 이렇게 두 체질이 복합하여 한 체질을 이루게 되므로 나타나는 체질적 특성 또한 복합적 측면이 나타난다. 이 특성들은 단지 부분적 체질 특성만을 의미하는 것이 아니라 그 해당 체질이 갖는 모든 형태학적, 생리, 병리적, 기질적 특질들을 모두 포괄한다. 예를 들어 '소양성 태음인'인 경우 간 〉비 〉신 〉폐 의 장부구조를 가지고 있어 중간 두 장부인 비(脾)가 신(腎)보다 더 강한 구조를 가지고 있으므로 신(腎)이 비(脾)보다 강한 '소음성 태음인'과 상대적으로 비교했을 때 소화기능도 좋고, 비만의 경향을 띄게 되며, 열도 더 많은 등의 특징을 갖는다. 같은 태음인이라도 '소음성 태음인'은 간 〉신 〉비 〉폐의 장부구조를 가지고 있어 신(腎)이 비(脾)보다 더 강한 구조이므로 신이 비보다 약한 '소양성 태음인'과 비교했을 때 비뇨생식 기능이 더 강하고 몸은 수척해지며 상대적으로 몸이 찬 태음인이 된다. 그러므로 이 두 가지의 태음인은 겉으로 들어나는 외양(外樣)만 가지고는 도저히 같은 태음인의 범주에 묶을 수 없을 정도로 다르다.

　　두 개의 체질적 특성이 복합되어 하나의 체질로 나타나는 데 있어서 복합비율은 물론 동일하지 않다. 예컨대 '소양성 태양인'의 경우 소양인적 특성(特性)은 부체질(副體質)적 특성이며, 태양인 특성은 주체질(主體質)적 특성이 되는데, 당연히 주체질 특성이 훨씬 많이 나타나고 부체질 특성은 적게 나타난다. 아래 그림은 각 체질에 있어서 두 체질의 비율이 나타나는 모양을 형태적으로 보여주고 있다.

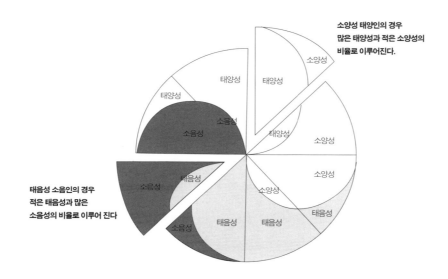

병증론의 팔병태(八病態)와 여덟 체질

넷의 체질이 여덟로 분화되는 과정을 앞서 살펴보았는데, 이것이 의미 있는 이유는 이제마 선생 자신은 체질의 분화에 관해 언급하지 않았음에도 불구하고 그의 책 동의수세보원 병증론(病證論)에서는 체질을 여덟의 병태로 나눠 설명하고 있다는 것이다. 즉 그는 사상인의 병증론을 전개하는 데 있어서 각 체질이 각기 두 가지의 중요한 병태(病態)를 나타낸다고 보고 그의 책에서 다음과 같이 여덟 가지 병태론(病態論)으로 나누어 설명하고 있다.

사체질 四體質	팔병태(八病態)(갑오판 명칭)	팔병태(八病態)(경자판 명칭)	한열(寒熱)
태양인	외감요척병론(外感腰脊病論)	외감요척병론(外感腰脊病論)	표열(表熱)
	내촉소장병론(內觸小腸病論)	내촉소장병론(內觸小腸病論)	이한(裏寒)
소양인	외감방광병론(外感膀胱病論)	비수한표한병론(脾受寒表寒病論)	표한(表寒)
	내촉대장병론(內觸大腸病論)	위수열이열병론(胃受熱裏熱病論)	이열(裏熱)
태음인	외감뇌추병론(外感腦顀病論)	위완수한표한병론(胃脘受寒表寒病論)	표한(表寒)
	내촉위완병론(內觸胃脘病論)	간수열이열병론(肝受熱裏熱病論)	이열(裏熱)
소음인	외감려병론(外感病論)	신수열표열병론(腎受熱表熱病論)	표열(表熱)
	내촉위병론(內觸胃病論)	위수한이한병론(胃受寒裏寒病論)	이한(裏寒)

위 표에서 태양인을 제외한 다른 체질들의 두 가지 병태론을 자세히 보면 각기 표리(表裏)와 한열(寒熱)의 병태로 나누어 기술한 것임을 알 수 있다. 즉 소양인의 비수한표한병론(脾受寒表寒病論)은 표한(表寒)병론이며 위수열이열병론(胃受熱裏熱病論)은 이열(裏熱)병론이다. 태음인의 위완수한표한병론(胃脘受寒表寒病論) 역시 표한(表寒)병론이고 간수열이열병론(肝受熱裏熱病論)은 이열(裏熱)병론이다. 소음인의 신수열표열병론(腎受熱表熱病論)은 표열(表熱)병론이고 위수한이한병론(胃受寒裏寒病論)은 이한(裏寒)병론인데 이는 소음인과 소양인은 대대(待對), 즉 반대체질이기 때문이다. 이렇게 본다면 아직 명칭이 바뀌지 않은 태양인도 태음인과 반대체질이므로 외감요척병론(外感腰脊病論)은 표열(表熱)병론으로, 내촉소장병론(內觸小腸病論)은 이한(裏寒)병론으로 바뀌는 게 옳을 것이다. 이제마 선생은 경자판(庚子版)에 이르러서야 각 체질의 병증을 각기 한증(寒證)과 열증(熱證)으로 나누어 기술했는데, 이처럼 하나의 체질을 두 가지의 병태로 나누어 기술(記述)하기 시작한 것은 각 체질의 병증 양태가 한증의 병태와 열증의 병태로 각각 다르게 나타난다는 사실을 파악했기 때문이다.

하나의 체질에서 규칙적으로 나타나는 두 가지 한열(寒熱)의 양상을 단순한 병태현상(病態現象)으로 볼 것인가 아니면 체질현상(體質現象)으로 볼 것인가 하는 관점에 대해서 이제마 선생은 명쾌한 답을 주지 않고 있으므로 이를 해석하는 입장에 따라 견해가 다를 수 있다. 대학 중심의 학계에서는 각 체질의 한열(寒熱)병태를 증치의학적 관점과 유사하게 판단하여 병세의 경중(輕重)과 상태에 따라 얼마든지 발생할 수 있는 병증으로 해석한다. 같은 소양인이라도 때에 따라 이열병(裏熱病)이 생길 수도 있고 표한병(表寒病)이 생길 수도 있다고 보는 것이다. 그러므로 그런 관점을 갖고 있는 사람에게는 환자에게서 나타나는 병증이 한증인가 열증인가를 변증하는 것은 매우 중요한 관건이 된다. 이러한 소위 병증 변증론자(辨證論者)들은 심지어 상한론적 표리병(表裏病) 개념을 그대로 차용하여 사상인의 표리병증을 보는 데 있어서 표병은 초기의 약한 병증이고, 이병(裏病)은 병이 진행된 병증으로, 표병이 심화되어 점차 이병(裏病)으로 진행하는 관점 등으로 해석한다. 그러나 이제마 선생이 서술한 사상인의 표리병증을 상한론적 변증시치 개념과 동일한 관점으로 보는 것은 잘못된 것이다. 동의수세보원 전체를 보았을 때 이제마 선생의 정신은 단순히 누구에게나 나타날 수 있는 병증을 나열식으로 서술하고 해설한 것이 아니라 각 체질에서 독특하게 나타나는 고정병태를 체질적 관점에서 서술하고 있기 때문이다. 이것이 동의수세보원에 숨겨진 코드인데 이런 관점을 가지고 책을 읽어야만 비로소 이 학문의 본질에 다다를 수 있다. 만일 동의수세보원을 여느 의학 고전(古典)처럼 다양한 병증을 해설하는 의학서(醫學書)로 본다면 이 책은 터무니없이 단순하고 간단한 책이 될 수밖에 없다. 이 책의 병증론에서 서술하고 있는 병증들은 동의보감이나 상한론, 의방유취 등 같은 고전(古典)에 비교하면 수십 분의 일도 채 안 되는 분량에 매우 제한된 소수(小數)의 병증만 다루고 있기 때문이다. 그러므로 이 책을 단순히 여느 증치의학 서적의 관점에서 보려 한다면 이 책에서 다루어지지 않은 여타의 수많은 병은 치료할 방법이 없게 된다. 다시 한 번 강조하지만 동의수세보원과 동의보감을 보는 관점은 전혀 다른 것이다. 동의수세보원에서 서술된 병증들은 단순한 병증을 설명하는 것으로 읽어서는 안 되며 이제마 선생이 특정 체질에서 나타날 수 있는 특이한 고정병태(固定病態)를 예시하여 설명함으로써 그 체질의 특성과 특징을 체질에 연관시켜 부각시키려는 의도가 있는 것으로 읽어야 한다.

예컨대 소음인 신수열표열병론에 울광(鬱狂)이란 병이 제시되었을 때 우리는 그것을 누구에게나 생길 수 있는 울광이란 일반적 질병에 관해 서술한 것이 아니라 반드시 소음인에게서만, 그중에서도 유독, 표열증을 가진 소음인에게서 나타나는 특별한 체질적 병증을 해설한 것으로 이해해야 하는 것이다. 그러므로 신수열표열병증론에 나오는 울광과 망양이라는 체질병증에 대한 서술은 같은 소음인 중에 울광증을 타고난 소음인과 망양증을 타고난 소음인이 따로 존재함을 전제로 하는 것이다. 그리하여 그런 체질병증을 통해 어떤 소음인의 체질유형 귀속을 파악하게 되면 적어도 그 체질 유형에 속한 사람에 한해서는 책에서 일일이 다루지 않는 수많은 다른 질병이라 할지라도 모두 치료할 방도(方途)가 서게 되는 것이며 바로 그것이 사상의학 치료의 본질이다. 이런 관점에서 본다면 이제마 선생이 서술한 팔병태론(八病態論)은 단순한 병증현상을 설명하는 것이 아니라 선천적으로 체질에 고정되어 나타나는 체질현상을 서술하고 있는 것이다. 같은 소음인이라도 신수열표열병증을 타고나는 소음인과 위수한이한병증을 타고 나는 소음인이 따로 있으며, 신수열표열병증을 타고나는 소음인 중에서도 울광증을 타고나는 소음인, 망양증을 타고나는 소음인, 위수한이한증을 타고난 소음인 중에서도 태음병증을 타고난 소음인, 소음병증을 타고난 소음인이 각각 따로 존재한다. 마찬가지로 위수열이열증을 타고난 소양인과 비수한표한병증을 타고난 소양인이 있으며 그중에서도 다시 흉격열증을 타고난 소양인, 망음증을 타고난 소양인, 음허오열증을 타고난 소양인이 모두 따로 존재한다.

이들 팔병태(八病態)가 단순한 병증이 아닌 체질을 표현하는 현상이므로 한열병태에 따라 각기 체질명칭을 붙일 수 있다. 즉 소양인 중에서 위수열이열병론에 기술된 소양인을 '이열병(裏熱病)을 타고난 소양인', 혹은 이를 줄여서 '열소양인(熱少陽人)'

으로, 비수한표한병론에 기술된 소양인을 '표한(表寒)병을 타고난 소양인' 혹은 '한소양인(寒少陽人)'으로 부르는 식이다. 이런 식으로 하면 위수한이한병론에 기술된 소음인은 한소음인, 신수열표열병론에 기술된 소음인은 열소음인, 간수열이열병론에 기술된 태음인은 열태음인, 위완수한표한병론에 기술된 태음인은 한태음인 등으로 명명(命名)할 수 있다. 이렇게 되면 태소음양(太少陰陽)의 사체질(四體質)은 각기 타고난 한열병태에 따라 별개의 명칭이 붙는 여덟 체질이 된다.

팔병태(八病態)와 여덟 체질 장부구조(臟腑構造)

동의수세보원에는 사체질(四體質)의 장부대소는 언급되어 있지만 이를 다시 한열로 나눈 여덟 체질의 장부대소(臟腑大少)구조에 관해서는 전혀 근거 문헌을 찾을 수 없다. 즉 '소양인이 비대신소하다.' 라는 말은 있지만 그중에서 위수열이열병론에 기술된 열소양인과 비수한표한병론에 기술된 한소양인의 장부구조가 서로 어떻게 다른지에 대한 기술은 찾아 볼 수 없다. 그 이유는 하나의 체질을 다시 한열로 나누어 둘로 파악한다 했을 때 이제마 선생은 이 차이가 생기는 원인을 장부의 대소(大少) 관점에서 보지 않고 선천적 병태(病態) 차이로 관찰했기 때문이다. 즉 이제마 선생은 각 체질에서 나타나는 독특하고 다양한 병증에 주목했을 뿐 이를 특정 장부의 대소로 인한 병증논리로 연결시키지 않았다. 따라서 이제마 선생이 기술한 위수열이열병을 가진 소양인은 비수한표한병을 가진 소양인보다 열이 상대적으로 더 많은 소양인, 즉 열소양인이 되고 이 열소양인은 태양성 소양인으로서 장부구조가 비 〉폐 〉간 〉신이 된다는 논리는 이 책에서 사상의학을 새롭게 접근하는 논리로 제시하는 하나의 가설(假說)이다. 이 가설은 기존의 난해한 사상의학을 이해하기 쉽도록 새롭게 제시된 장부 구조론이며 중간장부의 대소 구조로 분류한 여덟 체질과 이제마 선생이 제시한 팔병태가 한 치 오차 없이 정확히 일치하는 것은 아니다. 이런 전제를 가지고 팔병태(八病態)와 여덟 체질, 그리고 이들의 장부구조(臟腑構造)에 관한 상호관계에 대한 가설(假說)을 일단 표에 도식화시켜 보면 다음과 같다.

사체질	팔병태	한열체질	장부구조	비 고
태양인	외감요척병	열태양인	폐〉비〉신〉간	소양인(少陽人) 구조를 가진 태양인
	내촉소장병	한태양인	폐〉신〉비〉간	소음인(少陰人) 구조를 가진 태양인
소양인	위수열이열병	열소양인	비〉폐〉간〉신	태양인(太陽人) 구조를 가진 소양인
	비수한표한병	한소양인	비〉간〉폐〉신	태음인(太陰人) 구조를 가진 소양인
태음인	간수열이열병	열태음인	간〉비〉신〉폐	소양인(少陽人) 구조를 가진 태음인
	위완수한표한병	한태음인	간〉신〉비〉폐	소음인(少陰人) 구조를 가진 태음인
소음인	신수열표열병	열소음인	신〉폐〉간〉비	태양인(太陽人) 구조를 가진 소음인
	위수한이한병	한소음인	신〉간〉폐〉비	태음인(太陰人) 구조를 가진 소음인

이 표를 참조하면서 장부의 대소(大少) 구조가 한열(寒熱)체질 형성에 어떤 영향을 미치는지, 그리고 그 결과로 여덟 개의 한열체질로 구분하는 것이 과연 타당성이 있는지를 생각해보자.

예컨대 여기 비〉폐〉간〉신의 장부구조를 가지고 있는 소양인이 있다고 하자. 이 사람이 이런 장부구조를 가지고 있을 때 한열(寒熱)소양인 중에 어떤 쪽이 될 것인가 하는 관점으로 접근해 본다. 비〉폐〉간〉신의 장부구조를 가진 소양인은 우선 비(脾)가 가장 강하므로 비양(脾陽)이 견실해 운화(運化)기능이 강하므로 살이 찌는 체질이 될 것이다. 다음으로 폐양(肺陽)이 실하여 호흡기능이 강할 것이며, 중간 장부구조가 폐〉간이므로 태양성(太陽性)을 가져 태양과 소양, 즉 두 양(陽)체질의 복합 체질이 되므로 몸은 열성(熱性)을 띠게 될 것이다. 따라서 이 체질은 이제마가 제시한 한증(寒證) 병태보다는 열증(熱證), 즉 위수열이열병이 오는 체질이 되어 이 체질을 열소양인으로 간주할 수 있다.

한편 비〉간〉폐〉신의 장부구조를 가진 소양인을 보자. 이 체질은 태음인의 중간 장부구조를 가진 소양인으로 신(腎)이 약해 배뇨(排尿)작용이 원활치 않고 폐(肺)가 약해 산소 흡입량이 충분하지 못하며 태음의 음(陰)체질과 복합체여서 몸이 상대적으로 한성(寒性)을 띠게 될 것이다. 따라서 이 체질은 한증(寒證), 즉 비수한표한병이 오는 체질이 되어 한소양인으로 간주할 수 있다.

한편 간 〉비 〉신 〉폐의 구조를 가진 태음인은 소양인의 중간 장부구조를 가진 태음인이므로 비양(脾陽)이 실한 소양인처럼 소화 흡수력이 좋아 살이 찌는 체형이 될 것이고 소양의 양(陽)체질과의 복합 체질이므로 상대적으로 열성(熱性)을 띠어 간수열이열병이 오는 체질이 되어 이 체질은 열태음으로 간주된다. 간 〉신 〉비 〉폐 구조를 가진 태음인은 중간에 소음인 구조를 가지고 있으므로 비양(脾陽)이 허해 소음인처럼 운화(運化)력이 떨어져 살이 찌지 않는 체질이 되고 소음과 태음, 즉 두 음(陰)체질의 복합체질이므로 몸은 음성(陰性), 즉 한성(寒性)의 경향을 띠어 위완수한표한병이 오는 체질이 되어 한태음인이 된다.

신 〉폐 〉간 〉비 구조를 가진 소음인은 태양인의 구조를 가진 소음인이므로 폐양(肺陽)이 실해 산소(酸素) 흡입량이 많아지고 태양의 양(陽)체질과의 복합이므로 몸은 상대적으로 열성(熱性)을 띠어 신수열표열병이 오는 체질이 되어 이는 열소음인이 된다. 한편 신 〉간 〉폐 〉비 구조를 가진 소음인은 태음인 구조를 가진 소음인으로 폐양(肺陽)이 허해 산소 흡입량이 적고 태음과 소음, 즉 두 음(陰)체질끼리의 복합체질이므로 몸이 차져 위수한이한병(胃受寒裏寒病)이 오는 체질이 되어 한소음인이 된다. 이를 도표화하면 다음 그림과 같다.

사상맥진과 진료의 실제

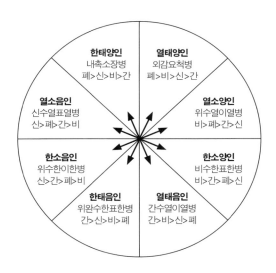

이 도표에서 여덟 체질의 배치(配置)를 자세히 관찰하면 상호 반대되는 체질들이 각기 대칭되는 반대 지점에 위치하고 있으며 장부구조 또한 반대가 됨을 알 수 있다. 예를 들면 비〉폐〉간〉신의 장부구조를 갖는 열소양인의 반대 위치에는 신〉간〉폐〉비의 반대 장부구조를 갖는 한소음인이 위치하고 이 둘의 관계는 장부 구조뿐 아니라 열성(熱性), 한성(寒性), 체형(體型) 등 모든 체질 특징 면에서 정반대의 대조를 이룬다. 마찬가지로 열태음인의 반대에는 한태양인이 위치하고 이 둘의 체질특성 역시 모두 반대가 된다.

여덟 체질의 장부음양(臟腑陰陽) 구조

체질 간의 장부구조를 논하면서 장부의 음양(陰陽)을 따져 보는 것은 체질병리 파악을 위해서도 필요하고 침(鍼)치료 처방을 도출하는 데 있어서도 매우 중요하다. 예를 들어 비양(脾陽)이라 하면 비(脾)의 실질기능을 담당하는 것으로 운화(運化)기능과 온화(溫

和)작용을 담당한다. 한편 비음(脾陰)은 비(脾)의 진(律), 정(精), 음액(陰液)을 가리키는 것이며 이는 비양(脾陽)의 상대개념이다. 마찬가지로 간음(肝陰)은 간(肝)의 음혈(陰血)과 음액(陰液)을 말하며 간양(肝陽)은 승발(升發)하고 소설(疏泄)하는 간의 주된 실질기능을 담당하는 것을 일컫는다. 정리하면 장부(臟腑)의 음(陰)은 해당 장부의 기능을 가능케 하는 물질적 기초를 의미하며, 장부(臟腑)의 양(陽)은 해당 장부의 실질기능을 담당하는 것이다. 전통 한의학에서는 이 장부 음양(陰陽)이 어떤 원인으로 태과(太過)되거나 불급(不及)하여 균형이 상실되면 그 결과 병리변화가 발생한다고 설명한다. 그러나 체질의학적 관점으로는 선천적 장부대소는 타고나는 것이므로 장부의 음양 역시 고정(固定)된 것으로 파악한다. 그러므로 신양허(腎陽虛)나 간양상항(肝陽上亢) 등의 병증이 있다고 할 때, 전통 한의학에서는 누구든 상황과 원인에 따라 경험하게 되는 병적증세로 인정하지만 체질의학에서는 이런 병리를 주로 갖게 되는 체질이 따로 있다고 본다.

앞서 우리는 하나의 체질이 중간장부의 구조 차이에 따라 두 체질로 분화되는 것을 공부했고 이렇게 이분(二分)된 체질은 각기 한성(寒性)과 열성(熱性)이 되는 것 역시 공부했다. 예를 들어 폐대간소(肺大肝小)한 태양인이 있다고 했을 때, 폐〉비〉신〉간으로 중간 장기 구조가 소양인 구조를 하고 있으면 이 체질은 소양성 태양인, 혹은 열태양(熱太陽)인이 되고, 폐〉신〉비〉간으로 중간 장기 구조가 소음인 구조를 하면 소음성 태양인, 혹은 한태양(寒太陽)인이 된다. 여기서 열태양인은 폐(肺)가 실한 것이 특징이 되고, 한태양인은 간(肝)이 허한 것이 특징이 된다.

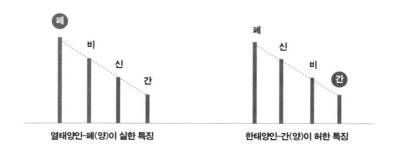

열태양인-폐(양)이 실한 특징   한태양인-간(양)이 허한 특징

즉 폐대간소(肺大肝小)의 장부구조에서 각기 폐대(肺大)와 간소(肝少)의 특징으로 쪼개져 두 체질이 되는데 여기서 어떤 병리변화가 발생하면 폐대(肺大)를 특징으로 하는 열태양인은 늘 실(實)한 폐(肺)가 더욱 실해지는 쪽으로 움직이며, 간소(肝少)를 특징으로 하는 한태양인은 늘 약한 간(肝)이 더 약해지는 쪽으로 움직인다. 이를 '병근(病根)장기의 경향성'이라 부르는데 두 체질에 있어서 특징이 되고 문제가 되는 이 두 장기를 병근장기(病根臟器)라 명명한다. 이는 여타 체질들도 마찬가지여서, 예컨대 비대신소의 소양인도 비대(脾大)와 신소(腎小)의 특징을 갖는 두 체질로 쪼개지고, 여기서 비신(脾腎)의 두 장기는 각각 열(熱), 한(寒)소양 체질의 병근(病根)장기가 되어 병리변화가 발생하면 강한 열(熱)소양 체질의 비(脾)는 늘 더 강해지려는 쪽으로 움직이고 한(寒)소양 체질의 약한 신(腎)은 늘 더 약해지는 쪽으로 움직인다.

　　그렇다면 폐대(肺大)를 특징으로 하는 열태양인과 간소(肝少)를 특징으로 하는 한태양인에 있어서의 장부 음양(陰陽)은 어떻게 될까? 폐대(肺大)는 폐양실(肺陽實)이란 말과 동일하고 간허는 간양허(肝陽虛)란 말과 동일하다. 어떤 장기(臟器)가 강하다, 약하다 할 때 특별히 음양을 적시하여 말하지 않는 한, 그것은 해당 장기(臟器)의 실질기능을 담당하는 양(陽)이 강하다, 약하다를 의미한다. 예를 들어 폐(肺)가 강하다고 하면 이는 일반적으로 폐의 기능, 즉 호흡 기능이 강함을 의미하고 그러한 장부의 실질기능을 담당하는 요소는 앞서 언급한 대로 장기의 양(陽)이기 때문이다. 같은 논리로 신(腎)이 허하다고 하면 이는 신(腎)의 실질기능을 담당하는 신양(腎陽)이 허한 것을 의미한다. 황제내경에 "양(陽)이 더욱 강해지면 열(熱)이 되고, 양이 부족해지면 한(寒)이 된다."[039] 는 말이 있는데 이 말은 장부음양과 한열(寒熱)체질의 상관관계를 명확히 설명하고 있다. 어떤 장부의 선천적으로 강한 양(陽)이 더욱 많아지면 몸이 더워져 체질은 열성(熱性)이 되고, 장부의 선천적으로 약한 양(陽)이 더 부족해지면 몸은 차져서 한성

039_　陽虛則外寒, 陰虛則外熱, 陽勝則外熱, 陰勝則內寒

(寒性)이 되는 것은 당연한 이치다. 그러므로 폐양(肺陽)이 더욱 강화되는 경향이 있는 태양인은 양이 더 실해져 열성의 태양인이 되고, 간양(肝陽)이 더 약해지는 경향이 있는 태양인은 양이 더 부족해 한성의 태양인이 된다. 다른 모든 체질의 경우도 같다.

　폐〉비〉신〉간의 열태양인에 있어서 폐(肺)는 위의 설명대로 폐양실(肺陽實)이 되지만, 그렇다면 이 체질에 있어 가장 약한 간(肝)의 음양(陰陽)은 어떻게 될까? 결론부터 말하면 이 체질의 간(肝)은 간양허(肝陽虛)가 아닌 간음허(肝陰虛)가 된다. 간양허는 바로 위에서 살펴봤듯 폐〉신〉비〉간의 구조를 갖는 한태양 체질의 간(肝)이 간양허란 점을 상기하기 바란다. 그렇다면 열태양인 장부음양 구조에서 가장 강한 폐가 폐양실(肺陽實)이 되는 것은 알겠는데 이 구조에서 가장 약한 간은 왜 간음허(肝陰虛)가 되는지 살펴보자.

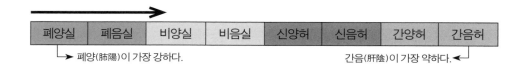

위 표는 왼쪽으로부터 오른쪽으로 차례대로 장부구조 음양을 표시하고 있다. 좌측이 가장 강한 폐양실이 되어 오른쪽으로 가면서 이 체질의 장부구조대로 폐양실/폐음실 →비양실/비음실 → 신양허/신음허 → 간양허/간음허 순서로 표시하고 있다. 결국 왼쪽 가장 강한 것이 폐양실이고 오른쪽 가장 약한 것은 간음허가 되어 중간을 생략하고 가장 강한 것과 가장 약한 것만 표기하면 폐양실/간음허가 된다. 그러므로 열태양(熱太陽)체질의 가장 강한 폐는 폐양실(肺陽實)이고 가장 약한 간(肝)은 간음허(肝陰虛)가 됨을 알 수 있는데, 이는 마치 동전(銅錢)의 양면과 같아서 폐양(肺陽)이 실하면 자동적으로 간음(肝陰)은 허한 구조가 된다.

　이제 폐〉신〉비〉간의 구조를 가진 한태양(寒太陽)인 장부 음양을 살펴보자. 위에서 이미 한태양인은 간(肝)이 가장 약한 특징을 하는 체질로 간양허(肝陽虛)가 됨을 배웠다. 그렇다면 이 체질의 가장 강한 폐(肺)의 음양은 어떻게 될까. 결론부터 말하면 이 체질의 가장 강한 폐는 폐양실(肺陽實)이 아닌 폐음실(肺陰實)이 된다. 폐양실은 열태양인의 폐가 폐양실이 됨을 상기하기 바란다.

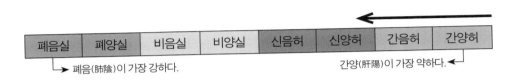

| 폐음실 | 폐양실 | 비음실 | 비양실 | 신음허 | 신양허 | 간음허 | 간양허 |

→ 폐음(肺陰)이 가장 강하다.   간양(肝陽)이 가장 약하다.

위 표를 이번에는 반대로 화살이 표시하는 방향처럼 오른쪽에서 왼쪽으로 차례대로 장부구조 음양을 표시하고 있다고 생각해 보자. 오른쪽 끝이 가장 약한 간양허(肝陽虛)가 되어 왼쪽으로 가면서 한태양인의 장부구조대로 간양허/간음허 → 신양허/신음허 → 비양실/비음실 → 폐양실/폐음실의 순서로 표시하고 있다. 결국 오른쪽의 가장 약한 것이 간양허(肝陽虛)고 왼쪽의 가장 강한 것은 폐음실(肺陰實)이 되어 중간을 생략하고 표기하면 간양허/폐음실이 된다. 그러므로 한태양(寒太陽)체질의 가장 약한 간(肝)은 간양허(肝陽虛)이고 가장 강한 폐(肺)는 폐음실(肺陰實)이 됨을 알 수 있는데, 이는 마치 동전(銅錢)의 양면과 같아 간양(肝陽)이 허한 체질은 자동적으로 폐음(肺陰)이 실한 구조가 된다.

　　이제 열태양인의 장부음양은 폐양실(肺陽實)/간음허(肝陰虛)가 되고 한태양인은 간양허(肝陽虛)/폐음실(肺陰實)이 됨을 알게 되었다. 이렇게 최강장부, 최약장부의 음양구조를 알게 되면 같은 폐대간소(肺大肝小)의 구조를 가진 태양인(太陽人) 중에서 왜 열태양인의 폐(肺)가 한태양인의 폐보다 더 강하고, 왜 한태양의 간이 열태양인의 간보다 더 약한지 이유를 알 수 있게 된다. 이유는 장부음양 구조에서 열태양인은 실질기능을 가진 폐양(肺陽)이 실하기 때문이고, 한태양인은 실질기능을 가진 간양(肝陽)이 허하기 때문이다.

　　이번에는 태음인(太陰人)의 장부음양을 살펴본다. 간대폐소(肝大肺小)한 태음인은 간 〉비 〉신 〉폐의 구조를 가진 열태음인과 간 〉신 〉비 〉폐의 구조를 가진 한태음인으로 나뉜다. 이 중에서 위에서와 같은 요령으로 열태음인 장부음양을 보기 위해 아래 표를보면 왼쪽으로부터 오른쪽으로 장부구조에 따라 음양을 표시하고 있는데, 좌측이 가장 강한 간양실이고 오른쪽으로 가면서 이 체질의 장부구조대로 간양실/간음실 → 비양실/비음실 → 신양허/신음허 → 폐양허/폐음허 순서로 표시하고 있다.

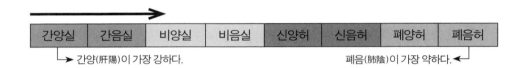

결국 왼쪽의 가장 강한 것이 간양실(肝陽實)이고 오른쪽의 가장 약한 것은 폐음허(肺陰虛)가 되어 중간을 생략하고 가장 강한 것과 가장 약한 것만 표기하면 간양실/폐음허가 된다. 그러므로 이 열태음인의 가장 강한 간(肝)은 간양실이고 가장 약한 폐(肺)는 폐음허가 됨을 알 수 있는데, 이는 마치 동전(銅錢)의 양면과 같아 간양(肝陽)이 실하면 자동적으로 폐음(肝陰)이 허한 구조가 된다. 이번에는 한태음인의 장부음양을 보기 위해 아래 표를 보자.

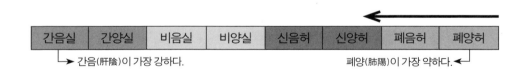

한태음은 폐양이 가장 허한 체질이므로 이번에는 오른쪽에서 왼쪽으로 장부구조에 따

라 폐양허/폐음허 → 신양허/신음허 → 비양실/비음실 → 간양실 → 간음실로 표시하였는데, 오른쪽의 가장 약한 것이 폐양허(肺陽虛)고 왼쪽의 가장 강한 것은 간음실이 되어 간음실(肝陰實)/폐양허(肺陽虛)의 구조가 된다. 그렇다면 여기서 두 태음인의 장부음양 구조를 보면서 어느 체질의 어떤 장기가 더 강하고 어떤 장기가 더 약한지 살펴보자. 두 체질 중에서 간(肝)이 상대적으로 더 강한 체질은 당연히 열태음인이고 폐(肺)가 더 약한 체질은 한태음인이다. 왜냐하면 열태음인의 간은 간양실이라 간음실인 한태음인보다 강하며, 한태음인의 폐는 폐양허라 폐음허인 열태음인의 폐보다 더 약하기 때문이다.

열(熱)체질, 한(寒)체질이 되는 이유

각 체질의 장부음양을 공부하면서 우리는 다음과 같은 중요한 결론을 도출해 낼 수 있다. 즉 태양인과 소양인은 각기 양체질(陽體質)인데 이 양체질의 열체질(熱體質) – 즉 열태양인, 열소양인 – 은 양실(陽實)한 장기(臟器)들이 더 강화되어 열체질이 되었고, 반대로 양체질의 한체질(寒體質) – 즉 한태양인, 한소양인 – 은 양허(陽虛)한 장기가 더 약해져 한체질이 되었다는 것이다. 쉽게 말하면, 양체질(陽體質)은 양(陽)이 더 많아지면 열체질이 되고, 양이 부족해지면 한체질이 된다. 그러나 음체질(陰體質)의 경우는 반대로 음(陰)이 더 강해지면 한체질이 되고, 음(陰)이 부족해지면 열체질이 된다. 더 쉽게 말하자면, 양체질(陽體質)이란 기본적으로 몸이 더운 체질로서, 이 더운 것 – 양(陽) – 이 더 많아지면 열체질이 되고, 부족해지면 한체질이 되지만, 음체질은 기본적으로 몸이 찬 체질이기 때문에 이 찬 것 – 음(陰) – 이 더 많아지면 한체질이 되고, 반대로 찬 것이 부족해지면 열체질이 된다. 황제내경(黃帝內經) 소문(素問)의 통평허실론(通評虛實論)에 보면 "사기(邪氣)가 성하면 실(實)하고, 정기(正氣)가 부족하면 허(虛)해진다."[040]란 말이 나오고, 영추(靈樞), 조경론(調經論)을 보면 "양(陽)이 허하면 외한(外寒)이 되고,

---

040_   邪氣盛則實, 精氣(正氣)奪則虛

음(陰)이 허하면 외열(外熱)이 되며, 양(陽)이 승(勝)하면 외열(外熱)이 되고, 음(陰)이 승(勝)하면 내한(內寒)이 된다."**041** 라고 나오는데 음·양체질이 한·열체질로 분화되는 메커니즘을 설명하는 구절이다.

체질		장부음양편차	병정(病情)	한열허실(寒熱虛實)
양체질	열태양인, 열소양인	폐양실,비양실	양승(陽勝)	진성(眞性) 열체질
	한태양인, 한소양인	간양허,신양허	양허(陽虛)	가성(假性) 한체질
음체질	한태음인, 한소음인	간음실,신음실	음승(陰勝)	진성(眞性) 한체질
	열태음인, 열소음인	폐음허,비음허	음허(陰虛)	가성(假性) 열체질

따라서 양인(陽人)의 열체질은 원래 실(實)한 양(陽)이 더욱 승(勝)하여 된 진짜 열체질, 즉 진성(眞性) 열체질이고, 양인(陽人)의 한체질은 원래는 열성이 있는 체질이지만 그 열성이 부족해 몸이 상대적으로 차진 것이니 이를 진짜 몸이 찬 체질과 구분하여 가성(假性) 한체질이라 부른다. 실례로 한소양인의 경우 비록 찬 소양인이라 명명되고 당사자도 자신이 열이 없는 체질이라 느낄 수 있지만 그렇다고 해서 이 사람들의 몸이 진짜 찬 체질은 아니다. 단지 같은 소양인인 열소양인에 비해 상대적으로 차기 때문에 한소양인으로 이름지어졌을 뿐이다. 그러므로 이 한소양인들은 자기가 몸이 차다고 하면서도 냉면, 맥주, 참외 등 한성의 식품들을 곧잘 먹는다. 만일 그 사람들이 진성(眞性) 한체질이라면 그런 냉성의 음식들이 처음부터 당기지도 않고 잘 먹지 못해야 옳다. 반면에 음인(陰人)의 한체질은 원래부터 실한 음(陰)이 더 강해져 된 진짜 찬 체질, 즉 진성 한체질이고, 음인의 열체질은 원래의 찬 음(陰)기운이 약하여 상대적으로 열성이 된 것

041_ 陽虛則外寒,陰虛則外熱,陽勝則外熱,陰勝則內寒

이므로 원래부터 진짜 열이 많은 실열체질과 구분하여 가성 열체질이라 부른다. 그러므로 아무리 열태음, 열소음인 등으로 열체질이라 불러도 이 사람들은 진짜 열이 많은 열체질이 아니다. 단지 한태음, 한소음인에 비해 상대적으로 열이 더 많아 열체질이라 불리울 뿐이다. 이들은 진짜 실열 체질이 아니므로 평소 몸이 찰 수도 있고 냉성의 한약이나 냉성의 음식을 많이 먹게 되면 병이 악화되거나 몸이 나빠지게 된다.

      태양, 소양 두 개의 양체질과 태음, 소음 두 개의 음체질이 각각 한체질과 열체질로 분화되는 이론근거를 배우면서 우리가 자동적으로 깨닫게 되는 사실이 있다. 즉 사체질(四體質)의 한체질과 열체질은 비록 한과 열이라는 같은 용어(用語)를 사용하지만 그들의 실질적 한열의 정도 차이를 서로 동급(同級)에 놓고 비교할 수 없다는 것이다. 원래 가지고 있는 양성(陽性)이 더 심화되어 열성(熱性)이 된 진짜 열체질(= 열태양, 열소양)과 음성(陰性)이 더 약해져 상대적으로 열성(熱性)이 된 가짜 열체질(= 열태음, 열소음)의 열성 정도가 어찌 같을 수 있는가. 열소음인의 열과 열소양인의 열은 비록 동일하게 열(熱)이란 용어를 쓰고 있어도 이 둘의 열성(熱性) 정도와 크기는 비교조차 되지 않을 정도로 차이난다. 굳이 비유하면, 난쟁이 중에서 가장 큰 사람과 키다리 중에 큰 사람은 똑같이 큰 사람이라 불리지만 그 크기가 같지 않은 것과 같다.

장부병증과 체질병증의 관계

한의학 병증 중에서 간양상항(肝陽上亢)증은 어지럽고, 귀에서 소리가 나고, 머리 아프고, 얼굴이 상기되며, 눈이 충혈 되고, 조급해 하며, 자주 화내는 등의 증상을 말한다. 이런 증상은 특히 열태음인 체질에게서 전형적으로 발생하는 병리현상이다. 이유는 앞서 배운 바대로 열태음인의 장부 음양구조가 간양실/폐음허로 이 체질의 간양(肝陽)이 선천적으로 강해 어떤 병사(病邪)의 원인이 주어지면 실한 간양(肝陽)이 더욱 쉽게 항진되기 때문이다. 간양현훈(肝陽眩暈), 간양화풍(肝陽化風) 등 간양이 필요 이상 실해져 나타나는 증상도 모두 선천적으로 간양실(肝陽實)을 타고난 열태음인에게서 쉽게 나타나는 병증이다. 한편 폐음 부족으로 생기는 폐음허(肺陰虛) 증상은 허열(虛熱) 증상으로 오후마다 열이 나고 뺨이 불그스레해지며, 식은 땀이 나고, 입 안과 목이 마르며, 마른기침이 나며 때로는 피가래가 나오거나 각혈하며 맥이 세삭(細數)한 증상이 나타나는 열증(熱症)의 양태를 보인다. 이 또한 열태음인에게서 나타나는 전형적 증상인데 이유는 열태음인의 장부음양구조가 간양실/폐음허기 때문이다. 그러므로 간양상항(肝陽上亢)증이나 폐음허(肺陰虛)증 등 열성의 증상은 공(共)히 폐음허(肺陰虛)/간양실(肝陽實)의 장부 음양구조를 가지고 있는 열태음인에게서 발생하는 병증과 일치한다. 그렇다고 해서 이를 거꾸로 해석하여 간양상항증이나 폐음허증이 나타나는 사람이라면 무조건 열태음인으로 간주하는 것은 아니다. 이런 병증은 일반병증이므로 다른 체질에서도 발생할 수 있으며 체질의학에서는 겉으로 드러나는 병증으로 체질을 확정하는 것이 아니기 때문이다. 다만 체질의학적 관점에서 봤을 때 그런 병리 증상은 그러한 병리가 잘 발생할 수 있는 장부구조를 가진 체질에서 전형적으로 쉽게 나타나는 병리라는 의미며 원인과 조건이 주어지면 다른 체질에서도 당연히 해당 병증이 나타날 수 있다.

열소양인은 비양(脾陽)이 태과한 결과로 비양실/신음허가 되었고 한소음인은 신음(腎陰)이 태과한 결과로 비양허/신음실이 되어 장부구조와 장부음양이 모두 반대다. 비양(脾陽)은 실질적 운화(運化)기능을 하는 비(脾)의 양기(陽氣)를 이르는 말로 비양이 허하면 운화작용이 장애되어 음식이 소화되지 않고 배가 불러 오르며 그득해진다. 열소양인에게 있어서 비양(脾陽)은 필요 이상으로 태과 되어 있으므로 그 결과로 과도한 운화작용이 발생해 비만 경향이 생기게 되지만, 한소음인의 경우는 신음(腎陰)태과로 인해 결과적으로 비양(脾陽)이 허해졌기 때문에 비양(脾陽)의 부족으로 인한 운화작용의 부족으로 가장 살이 찌지 않는 체질이 된다. 전통 장부변증에 의하면 비양(脾陽)이 허한 경우 온몸이 나른하고 입맛이 없으며 헛배가 부르는 등 비기(脾氣)가 허한 증상이 나타나고, 뱃속의 차고 아픈 것이 따뜻하게 해 주면 완화되고 입안에 생침이 생기고 손발이 차며 더운 것을 좋아하고 혀는 습윤하고 부으며 색깔이 연해지고 백태가 끼며 맥은 침지(沈遲)한 이한(裏寒)증상이 나타난다고 돼 있다. 한사(寒邪)가 내부에 침입하거나 생랭(生冷)한 것을 먹으면 비양(脾陽)이 손상된다고 했는데 이런 전형적 한증(寒證)을 나타내는 체질은 바로 이 비양허(脾陽虛)/신음실(腎陰實)의 구조를 가지고 있는 한(寒)소음인의 체질병증이다. 한편 비음(脾陰)이 허해지면 식욕이 없어 식사를 적게 하고 헛구역질을 하거나 딸국질을 하고 입이 건조하고 혀가 건조하고 붉으며 설태는 적고 맥은 세삭하는 등 상대적으로 열증(熱證)을 나타내는데 이런 증세를 나타내는 체질은 비음허(脾陰虛)/신양실(腎陽實)의 구조를 가진 열소음인 병증과 일치한다. 한편, 신양(腎陽)이 허하거나 부족하여 생기는 신양허(腎陽虛)의 병증은 몸이 차고 팔 다리가 싸늘하며 숨결이 짧으면서 숨이 차고 허리와 무릎이 시큰거리며 음위(陰痿), 활정(滑精), 밤에 오줌을 많이 누는 등의 증상인데, 이는 신양허(腎陽虛)/비음실(脾陰實)의 장부 구조를 가지고 있는 한소양인에게서 전형적으로 많이 나타나는 병증이다. 신음(腎陰)이 허하거나 부족하여 나타나는 병증인 신음허(腎陰虛)증은 신정(腎精)이 지나치게 줄어들거나 신음(腎陰)이 소모되어서 생기는 증세로, 허리가 시큰거리며 몹시 피로하며 어지럽고, 귀가 울며, 유정(遺精)이 있고, 목이 마르며 목구멍이 아프고 손발바닥에 열감이 있으면서 가슴에 번열이 나고 오후에는 조열이 있으면서 맥이 세삭한 증상이 나타남으로 열증(熱症)의 양태를 보인다. 이런 증세는 비양실(脾陽實)/신음허(腎陰虛) 구조를 갖고 있는 열소양인에게서 많이 나타나는 병증이다. 앞서 설명한 바와 같이 간양상항, 비음허증, 신양허증 등은 전통 병기(病機)로 원인, 조건이 주어지면 체질을 막론하고 다른 체질에서도 발생하는 병리증상이다. 다만 이러한 전통 병기들도 체질의학적 관점에서 보면 선천적으로 타고난 장부음양의 구조에 따라 유독 잘 발생하거나 잘 발생하지 않는 체질이 있음을 설명하는 것이다.

변상론(辨象論)과 변증론(辨證論)

겉에 드러난 형상을 관찰하여 몸속의 생·병리를 논하는 것을 변상론(辨象論)이라 하고, 변상(辨象)에 따라 치료의 방침을 세우는 것을 변상시치(辨象施治)라 정의한다. 한의학은 일반적으로 변증시치(辨證施治)의 학문으로 인정되고 있지만 변상(辨象)은 변증(辨證) 이전의 개념으로 이미 황제내경(黃帝內經) 시대서부터 시작된 것이다. 음양응상대론(陰陽應象大論)에 "진찰을 잘하는 자는 색을 관찰하고 맥을 짚어 음양을 구분하고 청탁을 살펴 부분을 알고 천식의 동태를 보며 음성을 들어 괴로운 곳을 알아내는 사람"042이라는 말이 나오는데, 이는 모두 겉으로 드러난 상(象)을 오감(五感)으로 분별하여 병을 보는 변상(辨象)임을 알 수 있다. 한편 환자에게 증상을 묻고 병태(病態)를 주관적으로 분석하여 치료방침을 세우는 것이 변증(辨證)으로 전통 망문문절(望聞問切)의 사진(四診) 중에서 문진(問診)에 해당할 뿐이다.

　　이제마 선생이 말한 장부성리(臟腑性理)는 사람이 선천적으로 장부구조를 다르게 가지고 태어난다는 말인데, 이런 몸 안의 각기 다른 장부구조는 기리형표(氣裏形表),

---

042_　善診者 察色按脈 先別陰陽 審淸濁而知部分視喘息聽音聲而知所苦

기합이유형(氣合而有形) 원리에 의해 몸 밖에 형태적으로 드러나게 마련이다. 이것이 사상의학의 체형기상(體形氣像), 용모사기(容貌詞氣)다. 따라서 내부 장부구조가 다르면 겉으로 드러나는 체형도 당연히 달라진다. 결국 체형이 사람마다 다른 이유는 몸속의 장부구조가 각자 다르기 때문이다. 장부구조의 편차(偏差)가 없다면 체형의 편차도 있을 수 없는데 이를 거꾸로 뒤집으면 겉으로 드러난 체형을 유심히 관찰하면 눈에 안 보이는 몸속의 장부허실 구조를 유추할 수 있다는 말이 된다. 이것을 소위 이외췌내(以外揣內), 즉 밖으로서 안을 헤아린다는 것이며 이표지리(以表知裏), 즉 겉을 보고 속을 안다는 것이다. 이 원리에 입각하면 몸이 마른 사람은 왜 말랐는지, 뚱뚱한 사람은 왜 뚱뚱한지가 설명이 된다. 사상의학 특유의 인품장리(人稟臟理)와 장부성리(臟腑性理) 이론 때문이다.

   아래 그림을 보면 누구나 어느 것이 남성의 형상이고 어느 것이 여성의 형상인지 쉽게 알 수 있다. 이는 음양론에서 남자는 양(陽)이고 여자는 음(陰)이라서 남성은 양(陽) 부위 상체가 발달하고 여성은 음(陰) 부위 하체가 발달하기 때문에 나타나는 현상이다. 이를 체간부(體幹部)만 음양적으로 형상화시키면 아래와 같은 모양이 된다.

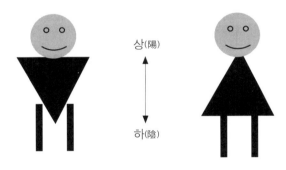

이 개념을 그대로 가져와 사상의학의 체형기상에 적용하면 각 체질의 형상을 얻을 수 있게 된다. 사상체질을 음양으로만 구분하면 태양인, 소양인은 양(陽)체질이므로 양

(陽) 부위가 발달하여 상성하허자(上盛下虛者)가 되고 태음인, 소음인은 음체질이어서 음(陰) 부위가 발달해 하성상허자(下盛上虛者)가 된다. 그러나 아는 바대로 음에도 양이 있고 양에도 음이 있어 여자 같은 남자도 있고 남자 같은 여자도 있기 때문에 모든 남녀가 다 위처럼 교과서적 체형을 갖는 것은 아니다. 강조하고자 하는 요지는 모든 사람의 체형은 각자 타고 난 음양의 허실과 장부구조의 대소에 따라 겉으로 형체화된 것이라는 점이다.

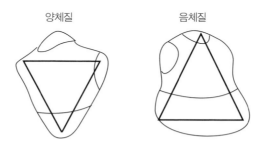

양체질　　　　　음체질

사상체질의 음양을 분별하면 위 그림에서처럼 대략적인 체간의 형태는 얻을 수 있다. 그보다 구체적인 체간의 형상을 유추하기 위해서는 기리형표의 원리에 따라 4장부의 대소 구조를 대입하면 온전한 체형을 얻을 수 있게 된다. 이제마 선생은 4개 장부 중에서 단지 두 개씩의 장부만 가지고 체질을 말했지만 나머지 두 장기까지 합해 장부구조를 설정하고 이 네 장부의 허실관계로 외부에 나타나는 체형을 상정해 보면 다음 그림과 같은 형상을 얻게 된다. 이 그림은 편의적으로 비〉폐〉간〉신의 장부구조를 갖는 열소양인과 정반대 장부구조를 갖는 신〉간〉폐〉비의 한소음의 형상을 각각 네 장기를 적용시켜 각각 실(實)한 장기는 발달의 형태로, 허(虛)한 장기는 미숙의 형태로 나타나면 어떤 체형으로 드러나는가를 시뮬레이션 해 본 것이다.

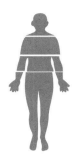

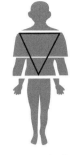

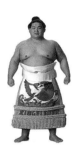

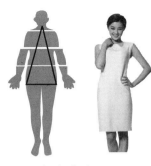

폐=비=간=신　　비>폐>간>신(열소양인)　　신>간>폐>비(한소음인)

열소양인은 중상초, 상초인 비, 폐가 발달하여 가슴과 어깨가 발달한 대신 중하초, 하초인 간, 신은 미숙하여 마치 가분수(假分數) 형태의 역삼각형 체형이 됨을 알 수 있고, 반면에 한소음인은 장부구조가 정반대여서 신, 간의 하초, 중하초가 발달하고 비, 폐의 중상초, 상초는 미숙하여 그림에서 보는 것처럼 상체가 빈약하고 하체가 발달한 체형을 나타낸다. 여기서 알 수 있는 것은 두 개의 장부만으로는 흉실족경이라는 막연한 체형으로밖에는 표현이 안 되었지만 네 개의 장기를 대입하여 형상을 상정하면 위 그림에서 보는 것처럼 매우 구체적인 체형의 형상을 얻게 된다는 점이다.

동의수세보원 장부론에 사당(四黨)이란 용어가 등장하는데, 이는 사상의학의 독특한 개념으로 폐비간신의 사장(四臟)과 그에 귀속되는 부속장기들을 의미한다. 즉, 장부론(臟腑論)에 "위완과 혀, 귀, 두뇌, 피모는 모두 폐의 무리"**043** 며, "위와 양(兩) 젖가슴, 등뼈, 근은 모두 비의 무리" **044**라는 등의 말이 나오는데 이를 표로 정리하면 다음과 같다.

043_ 胃脘與舌耳頭腦皮毛 皆肺之黨也

044_ 胃與 兩乳目背膂筋 皆脾之黨也

	폐당 (상초)	비당 (중상초)	간당 (중하초)	신당 (하초)
대표장기	폐	비	간	신
부속장기	식도, 혀, 귀, 뇌, 피부	위, 유방, 눈, 척추, 육(肉)	소장, 배꼽, 코, 허리, 근(筋)[045]	대장, 생식기, 입, 방광, 뼈

이 사당(四黨)과 부속장기 개념이 중요한 이유는 폐비간신의 선천적 허실에 따라 대표 장기(臟器)뿐 아니라 그에 귀속된 부속장기들까지 함께 발달하거나 약해지기 때문이다. 예를 들어 비(脾)를 선천적으로 가장 실하게 타고난 사람이라면 비당(脾黨)에 속한 부속 장기들, 즉 위(胃)도 실해지고 육(肉)이 발달해 살이 찌게 되고 유방(乳房)이 발달하여 여자라면 유방이 크고 남자라면 가슴이 벌어지는 체격을 갖게 된다. 위 그림에서 열소양인이 상체가 발달한 것은 비당에 속한 모든 부속장기가 함께 발달한 모습을 보인 결과다.

이제마 선생은 태음인과 소음인이 체형이 비슷하여 서로 구분하기가 어렵다[046] 하였는데 왜 그런 말이 나오는지 장부구조가 간 〉 신 〉 비 〉 폐인 한태음인과 신 〉 간 〉 폐 〉 비인 한소음인의 경우를 들어 살펴보자. 이 두 체질은 각각 태음인, 소음인으로 체질이 다른데도 불구하고 외적 체형은 거의 유사하다. 이는 큰 장부인 간, 신과 작은 장부인 폐, 비가 각각 동일하게 크고 작기 때문이다. 다만 큰 장부 중에서 한태음인은 중하초인 간이 크고 한소음인은 하초인 신이 크다. 한편 작은 장부인 폐, 비 중에서 한태음인은 상초인 폐가 작고 한소음인은 중상초인 비가 작다. 이렇듯 중하초, 하초가 각각 실하고 상초, 중상초가 각각 허한 유사한 장부구조를 갖고 있기 때문에 그에 따른 체형 기상 역시 유사하게 나타나는 것이다. 두 체질의 장부구조를 위에서와 같이 네 장기의

045_ 사당의 부속장기 중에서 신축본에는 근(筋)을 비당(脾黨)에, 육(肉)을 간당(肝黨)에 배속시켜 놓았으나 이는 오류로 판단된다. 이에 대하여 본서 '육(肉)과 근(筋)의 비간(脾肝) 배속문제'에서 자세히 다루고 있다.

046_ 太陰少陰人 體形或略相彷彿難辨

발달과 미숙의 상태를 고려하여 체형을 상정하면 아래 그림과 같이 나타난다.

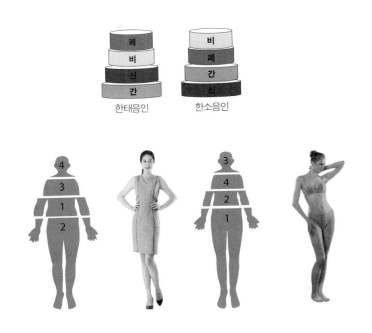

한태음인   한소음인

이렇듯 네 장기의 허실을 대입시켜 대소(大少)에 따른 발달과 미숙을 표현해 보면 비교적 완전한 형태의 체형기상을 얻게 되는데, 왜 이제마 선생이 변증론에서 체형기상을 말할 때 한 체질에서 각기 형태가 다른 체형을 이야기했는지 비로소 그 이유를 알 수 있게 되는 것이다. 즉, 상체가 발달한 소양인과 몸이 작고 말라 마치 소음인처럼 보이는 소양인, 장대한 태음인과 육 척밖에 안 되는 작고 마른 태음인, 작고 마른 소음인과 반대로 팔구 척이나 되는 장대한 소음인이 네 개의 장부를 대입하여 형상을 만들었을 때 비로소 선연히 그 모습을 드러내는 것이다. (아래 그림) 이제마 선생은 같은 체질에서 전혀 다른 체형을 하는 두 형태의 체질 모습을 보았기 때문에 변증론에 그렇게 기술했지만 유감스럽게도 폐비간신 중에서 두 개씩의 장기만으로 체질을 나눴으므로 소양인은 가슴이 발달하고 다리는 미숙하다, 태음인은 허리가 발달하고 뇌추부가 미숙하다는 식으로 표현할 수밖에 없었다. 한편 대학에서도 체질은 넷이고 한열은 고정적 체질이 아니라 가변적 병증으로 인식했기 때문에 결과적으로 체질을 넷의 형태로 인식해 왔으므로 올바른 체형기상의 개념이 설 수 없었다.

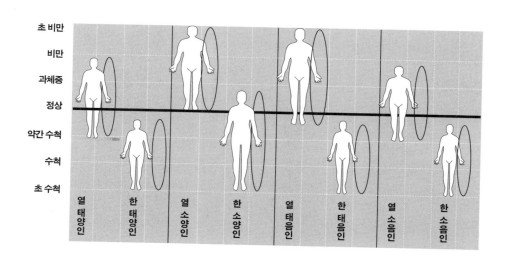

오늘날 사상의학에서는 전통 한의학에서처럼 변상의 개념이 사라지고 오직 변증의 개념이 주가 되고 있는데 그 이유는 무엇일까? 그것은 실제적으로 여덟 형태로 존재하는 체질을 넷의 형태로 인식해왔으므로 유형에 대한 인식이 서지 않아 올바른 변상의 여지가 없었기 때문이다. 또한 한열을 체질 아닌 병증현상으로만 인식했기 때문에 병증변증에 의존할 수밖에 없었다는 것도 큰 이유다. 물론 사상의학에서 변증이 의미가 없는 것은 아니며 임상에서 충분히 고려해야만 하는 관점이지만 변상적 관점이 먼저 명확히 서지 않으면 변증의 가치가 제대로 발휘될 수 없다. 즉 변증은 올바른 변상을 통해서 완성되는 상호보완의 관계로 변상적 관점이 명확해짐으로써 변증의 가치 또한 제대로 발휘된다는 의미다. 이제마 선생은 "태음인과 소음인은 체형이 대체로 서로 비숫하여 분별하기 어려운데, 비슷함 속에서도 그 병증을 관찰하면 반드시 분별할 수 있다."047라고 말하고 있는데, 이 조문이 의미하는 바는 체질의 구분은 체형기상 등 외적인 변상이 우선이며, 그렇게 해도 구분이 잘 안 될 경우 변증, 즉 병증을 관찰해 구분하라는 것이다. 그러므로 이 조문은 체질 감별에서 변상이 우선이고 변증은 다음 순서임을 명백히 하고 있다. 여덟 체질 유형에 대한 변상론적 관점이 제대로 서면 체질감별의 난해함이 사라지고 비로소 누구나 접근하기 쉬운 사상의학의 문이 열리게 된다.

047_　太陰少陰人體形 或略相彷彿難辨 疑似而觀其病證則 必無不辨

비수(肥瘦)와 한열(寒熱)체질

앞 장에서 설명한 한열체질 개념에 연관하여 뒤에서 설명할 방상(方象)적 관점을 이해하기 위해 비수(肥瘦)와 장부기능, 비수와 한열(寒熱) 현상의 상호관계에 대한 이해가 필수적이다.

비(脾) 기능과 비수(肥瘦)와의 상관관계

한의학적 개념의 비(脾)는 위(胃)의 기운을 도와 음식을 소화시키고 소화된 음식물에서 얻어낸 영양물질을 전신에 운반, 흡수하는 작용을 하는 장기다. 이동원(李東垣)의 〈동원십서(東垣十書)〉나 〈의학입문(醫學入門)〉에 다음과 같은 말이 나온다.

> 비위(脾胃)가 모두 실(實)하면 잘 먹게 되고 살이 찌게 되며, 비위가 다
> 허(虛)하면 음식을 못 먹고 마르게 되는데, 혹 적게 먹어도 살이 찌거나
> 살이 쪘어도 사지(四肢)를 들지 못하면 이는 비(脾)가 실(實)하고 사기

(邪氣)가 왕성함이다. **048**

음식을 잘 먹는데도 마른 사람이 있으니 이는 위(胃)에 화사(火邪)가 기분에 잠복하여 잘 먹어도 비(脾)가 허(虛)하면 기육(肌肉)이 마른다. **049**

비(脾)와 비수(肥瘦) 간의 상관관계를 설명하는 조문이다. 즉, 비(脾)가 왕성하면 잘 먹게 돼 비만(肥滿)이 오고, 비(脾)가 허(虛)하면 못 먹거나 혹은 잘 먹어도 몸이 마른다고 설명하고 있다.

　　황제내경(黃帝內經)에는 "비(脾)는 살을 주관하며 또한 비는 몸에 있는 살과 연관된다."**050**고 나와 있고, 동의보감(東醫寶鑑)에도 "근육은 비(脾)에 속하며 비장(脾臟)이 허하면 살이 빠진다."**051** 했고, "비(脾)가 기육(肌肉)을 주관한다."**052** 하여 비(脾)와 육(肉)과의 상관관계를 말하고 있다. 이제마 선생의 장부론에도 비(脾)는 중상초(中上焦)를 주관하여 그에 속한 부속 장기들을 관장하므로 비(脾)가 실해지면 비당(脾黨)에 속한 근육(筋肉) 등 부속 기관(器官)들이 함께 실(實)해진다고 되어 있다. 즉, 한 사람의 장부구조에서 비(脾)가 어떤 위치를 차지하고 있느냐가 그 사람의 비수(肥瘦)체형을 결정하는 매우 핵심적 원인이 된다. 다음 도표는 4개 장부구조로 나눈 여덟 체질에서 각각 비(脾)의 장부구조상 위치를 표기한 것이다.

048_　脾胃俱旺 則能食而肥, 脾胃俱虛 則不能食而瘦 或少食而肥 雖肥而四肢不擧蓋脾實而邪氣盛也 (醫學入門, 脾胃虛實傳變論)

049_　又有善食而瘦者 胃伏火邪於氣分則能食 脾虛則肌肉削 (醫學入門, 脾胃虛實傳變論)

050_　內經曰脾主肉又曰脾在體爲肉 (東醫寶鑑, 肉屬脾胃)

051_　肉屬脾胃 脾虛則肌肉削 (東醫寶鑑, 肉主肥瘦)

052_　脾主身之肌肉(素問44篇, 痿論)

체질	최강(最强)	차강(次强)	차약(次弱)	차약(次弱)
열태양인	폐(폐양실)	**비(비양실)**	신(신음허)	간(간음허)
한태양인	폐(폐음실)	신(신음실)	**비(비양허)**	간(간양허)
열소양인	**비(비양실)**	폐(폐양실)	간(간음허)	신(신음허)
한소양인	**비(비음실)**	간(간음실)	폐(폐양허)	신(신양허)
열태음인	간(간양실)	**비(비양실)**	신(신음허)	폐(폐음허)
한태음인	간(간음실)	신(신음실)	**비(비양허)**	폐(폐양허)
열소음인	신(신양실)	간(간양실)	폐(폐음허)	**비(비음허)**
한소음인	신(신음실)	간(간음실)	폐(폐양허)	**비(비양허)**

표를 보면 열소양인, 열태음인, 열태양인은 장부구조상으로 비(脾)가 최강(最强), 혹은 차강(次强)의 위치에 있고, 한소음인, 한태음인, 한태양인은 비(脾)가 최약(最弱)이거나 차약(次弱)의 위치에 있어, 열체질은 살이 찌는 체질이 되고 한체질은 살이 찌지 않는 체질이 된다. 예컨대 비(脾)가 최강(最强)의 위치에 있는 열소양인은 여덟 체질 중 가장 살이 많이 찌는 체질이 되고, 최약(最弱)의 위치에 있는 한소음인은 몸이 가장 마른 체형이 됨을 알 수 있다. 그런데 이 표를 보면 한소양인의 경우, 열소양인처럼 비(脾)가 최강의 위치에 있는데 왜 과체중까지는 될 수 있으나 비만, 초비만까지는 되지 않는 것일까? 그 이유는 열소양인은 비양(脾陽)이 너무 강한 것이 특징이지만, 한소양인은 신양(腎陽)이 너무 약한 것이 특징이며 이 체질에서의 비(脾)의 태과는 비양(脾陽) 아닌 비음(脾陰)의 태과를 의미하기 때문이다. 열태양인의 경우도 비(脾)가 차강(次强)의 위치에 있어 한태양인에 비해서는 상대적으로 살이 찌고 과체중은 되지만 비만, 초비만이 안 되는 이유는 차강의 위치일 뿐 아니라 태양인은 폐실(肺實)로 호산지기(呼散之氣)가 강하기 때문이다. 그리고 비(脾)가 가장 약한 장부구조를 가지고 있는 소음인은 당연히 살이 안찌는 체질이 되지만 열소음인이 한소음인보다 상대적으로 더 살이 찌는 이유는 한소음인은 비양(脾陽)이 허하고 열소음인은 비음(脾陰)이 허하여 한소음인의 비

(脾)가 더 약하기 때문이다. 여기서 짚고 넘어가야 할 점 하나는, 비양(脾陽)이 최강(最强)인 체질은 열소양인이므로 비만의 정도를 넘어 초(超)비만까지 되는 체질은 당연히 열소양인이 될 것이라 생각하기 쉬우나 현실에 있어서는 꼭 그렇지만은 않다는 것이다. 결론부터 말하면 초비만의 정도까지 뚱뚱해지는 체질은 열소양, 열태음 두 체질에서 모두 가능하다. 원리적으로는 열소양의 비(脾)가 최강(最强)이므로 이 체질에서만 초비만이 나와야 하는데 어떻게 차강(次强)인 열태음인에서도 초비만이 나올 수 있을까? 이에 대해 한마디로 답하면 이 둘은 별개의 체질이기 때문이다. 감자와 고구마를 비교할 때 일반적으로 고구마가 감자보다 더 큰 것은 맞지만 실제로는 고구마보다 더 큰 감자도 얼마든지 있을 수 있는 것과 같다. 즉 비수의 개념은 상대적인 것으로 비교 대상은 자기 체질끼리 하는 것이며 다른 체질과 절대적인 비교를 하지 않는다. 따라서 열소양인이 한소양인보다 더 비만하다고 하면 맞는 말이지만 열소양인이 열태음인보다 더 비만하다고 이해해선 안 된다. 결론적으로 장부구조상 비만체질은 비(脾), 정확히는 비양(脾陽)이 강한 구조를 가진 체질에서 나타나는 현상이며 결국 비양실(脾陽實)인 열소양인과 열태음인 체질에서 가장 많이 나타남을 알 수 있다.

비만과 태음인

현재 국내 사상의학 학계에서 비만은 태음인(太陰人)이 가장 많다는 것이 정설로 돼 있다. 비만과 사상체질과의 상관성에 관한 논문들을 살펴보면 예외 없이 태음인의 비만율을 가장 많이 보고하고 있는데 대한사상의학회(大韓四象醫學會) 논문집에 발표된 비만과 체질에 관련된 논문[053][054]에는 비만인 중에 70.2%가 태음인, 26.9%가 소양인, 2.9%가 소음인으로 보고(報告)되고, 또 다른 논문[055]에는 태음인 76.1%, 소양인 26.1%, 소

053_ 비만인의 생활특성과 사상체질에 관한 연구 (김달래. 사상의학회지. Vol 9. No.1 1997)

054_ 사상체질과 비만의 상관성에 관한 임상적 연구 (김달래. 백태현. 사상의학회지. Vol 8.No.1. 1996)

055_ 비만 환자의 체질적 특징에 대한 임상적 고찰 (조민상, 고병희, 송일병. 사상의학회지. Vol. 10 No.2 1998)

음인이 3.4%로 나와 있어 태음인의 비만이 압도적으로 많은 결과를 보여주고 있다. 이런 연구결과에 따르면 뚱뚱한 사람의 70% 이상은 무조건 태음인이기 때문에 속된 말로 '뚱뚱한 사람은 태음인'이라는 공식이 국내 한의학계에서 거의 정설(定說)이 되었다. 그렇다면 어떤 이유로 이런 고정관념이 자리 잡게 되었을까? 실제 태음인이 비만한 체형을 갖는다는 내용이나 근거는 동의수세보원 어느 곳에서도 찾아볼 수 없다. 다만 그렇게 유추 해석할 수 있는 여지를 가지고 있는 조문(條文)들은 있다. 예컨대 변증론(辨證論)에 "태음인의 살집은 단단하고 실하다(太陰人肌肉堅實)."는 조문이 있고, "태음인의 체형은 키가 크고 몸집이 크다(太陰人體形長大)."라는 조문도 있다. 이 조문들이 태음인을 비만의 경향성이 높은 것으로 이해하게 하는 근거로 추정되지만 이는 자의적(自意的) 해석의 정도를 넘은 명백한 오류적 해석이다. 왜냐하면 살집이 단단하고 실한 것과 뚱뚱한 것은 전혀 다른 개념으로, 살집이 단단하고 실한 비만인도 있고 반면에 살집이 부드럽고 약한 비만인도 있기 때문이다. 또한 키 크고 몸집 큰 비만인도 있으며 키작은 비만인도 얼마든지 있는데 태음인의 기육견실(肌肉堅實)과 체형장대(體形長大) 조문을 비만의 동의어(同義語)로 해석하는 것은 오류가 아닐 수 없다. 사실 이 조문들이 등장하는 전후(前後) 맥락을 살펴보면 "태음인과 소음인이 체형이 서로 비슷하기 때문에 쉽게 판별이 안 된다."[056] 라는 조문에 이어진 말로 태음인과 소음인을 분별하는 부연설명으로 나온 조문이다. 즉 소음인의 살집(肌肉)은 부드럽고 연한 데(少陰人肌肉浮軟) 반해 태음인 살집은 단단하고 실하며, 소음인 체형은 키 작고 몸집도 작으나 키 크고 몸집이 큰 사람도 있고,[057] 태음인 체형은 키 크고 몸집이 크지만 간혹 왜소하게 작은 자들도 있다[058] 라는 비교(比較) 문구에서 나온 상대적 표현으로 이는 태음인의 비만 경향을 함의(含意)하는 조문이 아니다.

056_   太陰少陰人體形 或略相彷彿難辨

057_   少陰人 體形 矮短而 亦多有長大者

058_   太陰人體形 長大而 亦或有六尺矮短者

흡취지기(吸聚之氣)와 출납지기(出納之氣)

태음인이 비만체질이 되기 쉬운 이유에 대해 많은 학자가 "간대폐소(肝大肺小)한 장부구조로 인해 흡취지기(吸聚之氣)가 강한 반면 호산지기(呼散之氣)가 부족하기 때문"이라는 설명을 하고 있다. 흡취지기(吸聚之氣)란 '끌어 모으는 기운'으로 문자적인 해석을 하고 있는 것으로 보이는데, 여기서 흡취지기(吸聚之氣)란 끌어 모으는 흡수(吸收: absorb)의 의미로 사용된 것이 아니라 호흡(呼吸: respiration)이란 용어에서 나오는 숨을 들이쉬다(吸: inhale)의 의미로 사용된 것이다. 흡취(吸聚)의 목적어가 수곡(水穀)이 아니라 기액(氣液)으로, 즉 흡취란 기(氣: air)와 액(液: fluid)을 들이마신다는 의미이다. 사단론(四端論)의 해당 조문(條文)을 보면,

> 폐로써 내쉬고 간으로써 들이쉬니, 간과 폐는 기액을 호흡하는 문이며, 비로써 받아들이고 신으로써 내보내니, 신과 비는 수곡을 출납하는 창고이다.**059**

라고 돼 있고, 태양인 내촉소장병론(太陽人內觸小腸病論)을 보면,

> 수곡은 위에서 받아들이는데 비(脾)가 경영하고, 대장(大腸)에서 나가는데 신(腎)이 경영하니, 비와 신은 수곡을 출납하는 창고로 교체하여 보(補)하고 사(瀉)한다.**060** 기액(氣液)은 위완에서 내쉬는데 폐가 경영하고, 소장에서 들이쉬는데 간이 경영한다. 간과 폐는 기액이 드나드는 문호로 교체하여 진퇴한다.**061**

059_ 肺以呼 肝以吸 肝肺者 呼吸氣液之門戶也 脾以納 腎以出 腎脾者 出納水穀之府庫也

060_ 水穀納於胃而脾衛之 出於大腸而腎衛之 脾腎者出納水穀之府庫而迭爲補瀉者也

061_ 氣液呼於胃脘而肺衛之 吸於小腸而肝衛之 肝肺者呼吸氣液之門戶而迭爲進退者也

라고 되어 있다. 즉, 비위(脾胃)와 신대장(腎大腸)은 수곡(水穀)을 받아들이고 내보내는 장기(臟器)이고, 폐위완(肺胃脘)과 간소장(肝小腸)은 기액(氣液)을 들이마시고 내보내는 장기(臟器)다. 이는 장상론(臟象論)이나 현대 해부학적 개념과 달리 이제마 선생의 장부론에서 보이는 독특한 견해로 사상의학적 소화기(消化器) 개념은 비(脾), 위(胃), 신(腎), 대장(大腸)이며, 폐(肺), 위완(胃脘), 간(肝), 소장(小腸)은 기액(氣液)이 드나드는 곳으로 호흡기(呼吸器)로 간주된다.062 굳이 현대 영양학적 이론을 인용하지 않더라도 비만은 밖에서 몸으로 받아들인 열량 에너지가 소모하는 열량을 초과할 때 잉여열량이 몸속에 축적되어 발생하므로 기액(氣液)을 들이쉬는 흡취지기(吸聚之氣)의 불균형보다는 수곡(水穀)을 받고 내보내는 출납지기(出納之氣)의 불균형으로 비만이 오는 것이다. 다시 말해 비대신소(脾大腎小)로 비위(脾胃)의 납적(納積)기능이 강하고 신대장(腎大腸)의 출방(出方)기능은 약해져 불균형이 심화될 때 비만이 초래된다. 태양인 내촉소장론에 소양인은 대장(大腸)의 수곡을 내보내는 음한지기(陰寒之氣)가 부족하다. 따라서 위(胃) 속의 수곡을 받아들이는 양열지기(陽熱之氣)가 반드시 성하게 된다063라고 한 것처럼, 비대신소(脾大腎小)의 장부구조를 가지고 있는 소양인은 위(胃)에서 수곡을 받아들이는 양열지기(陽熱之氣)는 강하고 수곡을 내보내는 음한지기(陰寒之氣)는 약함으로써 수곡출납(水穀出納)의 불균형이 초래되기 쉽다. 그중에도 특히 비위(脾胃)기능의 항진으로 양열지기(陽熱之氣)가 과다하기 쉬운 열소양인(少陽人)에게서 비만이 가장 많이 또 쉽게 발생하는 것이다.

태음인을 비만 경향의 체질로 인식하고 있던 사람에게는 소양인이야말로 가장 비만하기 쉬운 체질이라는 주장이 생소하게 들릴 것이다. 그렇다면 비만에 관련하여 동의수세보원에서 어떻게 설명하고 있는지 관련 조문(條文)을 살펴보자. 동의수세보

062_ 草本券 券之二 病變 第五統 : 간(肝)은 보충하고 폐(肺)는 흩어 버리니 간과 폐는 기(氣)가 흩어졌다 보충했다 하는 문이다 (肝以充肺以散 肝肺者 散充氣道之門戶也)

063_ 少陽人大腸出水穀陰寒之氣不足則 胃中納水穀陽熱之氣必盛也

원 신축본(辛丑本)에 나오는 비수(肥瘦) 관련 조문(條文)은 태양인내촉소장론(太陽人內觸小腸病論)에 나오는데,

> 태양인 얼굴은 마땅히 희어야 하며 검으면 좋지 않고, 살집은 마땅히 말라야 하며 살찌면 좋지 않다.064

라는 것으로 태양인 체질은 마른 것이 좋으며 살이 찌면 좋지 않다는 이 조문이 신축본(辛丑本)에 나오는 비수(肥瘦)에 관련된 유일한 조문이다. 그러나 초본권(草本卷)에는 비수(肥瘦) 관련 조문을 여럿 볼 수 있다. 권지이(卷之二) 병변(病變) 제오통(第五統)에는,

> 태양인과 소음인은 피부와 살이 맑으면서 마르면 병이 없고, 탁하면서 살이 찌면 병이 있으며, 반면에 태음인, 소양인은 피부와 살이 탁하면서 찌면 병이 없고, 맑으면서 마르면 병이 있다.065

라는 말이 나오고, 〈동무유고(東武遺稿)〉에도 이와 비슷한 문구가 나오는데

> 태음인과 소양인은 살이 찌면 좋고 마르면 나쁘며, 태양인과 소음인은 마르면 좋고 살이 찌면 나쁘다.066

라는 문구가 나온다. 이 두 조문이 공통적으로 말하고 있는 것은 소양인은 태음인과 함께 살이 찌는 것이 건강하고 무병(無病)한 상태라는 것이다. 그 외에도 유사한 다른 문

064_ 太陽人 面色宜白不宜黑 肌肉宜瘦不宜肥
065_ 太陽人·少陰人 膚肉淸瘦則無病 濁肥則有病, 太陰人·少陽人 膚肉濁肥則無病 淸瘦則有病
066_ 太陰少陽人 肥吉而瘦凶, 太陽少陰人 瘦吉而肥凶

구를 보면,

> 살이 찌고 땀이 많은 것은 태음인의 길상[067]
>
> 살이 빠지고 잘 먹지 못하는 것은 소양인의 흉증[068]

라고 하여 소양인이 살이 빠지면 흉증(凶症)이라 하고 있다.

> 소양인이 중병을 앓는 도중에 피부와 기육(肌肉)에 살이 찌는데 형기가
> 나른하고 피곤한 것은 결코 위험한 증상이 아니라 도리어 안정된 증상
> 이며, 피부와 기육이 마르면서 정신이 맑아 예민한 사람은 나아지는 증
> 상이 아니라 조증(燥症)이다.[069]

라 하여 소양인이 중병(重病) 중에 살이 찌면 위험하지 않으나 살이 빠지면 오히려 나
쁜 현상이라 하고 있다. 결론적으로 태음인과 소양인은 어느 정도 살집이 있어야 정상
이고 건강하며,[070] 반면에 태양인과 소음인은 약간 살이 마른 체중이 오히려 정상이고
몸도 건강하다.

육(肉)과 근(筋)의 비간(脾肝) 배속 문제

비만인을 태음인과 동일시하는 학리적 근거는 동의수세보원의 장부론에 나오는 다음
과 같은 조문이 영향을 준 것으로도 보인다.

067_ 肉肥汗多 太陰之吉祥
068_ 肉脫鮮食 少陽之凶證
069_ 少陽人重病中 膚肉肥而形氣萎憊者非危症也卽安症也 肉瘦而精神醒爽者 非差症也卽燥症也
070_ 물론 여기서 말하는 태음인과 소양인은 장부구조상 살이 찌는 것이 정상인 열소양, 열태음을 의미할 것이다.

수곡에서 나온 서늘한 기운은 소장에서 유(油)로 바뀌어 배꼽으로 들어가 유해(油海)를 이루니 유해(油海)는 유(油)가 머무는 곳이다. 유해(油海)의 맑은 기는 코로 나와서 혈(血)이 되고 허리 척추(腰脊)로 들어가 혈해(血海)를 이루니 혈해(血海)는 혈(血)이 머무는 곳이다. 혈해(血海)의 혈즙(血汁) 중 맑은 것은 안으로 간(肝)으로 돌아가고, 탁한 찌끼는 밖으로 육(肉)으로 돌아간다. 이런 이유로 소장과 배꼽, 코, 허리, 척추, 살은 모두 간의 무리이다.[071]

이 조문을 살펴보면 이제마 장부론의 독특한 개념인 간(肝)의 무리, 즉 간당(肝黨)의 카테고리 안에 간(肝), 소장(小腸), 배꼽(臍), 코(鼻), 허리척추(腰脊), 살(肉) 등이 배속된 것을 볼 수 있다. 태음인의 장부구조는 간대폐소(肝大肺小)로 간대(肝大)로 인해 간당(肝黨)에 배속된 기관들 역시 실(實)해질 것이므로 간당(肝黨)에 속한 육(肉)도 발달하게 될 것이다. 혈해(血海) 중에 맑은 것은 간(肝)으로 들어가고, 탁한 찌끼는 허리의 관방(寬放)하는 힘으로 단련하여 육(肉)을 만든다[072]고 하였으니 간대(肝大)하면 기육(肌肉)의 생성작용도 과도해져 비만의 경향이 되기 쉽다고 판단할 수 있다. 그러므로 육(肉)이 간당(肝黨)에 속한다는 장부론 조문이 사실이라면 이러한 해석과 판단은 틀리다고 할 수 없다. 그러나 이 문장이 나오는 조문(條文)은 일반적으로 동의수세보원의 정본(正本) 텍스트로 삼는 신축본의 장부론에서 인용한 것이며, 또 다른 판본(版本)인 사상초본권(四象草本券)에는 이와 다르게 기술된 내용을 볼 수 있다. 즉, 제오통(第五統)에,

---

071_ 水穀凉氣 自小腸而化油 入于臍 爲油海 油海者 油之所舍也 油海之淸氣 出于鼻而爲血 入于腰脊而 爲血海 血海者 血之所舍也 血海之血汁淸者 內歸于肝 濁滓 外歸于肉故 小腸與 臍 鼻 腰脊 肉 皆肝之黨也

072_ 血海之濁滓則 腰 以寬放之力 鍛鍊之而 成肉

폐(肺)의 부위가 쇠약하면 피모(皮毛)가 타고, 비(脾)의 부위가 쇠약하면
육리(肉理)가 차며, 간(肝)의 부위가 쇠약하면 근맥(筋脈)이 시리고, 신
(腎)의 부위가 쇠약하면 골수(骨髓)가 마른다.[073]

라고 하여 피(皮)는 폐(肺), 골(骨)은 신(腎)에 속하는 것으로 같지만, 육(肉)은 비(脾)에,
근(筋)은 간(肝)에 배속시킴으로써 신축본과 반대되는 내용으로 기술돼 있음을 볼 수
있다. 즉, 같은 동의수세보원이라도 판본에 따라 신축본에는 육(肉)이 간(肝)에, 근(筋)
이 비(脾)에 귀속된 반면 초본권에는 육(肉)이 비(脾)에, 근(筋)은 간(肝)에 각기 반대로
기술돼 있는 것이다. 그렇다면 둘 중 어느 것을 취할 것인가 하는 문제가 대두되는데 이
에 대해 연구하고 이유를 추적하는 것은 사상의학을 연구하는 우리 후학들의 과제와
책임이다. 흔히 근육(筋肉)이라 하면 근(筋)과 육(肉)을 통틀어 말하는 것이지만 이를
분리하여 생각하면 근(筋)은 살집을 관절의 근막에 부착시키는 부위로 우리말로 속칭
'힘줄(Tendon, ligament)'이 되며 육(肉)은 '살덩어리', 혹은 '살집(Flesh, Muscle fiber)'으로
표현한다. 전통 한의학에서는 오행(五行)으로 배속한 물류 개념에서 육(肉)은 비(脾)에,
근(筋)은 간(肝)에 배속하지만, 유독 동의수세보원에는 판본(版本)에 따라 각기 반대로
배속되어 혼란을 주고 있다. 그런데 북한 보건성(保健省)에서 간행된 〈동무유고(東武遺
稿)〉를 보면 초본권(草本卷) 내용과 동일하게 육(肉)을 비(脾), 근(筋)을 간(肝)으로 귀속
시킨 내용을 볼 수 있다

폐가 허하면 피모가 초췌하며, 비가 허하면 육리가 차며,
간이 허하면 근맥이 시리며, 신이 허하면 골수가 마른다.[074]

073_ 肺部衰則皮毛焦 脾部衰則肉理寒 肝部衰則筋脈酸 腎部衰則骨髓枯

074_ 北韓保健省 東武遺稿下篇 總論:肺分虛則 皮毛焦 脾分虛則 肉理寒 肝分虛則 筋脈酸 腎分虛則 骨髓枯

이라 하고 있고, 동책(同册)의 약성가(藥性歌) 편에는

건강(乾薑)과 육두구(肉豆久)는 육리(肉理)를 덥게 하고, 석화(石花)와 동
변(童便)은 골수(骨髓)를 보태주며, 천문동(天門冬), 감국(甘菊)은 피모
(皮毛)를 열어준다.[075]

고 함으로써 소음인 약인 건강, 육두구가 육리(肉理)를 덥게 한다고 하여 비(脾)와 육
(肉)의 관계를 관련지어 설명하고 있다.

그렇다면 근(筋)과 육(肉)을 간(肝), 비(脾) 어느 장부에 귀속시키는 것이 원리에
합당할 것일까? 이 문제는 인체 부위를 상하(上下)와 천심(淺深)의 개념으로 구분해 나
열해 보면 보다 명확해 진다. 예컨대 폐비간신이라 하면 각 장부를 상하(上下)의 개념
에 따라 상초, 중상초, 중하초, 하초의 차순(次順)으로 구분하여 명명(命名)한 것으로, 동
의수세보원에서 자주 보는 이목비구(耳目鼻口), 두견요둔(頭肩腰臀)이란 개념 역시 상
하(上下) 개념의 차순이다. 한편 인체를 천심(淺深)의 개념으로 나누어 보면, 맨 겉에 피
부껍질이 있고 그 밑으로는 살이 있으며 그 밑에는 살과 뼈를 연결하는 힘줄이 있으며
마지막 맨 깊은 곳에 뼈가 자리 잡고 있는 것으로 보아 피(皮), 육(肉), 근(筋), 골(骨)의
차순으로 말하는 것이 옳다. 그렇다면 결국 피육근골(皮肉筋骨)을 폐비간신(肺脾肝腎)
의 순서에 따라 나열해 본다면 육(肉)은 비(脾)에, 근(筋)은 간(肝)에 귀속되는 것이 옳다
는 결론을 얻을 수 있다.

075_　東武遺稿 藥性歌: 乾薑 肉豆久 溫肉理 石花 童便 滋骨髓 天門冬 甘菊 開皮毛

상초	폐	이(耳)	함(頷)	두(頭)	피(皮)
중상초	비	목(目)	억(臆)	견(肩)	육(肉)
중하초	간	비(鼻)	제(臍)	요(腰)	근(筋)
하초	신	구(口)	복(腹)	둔(臀)	골(骨)

초본권(草本券)에서 비(脾)에 배속되었던 육(肉)이 어찌된 연고로 신축본(辛丑本)에는 간(肝)에 귀속되게 되었는지는 알 수 없으나, 중요한 것은 위에서 고찰한 바와 같이 육(肉)을 간(肝) 아닌 비(脾)에 연결시키는 개념을 옳다고 인정할 때, 비대(肥大)해 질 수 있는 체질은 간대(肝大)한 태음인 체질이 아니라 육(肉)이 속한 비(脾)가 대(大)한 소양인 체질이 돼야 할 것이다. 사상체질 중에서 가장 살이 찌지 않는 체질을 소음인으로 보는 이유는 이 체질의 장부구조가 신대비소(腎大脾小)로서 비(脾)가 소(小)한 것이 살찌지 않고 마르는 원인으로 보는 것이 일반적이다. 바로 이 논리대로라면 정작 살이 많이 찌는 체질은 장부가 반대구조인 비대신소(脾大腎小)의 소양인이 돼야 함에도 그동안 우리나라 사상의학계에서는 유독 태음인을 비만해지는 체질로 인식해 온 것은 매우 잘못된 것이다. 이런 잘못된 인식이 자리 잡게 된 소이(所以)는 앞서 고찰한 바대로 육(肉)과 간(肝)의 잘못된 귀속으로 인한 해석의 문제와 간대(肝大)로 인해 항진된 흡취지기(吸聚之氣)로 인한 것으로 해석한 오류(誤謬), 그리고 재현성이 확보되는 명확한 체질 감별법이 없어 소양인에게서 비만인이 가장 많이 발생한다는 인식이 확립되지 않았던 이유도 있고 이에 관한 학교에서의 잘못된 교육 등이 원인이다.

16유형의 비수(肥瘦) 분포와 상관(相關)관계

임상을 통해 사람들의 비수(肥瘦)체형을 유심히 관찰하다 보면 비만 경향의 사람 중에도 원인과 조건이 충족되면 더 쉽게 비만이 되어 심지어 초(超)비만으로까지 가는 사람이 있고, 살이 찌는 체질이긴 하지만 어느 정도 살이 찐 다음 더 이상은 찌지 않는 사람

사상맥진과 진료의 실제

이 있다는 사실을 알 수 있다. 전자(前者)를 편의상 절대(絶對)비만형이라 부르고 후자(後者)를 상대(相對)비만형이라 부르기로 한다. 마른 체형 역시 아무리 잘 먹고 노력해도 절대 살이 안 찌고 평생 동안 마른 체형을 유지하는 사람이 있는가 하면, 살이 잘 안 찌는 체질에 속하긴 하지만 어느 정도까지는 쪄서 통통한 과체중 정도까지 이르는 사람이 있는데, 전자(前者)를 절대수척형이라 하면 후자(後者)를 상대수척형이라 부를 수 있다. 이런 식으로 네 체질을 비수(肥瘦)에 따라 나누면 여덟 체질이 되지만 이를 또 다시 절대적, 상대적 비수로 나누면 16유형으로 분류할 수 있게 된다. 16유형 세분(細分) 개념은 체질침 치료에 있어서 효과적 체질침 처방을 찾는 과정에서 제시된 것으로 약치(藥治)에 기반한 이제마 선생의 체질론과는 무관하다. 따라서 방제 위주의 본 책에서는 여덟 체질이 다시 16유형으로 나눠지는 설명은 생략하고[076] 다만 체질을 여덟 체질과 16유형으로 나누었을 때 각 체질과 유형에 따라 나타나는 비수(肥瘦)의 차이를 임상적으로 관찰한 결과를 도표로 표시하면 다음과 같다. 이 도표는 향후 변상(辨象)과 방상(方象)을 결정할 때 매우 중요한 근거가 된다.

---

[076]_ 사암체질침과 16유형에 관한 자세한 내용은 전서(前書), 사상의학 새연구, 제3장 사상의학과 여덟체질, 제7장 체질침 편을 참고하기 바란다.

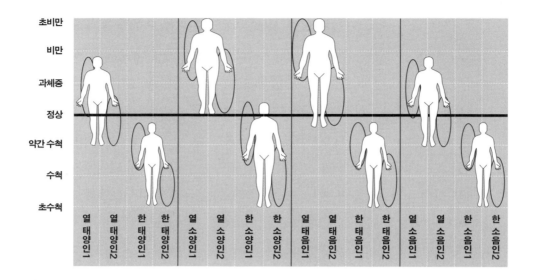

초비만
비만
과체중
정상
약간 수척
수척
초수척

열태양인1　열태양인2　한태양인1　한태양인2　열소양인1　열소양인2　한소양인1　한소양인2　열태음인1　열태음인2　한태음인1　한태음인2　열소음인1　열소음인2　한소음인1　한소음인2

체형의 비수를 말할 때 BMI에 따른 구체적 수치(數値)를 제시하는 것이 옳지만, 실제 임상에서 비수(肥瘦)에 따른 한열의 판별이 고정된 BMI 수치에 따라 정교하게 분류되는 것은 아니므로 비만, 과체중, 정상 등 일반용어를 사용하였다. 위 도표는 여덟 체질, 16유형이 각각 어떤 범위의 갖게 되는지 오랜 시간의 임상 관찰을 통해 만든 것이므로 잘 숙지해야 한다.

먼저 맨 앞의 열태양인은 가장 비만했을 경우 과체중과 비만 사이로부터 가장 수척했을 경우 정상 이하 약간 수척한 체형 사이까지의 분포를 보인다. 열태양인은 자체적으로 또 둘로 나뉠 수 있는데 각각 타원형으로 표시한 1, 2형의 경우, 1형은 가장 수척한 경우는 정상체형까지, 2형의 경우는 약간 수척한 체형까지 나타나며 각 타원형의 중간 부분에 가장 많은 분포를 보이고 있다. 한태양인은 가장 비만했을 때 정상과 약간 수척한 정도 사이에서 가장 수척했을 경우 완전히 초수척한 체형에 이르기까지 분포한다. 이 역시 자체적으로 1, 2형으로 둘로 나뉠 수 있는데 그 분포는 타원형으로 표시한 것과 같다.

열소양인은 가장 비만한 경우 초비만의 체형에서부터 가장 수척했을 경우 정상

사상맥진과 진료의 실제

체형까지 분포한다. 물론 이 체형도 자체적으로 1, 2형으로 또 나눠진다. 한소양인은 가장 비만할 경우 정상 이상 과체중 사이로부터 가장 수척한 경우 초수척한 체형까지 분포한다. 특히 이 한소양인의 경우, 1형은 거의 과체중에 육박하는 체형이 있다는 점에서 다른 한(寒)체질과 분명한 차이를 보이는데 이는 비대신소한 소양인의 특징 때문에 한소양은 비록 비음실(脾陰實)이지만 비가 가장 강해 오는 현상이다.

열태음인은 가장 비만할 경우 열소양인과 동일하게 초비만의 체형에서부터 가장 수척한 경우 정상체중보다 약간 못 미치는 정도의 분포를 보인다. 한태음인은 가장 비만할 경우 정상 이하 약간 수척한 체형 사이에서부터 가장 수척한 경우 초수척한 체형까지 분포한다.

마지막으로 열소음인은 가장 비만할 경우 과체중과 비만 사이에서부터 가장 수척할 경우 정상체중과 약간 수척한 체형 사이까지 분포한다. 한소음인은 가장 비만한 경우 정상 이하 약간 수척한 사이에서부터 가장 수척한 경우 초수척한 체형까지 분포한다.

이러한 분포 결과를 놓고 관찰해 보면 앞 쪽의 열태양인, 한태양인 체질과 맨 뒷쪽에 위치한 열소음인, 한소음인 체질의 비수(肥瘦) 분포가 전체적으로 유사한 범주로 나타나고 있고, 반면에 중간 부분에 위치한 열소양, 한소양 체질과 열태음, 한태음 체질의 비수 분포가 역시 상호(相互) 유사한 체형 분포를 보이고 있다. 즉, 태양인과 소음인, 소양인과 태음인의 체형 및 비수(肥瘦) 분포가 유사하다는 것이다.[077] 이는 태음인, 소양인의 경우 큰 장기가 열(熱)을 받으면 이열증(裏熱證)이 생기고 작은 장기가 한(寒)을 받아 표한증(表寒證)이 생기는 체질이란 점에서 상호 생·병리가 유사하기 때문이다. 마찬가지로 태양인, 소음인의 체형 분포가 유사하게 나타난 것도 큰 장기가 열을 받으면 표열증(表熱證)이 생기고, 작은 장기가 한을 받으면 이한증(裏寒證)이 생기는 생·병

077_ 여기서 비수 분포가 유사하다라 함은 비수 분포의 숫자가 비슷하다는 의미가 아니고, 비수 분포의 양상이 유사하게 나타난다는 의미다.

리가 유사하기 때문이다. 한편 이 도표는 어느 체질이든 열체질 1형 → 열체질 2형 → 한체질 1형 → 한체질 2형의 순서로 비수 상태가 나타나는 것을 알 수 있다.

　　도표를 보면 비만 경향인 열체질 1형이라 할지라도 태양인과 소음인의 경우는 초비만 체형까지는 되지 않고 약간 통통한 체질까지 되는 것을 알 수 있지만, 소양인과 태음인의 열체질 1형들은 뚱뚱한 것을 지나 초비만에까지 이르는 체형이 됨을 알 수 있다. 환언하면 비만체형, 혹은 초(超)비만에 이르는 사람 중에는 소음인이나 태양인은 없고 오직 소양인과 태음인만 있다는 것이다. 소음인은 원래부터 비(脾)가 약한 체질이고 태양인은 호산지기(呼散之氣)가 강해 이 두 체질은 아무리 열체질이라도 비만이 잘 되지 않고 초비만까지는 절대 되지 않는다. 반면, 한체질(寒體質)은 어느 체질과 관계없이 네 체질 모두 마르거나 아주 초수척한 체형의 사람까지 있다. 그러므로 마른 체형을 가진 사람 중에 소음인뿐 아니라 태음인, 태양인, 소양인까지 모두 고르게 분포돼 있다는 사실을 의미하므로 단지 몸이 말랐다는 이유만으로 소음인을 연상해서는 안 된다. 한편 열태양 1형, 열소음 1형의 경우는 보통 체형부터 약간 통통한 체형까지 분포하는데 이 두 체질은 단순히 체형만 봤을 때 건장하거나 통통한 체형을 갖고 있어 통상적 개념으로 태양인이나 소음인처럼 보이지 않는 사람들이다. 따라서 이 체질은 겉모양만으로는 절대 체질을 가리기 힘들며 오직 체질맥(體質脈)으로만 체질이 확진된다. 반면에 열소양 1형, 열태음 1형들은 비만, 초비만까지 되는 체질이므로 가장 손쉽게 감별되는 체질이다. 즉 일단 명백히 뚱뚱하거나 초비만한 사람이면 열소양이거나 열태음인 둘 중 하나밖에 없기 때문이다.

　　위에서 설명한 바대로 태음인, 소양인의 비수(肥瘦) 분포는 생병리의 유사성으로 인해 전체적으로 비슷한 양상인 것처럼 보이지만 그렇다고 완전히 동일한 것은 아니다. 도표를 자세히 보면 가장 살이 찌는 열소양 1형, 열태음 1형과 가장 살이 안 찌는 한소양 2형, 한태음 2형의 분포는 비슷하지만, 중간의 열소양 2형과 열태음 2형, 그리고 한소양 1형과 한태음 1형의 분포가 약간 다른 것을 알 수 있다. 우선 열소양 2형의

사상맥진과 진료의 실제

경우 가장 마른 경우가 보통 체형인데 반해 열태음 2형의 경우는 정상보다 약간 더 내려와 있어 열태음 2형은 정상보다 약간 마른 사람에게도 발견된다는 사실이 다르다. 한편, 한소양 1형은 가장 쪘을 경우 거의 과체중까지 가지만 한태음 1형은 가장 쪘어도 정상보다 약간 못 미치는 것을 볼 수 있다. 이런 현상은 태음인보다 소양인체질이 비(脾)가 더 강해서 나타나는 현상이다. 한편 이 도표의 여덟 체질, 16유형 비수 분포를 전체적으로 보면 네 체질 모두 초비만, 비만 체형에서부터 정상 체형, 수척, 초수척 체형에 이르기까지 골고루 분포돼 있음을 알 수 있다. 그러므로 겉으로 보이는 체형(體型)의 비수(肥瘦) 정도만 가지고 특정체질을 가릴 수 없다는 분명한 결론에 이르게 된다. 즉, 뚱뚱하면 태음인, 말랐으면 소음인 하는 식의 관점은 이제부터 온전히 버려야 한다.

비만(肥滿)과 체질의 한열(寒熱)현상

그렇다면 비만(肥滿)과 한열(寒熱)은 어떤 상호관계를 가지고 있을까? 이 문제에 어떤 관점을 가지고 있는지 의서(醫書)에 나온 조문들을 보면 동의보감에는 "살이 찐 사람은 습(濕)이 많고, 마른 사람은 열(熱)이 많다."[078] 했고 의학입문(醫學入門)에도 "대개 비인(肥人)은 기(氣)가 허하고 한습(寒濕)이 많으며, 수인(瘦人)은 혈(血)이 허하며 습열(濕熱)이 많다."[079] 라 하여 뚱뚱하면 한(寒)이 많고 마른 사람은 열(熱)이 많다고 한 구절들을 볼 수 있다. 그러나 이런 결론을 내리는 부연설명을 살펴보면,

> 비만한 사람은 기(氣)가 허하여 한(寒)을 낳고 한이 습(濕)을 낳고 습이 담(痰)을 낳으며, 수인(瘦人)은 혈(血)이 허하여 열(熱)을 낳고 열이 화(火)를 낳고 화가 조(燥)를 낳는 고로 비인은 한습(寒濕)이 많고 수인은

078_ 肥人多濕 瘦人多熱《入門》(東醫寶鑑 察病玄機)

079_ 大槪肥人氣虛多寒濕, 瘦人血虛多濕熱 (入門, 鼓脹與喘參看)

조열(燥熱)이 많다.**080**

라고 하고 있다. 또한 '살찌고 여윈 데 따라 약을 쓰는 방법(肥瘦用藥)'이란 조항에도 보면,

> 살이 찐 사람은 기(氣)가 허(虛)하고 담(痰)이 많으므로 담을 삭이고 기
> (氣)를 보해야 하며, 마른 사람은 혈이 허하고 화가 있으므로 화(火)를
> 사(瀉)하고 음(陰)을 보[滋]해야 한다.**081**

라 하고 있는데 이러한 조문(條文)들에서 공통으로 발견하는 것은 비인(肥人)은 일단
기(氣)가 허한 사람으로, 수인(瘦人)은 혈(血)이 허한 사람으로 전제해 놓고 논리를 전개
시키고 있다는 점이다. 이는 옛 의서에서 자주 발견되는 일종의 관념론적 논리의 하나
로 옛사람들이 비수(肥瘦)를 바라본 관점 중 하나로 받아들여야 하며 이를 문자(文字)
그대로 무비판적으로 받아들여서는 안 된다. 현실적으로 뚱뚱한 사람 중에는 기(氣)가
실한 사람도, 허한 사람도 있는데 모든 비인(肥人)을 기허자(氣虛者)로, 모든 수인(瘦人)
을 혈허자(血虛者)로 전제해 놓고 논리를 전개하는 것은 일종의 관념론으로 오류를 내
포하기 때문이다. 이제마 선생이 옛 고서(古書)의 이론들에 대하여 "그 이치는 고찰할
필요가 있으나 그 학설들을 다 믿을 것은 못 된다."**082**고 한 말을 귀담아 들을 부분이다.

한편, 동의보감(東醫寶鑑)의 풍문(風門)을 보면,

> 습(濕)이 담(痰)을 낳고, 담은 열(熱)을 낳으며 열이 풍(風)을 낳는데 (중

080_ 肥人氣虛生寒寒生濕濕生痰瘦人血虛生熱熱生火火生燥故肥人多寒濕瘦人多熱燥也〈丹心〉
(東醫寶鑑,肥瘦辨病候)

081_ 肥人氣虛多痰宜豁痰補氣瘦人血虛有火宜瀉火滋陰 (東醫寶鑑, 肥瘦用藥)

082_ 其理 有可考而 其說 不可盡信 (東醫壽世保元, 醫源論)

략) 열이란 풍의 본체로서 풍이 열에서 나서 열로써 본(本)을 삼고 풍으로
써 표(表)를 삼으니 모든 풍증을 지닌 사람은 다 풍에 열을 낀 것이다.[083]

하여, 습이 많은 비인(肥人)이 중풍에 더 잘 걸리는 이유에 대해 설명하면서 다습(多濕)
한 비인(肥人)이 열(熱)이 더 많은 소이(所以)를 설명하고 있다. 황제내경에도 소갈(消
渴)병이 되는 이유를 설명하면서,

> 오미(五味)가 입에 들어가면 위(胃)에 간직하고 비장은 그 정기(精氣)를
> 운행시켜.... (중략).... 이것이 살찌게 하는 원인이 되는 것이니 이런 사
> 람은 반드시 달고 맛있는 음식을 자주 먹어 살이 찌는데, 살이 찌면 반
> 드시 안으로 열이 발생케 된다.[084]

함으로써 앞서 살펴 본 조문들과 상반된 관점에서 비인(肥人)과 열(熱)과의 상관관계를
설명하는 조문들도 있음을 알 수 있다.

나는 오랫동안 실제적인 임상을 통해 관찰한 바에 따라 몸이 뚱뚱하면 예외 없이 몸이
열성(熱性)이 되고 마르면 한성(寒性)이 된다는 결론을 내리게 되었다. 이는 직접적인
임상을 통한 관찰의 결과다. 물론 체형이 뚱뚱하지도 마르지도 않았으면 한성에 속하
는지 열성에 속하는지 알 수 없으므로 더 다양한 요소를 취합하여 한열을 감별해야 한
다. 그러나 정도 이상의 비만과 수척체질은 그 자체로서 이미 한성과 열성이 정해져 있

083_ 凡濕生痰,痰生熱,熱生風 (중략) 熱者風之體也風生於熱以熱爲本而風爲標也凡有風者卽風熱病也〈河
間〉(熱生風)

084_ 夫五味入口, 藏於胃, 脾爲之行其精氣, 津液在脾, 故令人口甘也. 此肥美之所發也. 此人必數食甘美而多肥
也. 肥者令人內熱, 甘者令人中滿, 故其氣上溢, 轉爲消渴.(奇病論篇 第四十七)

다. 평시에 살이 찌고 마르는 현상은 질병으로 인해 몸이 붓고 살이 빠지는 일시적 현상과 구분되는 것이고 이런 평소의 일상적 비수현상은 소증현상이므로 체질현상으로 연결지어 한열을 구별할 수 있다. 예를 들어 일단 맥진을 통해 태음인으로 감별된 사람이 있다고 했을 때, 만일 이 사람이 분명히 뚱뚱한 체형을 가졌으면 그는 무조건 열(熱)태음인이 되고 체형이 분명히 말랐으면 한(寒)태음인이 된다. 다른 체질도 마찬가지여서 이를테면 뚱뚱한 소양인은 열(熱)소양인이며 마른 소양인은 한(寒)소양인이 된다. 다시 말해 겉으로 드러나는 외적(外的)체형의 비만, 수척 상태만 보더라도 그 사람의 한성(寒性)과 열성(熱性)은 온전히 가려진다.

그렇다면 비만의 체형이 열성(熱性)이 되는 이유는 무엇일까?

　　실제로 체형이 뚱뚱한 사람은 마른 사람보다 열이 더 많고 땀도 더 잘 흘리며 더운 여름철을 지내기가 힘든 것을 쉽게 알 수 있고, 반면에 몸이 마른 사람은 상대적으로 몸이 차고 땀을 덜 흘리며 여름 더위는 잘 견디지만 겨울 추위는 잘 못 견딘다. 왜 이런 현상이 생기는가? 인간을 비롯한 모든 항온(恒溫)동물은 체온을 일정하게 유지하기 위해 체내에서 쉬지 않고 열(熱)을 생산해 내야 하는데 이 체열(體熱)은 다양한 대사(代射)기능을 통해 몸의 조직과 특히 근육에서 만들어진다. 동물이 만드는 열(熱)의 양(量)은 체중에 비례하고 열(熱)의 발산은 체표(體表)에서 이뤄지므로 방출하는 열의 양은 체표 면적에 비례한다. 자연계에서 살아남기 위해 인간과 비슷한 포유류 동물은 기후에 따라 자신의 체열(體熱)을 보존하거나 발산(發散)함으로써 자연에 적응한다. 이를 테면 남극같이 추운 지방에서 사는 정온(定溫)동물이 따뜻한 지방에서 생활하는 동물보다 체중이 더 큰 현상이 나타나고, 아프리카 등 열대지방의 사람은 체형이 작다. 체중이 더 많아져야 체열을 더 만들어 낼 수 있고 체열이 많아야 추운 기온을 견딜 수 있기 때문이다. 이런 현상은 체중이 많이 나가는 비만의 체형을 가진 사람이 그렇지 않은 사람보다 체열(體熱)이 더 많음을 증명하는 사례다. 한편, 더운 여름철에 체온을 일정하게 유지하기 위해서는 방열(放熱)을 해야 하는데, 체표(體表)에서 열이 방출되는 것을 촉진하기 위해 생기는 작용이 바로 발한(發汗)작용이다. 땀 흘림에 의해 발생하는 기화열(氣化熱)이 몸을 식혀 주는 것이다. 산에 오르거나 운동을 해 몸에 열이 나면 땀을 흘려 몸을 식히고 병(病)으로 열이 나도 땀을 흘리는데 이때 땀이 기화(氣化)되면서 해열(解熱) 역할을 한다. 땀이 많다는 것은 그만큼 열(熱)이 많다는 것이며 발한(發汗)은 그 열을 조절하는 작용이다. 비만한 사람은 보통 사람보다 필요 이상의 체지방과 수분을 갖고 있어 조금만 움직여도 남보다 많은 열량을 필요로 하는데 덩치가 큰 자동차(自動車)가 작은 차보다 더 많은 연료와 열량을 소모하는 것과 같은 이치다. 비만인은 체질적으로 열이 많고 또 그 열을 식히기 위해 자연히 땀이 더 많아진다.

나는 다년간의 임상관찰을 통해서 사람을 크게 두 가지 형태로 대별(大別)할 수 있음을 알게 되었다. 즉 뚱뚱한 체질이 되는 경향인 사람과 마르는 체질이 되는 경향이 있는 사람이다. 전자를 비만경향자(肥滿傾向者, Obesity Prone Type)라 하고, 후자를 수척경향자(瘦瘠傾向者, Obesity Resistant Type)라 명명(命名)한다. 그렇다면 모든 사람은 정도가 어떻게 되었든 크게 이 두 그룹 중 하나에 속한다. 일단 비만경향자로 태어난 사람은 현재 비만체형이 아니라 해도 원인과 조건만 주어지면 살이 찌는 경향으로 가며 이런 체질은 예외 없이 열성체질이다. 수척경향자로 태어난 사람은 현재 명백히 수척한 체형이 아니더라도 원인과 조건이 주어지면 살이 마르는 경향으로 가고 이런 체질은 예외 없이 한성체질이다. 일반적으로 현재 보통 체형을 가진 사람이라도 살이 쉽게 잘 찌는 타입인지, 살이 잘 안 찌는 체질인지 본인에게 물으면 경험적으로 쉽게 대답이 나오는 경우도 많다. 그러나 살이 찐 편도 아니고 마른 편도 아닌 중간 혹은 보통 체형의 사람이라면 외형적 비수(肥瘦)만으로 한열(寒熱) 구별이 되지 않는다. 한열 기준이 될 정도의 뚜렷한 비수현상이 관찰되지 않기 때문이다. 그러나 이런 중간 체형을 가진 사람도 살이 찌는 체질이면서 동시에 아주 많이 찌지는 않는 상대비만형이나 마른 체형에 속했으면서 동시에 아주 많이 마르지는 않는 상대수척형의 두 가지 중 한 경우에 해당된다. 이 경우는 양(陽)에 속했으면서도 내부적으로 음적(陰的)기운을 갖고 있는 양중음(陽中陰)과 음(陰)에 속했으면서도 내부적으로 양적(量的)기운을 갖고 있는 음중양(陰中陽)에 해당하므로 이렇듯 음양(陰陽)의 두 요소가 함께 섞여 있는 경우 기본적으로 음에 속하는지 양에 속하는지 판단하기 어렵다. 이렇듯 한열(寒熱)을 동시에 갖고 있는 한열착잡(寒熱錯雜) 체질을 기본적으로 열체질이면서 한(寒)을 끼고 있는지, 한체질이면서 열(熱)을 끼고 있는지 변별이 쉽지 않기 때문에 이를 판단하는 것은 경험을 통한 일정한 훈련과 기술이 필요하다. 즉 그 사람의 평소 생·병리 현상, 음식의 기호(嗜好), 소증(素症)과 병증(病症) 등을 문진하여 종합적으로 한성(寒性), 열성(熱性), 한열착잡(寒熱錯雜)을 판단한다. 겉으로 비수가 뚜렷이 드러나지 않는 체형은 문진(問診)을 부가(附加)하여 한열을 판단하는데 이는 이미 우리가 전통의학에서 배우고 익혔던 부분들이다. 즉 병증이 발현되는 상태, 얼굴색의 관찰, 냉온성 식품의 선호관계, 맥상, 갈증, 설태, 대소변 경향 등이다.

증후 \ 한열	증 상						
	선호관계	갈증	면색	대소변	사지	설태	맥상
한증	찬 것을 싫어하고 따뜻한 것을 좋아한다	갈증 없다	백색	대변이 묽고 소변이 맑다	팔다리가 차다	설태가 담백색	맥이 느리다
열증	찬 것을 좋아하고 따뜻한 것을 싫어한다	갈증 있다	붉은색	대변이 굳고 소변이 붉다	손발바닥에 열 있고 손발이 덥다	설태가 붉고 누런색	맥이 빠르다

비수(肥瘦)만으로 한열을 가늠하기 힘든 보통 체형의 사람에게는 지금까지 살아오면서 가장 살이 쪘을 때 체중이 얼마까지 나갔는지 물어야 한다. 가령 지금 당장은 60kg으로 보통의 체형을 갖고 있지만 과거에 90kg까지 나간 적이 있었다면 그 사람은 당연히 열성체질로 간주된다. 애초에 열성체질이 아니었다면 그 정도까지 비만이 될 수 없었기 때문이다. 그러므로 체형으로 한열을 판단하는 데는 지금 현재의 체중이 중요한 게 아니라 과거

어느 정도까지 최대로 나갔었는지도 중요하다. 여기서 최대체중은 임신, 출산, 양약 복용, 병적 원인 등으로 발생한 일시적인 것은 제외하며 소증으로서의 최대체중을 의미한다.

　　사람의 비수(肥瘦)체형은 연령, 다이어트, 운동 등 여건과 상황에 따라 언제든 바뀐다. 그러므로 이런 절대적이지 않는 기준을 가지고 한열을 나누는 것이 과연 합당한가 하는 질문을 제기할 수 있다. 물론 외형적 체격이 여러 상황과 요인에 따라 변화하는 것은 사실이다. 그러나 생각처럼 변화의 정도가 너무 커서 한열의 판단이 바뀔 정도로 크지는 않다는 것이 나의 오랫동안의 임상관찰을 통한 결과다. 즉 사람이 비만해지고 수척해지는 정도에는 일정한 한계치가 있어 그 한계 내에서 이뤄진다는 것이다. 보통 체형의 사람이 통통해지거나 뚱뚱해 질 수 있고, 과체중의 사람이 보통 혹은 약간 호리호리한 체형으로 변할 수 있다. 그렇다고 성인이 된 이후에 뚱뚱한 체형을 가졌던 사람이 아주 마른 체형으로 바뀌거나, 마른 체형을 가졌던 사람이 몰라 볼 정도로 뚱뚱한 체형으로 바뀌는 법은 없다. 만일 그런 경우가 있다면 이는 정상적 생리로 인한 것이 아니고 임신, 출산, 중병(重病)이환, 양약의 부작용 등 어떤 병리적 원인으로 인한 것이므로 분별이 가능하다.

　　한편 인간의 성장발육은 사춘기 이전까지 왕성하다가 그 시점을 지나면서 점차 둔화되지만 통상 성장발육기를 25세까지로 본다. 따라서 25세 이전까지의 체형은 그 사람의 대표 체형이라고 볼 수 없으며 얼마든지 이후의 결혼, 출산 등을 경험함에 따라 바뀐다. 예컨대 20세 초반에 매우 마른 체형을 가졌던 처녀가 결혼 후 몇 번의 출산을 거치고 나서 뚱뚱한 체형으로 바뀌는 경우도 볼 수 있고, 소아 시절 비만했던 아동이 성인이 된 이후 보통, 혹은 수척한 체형을 가지는 경우도 있다. 이런 경우 그 사람이 25세 이전에 가졌던 체형은 원래의 체형으로 간주되지 않고 성인이 된 후 갖게 된 체형이 자신의 원래 체형이다. 한열은 이 원래의 체형을 기준으로 판단한다. 그렇다면 성장발육 과정에 있는 소아, 청소년 환자의 경우 체형이 향후 어떻게 바뀔지 모르는 상태에서 어떻게 한열을 구분할 수 있느냐 하는 문제가 여전히 남는다. 이 문제는 외형적 체형의 비수(肥瘦)로 한열을 구분하는 이론에 있어 매우 취약한 부분이다. 이를 속 시원히 해결할 대안이 없기 때문이다. 그러나 소아의 경우에도 비만과 수척의 경향성이 뚜렷이 드러나는 경우가 많고 비만인 아동이 성인이 되어서도 계속 그 비만체질을 유지하는 경우가 전혀 반대 체형으로 바뀌는 경우보다 훨씬 많은 것이 사실이다. 그러므로 소아 청소년의 경우, 나중에 체형이 어떻게 바뀔지 모르지만 편의적으로 그 기준을 현 시점의 체형 중심으로 한열을 판단한다. 다행히 소아기, 청소년기 체형이 성인이 되어 완전히 뒤바뀌는 경우가 매우 흔한 현상은 아니기 때문이다.

비수(肥瘦)와 한열(寒熱)현상에 관하여 하나 짚고 넘어가야 할 점이 있다. 비만 체질이 열성(熱性)이 되고 수척체질이 한성(寒性)이 된다 해서 살이 찔수록 그와 비례해서 열성(熱性)이 강해지고 살이 마를수록 한성(寒性)이 더 강해지는 것은 아니라는 것이다. 절대비만형이 상대비만형보다 반드시 열이 더 많은 것은 아니고 때로는 상대비만형이 절대비만형보다 열성이 더 많은 경우도 임상에서 종종 발견된다. 이는 비인(肥人)이 열성(熱性)이 되는 것은 살이 찜으로 인해 나타나는 생리(生理)적 현상과 특징일 뿐, 상호 정확한 비례관계는 성립하지 않기 때문이다. 즉 살이 찌면 그 결과로 체질이 열성을 띠는 것이지 몸이 열성(熱性)이라서 그 결과로 살이 찐 것은 아니기 때문이다.

한열(寒熱)체질에 관련하여 마지막으로 짚고 넘어갈 문제는 전체적으로 두 체질 가운데 어느 것이 숫자적으로 더 많을까 하는 문제다. 이 문제의 답은 의외로 간단하다. 우리 일상생활 주변에서 먹으면 살이 잘 찌는 사람이 더 많은가, 아무리 먹어도 안 찌는 사람이 많은가의 답과 같기 때문이다. 관찰에 의하면 열성체질이 한성체질보다 훨씬 많다. 이렇게 살이 잘 찌는 열성체질이 많은 것은 인류의 진화론적 관점에서도 이해될 수 있다. 과거 오랜 시간 동안 식량을 섭취하기 위해 싸운 인간은 수렵시대에 한 번 사냥에 성공했어도 다음 사냥이 언제 성공할지 기약이 없어 그때까지 생존하기 위해 열량을 보존해야 했다. 따라서 한번 섭취된 열량을 분해시켜 지방과 근육의 형태로 보존하는 기능이 발달하는 쪽으로 진화한 것이다.

비수변상(肥瘦辨象)으로 한열을 결정하는 경우

사상진료에서 한열체질을 구분하는 것은 진단과 방제를 결정하는 핵심요소이므로 겉으로 드러나는 비수체형으로 한열체질을 구분할 수 있다는 변상관은 매우 획기적인 것이다. 그러나 임상과정에서 실제 비수체형으로 한열을 가린다고 했을 때 생각처럼 간단한 일이 아니다. 뚱뚱하면 열체질, 말랐으면 한체질이라 하면 말은 쉽지만 세상 사람이 모두 비인(肥人)과 수인(瘦人)으로 간단히 나눠지는 것도 아니며 실제로는 뚱뚱하지도 마르지도 않아 명확히 비수를 구분하기 애매한 사람이 훨씬 더 많다. 비만 측정단위로 소위 체질량지수(BMI)라는 것이 있어 일정한 수치 간격을 정해 놓고 저체중, 과체중, 경도비만, 중등비만 등으로 나누고 있지만, 이는 인간의 개별적 차이를 인정하지 않고 모든 인간 체형을 동일 선상에 놓고 설정한 수치여서 체질에 따라 사람마다 비수의 분포가 다른 사상의학의 변상론 개념에서 그대로 차용할 수 없다는 문제가 있다. 따라서 BMI의 어느 수치부터 열체질, 한체질로 볼 것인가 정하기 쉽지 않다는 점이 비수한열 판단의 첫째 어려운 점이며, 둘째는 체질마다 비수 분포가 겹치는 경우가 있어 한체질도 열체질도 다 될 수 있는 범위에 속하는 체형의 경우 한열 판단이 어렵다는 점이다. 체질 비수분포 그래프를 보면 열태음 체질의 경우, 최대는 초비만에서부터 최소는 보통보다 약간 마른 체형까지 분포하고 있고, 한태음 체질의 경우 최대는 보통보다 약간 마른 체형에서부터 최소 초수척 체형까지 분포하고 있는데 이 기준에 의하면 보통보다 약간 마른 체형의 경우 열태음, 한태음 둘 다 경계가 겹치므로 체형만으로 한열 어디에 속하는지 판단이 어렵다. 물론 이런 현상은 다른 체질도 마찬가지여서 비수 분포가 겹치는 범위의 사람들은 체형변상만으로 한열을 가릴 수 없다.

한편 체중이란 남녀가 다르고 인종에 따라 차이가 있으며 연령, 영양, 질병 상태 요인에 따라 늘기도, 줄기도 하는 것이어서 이렇게 가변성 있는 체중이란 기준치로써 선천적으로 고정된 한열체질을 규정한다는 것이 어불성설이라 생각할 수도 있다. 그러나 비수(肥瘦)라는 큰 관점에서 사람을 볼 때 뚱뚱한 쪽의 사람, 마른 쪽의 사람이 있다는 것은 분명한 사실이고 이에 따라 크게 비만경향자와 수척경향자로 나눌 수 있다는 점 또한 부인할 수 없는 사실이다. 인체를 체중의 증감이란 관점을 가지고 관찰하면 일정한 패턴이 없는 것도 아니어서 체중은 타고난 비수 경향에 따라 어느 정도 일정한 범위와 한계 내에서만 변한다. 즉, 상황과 환경변화에 따라 아주 말랐던 사람이 극단적으로 뚱뚱한 사람이 되지 않고 선천적 비수 경향에 따라 일정한 범위 내에서 체중의 증감이 이루어지는 것이다. 따라서 특정인의 현재 체중과 과거 체중 변화의 정보를 알면 총체적으로 비만, 수척경향을 판단하는 것 자체는 어려운 일이 아니다. 또한 비수 관점으로 사람을 보는 관찰훈련을 오래 하다 보면 상대의 비수 경향을 한눈에 파악하는 내공이 생기게 돼 그만큼 한열체질 분별이 수월해진다. 비수체형의 관찰훈련 부족으로 한열판단이 쉽게 되지 않는 초기에는 누가 봐도 정도 이상으로 의문의 여지없이 비수(肥瘦)가 분명한 경우에만 한열체질로 연결지어 판단하고 그 외의 경우는 소증과 병증의 한열변증 기준을 동원하여 종합적으로 판단하는 것을 원칙으로 한다.

다음 그림에서 2,3,4번의 경우 BMI상 모두 정상범위 안에 있지만 2의 경우는 수척경향자에 속하고 4의 경우는 비만경향자에 속한다. 수척경향자는 무조건 한체질, 비만경향자는 열체질이 되는 것이 아니고 2, 3, 4, 5의 범위에 있는 체형들은 단순히 변상만으로 한열을 가릴 수 없어 변증과 변상을 다 동원하여 한열체질을 가린다. 변상만으로 한열을 가릴 수 있으려면 누가 봐도 정도 이상으로 뚜렷이 비수를 인정할 수 있는 체형으로 아래 그림상으로 1의 경우는 한체질, 6의 경우는 한열 변증 없이 열체질로 단정할 수 있다.

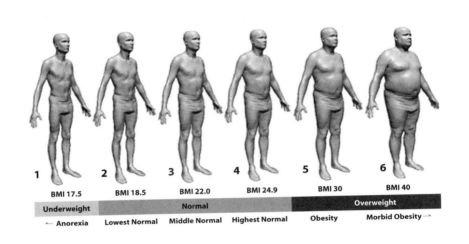

비수체형에 대한 변상에 있어 덧붙일 점은 네 체질의 비수 경향과 분포범위가 모두 동일하지 않다는 것이다. 일반적으로 소양인과 태음인, 소음인과 태양인이 각각 유사한 비수 경향을 갖고 있어 최대로 초비만까지 되는 체질은 열소양, 열태음인이고 열태양인과 열소음인은 아무리 열체질이어도 초비만까지는 되지 않는다. 그러나 유사한 비수 경향을 보이고 있는 소양인, 태음인끼리도 자세히 관찰해 보면 역시 차이가 나고 있음을 알 수 있는데, 일반적으로 소양인이 태음인보다 한 단계 더 살이 찌는 경향을 보인다. 이는 소양인이 비실(脾實)체질이면서 실열(實熱)체질인 점이 원인이다. 예를 들어 보통 이하 약간 마른 체형을 가진 사람이 있어 누가 봐도 수척경향자라고 생각되는 사람의 경우 소양맥이 나왔다면 무조건 한소양이라 판단할 수 있지만 태음인의 경우라면 가끔 열체질일 경우도 존재한다.

변상(辨象)우선의 법칙

맥진으로 체질을 결정한 후 한열 체질을 가리기 위해 변상, 변증을 하는 과정에서 만일 이 둘 사이에 얻어진 정보가 상충할 경우, 변증보다는 변상의 결과를 우선한다. 이는 증(證)보다 상(象)을 우선하는 사상의학의 특징 때문인데 이제마 선생은 "사람을 밝게 분별하고 또 증후를 밝게 분별하면 응용할 약에 의혹이 없게 된다." 하여 증(證)보다 사람을 우선했고, "사람의 형태, 용모를 자세히 헤아려 보고 여러 번 생각해 봐서 미혹된 점이 있으면 병증을 비교해서 의혹 없이 밝게 알게 된 후에 약을 써야 한다." 하여 증(證)보다 상(象)을 우선시했음을 알 수 있다. 구체적 예로 외형적 변상으로 수척경향자가 뚜렷하여 한(寒)체질이 분명한데 환자의 병증이 열증 일변도일 경우, 변증(辨證)상으로 열체질로 보지 않고 변상(辨象)적으로 한체질로 본다는 의미다. 이 경우 한(寒)체질에 열성(熱性) 병증을 갖고 있는 것으로 판단해 한체질 기본방에 열증약물을 가하여 치료한다. 이는 그 반대의 경우에도 마찬가지다. 이렇듯 변상우선이 적용되는 경우에는 외형적 변상으로 비수(肥瘦)가 분명히 판단되는 체형의 경우에만 해당되고 변상으로 판단하기 어려운 경우에는 변증 과정까지 동원해 한열을 판단한다.

변상(辨象)우선의 실제 케이스
○ 소양맥, 40세, 여
○ 신장/체중 : 159cm/49kg (평소 48~50kg)
○ 대변 : 2~4일에 1회 (변은 늘 굳은 편)
○ 주소증
  • 손, 발, 가슴에 열남. 밤에 손발 내놓고 잠
  • 눈이 피로하고 뻑뻑하며 저녁에는 충혈됨
  • 구취(口臭)있고 두통, 현훈, 도한이 있음
  • 젊을 적 찬물 마셨으나 최근 미지근한 물 마심

설명
이 환자는 소양맥 경변경향자이므로 열소양인 경우 열열소양인의 양격산화탕 체질, 한소양인 경우 열한소양인의 독활지황탕 체질이 된다. 이 환자가 호소하는 현증은 수족흉(手足胸) 번열, 안(眼)충혈, 구취(口臭), 냉수(冷水) 선호 등 열증(熱症) 일변도이므로 병증만으로 보면 쉽게 열소양인으로 판단하기 쉽다. 그러나 이 환자는 신장 158cm에 체중 49kg으로 비만경향자로 보기 어려운 체형이다. 약간 수척한 체격에 기울어 일견 호리호리한 정도고, 더구나 결혼 후 40세가 된 지금까지 늘 이 정도의 체형을 유지해 왔고 한 번도 살이 찐 적이 없었으므로 이 환자의 비수(肥瘦)경향은 수척경향자로 판단할 수 있다. 병증의 변증상으로는 열증이 많지만 체형의 변상적으로는 수척경향자이므로 이 환자는 변증보다 변상을 우선하는 원칙에 따라 한소양의 독활지황탕 체질로 판단한다. 실제로 열한소양 독활지황탕 체질은 한열착잡 체질로 임상에서 이 환자의 경우와 같은 열증을 자주 볼 수 있다. 이 환자는 한(寒)체질에 속하지만 현증으로는 열증을 호소하는 것으로 판단하여 독활지황탕 본방에 해당 열성 병증을 호소하는 약물을 가미하여 처방한다. 손, 발, 가슴에 열이 나고 잘 때 손발을 내놓고 자는 증상은 전형적인 오심번열(五心煩熱)증으로 음허증이며 안(眼)충혈, 안(眼)피로에 두통, 현훈 등이 있는 것으로 보아 간음허(肝陰虛)증으로 발생한 열증으로 변증하여 독활지황탕 기본방에 보간음(補肝陰)하는 찬 약물들을 가해 처방한다.

비수 한열 판단에 관한 질문

말라 보이는 소양인의 한열 판단
질문
남자 50세, 신장 150cm, 체중 51kg로 작고 아담하신 분입니다. 배는 좀 나왔고 팔, 다리는 마른 편이며 소양맥입니다. 찬 물을 좋아하고 이불을 걷어차고 자는 편이며 추위 역시 별로 안 탄다고 합니다. 대변은 1일에 1~2회입니다. 비수(肥瘦) 그래프를 보면 열소양 2형은 최소 보통 체형에서부터 최대 초비만에 걸쳐 있던데 이런 분도 열소양인이라고 볼 수 있을까요?

설명
소양맥의 연변경향자가 열체질인 경우 한열소양의 형방사백산 체질이 되고 한체질인 경우 한한소양인의 형방지황탕 체질이 된다. 신장 150cm에 51kg라면 몸집이 작은 분이지만 체질량 지수로 봤을 때 정상체중이 BMI상 18.5~23가 정상이고 이 환자는 22이다. 비수분포상 이런 정도의 체형을 가진 열소양인이 많은 것은 아니며 체형만으로 봤을 때는 한소양인이 훨씬 많다. 그러나 이 환자는 명백한 수척경향자로 인정할 수 없어 변상만으로 한체질로 확정하기 어려운 범위 내에 있다. 이런 경우는 변증을 함께하여 종합적으로 판단해야 하는데, 소증(素證)이 열증 일변도이므로 한한소양인이 될 수 없고 열소양 형방사백산 체질로 보아야 한다.

통통해 보이는 태음인의 한열 판단
질문

태음인 58세 여자 환자입니다. 대변은 하루 1~3회로 연변경향자며 신장 158cm에 체중 57kg입니다. 작년 8월 방광염 증상 발생 후 대학병원에서 간질성 방광염 진단을 받은 환자입니다. 젊어서부터 더위는 별로 안 타고 추위를 더 타며 갈증은 가끔 있지만 여름에도 냉수는 잘 안 마시고 밤에 이불을 잘 덮고 잡니다. 체격은 보통 체격보다 약간 통통한 느낌이 들고 태음맥이 나오므로 변상적으로 열태음으로 판단하고 문진해 보니 소증이 전부 한증 일변도입니다. 그래서 태음조위탕을 써야겠다고 생각하다가 아무래도 통통한 체형의 느낌이 계속 마음에 걸립니다. 얼굴을 봐도 그리 수척한 느낌이 안 들고 뱃살도 어느 정도 있는 편이며, 특히 무릎 위아래로 살집이 도톰하게 많고 맥진할 때도 손목이 두툼하게 느껴집니다. 작년 8월 이후 운동을 중단하면서 1~2개월 사이에 갑자기 2kg이 증가했다고 하는데 한태음체질이 운동 안 했다고 짧은 기간에 그 정도 체중이 증가할 수도 있을까 하는 생각도 듭니다. 예전에 이분과 비슷한 체형(160cm/58kg)에 역시 한증 일변도의 태음인 연변자에게 태음조위탕을 기본방으로 처방했다가 심계, 정충이 심해져 갈근해기탕으로 바꿔 처방했던 경험이 있어 선뜻 태음조위탕을 처방하기가 망설여지기에 문의드립니다.

설명

변상적으로 통통해서 열체질로 보이지만 변증상으로 열증이 전혀 안 보여 열체질로 판단하기 망설여지는 경우다. 그러나 이 환자는 태음인이라 기본적으로 음체질이란 사실을 인식할 필요가 있다. 음체질(태음인, 소음인)은 아무리 열체질이라도 평소 소증으로 열증이 뚜렷이 보이지 않는다. 예컨대 열태음인이라도 평소 냉수를 잘 마신다거나 더위를 더 타고 밤에 이불을 걷어차고 자는 등의 실열(實熱)현상은 보이지 않는다. 한태음인은 말할 것도 없고 열태음인도 소아, 청소년을 제외하고는 평소 에어컨, 선풍기 바람을 싫어하고 냉수를 즐겨 마시지도 않으며 밤에 이불도 잘 덮고 잔다. 이렇게 열이 없는 음체질이지만 열태음과 한태음이 구분되는 것은 한태음인은 소증 한증이 매우 뚜렷한 반면 열태음인은 긴장하거나 흥분하거나, 화를 냈을 때 분명한 열증의 양상이 나타난다는 점이다. 이 환자의 경우 구갈, 홍조, 두통, 항강, 안충혈 등 뚜렷한 간조열증이 안 보이지만 평시는 그런 증상이 없어도 흥분하고 열 받는 상황이 되면 그런 증상이 나타날 수 있다. 이환자의 체형(158cm/57kg)은 정상범주에 들어가므로 열체질 갈근해기탕 체질과 한체질 태음조위탕 체질 둘 다 될 수 있는 범위에 있어 변증, 변상을 통해 종합적으로 판단해야 하는데 한 두 달 사이에 2kg이 불어 쉽게 살이 쪘다는 사실, 가끔 갈증이 있으며 태음조위탕 체질로 보기엔 살집이 너무 통통하다는 것 등으로 보아 갈근해기탕 체질로 봐야 한다.

체질의 한열(寒熱)을 분류하는 지표

사상의학에서 한열(寒熱)은 중요한 지표이며 동시에 체질구분과 용약(用藥)의 중요한 결정기준이 된다. 여기서 한열이라 함은 병증(病證)의 한열이 아니라 소증(素證)의 한열이다. 태음인 위완수한표한병론에 나오는 "소병(素病)이 한증(寒證)인 사람의 경우, 온병에 걸리면 역시 한증(寒證)이 되고 소병이 열증인 경우에 온병에 걸리면 역시 열증이 된다.[085]"는 말처럼 평소 그가 갖고 있던 체질속성으로서의 소증 경향에 따라 병증의 한열(寒熱) 역시 갈리게 된다. 따라서 소증으로 평소 한열 경향을 알아내는 것이 한열체질을 구분하고 기본방을 결정할 때 결정적 판단의 기준이 된다. 앞서 비수(肥瘦)현상과 배변(排便)의 경변, 연변 경향이 한열을 가리는 기준이 됨을 설명한 바 있으나 이 둘은 한열의 매우 중요한 기준이지만 실제 임상현장에서 그것만으로 체질의 한열을 가릴 때 한계에 부딪히는 경우가 많다. 예컨대 체형상 비수(肥瘦)경향이 뚜렷이 구분되지 않는 보통의 체형일 경우 비수(肥瘦)라는 한열기준을 활용할 수 없고, 배변경향은 상대적 한열기준은 되지만 네 체질을 여덟로 나누었을 때 연변경향자도 열체질이 될

085_ 素病寒者 得瘟病則 亦寒證也 素病熱者 得瘟病則 亦熱證也

수 있으므로 절대적 한열기준이 되지 않는다. 따라서 비수와 배변 외에 한열을 가리는 다양한 소증(素證) 한열을 가르는 지표에 대해 살펴본다.

첫째, 음수(飮水)는 한열을 가리는 기준이 된다. 소증 열자(熱者)의 경우 한자(寒者)보다 더 갈증을 많이 느끼고 물도 많이 마신다. 따라서 열소양, 열태음, 열소음인은 한소양, 한태음, 한소음인에 비해 상대적으로 물을 많이 마신다. 특히 위열(胃熱)이 많은 열소양인의 경우 찬 물을 즐겨 찾고 자주 마시는 특징이 있다. 찬 물, 찬 음식을 찾는 것은 위열로 인한 것이므로 같은 열체질이라도 열태음인, 열소음인 등은 열소양인보다 상대적으로 찬 물을 덜 찾는다. 그러나 희냉음수(喜冷飮水)가 열소양인을 가리는 절대기준은 되지 못하므로 주의해야 하는데, 예컨대 열소양인 가운데 나이가 들어 노쇠해지면 위열이 줄어들면서 찬 물을 찾지 않는 경우도 있고, 치아(齒牙)가 시려서 몸에서는 찬 물이 당기는데도 불구하고 따뜻한 물을 선호하는 경우도 많다. 심지어 TV나 의사로부터 찬 것은 몸에 좋지 않다는 정보를 접하고 나서부터 일부러 찬 물을 회피하는 열소양인도 많으므로 단순히 찬 물, 찬 음식을 좋아하느냐는 문진(問診)에 답변만으로 열소양인지 아닌지 판단할 수 없다. 한편 나이가 젊고 어린 사람일수록 체질 불문하고 열성이 많아 찬물을 좋아하는 경향이 많으므로 연령(年齡) 또한 한열 판단에 중요한 변수(變數)가 된다는 사실을 알 필요가 있다.

둘째, 소변의 횟수(回數) 여부도 한열 판단의 기준이 된다. 열체질의 경우 대변과 반대로 자주 보는 사람이 많아 하루 4~5 회 기준으로 그보다 더 많이 보면 열체질, 그보다 적게 보면 한체질로 볼 수 있다. 횟수뿐 아니라 소변 색깔도 한열 판단의 기준이 되어 소변색이 맑으면 한체질, 노랗고 붉으면 열체질이다. 그러나 일률적인 소변의 횟수나 색깔만으로 한열을 분명히 나누는 것은 아니고 단지 여러 판단요인 중 하나로 참고하여 활용한다. 부인이 출산과다, 유산과다 등으로 자궁기능이 무력해지면 방광기능이 허해져 소변실금, 소변빈삭이 잘 오고 노인의 경우 젊었을 때에 비해 생리적으로 소변빈삭이 더 잘 나타난다.

셋째, 식사(食事)와 소화(消化) 문제 또한 한열 판단의 기준으로 작용한다. 열체질이 비만경향이 잘되는 것은 비(脾)기능의 항진 때문임을 앞서 배운 바 있지만 평소 식사를 잘하거나 과식(過食), 대식(大食) 경향이 있는 사람은 한체질보다 열체질이 훨씬 많다. 소화 또한 잘 돼서 아무리 먹어도 잘 체하지 않는 사람도 열체질이 훨씬 많은데 이는 평소 비장(脾臟)기능이 실한 때문이다. 그러나 식사, 소화 역시 한열체질을 가리는 상대적 기준으로만 봐야 하는데, 예를 들어 한소양인 경우 밥을 잘 먹고 때로는 과식을 잘하기도 하는데 이는 비실자(脾實者=脾陰實)이기 때문이다. 열체질이라도 평소 과식, 불규칙한 식사, 잘 씹어 먹지 않는 습관 등 섭생부족으로 위장병이 곧잘 생기기도 하므로 단순히 식사, 소화문제를 열체질의 판단기준만으로 활용할 수 없다.

넷째, 평소 추위와 더위를 잘 타는지 여부 또한 한열 판단의 기준이 된다. 쉽게 추위를 잘 느끼고 추운 겨울을 싫어하는 사람이라면 한체질이고, 더위를 잘 타고 더운 여름을 못 견뎌하는 사람이라면 열체질이 많다. 같은 온도환경인데 유독 에어컨을 틀어야 하는 사람은 열체질, 평소 에어컨이나 선풍기를 싫어한다면 한체질일 가능성이 크다. 열체질은 밤에 잘 때에도 이불을 잘 덮지 않고 배만 덮고 자거나 손발을 내놓고 자는 사람이 많으나, 한체질은 이에 비해 이불을 잘 덮고 가슴 위 목 부위까지 잘 덮고 잔다. 그러나 이 역시 한열을 판단하는 절대기준은 되지 않고 상대기준으로만 활용하는데, 갑상선 기능항진으로 인한 열증, 신경 스트레스로 인한 화증(火症), 평소 사려과도, 과로로 인한 허열 증상 등을 소증한열과 구분해야 한다.

다섯째, 평소 감기에 잘 걸리는지 여부 또한 한열을 가르는 참고기준이 된다. 장부구조상 폐실(肺實) 체질은 감기에 잘 이환되지 않는 반면 폐허(肺虛)체질은 감기에 잘 걸린다. 따라서 열소양, 열소음인은 폐실자(肺實者)이므로 한소양, 한소음인에 비해 감기에 덜 걸린다. 같은 폐허(肺虛)자인 태음인도 열태음인보다 한태음인이 더 감기에 잘 걸리는 경향이 있는데 열태음인의 폐허는 폐음허(肺陰虛)고, 한태음인의 폐허는 폐양허(肺陽虛)기 때문이다. 결론적으로 모든 열체질은 감기에 덜 걸리고 한체질은 상대적으로 더 잘 걸리지만 이 또한 한열의 참고기준일 뿐 절대기준으로 활용할 수 없다. 열체질이라도 몸이 약해지면 쉽게 감기에 노출될 수 있고 한체질이라도 몸이 건강하면 감기에 잘 안 걸릴 수 있기 때문이다.

위에 제시된 한열의 기준은 체질한열을 가르는 참고기준일 뿐 절대기준은 아니다. 따라서 비수와 대변 같은 중요기준을 가장 우선으로 보고 나머지 참고기준을 문진하여 종합적으로 한다형, 열다형을 판단한다.

	비수	대변	소변	음수	식사	기온	감기
열체질	비만경향	경변경향	數, 赤澁	희 냉음수	소화 잘 됨	더위 탐	잘 안 걸림
한체질	수척경향	연변경향	不數, 淸長	희 온음수	식체 잦음	추위 탐	잘 걸림

한열체질과 한열착잡(寒熱錯雜)체질

태소음양인의 네 체질이 한열로 분화하여 여덟 체질이 되는 과정은 앞서 배운 바와 같다. 그러나 한다(寒多)형 체질이라 해서 소증과 병증이 모두 한증(寒證)만 나타나고 열다(熱多)형 체질이라 해서 모두 열증만 나타나는 것은 아니다. 한다형으로 나뉜 체질이 자체적인 한열의 과다(過多)에 따라 다시 한열로 나뉘고, 열다형으로 나뉜 체질도 다시 한열로 나뉘므로 복합적 양상을 띠기 때문이다.

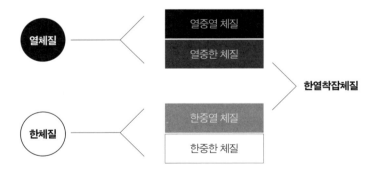

이는 음양의 원리에 따른 것인데 음(陰) 중에도 음중음(陰中陰)과 음중양(陰中陽)으로 나뉘고 양(陽) 중에도 양중양(陽中陽)과 양중음(陽中陰)으로 나뉘는 것과 같다. 이 원리에 따라 한열체질을 나눠보면 열중열(熱中熱)체질, 열중한(熱中寒)체질, 한중열(寒中熱)체질, 한중한(寒中寒)체질로 나뉜다. 이 중에서 열중열(熱中熱)체질과 한중한(寒中寒)체질은 각각 열증과 한증을 명료하게 나타내 비교적 손쉽게 한열이 가려지지만 열중한(熱中寒)체질과 한중열(寒中熱)체질은 열과 한이 동시에 겸한 착잡(錯雜)체질이어서 전통 한열변증으로 변증이 쉽지 않다. 열증에 한증을 겸했거나 한증에 열증을 겸했기 때문이다. 이 경우 문진(問診)을 통해 소증으로서의 열증이 비교적 더 많은지, 한증이 더 많은지 자세히 관찰해 판단하면 생각처럼 난해한 것도 아니다. 한열변증에 대한 몇 가지 실례(實例)를 들어본다.

우선 소양맥이 나온 사람이 있다고 가정하자. 만일 이 사람의 체형이 겉으로 드러난 체형으로 봤을 때 명백히 비만하거나 비만경향자라고 판단되면 변상만으로도 열소양인으로 판단한다. 그런데 이 환자의 배변경향을 물었더니 변비 혹은 경변(硬便)경향이면 이는 열중열(熱中熱) 소양인이 되고 연변(軟便)경향이면 열중한(熱中寒) 소양인 체질로 판단한다. 열중열 소양인으로 판단된 환자를 문진을 통해 관찰해 보면 평소 더위를 잘 타고 냉한 음식을 즐기고 가슴이 쉽게 답답하고 열감이 잘생기고 상기(上氣)가 잘 되는 등의 열증 일변도의 소증을 갖고 있음을 알 수 있다. 이는 소양인 중에서 가장 열이 많은 체질로 양격산화탕이 기본방이 되는 체질이다. 한편 연변경향자로서 열중한(熱中寒)소양인 체질로 판단된 사람의 경우 평소 냉수, 냉음식을 즐겨하고 더위도 잘 타는 등 열증이 있으면서도 변이 묽고 가끔 설사도 잘하고 때로는 추위도 타는 등 한증의 소증도 겸해 있어 한열의 소증을 다 갖고 있음을 변증을 통해 알 수 있다. 이는 열소양이지만 한(寒)증을 겸하고 있는 한열착잡체질이며 형방사백산이 기본이 되는 체질이다.

이번에는 소양맥이 나온 사람 중에 체형이 눈에 띄게 말랐거나 수척경향자라 판단되는 사람이면 변상만으로도 한소양인으로 판단할 수 있다. 그런데 문진을 통해 배변경향을 물었더니 변비 혹은 경변경향이면 한중열(寒中熱) 소양인, 독활지황탕 체질이 되고, 연변경향이면 한중한(寒中寒) 소양인으로 형방지황탕 체질로 판단한다. 이렇게 분류된 체질을 확인하기 위해 한열의 참고적 기준이 되는 사항들을 재차 문진해 보면, 한중한(寒中寒) 체질은 소양인 중에서 가장 몸이 찬 체질이므로 자신의 몸이 찬 편인가 더운 편인가를 물으면 자기는 몸이 찬 사람이라고 쉽게 대답한다. 또한 소양인이지만 추위도 잘 타고, 설사도 잘하고, 찬 음식도 별로 잘 못 먹고, 감기도 잘 걸리며 잘 체하는 등 한증(寒證) 일변도의 소증을 갖고 있다. 한편 경변경향으로 한열이 착잡된 한중열 소양인은 몸이 더운 편인지 찬 편인지 물어보면 쉽게 대답을 잘 못하거나 자신도 모르겠다고 대답하는 경우가 많다. 왜냐면 자기 스스로 생각해 봐도 한성(寒性)과 열성(熱性)을 다 가지고 있어 둘 중 어느 한 쪽으로 선뜻 대답하기 어렵기 때문이다. 이런 사람들을 문진을 통해 관찰하면 대변은 변비경향이어서 쉽게 변비가 되고 때로는 상기(上氣)도 잘되고 신열(身熱)감을 느낄 때도 있지만, 한편으로 추위도 잘 타고 찬 음식을 별로 좋아 하지 않는 등의 한열의 소증을 동시에 갖고 있는 것을 보게 된다. 이는 한소양인의 한열착잡체질로 독활지황탕 체질이다.

위에서 든 두 가지 예는 겉으로 드러나는 비수(肥瘦)체형이 분명해서 비수만으로도 한열체질이 쉽게 가려지는 경우 소증의 배변경향과 연결지어 한열체질을 구분하는 예를 든 것이다. 그러나 만일 비만과 수척경향이 외형적으로 뚜렷이 드러나지 않는 보통 체형의 경우라면 비수라는 단순한 한열기준을 적용할 수 없다. 따라서 이런 경우는 변상(辨象)만으로는 한열체질을 가릴 수 없으므로 이때부터는 변증(辨証)이 필요하다. 우선 과거 가장 살이 쪘을 때 얼마까지 체중이 나갔었는지, 지금의 체형이 과거엔 말랐다가 지금 살이 찐 상태인지, 반대로 과거엔 쪘었다가 지금은 마른 상태인지 등을 문진을 통

사상맥진과 진료의 실제

해 알아낸다. 지금 보통 체형이라도 과거 명백히 비만이었던 적이 있었고 그 기간이 길었다면 비만경향으로 볼 수 있으나 양약의 부작용이나 질병, 임신, 출산 등으로 살이 쪘던 경우는 제외한다. 어렸을 때 혹은 결혼 전에는 명백히 수척한 체형이었으나 나이 들어서, 혹은 결혼 이후에 살이 쪄서 비만경향이 되었다면 과거의 경우와 관계없이 비만경향으로 간주한다. 결혼 이후라도 특별한 이유 없이 수개월 사이 갑자기 살이 많이 쪘어도 비만경향으로 간주한다. 수척경향자는 별 이유 없이 단시간 내에 살이 찌는 경우가 없기 때문이다.

비수경향 판별이 끝나면 앞 장에서 다룬 소증으로서의 한열 판단의 다양한 기준을 문진하여 종합해서 최종판단을 내린다. 사상임상에서 한열체질의 판단은 그리 간단치 않다. 체형으로 비수(肥瘦)가 명백히 드러나는 사람의 경우에는 쉽지만 훨씬 많은 경우가 체형만으로 한열이 가려지지 않기 때문에 다양한 변증기술이 필요하다. 만일 한(寒)체질인데 열(熱)체질로 잘못 판단하여 찬 약 위주의 열체질 약물을 투여하면 몸을 더 차게 하는 것이 되므로 약을 먹고 변이 묽어지거나 설사, 소화불량, 배가 사르르 아프거나 속이 쓰리다는 등의 부작용을 호소한다. 반대로 열(熱)체질인데 한(寒)체질로 잘못 판단하여 더운 약물 위주인 한체질 약을 투여하면 몸을 더 덥게 만드는 것이 되므로 변이 굳어지고 변비, 변난(便難)이 생기며 가슴이 답답해지고 흉번(胸煩), 조잡(嘈雜), 속쓰림, 두통 등의 부작용이 나타난다.

반면, 비록 체질을 잘못 감별했어도 한열체질은 옳게 판단해 약을 썼다면 효과는 나타나지 않지만 부작용도 크게 나타나지 않는다. 과거 경험이 부족했던 초창기 시절 여드름이 심했던 열소양인 여고생을 열태음인으로 잘못 판단하여 열다한소탕 변방을 무려 3개월이나 연복시켰는데도 환자 본인은 아무 부작용 없이 잘 먹었던 케이스를 잊을 수 없다. 이 환자는 3개월이나 연복해도 전혀 효과가 나타나지 않아 나중에 열소양인을 오판(誤判)한 것을 깨닫고 양격산화탕 가미방으로 바꾸고 나서야 즉각적인 효능을 보았던 기억이 생생하다. 이렇듯 맥진으로 일단 특정 체질을 분명히 감별할 수 있게 되었다 하더라도 한체질, 열체질, 한열착잡체질 등을 제대로 판별하지 못하면 약을 제대로 쓸 수 없어 올바른 임상효과를 기대할 수 없게 된다, 따라서 맥진으로 체질을 가릴 수 있게 되었다 해서 사상 진료과정이 다 끝나는 것이 아니다. 임상현장에서 한열체질을 분명히 가리기 힘든 경우 다양한 문진과 변증이 필요한데 구체적 케이스는 3부 진료의 실제편에서 다룬다.

일반병증과 체질병증

소음인 범론(泛論)에 다음과 같은 말이 나온다.

有病者 明知其證則 必不可不服藥

無病者 雖明知其證 必不可服藥

"병 있는 사람은 그 증(證)을 확실히 알면 반드시 약을 써야 하지만, 병이 없는 사람은
비록 그 증(證)을 확실히 알아도 약을 써선 안 된다."는 말이다. 앞 문장은 쉽게 납득이
가는데 뒷 문장은 이해하기 쉽지 않다. 병(病) 없는 사람은 비록 그 증을 잘 알아도 약을
쓰지 말라 했는데 병이 없는 사람이 무슨 증이 있겠는가 하는 문제 때문이다. 이 문장을
이해하기 위해 사상인 변증론(辨證論)에 나오는 유사한 조문 하나를 더 살펴본다.

明知其人而 又明知其證則 應用之藥 必無可疑

"사람을 잘 분별하고 또한 그 증(證)을 잘 알면 응용하는 약에 의심이 있을 수 없다."라

는 말이다. 이 조문에서는 앞서 나온 명지기증(明知其證)이란 말 외에 명지기인(明知其人)이란 말이 등장하는데 "사람을 잘 분별하라."는 말은 사상의학적 관점에서는 그 사람의 체질을 알아야 한다는 의미다. 그렇다면 "그 증을 밝히 알라."는 말은 무슨 말일까? 여기서 증이란 용어에 병 증(症) 자를 쓰지 않고 증후 증(證) 자를 썼음을 유의할 필요가 있다. 즉, 명지기인에서 인(人)이 그 사람의 체질을 의미하는 것이라면 명지기증에서 말하는 증(證)은 그 사람이 갖고 있는 병증(病症)이 아니라 체질병증(體質病證), 혹은 소증(素證)을 의미하는 것이다. 그렇게 읽어야 비로소 두 번째 문장이 해석되는데, 다시 말해 "비록 그 사람의 소증이나 체질병증을 잘 알아도 병이 없다면 약을 써선 안된다."라는 의미가 된다.

여기서 등장하는 체질병증, 소증(素證)이란 개념은 전통 한의학에는 없고 사상의학에서만 등장하는 독특한 개념이다. 그러므로 이에 대한 확실한 개념을 파악하는 것은 사상의학 원리의 핵심을 이해하는 것이므로 매우 중요하다. 증(症)은 병적(病的)으로 나타나는 증상을 의미하고, 증(證)은 이런 병증들이 계통을 이루어 나타내는 복합적 병증을 의미한다. 예컨대 입이 마르는 구건(口乾)이란 병증(病症)이 또 다른 병증들과 결합하여 어떤 계통을 이룰 때는 병증(病證)이 된다. 즉 구건(口乾)하면서 속에 열이 있고 가슴이 답답하고 건망증이 있으면서 잠을 잘 못 이루는 증상이 함께 있으면 심신불교(心腎不交)라는 병증(病證)이 되고, 구건(口乾)하면서 목이 마르고 밥을 잘 못 먹고 위에 통증이 있으면서 건구역(乾嘔逆)을 하면 위음허(胃陰虛)란 병증이 된다. 전통 한의학에서 변증시치는 환자의 개별 병증(病症)뿐 아니라 그 병증이 또 다른 병증들과 결합하여 어떤 계통적 증후(證候)를 나타낼 때 이를 분류하고 분석하여 이를 토대로 치료방침과 용약을 결정하는 것이다. 사상의학이라고 이런 병증(病證)의 개념이 없을 리 없다. 다만 전통 한의학의 병증(病證) 개념과 다른 점이 있다면 이런 병증이 특정 체질에 결합하여 해당 체질에서 특징적으로 나타나는 현상이 있다는 것이며 이를 일반병증과 달리 체질병증(體質病證)이라 정의한다. 여기서 체질병증이 일반병증과 다른 점은 일반병증은 원인만 있으면 누구에게나 발생하는 것이지만 체질병증은 특정 체질에서 특징적으로 발생하는 병증이라는 점이다. 예를 들어 가슴이 답답하고 쉽게 화를 내며 한숨을 잘 쉬는 간기울결(肝氣鬱結)이란 병증은 누구에게나 생기는 병증이지만, 몸이 냉한 편이고 평소 쉽게 배가 아프며 설사를 잘하는 증상이 계통을 이루어 소양인이란 특정 체질에서 나타날 때는 이를 망음증(亡陰證)이란 체질병증으로 정의한다. 그러므로 만일 평소 몸이 차고 배가 자주 아프며 설사를 잘하는 병증이 소음인에게 있으면 비록 병증이 똑같아도 망음증이 되지 않는다. 망음은 반드시 소양인에게서만 특징적으로 나타나는 현상으로 정의되기 때문이다. 한의서에 등장하는 일반병증은 오랜 세월 선인(先人)들의 경험이 축적되면서 분류되고 정의된 것이지만 체질병증은 이제마 선생이 각 체질에 특징적으로 발생하는 독특한 병증들을 발견하여 제시하고 이에 대한 메커니즘을 밝히고 치법을 제시한 것이다. 그러므로 동의수세보원은 이제마 선생이 천재적 발상으로 발견한 체질병증들과 이에 대한 치료를 다루고 있는 책이라 정의해도 과언이 아니다.

동의수세보원에 등장하는 소위 울광(鬱狂), 망양(亡陽), 망음(亡陰), 음허오열(陰虛午熱), 흉격열증(胸膈熱證), 간조열(肝燥熱), 위완한증(胃脘寒證) 같은 독특한 병증들이 체질병증인데 병증의 용어를 보면 전통 한의학에서 이미 사용되고 있는 용어부터 이제마 선생이 직접 이름을 새로 지어 명명한 생경한 용어에 이르기까지 다양하다. 그러나 전통 한의학에서 이미 사용된 용어가 재사용되었다 할지라도 이것이 체질병증 명칭으로 사용되었을 경우에는 그 용어는 차용(借用)된 것으로 원래 의미에서 벗어나 독특한 관점으로 재정의(再定意)해 쓴 것이다. 예컨대 전통 한의학에서 쓰는 망양(亡陽)이란 용어와 소음인 표열증의 체질병증 용어인 망양은 다른 것이다.

체질병증은 일반병증과 다른 의미를 갖기 때문에 이를 구분하는 관점을 갖는 것이 중요하다. 즉, 일반병증은 어떤 원인으로 병이 생겨 누구에게든지 나타났다가 치료하면 사라지는 병증으로 그 자체가 '일시적(一時的)' 성질을 내포하지만, 체질병증은 원래부터 체질적으로 가지고 있는 병적 특성을 말하며 '일상적(日常的)' 성질을 내포한다. 일상적 특징을 갖지만 아직 병리적 현상까지는 안 가고 생리적 특징에 머무르고 있다면 이를 소증(素證)이라 하고 병적으로 심화되어 병적 상태를 오래 갖고 있으면 소증(素症) 혹은 소병(素病)이 된다.

　　　예컨대 소양인의 망음(亡陰)증에 신한(身寒), 복통(腹痛), 설사(泄瀉)라는 병증이 제시되고 있는데 이 병증을 크게 두 가지 관점에서 볼 수 있다. 즉, 건강하던 소양인이 어느 날 어떤 원인으로 병이 생겨 신한, 복통, 설사란 병증이 생긴 것일 수 있고, 아니면 평소 신한, 복통, 설사라는 병리적 특성을 갖고 있어 몸이 찬 편이고 배가 쉽게 잘 아프며 여차하면 설사를 잘하는 체질적 특성을 갖고 있다는 의미로 볼 수도 있다. 전자(前者)처럼 보면 망음을 일시적으로 발생한 일반병증으로 본 것이고, 후자(後者)의 관점으로는 일상적 소증의 체질병증으로 본 것이 된다. 그러므로 망음증을 체질병증으로 인식하려면 신한, 복통, 설사는 늘 소증으로 갖고 있는 병증의 경향성으로 읽어야 어느 날 갑자기 어떤 원인으로 생긴 병증으로 읽어서는 안 된다. 신열(身熱)자의 망음 조문인 신열(身熱), 두통(頭痛), 설사(泄瀉) 역시 갑자기 열이 없던 사람이 열이 생기고 머리가 아프면서 설사를 하는 병증이 아니라 평소 몸에 열이 많은 편이면서 머리가 잘 아프고 설사를 잘하는 체질의 특성이라 읽을 때 비로소 이 조문은 체질병증이 된다.

만일 어떤 환자가 배 아프고 설사하는 병증으로 내원했는데 맥을 보니 소양맥이 나왔다고 가정하자. 이 환자의 소증을 문진해 보니 자신은 평소 몸이 찬 편이고 설사도 잘하는 체질이라 했다면 이는 소양인으로 망음이란 체질병증을 가진 사람이 현증(現症)으로 망음증을 호소한 것이 된다. 평소 소증으로 갖고 있던 그 사람의 체질병증이 마침 정증(正證)으로 나타난 것이다. 소음인 신수열표열병증에 망양(亡陽)이란 체질병증은 "자

한출(自汗不出)하며 두통(頭痛), 신열자(身熱者)"086라 돼 있다. 그러므로 소음맥이 잡힌 사람 중에서 평소 몸에 열이 있는 편이고 땀을 잘 흘리는 경향에 가끔 머리가 아픈 특성을 가진 소음인이라면 망양증 소음인으로 구분한다. 이 말은 소음인으로 "평소 속에 번열이 있고 땀이 많은 사람이 득병하면 반드시 망양이 된다."087라는 말과 상통하는 말이다. 따라서 같은 소음인이라도 평소 속에 번열감이 있어 열이 많고 땀을 잘 흘린다면 망양증 소음인이 되는데 만일 이 망양증을 어떤 병적 원인으로 '땀이 나면서 머리 아프고 몸에 열이 나는 병증'처럼 일시적으로 생긴 병증으로 해석해 버리면 이것은 체질병증을 일반병증으로 잘못 해석하는 것이 된다. 이렇게 일상적(日常的) 체질현상인 체질병증을 일시적(一時的) 병증현상인 일반병증과 구분하지 못하면 사상의학 임상운용에서 중대한 본질을 놓치는 오류를 범하게 된다. 만일 울광, 망양, 망음, 흉격열증, 음허오열 등의 체질병증들을 일반병증으로 인식하여 제시된 증상에 따라 약을 쓰기로 한다면 그 순간 망음, 망양, 울광 등은 기침, 감기, 요통, 생리통과 같은 일반병증들과 동일시되어 동의수세보원은 그런 병증들을 고치는 임상서적이 돼버린다. 동의수세보원을 망양 등의 특정 병증을 소개하고 그 치료법을 제시한 책으로 읽게 되면 동의수세보원은 한 쪽도 읽을 이유가 없는 책이 돼버리는데, 이유는 수십 년을 임상해도 만나볼 수 없는 병증들을 해설한 책이 되기 때문이다. 100여 년 전 이제마 선생이 발견한 망양의 위증(危症)을 요즘 현증(現症)으로 호소하면서 한의원을 찾는 환자는 더 이상 없기 때문이다. 동의수세보원은 다양한 질병의 원인, 증상, 치료법을 나열한 동의보감 같은 임상서가 아니다. 사람이 선천적으로 타고난 장부구조에 따라 네 가지 유형으로 나누어지는 것을 설명하고 그 네 체질이 다시 한성과 열성의 다소(多少)에 따라 나눠지며, 그렇게 나뉜 체질 속에서도 또 다시 독특한 체질병증을 갖는 유형으로 묶여 세분됨

086_   自汗出而有頭痛身熱者 太陽陽明病亡陽證也
087_   少陰人平居 裏煩汗多者 得病則 必成亡陽也

을 밝히면서 같은 질병이라도 각각의 체질병증 유형에 따라 모두 치료를 달리하는 원리를 제시한 치료원리서다. 이러한 유형적 치료원리를 깨우치면 비록 동의수세보원에서 언급되지 않은 수많은 여타의 질환도 그 유형 원리에 따라 모두 치료방책을 얻게 된다. 예를 들어 월경불순, 생리통, 축농증, 좌골신경통, 여드름, 우울증 등의 환자가 내원했을 때 비록 동의수세보원에는 이런 병증들이 없지만 각 환자의 체질병증에 기반해 기본처방을 설정하고 현증에 따라 가감하는 용약(用藥)이 가능하게 된다. 사상방제의 숫자가 후세방, 상한방처럼 많지 않아도 다양한 질병을 고칠 수 있는 것은 방제 및 용약 원리가 개개의 질병원인, 증상에 대응하는 게 아니라 체질과 병태로 묶어 치료처방을 강구하는 유형론 의학이기 때문이다. 가령 체질 유형이 수백 가지라면 그 유형들에 대응하는 기본처방 역시 수백 가지가 돼야겠지만 체질과 유형의 수는 다행히 얼마 되지 않으므로 사상방제의 숫자가 훨씬 적은 이유가 된다. 우리가 사상의학을 선호하는 것은 사상방이 뛰어난 효과를 보여주기 때문이기도 하지만 임상현장에서 환자의 올바른 유형을 파악할 수만 있다면 처방 결정과정이 복잡, 난해하지 않고 열 몇 개의 기본처방만으로 수많은 병증에 효과적으로 대응할 수 있다는 이점 때문이기도 한 것이다.

체질병증과 유형지표

이제마 선생이 수세보원에서 표리한열 병증을 나누고 그 카테고리 안에서 독특한 체질병증들을 제시하고 있는 것은 그 자체로서 각각의 체질유형이 되는 기준을 제시한 것이다. 따라서 체질병증은 체질의 유형을 세분하는 유형지표가 된다. 예컨대 소음인의 신수열표열병에 울광, 망양이란 체질병증이 제시된 것은 평소 열성을 가진 소음인 중에는 울광에 걸리는 체질, 망양에 걸리는 체질이 각각 따로 있다는 의미이고, 같은 소음인이라도 이 두 유형을 구별하여 각각의 치료책을 따로 강구한다는 의미다. 만일 울광, 망양을 소음인이라면 누구나 다 걸릴 수 있는 일반병증처럼 인식하거나 망양이 심해지면 울광으로 전화(轉化)되는 식으로 받아들이면서 그 병의 양태(樣態)가 어떻고 이제마 선생이 무슨 약을 써서 어떻게 고쳤는지에 집중한다면 그것은 사상의학을 하는 게 아니라 후세방 같은 대증치료 의학을 하는 것이 되고 그 순간부터 동의수세보원은 울광, 망양이라는 병증을 고치는 서적이 돼버린다. 이제마 선생이 제시한 체질병증은 기본적으로 상한론과 송(宋), 원(元), 명(明)의 역대의가들에 의해 이미 밝혀진 병증들에 기반하고 있지만 그런 병증들 가운데 특정 체질에서 독특한 양상으로 진행하는 체질병증들이 있음을 발견하고 이를 독창적으로 제시한 것이다. 기존 한의학에서 말하는 울광의 개념은 기(氣), 담(痰), 화(火) 등이 몰려 원인이 된 광증(狂症)을 의미하고 망양은 땀이 그치지 않아 진양(眞陽)이 모두 없어진 상태를 의미하지만 이제마 선생에 의해 사용된 울광, 망양 등은 비록 용어는 동일해도 그런 병증과 하등의 관계가 없다. 즉, 발열, 오한, 맥부(脈浮)한 병증을 가진 소음인을 유한자(有汗者)와 무한자(無汗者)로 나누어 증상의 경중에 따라 초중말(初中末), 경중(輕重), 순역(順逆)의 단계를 밟아 진행하는 소음인 특유의 체질적 병증양상을 발견하고 그 이름을 전통병증에서 차용(借用)해 쓴 것일 뿐이다.

　　현재의 우리 임상현장에는 과거 100년 전 이제마 선생이 접촉한 울광, 망양의 위증(危症), 말증(末症) 환자는 찾아보기 어렵고 실제 한의원을 찾지도 않는다. 당시로서는 병원이 없어 죽을 만큼 아파도 찾을 곳은 한의원뿐이었지만 지금은 중증, 위증, 험증이 되어 죽기 직전까지 상태가 악화된 환자가 동네 한의원을 찾는 일은 없다. 다만 우리의 임상현장에서는 울광에 걸리거나 혹은 망양으로 갈 수 있는 유형의 소음인, 즉 다른 말로 울광체질 소음인, 망양체질 소음인을 만날 수 있는데 그들이 실제 한의원을 찾아 올 때는 울광, 망양이 아닌 다른 병증을 가지고 찾는 경우가 대부분이다. 그러므로 다음과 같은 이제마 선생의 가르침은 매우 중요한 의미를 지닌다.

> 소음인으로 평상시 속이 갑갑하고 땀이 많은 사람이 병에 걸리면 반드시 망양이 되고, 소양인으로 평상시 겉이 차고 설사가 많은 사람이 병에 걸리면 반드시 망음이 된다.[088]

지금 현증(現症)으로 망음(亡陰)이나 망양(亡陽)의 병증을 갖고 있지 않아도 그 사람의 소증(素證), 소병(素病)이 어떤지를 알면 나중에 망음이나 망양, 어떤 병증을 앓게 될 유

---

[088]　少陰人 平居 裏煩汗多者 得病則 必成亡陽也 少陽人 平居 表寒下多者 得病則 必成亡陰也

형의 사람인지 알 수 있다는 말이다. 예컨대 소음인으로서 평소 속이 갑갑한 증상과 자주 땀을 흘리는 경향을 갖는 사람이 있다면, 이 사람은 나중에 망양이 되는 소위 '망양증을 타고난 소음인' 혹은 '망양체질의 소음인'이며, 소양인으로서 평소 겉이 차고 설사를 잘하는 사람은 지금은 아니라도 나중에 망음증이 될 수 있는 소위 '망음증을 타고난 소양인' 혹은 '망음체질 소양인'이라는 것이다. 그러므로 어떤 소음인이 내원했을 때 비록 이 사람이 다른 병증을 호소하고 있다 하더라도 평소 이번한다(裏煩汗多)한 소증이 있는 사람이라면 이 환자를 망양체질, 혹은 망양 소음인의 유형으로 진단하여 치료책을 강구한다. 그러나 임상에서 실질적으로 부딪치는 문제는 평소 이번한다(裏煩汗多)의 소증을 갖고 있는 사람이라 해도 이 사람이 소음인인지 아닌지 구분하지 못하거나 어렵다는 점이다. 즉 문진(問診) 결과 소증으로 이번한다증이 있음을 알았다 해도 망양이라 단정할 수 없는 이유는 그가 소음인인지 다른 체질인지 알 수 없고 다른 체질에서도 얼마든지 이번한다증이 있을 수 있기 때문이다. 따라서 "소음인이 평소 이번한다증이 있는 경우 나중에 득병(得病)하면 반드시 망양이 된다."라는 조문은 소음인 체질을 가릴 수 있는 사람에게만 의미있고 살아있는 조문이 된다. 따라서 체질맥진을 마스터하여 맥을 보는 순간 소음인임을 판단할 수 있는 능력을 갖춘 사람이라면 자신이 판정한 소음인에게 평소 이번한다(裏煩汗多)증이 있는지 문진(問診)하여 확인함으로써 망양증을 타고 난 소음인임을 쉽게 확인할 수 있다.

사상의학을 하는 분 중에는 체질병증에 따라 표리한열 처방을 구분해 쓰지 않고 표증약과 이증약을 넘나들며 자유롭게 쓰는 분들도 있는데, 이는 체질병증을 각 체질에 고정돼 나타나는 병증으로 보지 않고 일반병증처럼 상황에 따라 발생하는 가변적 병증으로 인식하기 때문이다. 즉 사람이라면 누구든 기침도 걸리고 천식도 걸릴 수 있는 것처럼 소음인이라면 울광에 걸릴 수도 있고 망양에 걸릴 수도 있는 것이지, 울광에 걸리는 소음인과 망양에 걸리는 소음인이 따로 존재한다는 사실을 받아들이지 않는다. 마치 그것은 기침만 걸리는 사람 따로 있고 천식만 걸리는 사람이 따로 있다는 소리처럼 황당하게 받아들인다. 그런 분들은 체질병증을 일반병증과 분리해 보는 안목이 없기 때문에 소음인이면 울광이든 망양이든 다 걸릴 수 있을 뿐 아니라 심지어 표열증 울광에 걸렸던 사람이 이한증(裏寒證)인 소음증(少陰證)도 걸릴 수 있다고 생각한다. 그리고 표증(表症)이 심화되면 리증(裏症)으로 병이 전화되는 식으로 인식하기도 하는데, 이는 상한병의 전변(轉變)이론을 그대로 사상의학에 가져와 적용한 것이다. 이런 식으로 하면 사상의학이 후세방, 상한방 같은 대증(對症)치료 의학과 어떤 차이를 가지며 치료방법론에서 어떻게 구분되는 것인지 알 수 없게 된다. 이는 올바른 사상의학이 아니다.

기침, 천식 같은 병증은 일반병증이므로 누구든 다 걸릴 수 있다. 따라서 이를 일반병증이라 정의하지만 체질병증은 선천적으로 특정 체질에 고정되어 나타나는 병증이다. 같은 소음인이라도 어느 날은 울광에 걸렸다가 어느 날은 망양에 걸리기도 하는 병증이 아니다. 이에 관해 이제마 선생은 신수열표열병(腎受熱表熱病)론에서 다음과 같은 조문을 통해 체질병증의 성격을 분명히 하고 있다.

> 장중경이 말한 비약(脾約)은 진액이 점차 말라들어 비국(脾局) 윤기가 점차 오그라드는 것이다. 위가실(胃家實)은 진액이 이미 고갈되어 위가 마르고 그득해진 것을 말한다.(중략) 비약(脾約)으로 이유없이 땀 흘리고 소변을 잘 누는 경우는 비국의 윤기가 점차 빈궁해져 이 역시 장차 위가 마르고 그득해지는 것이다. 그러나 비약(脾約)은 원래부터 비약이고, 위가실(胃家實)은 원래부터 위가실이니 어찌 이 병이 처음에는 비약으로 시작했다가 나중에 위가실로 갈 이치가 있겠는가?**089**

089_ 仲景 意脾約云者 津液漸竭 脾之潤氣 漸約之謂也 胃家實云者 津液已竭 胃之全局 燥實之謂也

장중경은 진액이 점차 말라들어 비국(脾局)윤기가 오그라드는 것을 망양인 비약(脾約)으로 보고 이것이 점점 더 심화되어 진액이 다 고갈된 상태에 이르러 위(胃)가 마르고 그득해 지는 것을 울광인 위가실(胃家實)로 보았다. 즉, 위가실을 비약이 악화된 상태로 본 것이다. 그러나 그것은 장중경의 견해일 뿐 이제마 선생은 처음부터 위가실과 비약은 별개의 독립적 병증이라 못 박고 상한론에서와 같은 전화(轉化)적 관점을 일축하였다. 위 조문을 보면 "비약(脾約)은 원래부터 비약이고, 위가실(胃家實)은 원래부터 위가실이니 어찌 이 병이 처음엔 비약으로 시작했다가 나중에 위가실로 가겠는가." 함으로써 처음부터 망양인 비약과 울광인 위가실은 타고난 별개의 병증이며, 따라서 처음부터 위가실 되는 사람 따로 있고 비약이 되는 사람이 따로 있다고 독창적으로 강조하고 있는 것이다.

> 위가실과 비약 두 병은 음증의 태음병, 소음병과 마찬가지로 허실과 증
> 상이 전혀 같지 않으니 태양병 표증이 있는 때부터 이미 두 갈래 길로
> 갈라져 서로 합쳐지지 않는다.[090]

표열병(表熱病)인 울광(위가실)과 비약(망양)은 이한병(裏寒病)인 태음병, 소음병과 마찬가지로 허실증상이 모두 달라 서로 별개의 병증임을 분명히 하고 있다. 소음인범론(少陰人泛論)에는 이제마 선생이 아직 울광, 망양의 관점을 정립하기 이전 단계의 관점을 볼 수 있는데 여기서 그는 울광을 태양병으로, 망양을 양명병으로 설정하고 있다. 발열(發熱)이 있으면서 오한(惡寒)하는 것을 태양병, 발열이 있으면서 불오한(不惡寒)하는 것을 양명병이라 정의하고 태양, 양명병이 비록 발열이 있다는 병증에서는 같아 보이

(중략) 脾約自脾約也 胃家實自胃家實也 寧有其病 先自脾約而後 至於胃家實之理耶
090_ 胃家實脾約二病 如陰證之太陰少陰病 虛實證狀顯然不同 自太陽病 表證因在時 已爲兩路分岐 元不相合

지만 오한(惡寒)과 불오한(不惡寒)과의 차이는 양기(陽氣)의 진퇴강약(進退强弱) 차이가 너무 커 마치 태산(泰山)과 강릉(岡陵)의 차이와 같다고 했다.[091] 울광, 망양이 비록 열증의 병증인 점에서 서로 유사해 보이지만 그 둘 차이는 엄청나서 마치 거대한 태산과 작은 언덕과 같다고 한 것이다. 이제마 선생은 소음인 한증(寒證)의 태음(太陰)증과 소음(少陰)증도 비교하고 있는데 태음, 소음증은 설사(泄瀉) 병증이란 점에서는 같아 보이지만 갈증이 없는 병증인 태음증과 갈증이 있는 소음증의 차이는 워낙 커서 냉기(冷氣)의 취산경중(聚散輕重)이 마치 운몽(雲夢)과 저택(瀦澤)[092]의 차이만큼 다르다고 했다.[093] 비록 양명증, 소음증이 태양증, 태음증보다 훨씬 험증(險證)이긴 하지만 그렇다고 해서 태양증이 전화돼 양명증으로 가거나, 태음증이 심화돼 소음증이 되는 것이 아니라 이 둘의 차이는 처음부터 달라서 각각 태산과 강릉, 운몽과 저택의 차이만큼 다르다고 말하고 있다. 이런 관점이라면 망음(亡陰), 망양(亡陽), 음허오열(陰虛午熱), 흉격열증(胸膈熱證) 등 기타 다른 체질병증 역시 모두 태생적으로 별개의 체질병증으로 각각 선천적으로 타고나는 체질현상이다.

091_ 論曰 發熱惡寒者 爲太陽病 發熱不惡寒者 爲陽明病 太陽陽明之 發熱形證 一也而惡寒不惡寒之間 相去遠甚而 陽氣之進退强弱 泰山之比岡陵也

092_ 운몽(雲夢)은 초나라의 칠택(七澤) 중 하나로 사방 구백리의 큰 늪이고 저택(瀦澤)은 연못이다.

093_ 自利而不渴者 爲太陰病 自利而渴者 爲少陰病 太陰少陰之 自利形證 一也而渴不渴之間 相去遠甚而 冷氣之聚散輕重 雲夢之比瀦澤也

사상맥진과 진료의 실제

기본방과 체질병증 처방

기본방이란 개념은 사상의학을 하는 사람들 사이에서조차 매우 생소하다. 같은 사상의학을 해도 처방을 선택하고 운용하는 방법에 있어 학파마다 다르기 때문이다. 일단 기본방의 개념 설명에 들어가기 전에 이해를 돕기 위해 에피소드 하나를 소개한다.

한의대 본과 4학년 시절, 한창 권도원 선생의 체질침 이론에 빠져 있을 때 처음으로 팔체질침의 기본방이란 개념을 알게 되었다. 권도윤 선생에 의하면 사람의 체질은 여덟로 돼 있고 각각의 체질마다 기본적인 침 처방이 따로 있다는 것이다. 예컨대 금양체질은 대장승격, 토음체질에는 비승격이 기본방인데, 이 기본방은 그 체질의 대표 처방으로 맥진을 통해 일단 해당 체질로 판정이 나면 무조건 그 체질에 정해진 기본방을 쓰도록 돼 있다. 물론 병증에 따라 기본방에 다른 부방(副方)들을 더해 쓰기도 하지만 웬만한 병들은 체질을 정확히 파악하여 기본방만 써도 치료가 된다. 예를 들어 토음체질에는 비승격(脾勝格)이란 기본방을 쓰는데, 여기서 비승격은 그 환자가 비승격의 해당 주치병증을 갖고 있는지와 관계없이 쓰는 것이다. 요통이든, 족염좌든, 식체든 환자의 현증(現症)과 관계없이 무조건 토음체질에게는 비승격을 기본적으로 쓰고 보는데 체질의학적 치료 개념이 없는 사람에게는 전혀 이해가 되지 않는 일이다. 비승격이란 처방은 기본적으로 비승격의 주치증이 있어야 쓰는 처방인데 환자가 다른 병증을 갖고 있는데도 현증(現症)과 관계없이 무조건 비승격을 쓴다니 이해가 안 될만하다. 그러나 체질침 치료에서 기본방이란 체질의 병적 불균형을 바로잡는 처방이지 병증을 해소할 목표로 쓰인 처방이 아니다. 즉 환자의 장부구조가 비승격이란 기본방을 써야 할 체질을 가졌다면 일단 이 처방을 기본적으로 써서 체질의 불균형을 시정할 목적으로 쓰는 것이다. 환자가 다른 병증을 갖고 있다면 그것은 이차적 문제다. 일단 환자의 몸부터 바로 잡을 목적으로 기본방을 쓰고 여기에 환자가 호소하는 병증을 없앨 목적으로 기본방에 부방(副方)을 더해 쓰는 것이다.

사람은 선천적으로 불균형적 몸을 가지고 태어난다는 것이 체질의학의 전제다. 만일 완전한 균형을 갖춘 채 태어난다면 개인 간의 차이가 존재할 리 없으며 개인차(個人差)가 없다면 체질이란 개념도 존재하지 않는다. 그러므로 체질은 인간이 각기 다른 불균형을 타고난다는 사실을 전제로 하는 용어이며, 이제마 선생은 체형, 성격, 용모, 생리, 병리가 모두 달라지는 이유를 오장육부의 선천적 대소, 즉 장부(臟腑) 간의 불균형 때문이라 봤다. 음양화평지인(陰陽和平之人)은 이상적 모습일 뿐 현실적 존재는 아니며 질병 없이 건강하게 갓 태어난 아기라 할지라도 예외 없이 불균형을 갖고 태어난다. 따라서 이 선천적 불균형 자체를 병(病)이라 볼 수 없으며 이는 정상적인 신체의 특징 혹은 특성일 뿐이다. 여기서 사상의학의 특징이 되는 소증(素證)이란 개념이 생기는데, 소증이란 병증이 발현되기 이전에 이미 몸속에 내재하는 일종의 소질(素質)로 건강상태에서 나타나는 생리적 증후다. 소증(素症), 소병(素病), 항유(恒有), 평거(平居)란 것도 여기서 파생된 개념으로 여기서 심화되면 질병이 되는데, 병증은 그 사람이 평소 지니는 소증을 바탕으로 발생하므로 향후 병증의 양상 및 예후를 판단하는 중요한 요소가 된다. 소증은 원래적 체질 불균형으로 인해 생기는 현상이므로 마치 사람을 따라 다니는 그림자와 같다. 치료가 되지 않으며 치료의 대상이 되지도 않는다. 환자 자신도 평소 자신의 소증에 대해 정상적인 체질의 특성 정도로 느껴 병적인 것으로 인식하지 않는다. 그런데 사람이 어떤 원인으로 질병에 걸리면 원래의 건강한 불균형이 깨지게 되는데 상태가 위중할수록 불균형의 정도 역시 심화된다. 이때 심화되는 방향은 자신이 타고난 원래의 속성, 즉 생리적 소증경향에 따라 움직인다. 원래부터 강했던 것은 더 강한 쪽으로, 약했던 것은 더 약한 쪽으로 움직이는데, 예컨대 원래 성격이 급한 사람은 더 급한 모습을 보이고, 열이 많은 사람은 더 많아지는 모습을 보이는 것 등이 그것이다. 가령 열체질을 가진 사람의 경우 얼굴이 달아오르고 가슴이 답답하며 목이 마르는 등의 열증 양태를 잘 나타내며, 한체질일 경우 손발이 차고 시리며 추위를 잘 타고 사지(四肢)가 저린 한증(寒證)을 나타낸다. 강한 쪽이 더 강화되면 더 건강해지는 것이 아닐까 생각하면 오산(誤算)이다. 강한 쪽이 더 강해진다는 것은 문자(文字)적으로 더 튼튼해지는 걸 의미하는 것이 아니라 병적으로 더 실(實)해지거나 더 과(過)해짐을 의미하기 때문이다.

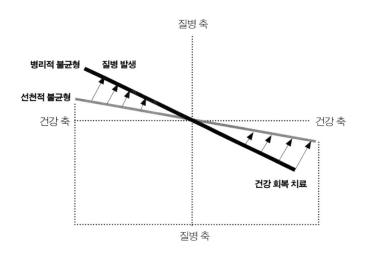

따라서 병적 원인으로 불균형이 깨져 정상 범위를 벗어나는 순간, 약한 것은 더 약해져 병이 되고 강한 것은 더 강해져 병이 돼 병적 상태가 된다. 이러한 개념은 권도원 선생에 의해 설명됐지만 실상은 앞서 설명한 대로 갑오본에서 경자본으로 넘어오면서 편소(偏小)장기만의 문제가 아니라 편소(偏小), 편대(偏大) 장기 양측 모두의 문제로 병이 오는 것으로 개념을 확대한 이제마 선생에 의해 이미 아이디어가 제시된 것이다.

인체에 내외(內外)로부터 병적 자극이 가해지면 불균형이 깨져 심화되는데 이 병리적 불균형 상태를 우리는 질병(疾病), 혹은 병적(病的)상태라 정의한다. 따라서 질병이란 선천적 불균형이 심화된 병리적 불균형의 또 다른 표현이며, 이 상태를 예전의 건강한 불균형 상태로 되돌려 놓는 것을 치료라 정의한다. 그러므로 체질의학적 치료의 개념은 사람은 놔두고 그 사람에게서 나타나는 병증만 제거하는 게 아니라 병으로 인해 심화된 몸의 불균형을 원래의 건강한 불균형 상태로 되돌려 놓는 것을 의미한다. 그러므로 체질치료 메커니즘을 설명할 때 병증의 해소보다는 편향(偏向)성의 조정, 불균형의 복원(復元)이란 용어가 갖는 의미는 매우 중요하다. 질병은 외부로부터 들어온 나쁜 것이 원인이 되어 발생한다는 실체론(實體論)적 질병관과 인체 내 구성요소들 사이에 균형과 조화가 깨져 발생한다는 동(動)적 질병관으로 나누어지는데, 사상의학의 균형론적 관점은 후자(後者)인 동적 질병관에 속한다고 할 수 있다. 지금까지 의학은 동서양 의학을 막론하고 질병의 결과로서 나타나는 병증만 치료의 목표로 삼았다. 상식적으로 생각해도 사람이 병들면 병증만 나타나는 것이 아니라 몸 자체도 함께 타격을 받아 기력이 쇠진하고 원기가 고갈되며 면역력이 떨어지는 등의 다양한 현상이 발생하지만 지금까지의 의학은 몸에는 관심을 두지 않고 드러나는 병증만 타겟으로 삼았다. 그 결과 수술은 성공했지만 몸은 회복되지 못해 죽는 경우도 있고 강력한 항생제로 병증은 해소시켜도 정작 몸을 바꾸지 못해 근치(根治)에 이르지 못하거나 약 기운이 떨어지면 재발하는 현상 등의 원인이 되었던 것이다. 따라서 질병에 대한 근원적 해결책은 비단 해당 병증뿐 아니라 몸까지 바로잡는 것이 동시에 추구돼야 한다.

앞서 중의체질학인 구체질론(九體質論)을 잠깐 소개한 바 있는데, 이 이론을 주창한 왕기(王琦) 교수는 체질에 따라 유형을 설정하는 데 그치지 않고 각 병증체질에 대한 기본적인 대응방안까지 제시하고 있다. "하나의 병에는 반드시 주방(主方)이 있고, 하나의 병은 반드시 하나의 주약(主藥)이 있다."는 명제하에 체질의 편향성을 조정하면 체질의 치우침을 조절하게 돼 질병예방과 치료까지 동시에 하는 원리로 치병겸조체(治病兼調體)의 대응책을 세우는 것이다. 여기서 소위 체질조리방(體質調理方), 혹은 줄여서 조체방(調體方)이라 부르는 처방들을 제시하는데, 이는 각각의 병증유형에 속한 환자의 불균형을 복원시키면서 동시에 치료하는 처방을 말한다. 예컨대 기허(氣虛)체질에는 당삼, 황기가 주약이 되는 보중익기탕, 양허(陽虛)체질에는 부자(附子) 중심의 신기환(腎氣丸), 음허(陰虛)체질에는 숙지황이 주약인 육미지황환, 습열(濕熱)체질에는 치자, 인진이 주약이 되는 감로소독음(甘露消毒飲) 등이다. 사상의학도 유형론 의학이기 때문에 당연히 각 유형마다 주된 대응처방이 존재한다. 이를 기본방(基本方)이라 명명하는데, 이는 현증인 어떤 병증을 치료하는 약이 아니라 그런 기본방을 써야 할 몸(=체질)을 가진 사람에게 편향된 불균형을 시정하여 몸을 바로잡고 원래의 건강한 불균형으로 복원하는 처방이다. 따라서 이를 체질 균형방, 체질 복원방이라 부르기도 하는데 중요한 것은 이 처방들은 '몸약', 즉 몸을 바로 잡아주는 약이지 병을 없애는 '병약(病藥)'이 아니라는 점이다. 그러므로 사상의학적으로 치료를 한다고 할 때 가장 첫 번째 순서는 체질을 가리고 한열을 판단하여 우선 그 환자가 속한 체질의 유형을 알아내서 질병으로 인해 초래된 불균형을 원래의 균형으로 되돌려 주기 위해 그 몸에 정해진 몸약인 기본방을 선택하는 일이다.

그렇다면 많은 사상 처방 중에서 우리가 유독 '기본방'으로 부르는 처방에는 어떤 것이 있을까? 우선 우리가 알아야 할 것은 동의수세보원에 많은 처방이 존재하는데 그 처방들을 크게 일반병증 처방과 체질병증 처방으로 나눌 수 있다는 점이다. 예를 들어 부종(浮腫)이란 병증에 제시된 목통대안탕(木通大安湯)은 일반병증 처방이고 망음(亡陰)이란 병증에 제시된 형방사백산(荊防瀉白散)은 체질병증 처방이다. 일반병증은 체질 불문하고 누구에게나 원인이 주어지면 발생하는 병증으로 기침을 한다거나 소화가 안되거나 얼굴이 붓는 증상 등을 말한다. 반면에 체질병증은 특정체질에서 특징적으로 발생하는 고유병증으로 이제마 선생이 동의수세보원 병증론에서 다양한 체질병증을 제시한 바 있다. 이런 식으로 특정체질에서 일어나는 특이한 병증, 예컨대 소음인의 망양증, 태음인의 간조열증, 소양인의 망음증 등 체질병증 역시 병증이므로 이제마 선생은 이를 치료하는 처방들을 제시하였는데 이를 체질병증 처방이라 정의한다. 그런데 이 체질병증 처방이 중요한 이유는 해당 체질의 체질병증을 치료할 뿐 아니라 이 처방에 다양한 병증약물을 수증가감(隨症加減)하여 수많은 일반병증 처방을 만들어 내기 때문이다. 예를 들어 체질병증 처방인 형방지황탕에 과루인, 전호를 가하면 기침을 치료하는 처방이 되고 목단피를 가하면 식체를 치료하는 일반병증 처방이 된다. 따라서 체질병증 처방은 일반병증 처방을 만드는 근방(根方=뿌리 처방), 즉 기준처방이다. 여기서 중요하게 짚고 넘어가야 할 것은 형방지황탕에 전호, 과루인을 가해 만든 소위 전호지황탕이란 처방은 소양인의 기침병증에 누구나 쓸 수 있는 처방이 아니라 반드시 형방지황탕을 기본방으로 써야 하는 몸(=체질)을 가진 사람 중에서만 쓸 수 있다는 사실이다. 이것은 처방운용에 있어서 매우 중요한 관점이므로 이후에 보다 자세히 설명한다. 체질병증 처방이 일반병증 처방에 비해 비교가 안 될 정도로 중요한 이유는 후세방의 수만 가지 병증처방이 모두 사물탕, 육미지황탕, 계지탕, 마황탕 같은 뿌리처방에 병증약물을 가감하여 만들어졌듯 모든 사상방제에서 일반병증을 치료하는 처방은 모두 이 체질처방을 근거로 만들어지기 때문이다.

따라서 동의수세보원의 많은 처방 중에는 체질병증 처방과 일반병증 처방이 섞여 있으므로 이를 분리해 생각하는 관점을 가져야 한다. 체질병증은 그 자체가 체질구분의 지표가 되므로 체질병증에 제시된 처방 역시 체질구분의 지표가 될 수 있다. 예컨대 음허오열(陰虛午熱)이란 체질병증에는 독활지황탕, 신한(身寒)자 망음증에는 형방지황탕, 흉격열증(胸膈熱證)에는 양격산화탕 하는 식으로 기본방들이 있는데 이를 다른 말로 표현하여 음허오열체질, 망음체질, 흉격열증 체질이라 해도 상관없고 또는 독활지황탕 체질, 형방지황탕 체질, 양격산화탕 체질이라 해도 똑같은 표현이 된다. 체질병증과 그에 상응하는 기본방들이 각각의 해당체질을 예표하기 때문이다. 그러므로 태음조위탕 체질이란 말은 할 수 있어도 조위승청탕 체질이란 말은 성립되지 않으며, 형방사백산 체질은 있어도 형방도적산 체질은 없다. 조위승청탕은 태음조위탕, 형방도적산은 형방사백산이란 기본방에서 파생한 변방(變方)이기 때문에 처방명에 체질이란 말을 붙이려면 반드시 그 처방을 있게 한 뿌리 처방에 붙여야 한다.

정리하면 기본방이란 특정 생·병리를 선천적으로 가지고 태어나는 사람들을 유형별로 세분한 다음 그 체질 유형에 맞게 제시된 처방이다. 사상의학에서 유형은 기본적으로 태소음양인 네 가지로 돼 있지만 네 개의 카테고리만으로는 변화무쌍하고 다양한 인간의 모든 질병에 효과적으로 대응할 수 없다. 따라서 유형이란 세분화될수록 정교한 틀을 갖추게 되는데 다행히도 이제마 선생은 태소음양 체질을 한열로 다시 나눴고 나눠진 한열체질 속에서 또 다시 독특한 체질병증들로 세분되는 것을 병증론에서 보여 주고 있다. 그러므로 기본방은 체질병증 처방을 의미하며 이 처방의 주된 목표는 해당 체질의 체질병증을 치료함과 동시에 질병의 결과로 깨어진 체질불균형을 복원하며, 가감을 통해 해당 체질의 일반 병증까지 치료하는 매우 중요한 처방으로 인식해야 한다.

기본방의 선택원리

사람이 병들면 비단 병소(病所)뿐 아니라 몸 전체에 영향을 미쳐 균형을 깨뜨리게 되므로 치료는 국소병변뿐 아니라 몸 전체를 바로 잡아주는 것이 사상의학의 치료원리라 말한 바 있다. 그러므로 사람에게 병증질환이 발생하면 질환의 종류에 관계없이 먼저 그 사람의 몸을 바로잡는 처방부터 쓰고 거기에 해당하는 병증약물을 가미한다. 예컨대 두 명의 소양인 중에 A씨는 독활지황탕체질(음허오열체질)이고 B씨는 양격산화탕체질(흉격열증체질)인데 만일 이 두 사람이 똑같이 좌골신경통을 호소한다면 가미하는 병증약물은 같지만 가미의 뿌리가 되는 기본처방은 다르다. 또한, 두 사람의 체질이 모두 독활지황탕 체질로 같고 다만 앓고 있는 병이 다르면 근간이 되는 기본방은 같고 가미되는 병증약물들은 달라진다.

아래 표는 여덟 체질로 나눈 체질과 각각의 기본방이다.

소양인	한소양 체질	비수한표한병 체질	한 한	형방지황탕
			열 한	독활지황탕
	열소양 체질	위수열이열병 체질	한 열	형방사백산
			열 열	양격산화탕

사상맥진과 진료의 실제

체질		병증 체질	한열	처방
태음인	**한**태음 체질	위완수한표한병 체질	**한**한	태음조위탕
			열한	청심연자탕
	열태음 체질	간수열이열병 체질	**한**열	갈근해기탕
			열열	열다한소탕
소음인	**한**소음 체질	위수한이한병 체질	**한**한	관계부자이중탕
			열한	곽향정기산
	열소음 체질	신수열표열병 체질	**한**열	팔물군자탕
			열열	보중익기탕
태양인	**한**태양 체질	내촉소장병 체질	**한**	미후등식장탕
	열태양 체질	외감요척병 체질	**열**	오가피장척탕

위 표를 보면 하나의 체질을 한체질과 열체질로 나누고 그렇게 나눠진 체질은 또 다시 한과 열로 나눠짐을 알 수 있다. 태극이 음양이 되고 음양이 사상으로, 사상이 다시 팔괘로 분화하는 소위 음양의 원리에 따라 유형을 분류한 것이다. 또한 이제마 선생에 의해 제시된 체질병증이라 해서 모두 개별적 유형의 지표로 삼은 것이 아님도 알 수 있는데 이는 사상에서 여덟 체질 등으로 분화하는 기준은 체질병증 자체가 아니라 음양의 원리를 따랐기 때문이다. 예컨대 소양인 표한증에 제시된 소양상풍(少陽傷風)증은 그 자체로서 체질로 인정되지 않으므로 한열 원리에 따라 신한자 망음증과 음허오열증으로 대치되었다. 한편, 체질병증 처방이 기본방이 되는 원리에 대해 앞서 설명했지만 체질병증의 처방으로 제시됐다고 해서 무조건 다 기본방이 되는 것도 아니다. 예컨대 신한자(身寒者)의 망음증에 활석고삼탕과 형방지황탕의 두 가지 처방이 동시에 제시되었지만094 이 중에서 형방지황탕만 기본방이 되고 활석고삼탕은 기본방으로 인정되지 않는다. 그 이유는 각 처방에 사용된 약물의 성격과 방의(方意)를 분석해 보면 알 수 있다.

094_　少陽人 身寒腹痛泄瀉 當用 滑石苦參湯 荊防地黃湯 此病名謂之亡陰病

활석고삼탕
택사 2, 백복령 2, 활석 2, 고삼 2, 황련 1, 황백 1, **강활 1, 독활 1, 형개 1, 방풍 1**

형방지황탕
숙지황 2, 산수유 2, **백복령 2, 택사 2,** 차전자 1, **강활 1, 독활 1, 형개 1, 방풍 1**

위 두 처방은 택사, 백복령 각 2돈, 강활, 독활, 형개, 방풍 각 1돈씩이 동일하게 들어가 있어 처방 내용의 60%가 같으므로 기본적으로 같은 처방으로 볼 수 있다. 그러나 처방 내용을 살펴보면 같은 망음, 설사 병증에 대응하는 처방이지만 전적으로 다른 방식으로 접근하는 방제임을 알 수 있다. 활석고삼탕에는 활석, 고삼, 황련, 황백 같은 약들을 썼는데 이 약들은 모두 성질이 강하고 찬 청열조습(淸熱燥濕)약으로 병을 치는 사약(瀉藥)들이다. 청열조습약은 습(濕)과 열(熱)을 제거하는 목적의 약물들이므로 이 처방은 기본적으로 대장습열(大腸濕熱)로 인한 장염설사와 이질에 대응하는 처방임을 알 수 있다. 반면, 형방지황탕에는 상기 약 대신 숙지황, 산수유, 차전자가 들어있는데 숙지황은 심혈(心血)을 자양(慈養)하고 산수유는 수렴(收斂), 삽정(澁精)하며 두 약 다 간신(肝腎)을 보한다. 즉 활석고삼탕은 청열하고 조습(燥濕)하는 약물로서 설사에 대응하지만 형방지황탕은 보음(補陰)하고 이습(利濕)하는 약물로 설사에 대응하고 있으므로 활석고삼탕은 습열로 인한 급한 설사와 이질을 치료하는 급성 처방이고 형방지황탕은 간신을 보강하고 이습함으로써 약해진 기능을 보강하며 설사에 대응하는 만성 처방임을 알 수 있다. 두 처방 모두 몸이 찬 신한자(身寒者) 소양인에게 쓰는 처방인데 활석, 고삼, 황련, 황백 같은 찬 약물들은 병증을 급히 치기 위해 잠깐 쓰고 말 약이지 오래 쓸 수 있는 약이 아니므로 몸의 불균형을 복원할 목적의 기본방으로 쓸 수 없다는 결론이 나온다. 신열(身熱)자의 망음처방으로 제시된 저령차전자탕과 형방사백산도 두 처방은 방제내용이 거의 동일해 같은 처방이지만 이수통림(利水通淋)약인 차전자와 다복(多服)하면 신기(腎氣)를 손상시킬 수 있는 이수삼습(利水滲濕)약인 저령 대신에 지갈생진(止渴生津)하는 생지황이 들어간 형방사백산을 기본방으로 선택한다.

기본방의 운용원리

기본방은 크게 두 가지 목적으로 쓰인다.

첫째는 동의수세보원에 제시된 체질병증 자체를 치료하기 위해 쓰고, 둘째는 해당 체질병증에 속한 체질의 불균형을 복원하기 위해 쓴다. 전자의 목적으로 쓰는 경우는 정증(正證)을 치료하기 위한 정증 처방이 되고 후자의 목적으로 쓰는 경우 불균형을 복원하는 균형복원 처방이 된다. 그러나 엄밀히 말하면 정증 처방 역시 해당 정증을 치료함으로써 체질의 균형을 바로 잡게 되므로 기본방은 체질균형과 복원을 목적으로 쓰는 처방이라고 정의할 수 있다. 그러므로 기본방이란 병을 고치는 병 약이 아니고 몸을 바로 잡는 몸 약이라 인식해야 한다. 예를 들어 형방지황탕이 부종(浮腫), 천촉(喘促), 결흉(結胸), 이질(痢疾), 한열왕래(寒熱往來) 등에 사용하는 처방이라고 돼 있지만 해당 주치(主治)병증이 있는 소양인이라 해서 무조건 이 처방을 쓸 수 있는 것이 아니다. 반드시 소양인 표한병 체질로 형방지황탕이라는 기본방을 써야 할 체질유형을 가진 사람이어야만 쓰는 것이고 이 기본처방에 부종, 천촉 등의 병증 약물들을 가미해 쓴다. 앞서 말했지만 체질병증과 일반병증은 반드시 구별해야 할 개념으로 부종, 천촉, 이질 등은 누구든 원인만 주어지면 체질불문하고 나타나는 일반 병증이다. 그러나 신한,

복통, 설사라는 것은 일견(一見) 일반병증처럼 보여도 실상은 특정체질에서 세 가지 병증이 복합적, 특징적으로 나타남으로써 특정체질임을 표현하는 체질병증이다. 만일 주치증이 맞다고 해서 체질병증이 다른 소양인, 예를 들어 몸이 덥고 대변이 변비 경향인 사람에게 쓰면 듣지 않거나 부작용이 난다. 실제로 몸이 찬 소양인에게 쓰지 않고 몸이 더운 소양인에게 주치병증만 보고 형방지황탕을 썼다가 완고한 변비가 생겨서 다시 석고를 가해 쓰는 분들이 있는데 이것은 사상 방제론에서 기본처방의 운용정신을 모르고 마치 후세방처럼 주치병증에 따라 썼기 때문이다.

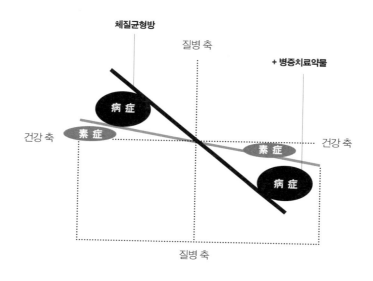

한편, 평소 몸이 차고 연변(軟便), 이설(易泄)경향을 가진 소위 형방지황탕 체질병증을 가진 소양인이라면 위에서 적시한 주치증과 관계없이 다른 병증에도 이 처방을 사용한다. 예를 들어 월경불순으로 온 환자인 경우 체질이 소양인이고 소증으로 몸이 차며 이설(易泄)경향이 있는 환자라면 형방지황탕을 기본처방으로 쓴다. 이 경우 형방지황탕은 생리불순을 치료할 목적으로 쓴 것이 아니라 이 환자가 속한 소양인 표한증 체질

사상맥진과 진료의 실제

의 불균형을 복원하기 위한 목적으로 사용된 것이다. 그러므로 자궁병 환자에게 쓴 형방지황탕은 균형 복원 목적으로 쓴 것이므로 생리불순에 대한 약물은 기본방에 별도로 가감해 줘야 비로소 온전한 처방이 된다. 바로 여기서 기본방만 쓰는 경우와 기본방에 가미를 해서 써야 하는 두 가지 경우를 분리해 생각할 수 있는데 정리하자면, 체질병증의 정증(正證)만 있는 환자여서 그것을 치료할 목적이라면 기본방만 쓰고, 다른 일반 병증을 갖고 있어 이를 치료할 목적이라면 기본방에 해당 병증에 대한 약물을 가미해 쓴다.

사상의학을 공부할 때 이제마 선생이 직접 언급하고 있지는 않지만 반드시 알아야 할 숨겨진 코드가 있다. 이를 알지 못하면 사상의학의 핵심과 본질에 이르지 못하게 된다. 예를 들면, 형방지황탕이란 처방은 약물 구성으로 보아 보신(補腎)처방에 이습(利濕)약물을 가해 설사병증에 쓰는 하초증 처방인데 왜 이런 처방에 전호(前胡)라는 약물을 가미하여 상초병인 기침을 치료하는 약으로 제시하고 있는가 하는 문제다. 전통 방제론 개념으로는 납득이 가지 않는 방식이다. 일반적으로 기침, 해소의 방제들은 다양한 폐경(肺經) 약물과 진해거담, 강기평천 약물들로 군신좌사를 이루어 구성되는데 이제마 선생은 병기(病機)가 전혀 다른 설사약에다가 전호 한 가지를 가미하여 기침을 치료한다고 하고 있다. 사상의학 책들을 보면 형방지황탕의 주치증은 졸중풍(卒中風), 중부(中腑), 구안와사(口眼喎斜), 탄탄(癱瘓), 중풍허증(中風虛症), 망음(亡陰), 상한비기(傷寒痞氣), 내상도포(內傷倒飽), 불사음식(不思飮食), 허로(虛勞), 해수(咳嗽), 수적(水積), 습울(濕鬱), 기창(氣脹), 황달(黃疸), 단기(短氣), 건망(健忘), 불면(不眠), 전간(癲癇), 토혈(吐血), 현훈(眩暈), 색상실음(色傷失音), 산후실음(産後失音), 오림(五淋), 두통, 안병(眼病), 요통, 각기(脚氣), 학슬풍(鶴膝風), 산증(疝症), 낭종(囊腫), 음양(陰瘍), 태동(胎動) 등 실로 다양하다. 그런데 과연 형방지황탕이란 한 가지 처방으로 이 모든 병증을 치료하는 게 어떻게 가능한가에 대한 해답을 원리적으로 찾아야 하는데 이 원리를 알게 되면 비로소 사상처방 운용 원리에 대한 핵심을 얻게 된다.

　　그렇다면 도대체 병증 상호간에 연관과 계통성이 인정되지 않는 다양한 병증을 한 가지 처방으로 치료할 수 있는 이유와 근거는 무엇인가? 이에 대한 해답은 사상처방의 독특한 운용정신과 소위 기본방이라는 독특한 개념에서 발견해야 한다. 기본방은 그 약을 기본적으로 써야 할 체질유형의 사람에게 써서 질병으로 인해 발생한 몸의 불균형을 바로잡아 치료의 목적을 달성하는 처방이다. 만일 병증이 너무 복잡하고 어려워 기본방만으로 온전히 대응하기 역부족일 때는 기본방에 해당병증 원인을 해소하는 약물들을 부가적으로 첨가하여 치료한다. 그러므로 어떤 병에 걸려도 그 병으로 인해 실조(失調)된 몸의 복원을 우선으로 하는 것이 기본방의 정신이고 그 외의 병증들은 기본방에 해당 병증약물을 가미해 쓰는 것이 사상방의 방제원리다. 이와 관련해 이제마 선생은 실제 임상에서 처방을 구사한 사례를 살펴보자.

> 내가 일찍이 태음인 위완한증의 온병을 치료해 본 적이 있다. 태음인 한 사람이 평소 정충(怔忡)증이 있어 땀이 없고(無汗) 숨이 가쁘고(氣短) 결해(結咳) 등 증상이 있었는데 갑자기 한 증상이 더해져 나타나니 설사가 수십 일 그치지 않았다. 이는 곧 표병에서도 중증(重症)이다. 태음조위탕에 저근피 한 돈을 가해 하루 두 차례씩 열흘을 복용시키니 설사가 이윽고 멈추었다. 계속 30일을 투여하니 매일 얼굴 전체에 땀이 흐르고 소증(素證)까지도 줄어들었다.**095**

태음인 온병(瘟病)에 태음조위탕 가(加) 저근피를 해서 고친 케이스다. 온병은 전염병

095＿　嘗治 太陰人 胃脘寒證 瘟病 有一太陰人 素有怔忡·無汗·氣短·結咳矣 忽焉 又添出一證 泄瀉 數十日不止 卽 表病之重者也 用太陰調胃湯 加樗根皮一錢 日再服十日 泄瀉方止 連用三十日 每日 流汗滿面 素證 亦減

으로 온역(瘟疫)이라고도 하는데 같은 온병이라도 위완한증의 한태음인 온역과 간조열증의 열태음인 온역은 양상이 다르다. 이 조문에서 이제마 선생이 온병에 왜 태음조위탕을 투여했는지 아는 것이 핵심인데 그 이유는 이 환자가 정충, 무한, 기단, 결해란 위완한증(胃脘寒證)의 체질병증 유형에 속한 태음인이었기 때문이다.

> 일찍이 태음인 간열 열증 온병을 치료한 적이 있다. 태음인 한 사람이
> 평소 수년 동안 안병(眼病)이 때때로 생겼다 멎었다 하는 증이 있었는데
> 이 사람이 온병에 걸린 첫날 열다한소탕을 투여했다.**096**

또 하나의 온병 치료 케이스가 나오는데 이번에는 간열 열증의 온병이다. 앞서 온병에서는 태음조위탕을 썼는데 이번 온병에서는 열다한소탕을 투여한 이유가 무엇일까? 그 이유는 이 환자가 간조열(肝燥熱)의 체질병증 유형에 속한 태음인이었기 때문이다. 같은 온병 환자이지만 소증(素證)으로 정충, 무한, 결해(숨 가쁜 병) 같은 위완한증의 체질병증을 가진 태음인에게는 태음조위탕을, 소증으로 안병(眼病)이란 간조열 체질병증을 가진 태음인에게는 열다한소탕을 쓰는 것이다. 환자가 호소하는 현증 그 이전에 먼저 그 사람이 어떤 소증을 가지고 있어 어느 체질병증 유형에 속해 있는 사람인가를 밝히고 현증 약이 아닌 해당 환자 체질유형의 기본방을 주는 것이 이제마 선생의 처방 운용 원리임을 알 수 있다. 이제마 선생의 다른 치료 케이스를 보더라도 질병에 앞서 늘 그 사람이 평소 갖고 있던 소증부터 밝히는 것을 볼 수 있다.

> 소양인 소년 아이가 항상 체증이 있어 늘 속이 거북하고 더부룩한 체증
> 이 있고 간혹 복통과 요통이 있었는데 구안와사 초증이 생긴 것을 본 적

096　　嘗治 太陰人 肝熱 熱證 瘟病有一太陰人 素病 數年來 眼病 時作時止矣 此人得瘟病 自始發日 用 熱多寒少湯

있었다. 이 아이에게 독활지황탕을 백일 동안 이백 첩을 투여하고 마음을 편안하게 하고 생각을 안정시키고 슬퍼하는 마음과 성내는 마음을 경계하게 하였더니 몸이 튼튼해지고 병이 나았다.[097]

이제마 선생이 구안와사 환자에게 독활지황탕을 처방해 고친 케이스인데 주목해야 할 포인트는 구안와사라는 현증에 앞서 이 환자의 소증(素證)부터 말하고 있다는 점이다. 즉 늘 속이 거북(滯證痞滿)하고 간혹 복통(腹痛)과 요통에 잘 걸리는 사람임을 먼저 밝힘으로써 이 사람이 어떤 체질유형을 가진 사람인지의 정보를 주는 것이다. 그러므로 구안와사 환자에게 독활지황탕을 투여한 이유는 그 처방이 구안와사 처방이어서가 아니라, 이 환자가 소위 식체비만(食滯痞滿)이란 체질병증을 갖는 음허오열(陰虛午熱) 유형의 소양인이었기 때문이다. 위 케이스들에서 태음조위탕, 독활지황 같은 약들은 모두 환자의 현증을 제거하는 병약(病藥)으로 준 것이 아니라 그 환자가 속한 체질유형의 기본방으로 병적 상황으로 잃게 된 몸의 균형을 회복시킬 목적으로 준 것이다. 몸이 바로 잡혀지면 병증도 잡히므로 현증 제거를 목표하는 표치(標治)가 아닌, 몸의 균형을 목표로 삼는 본치(本治)가 사상의학 치료의 기본원리다. 기본방만으로 온전한 몸의 회복에 역부족일 경우 기본방은 그대로 두고 거기에 병증약물만 부가해 치료하는 것이 대증치료 후세방과 사상의학적 치료방법의 근본적인 구별점이다.

몸의 복원과 병증의 해소를 동시에 목표로 삼는 방제원리는 사상방 특유의 치료방식이다. 그러나 과거 우리나라 유명 임상가 중에서 후세방으로 임상을 하면서도 처방운용은 사상방 원리로 쓴 분이 적지 않았다. 병증은 기본적으로 변하게 돼 있고 어제 오늘

097_   又見 少陽人小年兒 恒有滯證痞滿 間有腹痛 腰痛 又有口眼喎斜初證者 用獨活地黃湯 一百日內 二百貼
服 使之平心靜慮 恒戒哀心怒心 一百日而 身健病愈

사상맥진과 진료의 실제

의 상태가 다르고 오늘은 이 병에 걸렸다가 다음엔 다른 병에 걸릴 수 있기 때문에 환자의 병증제거를 목표로 약을 처방하는 사람들로서는 한 가지 처방을 고정적으로 정해 놓고 여러 병들의 치료책을 강구한다는 개념은 생소할 뿐 아니라 이해 자체도 쉽지 않을 것이다. 그러나 과거 유명 임상가 중에 실제로 이런 방식으로 처방을 운용한 분이 많았다. 예컨대 전북 남원의 고 김광익 선생은 모든 환자에게 보중익기탕을 기본방으로 일단 정해놓고 환자의 호소 병증에 따라 약물을 가미해 썼다. 전북 운봉의 허창수 선생은 모든 환자에게 육미지황탕에 가감하여 방제를 냈기 때문에 허육미(許六味) 선생으로 불렸다. 이외에도 평위산과 이진탕 두 처방에만 가미하여 쓴 정봉남(속칭 鄭平陳) 선생, 오적산에만 가감해 쓴 최치문(속칭 崔五積) 선생, 사물탕에만 가감해 쓴 김창호(속칭 金四物) 선생 등이 임상가에서 꽤 많이 알려진 분들이다. 이렇게 한 가지 기본처방을 정해 놓고 병증 약물을 가미해 쓰는 방식은 원리대로 말하자면 사상방의 원리지 후세방 처방원리는 아니다. 그런데 병증을 불문하고 모든 환자에게 육미지황탕을 기본적으로 가미해 쓴 허육미 선생에게 왜 그런 식으로 처방을 내느냐고 묻는다면 아마도 사람에겐 신원(腎元)이 허한 것이 병의 근원이 되므로 일단 보신(補腎)부터 하고 그 토대 위에 병증약물을 더해 쓰는 것이 옳다고 답했을 것이다. 김보익 선생이나 정평진 선생에게 같은 질문을 해도 유사한 원리로 대답했을 것이다. 그런데 이런 식의 기본처방 원리를 또 굳이 따져 본다면 금원사대가(金元四大家) 시대까지 거슬러 올라갈 수 있다. 주진형(朱震亨)은 인간이 기본적으로 양기(陽氣)가 많고 음기(陰氣)가 부족한 존재[098]라 보았기 때문에 모든 치병에 보음(補陰)약 위주로 처방했고, 장종정(張從政)은 질병이란 내·외인을 막론하고 원인이 모두 사기(邪氣)에 있다고 주장하면서 주로 한토하(汗吐下)의 공하(攻下)법 위주로 처방했다. 이동원(李東垣)은 인간은 수곡을 먹고 사는 존재

098_　陽常有餘陰常不足

므로 항상 위기(胃氣)가 근본이 된다[099]면서 비위(脾胃)를 중시하는 위주로 처방했고, 유완소(劉完素)는 대부분의 질병이 화(火)와 열(熱)로부터 온다고 주장하면서 신량해표(辛涼解表)처방 위주로 치료했다. 이런 독특한 관점들은 개인의 임상체험과 관점이 다른데다가 각자의 관찰과 경험에 근거하였으므로 후대에 오면서 비판을 받은 측면도 있지만 질병 발생의 원인과 변화의 규율을 추구하는 과정에서, 특히 병기(病機)와 연관 있는 의학 및 약리이론 방면에 발전의 초석을 놓은 것이 사실이다. 인간의 생·병리상에서 나타나는 다양한 측면 중에서 어느 한 단면만을 보거나 중시했던 이런 입장들은 이제마 시대에 이르러 소위 체질의학이 성립되면서 비로소 온전함을 갖추게 되는데, 이제마 선생은 선인들이 보았던 여러 측면의 생·병리를 모두 포괄 섭렵하는 체질이론을 내 놓았기 때문이다. 즉 선인들은 한 쪽만을 보면서 하나의 체질을 일반화했지만 이제마 선생은 모든 면을 동시에 보면서 인간에게 각기 다양한 체질이 있음을 알고 각각에 맞는 포괄적 맞춤처방 원리를 제시하였다. 다시 말해 선천적으로 음(陰)이 부족한 사람, 위기(胃氣)를 부족하게 태어나는 사람, 질병의 원인이 주로 열과 화로 인해 발생하는 사람을 장부구조의 선천적 차이에서 오는 현상으로 파악하여 모두 개별적 유형으로 분류한 다음 선인(先人)들의 처방원리를 고스란히 사상의학에서 기본처방, 혹은 기본방이라는 형태로 구현한 것이다.

099_ 　 人以胃氣爲本 蓋人受水穀之以生

병증론에서 살펴본 이제마 선생의 처방운용 방식

앞서 기본방의 원리와 가감에 대해 설명했는데 동의수세보원에서 이제마 선생이 처방
한 실례를 알아보고 원리의 근거가 되는 조문을 살펴보자.

> 일찍이 소양인 상한 발광 섬어증을 치료한 적이 있다. 그때가 을해(乙
> 亥)년 청명절 때다. 소양인 한 사람이 상한(傷寒)에 한다열소(寒多熱少)
> 병에 걸려 4, 5일 지난 오미(午未)시에 숨이 차고 호흡이 가빠졌다. 이
> 당시에는 아직 경험이 미숙하여 소양인에 응용할 수 있는 약은 육미탕
> 이 가장 좋다고만 생각했기 때문에 감히 다른 약은 쓰지 못하고 다만 육
> 미탕 한 첩을 투여하니 환자의 숨 차는 것이 즉시 바로 진정되었다.[100]

소양인의 한다열소(寒多熱少)한 상한(傷寒)병에 천촉단기(喘促短氣)가 된 상태를 육미

100_ 嘗治 少陽人 傷寒 發狂譫語證 時則 乙亥年 淸明節候也 少陽人 一人 得傷寒 寒多熱少之病 四五日後 午未
辰刻 喘促短氣 伊時 經驗未熟 但知少陽人應用藥 六味湯 最好之理故 不敢用他藥而祇用六味湯一貼 病人
喘促 卽時頓定

지황탕을 써서 치료한 사례다. 그런데 이 환자에게 육미지황탕을 투여한 이유를 주목할 필요가 있다. 이제마 선생이 밝힌 바에 의하면 "당시는 아직 경험이 미숙해서 소양인에게 응용할 수 있는 약은 육미탕이 가장 좋다고 생각했기 때문"이라는 것이다. 그때가 을해년이었으니 이제마 선생이 39세 되던 해다. 이제마 선생이 58세 되던 1894년에 최초의 동의수세보원 갑오본이 나왔고 사상의리(四象醫理)의 초창기 생각이 담겨있는 초본(草本)권은 대략 46세에서 57세 사이에 저술된 것[101]으로 추정한다면, 이 케이스가 발생한 39세 당시는 아직 소양인, 소음인 같은 용어 자체가 등장하기 이전이었을 것이다. 이제마 선생이 유학적 인간상을 탐구하는 과정에서 육미(六味)로 보음(補陰)만 해주면 몸이 좋아지는 부류의 존재를 발견했고 이런 경험을 통해 병증에 관계없이 사람에게 고정된 유효처방의 존재를 깨달았던 시점이었을 것으로 보인다. 따라서 현증을 불문하고 육미지황탕만 쓰면 좋아졌던 경험 때문에 한다열소 소양인의 천촉 단기증에 육미를 썼던 것으로 처음엔 효과를 보고 있다. 원시적 기본방의 개념이 이미 이 시점에 잉태되었을 것으로 보인다.

> 그런데 수일 뒤 환자가 발광하며 헛소리하고 숨차는 증이 다시 일어나 육미탕 한 첩을 다시 투여했다. 그러나 숨차는 것이 비록 조금은 진정되었으나 전날같이 바로 진정되지는 않았다. 환자가 연 삼일을 발광하고 오후엔 숨차는 것이 다시 일어나 육미탕을 또 투여하니 이번엔 숨차는 것이 조금도 진정되지 않았고 잠시 뒤에는 혀가 말리면서 풍이 동하고 입이 안 벌어지고 말을 못하게 되었다. 이때서야 비로소 육미탕만으로는 될 수 없다는 것을 깨닫게 되었다.[102]

101_   동의수세보원 사상초본권 박성식 주해 29쪽

102_   又數日後 病人 發狂譫語 喘促 又發又用六味湯一貼則 喘促雖少定而 不如前日之頓定矣 病人發狂連三日 午後喘促又發 又用六味湯 喘促 略不少定 有頃 舌卷動風 口噤不語於是而 始知六味湯之無能爲也

처음 한두 번은 기본 처방만으로 효과를 보았지만 나중에는 더 이상 효과가 없고 증상이 악화되자 이제마 선생은 그제서야 육미라는 특정 만능처방만으로는 온전히 해결할 수 없다는 사실을 깨닫는다.

> 급히 백호탕 한 첩을 달여 대나무 관을 이용해 콧속으로 불어넣어 목구멍으로 넘기게 하고 살피니 설권(舌卷), 구금(口噤)은 그대로인데 뱃속에서 꾸르륵 소리가 약간 들렸다. 곧바로 양 화로에 약을 끓여 코로 두세 첩 부어 넣었더니 환자 뱃속에서 크게 소리가 나며 방귀가 나왔다. (중략) 다음 날 새벽 백호탕 한 첩을 더 복용시켰다. 해가 뜬 뒤 무른 변을 한 번 보더니 병이 쾌차했다.[103]

병증이 악화하여 발광(發狂), 섬어(譫語)에 이르러서야 비로소 전속 처방에 한계를 느끼고 병증에 대응하는 백호탕을 사용한다. 특정체질에 특정처방 한 가지 약으로 다 될 줄 알았던 생각이 몸만 보던 관점에서 병증까지 고려하는 관점으로 확장된 것이다.

> 이후 또 한 소양인이 상한으로 열다한소(熱多寒少)한 병에 걸렸는데 어떤 사람이 꿩고기탕을 먹으라 해서 먹었더니 바로 양독발반(陽毒發斑)이 생겼다. 내가 백호탕을 세 첩 연이어 복용하라 일렀으나 환자가 반 첩만 복용했다. (중략) 환자가 이틀 밤 하루 낮 동안 대변을 못 봤고 말이 불분명하고 아관긴급(牙關緊急)으로 마시질 못한다. 급히 석고 두 냥을 달여 간신히 넘기게 하니 반은 토하고 반은 삼켰다. 잠시 후 턱은 벌

103　急煎白虎湯一貼 以竹管 吹入病人鼻中下咽而察其動靜則 舌卷口噤之證不解而 病人腹中微鳴 仍以兩爐煎藥 荏苒灌鼻 數三貼後 病人腹中大鳴 放氣出焉 (중략) 睡翌日平明 病人又服白虎湯一貼 日出後滑便一次而 病快愈

렸으나 말은 여전히 불분명하다. 다시 석고 한 냥을 연복시켰다.(중략) 다시 오륙일 정도 더 투약하여 발병 후 투약한 석고가 대략 열네 냥이나 되었다. 마지막 무렵 수일간 발광하더니 말소리가 우렁차지며 병이 나아 수개월 뒤에는 드디어 대문 밖을 나갈 수 있게 되었다.[104]

앞의 케이스가 한다열소(寒多熱少)한 상한병이었다면 이번에는 열다한소(熱多寒少)한 병에 걸린 케이스다. 한다열소증은 오한(惡寒)이 발열(發熱)보다 심한 증이고 열다한소증은 발열이 많고 오한이 적은 병이니 앞의 병증이 한증(寒證)체질의 병증이라면 이번 병증은 열증(熱證)체질의 병증이다. 이 열다한소의 상한증을 치료한 시기는 앞의 케이스보다 근 이십 년이 지나 이때는 이미 열소양인의 병리를 깨우친 이후일 것이다. 양독발반, 섬어 병증에 관한 병리 견해가 이미 1894년의 갑오본에 기술돼 있기 때문이다.

> 이 병을 살펴보건대 양독발반(陽毒發班)이 초증(初證)에서 제일 험한 증후다. 발광장담(發狂壯談)은 섬어(譫語)보다 오히려 더 좋은 상태며, 섬어하며 정신을 잃는 경우는 섬어 중에서 더욱 위험한 상태고, 천촉(喘促)하며 가라앉는 경우는 천촉 중에서 더욱 위험한 상태다.[105]

열다한소의 상한에 양독발반까지 발생한 것은 초반부터 열이 심상치 않은 것으로 나중에 천촉(喘促)하며 기운까지 가라앉는 험증(險證)으로 갈 수 있음을 간파한 이제마

104_ 其後 又有少陽人 一人 得傷寒 熱多寒少之病 有人敎服雄肉湯 仍成陽毒發班 余敎服白虎湯 連三貼而 其人 只服半貼(중략) 病人大便秘閉 兩夜一晝而 語韻不分明 牙關緊急 水飮不入急煎石膏二兩 艱辛下咽而 半吐半下咽 少頃 牙關開而 語韻則 不分明如前 又連用石膏一兩 (중략) 又五六日 用之前後 用石膏 凡十四兩而 末境 發狂數日 語韻宏壯而 病愈 數月然後 方出門庭

105_ 以此病觀之則 陽毒發班 最險於初證也 發狂壯談猶賢於譫語也而 譫語之昏憒者 譫語之尤危也 喘促之低陷者 喘促之尤險也

사상맥진과 진료의 실제

선생은 "소양인은 화열(火熱)이 증후를 일으키기 때문에 변동이 매우 빨라 초증이라도 쉽게 보지 말아야"[106] 하므로 초반부터 이열(裏熱)을 잡기 위해 석고가 대량으로 들어간 백호탕의 정공법을 쓰고 있다.

> 반드시 섬어를 기다려 약을 쓸 것이 아니고 발광할 때 바로 약을 써야 옳고, 발광하는 걸 보고 약 쓸 것이 아니라 발광 전에 미리 발광의 전조를 살펴야 한다.[107]

마지막으로 중요한 한 케이스를 더 보자. 위 두 케이스는 갑오구본에 이미 등장한 병증례지만 이번 케이스는 이제마 선생이 경자신본으로 개초하면서 새로 추가한 병증례니 63세 된 1899년의 일이고 이듬해 세상을 떠나셨으므로 이 처방례를 통해 이제마 선생의 사상방 운용방식에 대한 가장 마지막 생각을 읽을 수 있다.

> 이후에 또 한 소양인 17세 여자아이를 본 적이 있다. 소증으로 간혹 신경질을 부리며 식체와 복통이 있었다. 어느 날 두통, 오한, 발열, 식체가 있어 어떤 의사가 소합원 세 알을 생강달인 물과 함께 먹였는데 곧바로 설사가 나더니 하루 수십 차례 십여 일을 그치지 않았고 계속 물을 마시고 잠을 못자며 간혹 섬어증도 있었다. (중략) 이튿날 형방지황탕에 석고 네 돈을 가해 두 첩 연복시켰더니 잠을 편히 자고 소변도 통했다. 형방지황탕 두 첩의 약력이 지모백호탕보다 열 배나 되는 것을 알 수 있었다. 이때부터 이 약을 매일 네 첩씩 낮에 두 첩, 밤에 두 첩 연복시켜 며칠 썼

106_ 少陽人病 以火熱爲證 故 變動甚速 初證 不可輕易視之也
107_ 不必待譫語後而用藥 發狂時當用藥可也 不必待發狂後而用藥 發狂前 早察發狂之漸可也

더니 설사가 완전히 멎고 머리와 양 귀밑머리에 땀이 나며 섬어증이 발광증으로 바뀌었다. (중략) 그 후 매일 형방지황탕에 석고 한 돈을 가해서 두 첩씩 주었고 대변을 하루 넘기면 석고 네 돈을 가했다. 12월 23일이 되니 비로소 위태로움에서 벗어나 방안에 일어나 앉게 되었다.[108]

두통, 오한, 발열, 식체증이 설사(泄瀉), 섬어(譫語)로까지 악화된 여자아이의 치험례다. 치료과정을 설명하기 앞서 먼저 평소 신경질을 잘 부리고 식체와 복통의 소증(素證)이 있는 아이라고 밝히고 있는 것은 결국 이 환자의 체질병증 유형에 대한 정보를 주기 위함이다. 즉 이 환자는 복통, 설사라는 망음 체질병증 유형에 속한 사람이므로 형방지황탕을 기본적으로 써야 함을 암시하는 것이다. 발열, 섬어를 잡기 위해 처음 생지황, 석고, 지모를 썼다가 다음 날부터는 형방지황탕에 석고를 넣어 처방하는데 불과 두 첩만 먹었는데 잠도 편히 자고 소변도 잘 통하는 것을 보고 형방지황탕의 약력이 지모백호탕보다 열 배나 더 낫다고 스스로 평가하고 있다.

내가 논한다. 소양인은 화열(火熱)이 병증을 일으키므로 변동이 매우 심하니 초증(初症)이라도 가볍고 쉽게 보지 말아야 한다. 무릇 소양인은 표병(表病)에 두통이 있거나 이병(裏病)에 변비가 있으면 이미 중한 상태에 있는 것이다. 중병에 맞지 않는 약을 한두 세 첩 잘못 투여하면 사람을 죽일 수 있고, 험병(險病)으로 위급한 증에는 맞는 약일지라도 한두 세 첩밖에 안 써 약력이 미치지 못하면 마찬가지로 목숨을 구할 수

108 　其後 又有一少陽人 十七歲 女兒 素證 間有悸氣 食滯腹痛矣 忽一日 頭痛 寒熱 食滯 有醫 用蘇合元三箇 薑湯調下 仍爲泄瀉 日數十行 十餘日不止 (중략) 其翌日 用荊防地黃湯 加石膏四錢 二貼連服 安睡而 能通小便 荊防地黃湯 二貼 藥力 十倍於 知母白虎湯 可知矣 於是 每日 用此藥 四貼 晝 二貼連服 夜 二貼連服 數日用之泄瀉永止 頭部兩鬢 有汗而 病兒 譫語證 變爲發狂證 (중략) 其後 每日 荊防地黃湯 加石膏一錢 日二貼用之 大便 過一日則 加四錢 至于十二月 二十三日 始得免危 能起立房室中

262　　　　　　　　　　　　　　　　　　　　사상맥진과 진료의 실제

없다.[109]

이상 세 가지 발광(發狂), 동풍(動風), 섬어(譫語)의 병증 치료과정을 통해 볼 때 이제마 선생의 사상병리 체득과 병증약리, 처방운용 방식은 단시일에 완성된 것이 아니다. 수많은 시일에 걸쳐 많은 시행착오와 치료경험의 축적을 통해 완성되었음을 알 수 있다. 39세의 원시적 통치방 개념으로부터 출발해 병증에 대응한 구본(舊本)의 방식을 거쳐 몸과 병을 동시에 치료의 목표로 삼는 신본(新本) 방식에 이르기까지 수십 년에 걸쳐 진화한 사실을 알 수 있다. 즉 백호탕으로 화열(火熱)을 직접 대응해 치료했던 구본(舊本)의 방식이 환자의 소증에 따른 체질병증 유형에 따라 몸약으로 형방지황탕을 선택하고 병증을 잡기 위해 석고를 기용하는 신본(新本)의 방식으로 바뀐 것이다. 이것이 과거의 방식보다 열 배나 낫다고 자평(自評)하고 있다.[110] 여기서 참고로 앞서 비수한표한병에서 갑자기 화열(火熱)이 심해져 발광섬어증(發狂譫語證)으로 변했던 앞서 구본(舊本)의 두 케이스를 이제마 선생의 마지막 신본(新本) 운용방식으로 치료책을 구한다면 한다열소(寒多熱少)의 화열(火熱)증에는 백호탕 대신 형방지황탕 기본방에 석고를 쓰고, 열다한소(熱多寒少)의 화열증에는 형방사백산 기본방에 석고를 중용(重用)해 쓰는 방식이 돼야 할 것이다.

109_ 論曰 少陽人病 以火熱爲證 故變動甚速 初證不可輕易視之也 凡少陽人表病有頭痛 裏病有便祕則已爲重病也 重病不當用之藥一二三貼誤投則必殺人 險病危證當用之藥一二三貼不及則亦不救命

110_ 荊防地黃湯 二貼藥力 十倍於知母白虎湯 可知矣

기본방과 가감방의 주의할 점

사상의학을 하는 분 중에 약물의 가감(加減)을 하지 않고 본방(本方) 위주로 써야 한다고 주장하시는 분이 있는가 하면 가감뿐 아니라 후세방처럼 합방(合方)까지 가능하다면서 예컨대 청심연자탕과 열다한소탕을 합방하여 소위 청심열다탕이라고 쓰는 분까지 스펙트럼이 다양하다. 이에 대해 이제마 선생은 어떤 견해를 가지고 있었을까? 이 질문에 답이 될 수 있는 조문이 동의수세보원 초본(草本)권에 나온다.

> 지금 새로 만든 이 처방들은 옛 처방들에 얽매이지 않았으니 내 후대(後代)의 사람들도 반드시 지금의 이 처방에만 얽매일 필요가 없다. 가감(加減)의 오묘함과 변통(變通)의 수단으로 더 최선의 것을 구해야 한다.[111]

옛 고인들의 처방에 얽매여 그대로 쓸 것이 아니라 상황에 따라 가감하고 변통하여 써야 함을 말하고 있는 것이다. 실제로 병증론(病證論)을 보면 이제마 선생은 상황에 따라 많은 경우에 약물을 가감해 썼던 실례들을 볼 수 있고, 신정(新定)소양인병 응용요약(應用要藥)의 형방지황탕의 조문에서는 다양한 가감의 실례를 제시하고 있을 뿐 아니라, 체질별 신정방(新定方)편에서 볼 수 있듯 장중경의 상한론 처방이나 송원명(宋元明) 처방 중에서 가져다가 약물을 가감하여 새로운 처방으로 만들어 쓰고 있음을 알 수 있다. 그러나 그렇다고 해서 후세방에서처럼 평위산에 오령산을 합방(合方)해 쓰거나 육미지황탕에 사물탕을 합방해 쓰는 방식처럼 양격산화탕에 독활지황탕을 합방해 쓰는 방식은 원칙적으로 불가능하다. 왜냐하면 후세방은 병증에 기반한 증치(證治)처방이므로 병증 제거에 필요하면 해당병증 처방들을 합방해 쓸 수 있지만, 사상방은 처방 자체가 각기 별개의 체질에 기반하고 있고 설령 같은 체질 내의 처방일지라도 각기 다른 체질병증에 기반하고 있기 때문이다.

한편 사상방에서 본방에 가감하여 처방을 운용하는 것은 양날의 검이라는 사실을 알아야 한다. 올바른 가미(加味)로 병이 낫기도 하지만 잘못된 가미로 병을 악화시키기도 하기 때문이다. 차라리 본방대로 주었더라면 치료가 안 돼도 상태를 악화시키지는 않았을 것을 잘못된 가미로 인해 부작용을 유발하거나 병증을 악화시키는 경우가 종종 있기 때문이다. 가미는 병증 때문에 쓰는 약이고 병증에 쓰는 약은 많이 쓰거나 함부로 써서는 안 되는 모난 약이 꽤 많다. 반드시 써야 할 약을 써야 하고 필요한 만큼만 써야 한다. 빠른 효과를 위해 용량을 필요 이상 높여 쓰거나 넣어선 안 될 약을 넣으면 속이 쓰려 못 먹겠다는 컴플레인을 받기 쉽다. 복용 과정에서 가미의 목표가 된 병증이 소실되어 더 이상 쓸 필요가 없어졌을 때는 그만 써야 하며 불필요해 졌는데도 계속 쓰면 부작용이 발생한다. 기본방만 쓰면 잘 낫지 않을 수 있고 가미를 잘하면 병이 잘 낫지만 잘못하면 부작용이 날 수 있다는 사실을 늘 염두에 두어야 한다. 가미할 때는 반드시 해당 약물을 넣어야 하는 이유와 목표 병증이 분명해야 하며, 과거에 이렇게 썼더니 좋았다는 막연한 경험에 기반해 가미해서는 안 된다.

111_   今玆新方不泥古方 後人亦不可必泥今方 加減之妙變通之 故益求其善, 초본권 太陽人藥方, 第四統

약물 가감(加減)원리와 병증처방

체질병증과 불균형 해소를 위한 처방에는 기본방, 병증에 대응하는 처방은 기본방으로부터 분지되는 변방(變方)이 사용됨을 설명한 바 있다. 이제부터 본격적으로 뿌리처방으로부터 다양한 병증처방에 대응하는 가지처방을 만들기 위한 가감의 원리를 살펴본다. 여기서 가미(加味)원리가 아니라 가감(加減)원리라 말하는 것은 변방을 만들 때 본방은 건드리지 않고 가미만 하는 것이 아니라, 필요에 따라서는 본방에서 약물을 빼고 거기에 다른 약물을 가할 수도 있기 때문에 가감(加減)이라 표현하였다.

동의수세보원 형방지황탕의 조문을 보면 다음과 같은 활투(活套)가 나온다.

- 해소에는 가 전호하고 (咳嗽 加前胡)

- 혈증에는 가 현삼, 목단피하고 (血證 加玄蔘 牧丹皮)

- 편두통에는 가 황련 우방자하고 (偏頭痛 加黃連 牛蒡子)

- 식체비만에는 가 목단피하고 (食滯痞滿者 加牧丹皮)

- 열 있는 자는 가 석고하고 (有火者 加石膏)

- 가 석고할 때는 산수유를 빼고 쓰며 (加石膏者 去山茱萸)

● 두통번열과 혈증자는 생지황을 쓴다.(頭痛煩熱與血證者 用生地黃)

이 활투조문은 가감원리의 실제를 잘 보여주고 있다.

　　첫째, 기본방에서 본방은 그대로 두고 병증에 따라 약물만 가미하는 경우
　　둘째, 기본방에서 불필요한 약물을 빼고 다른 약물을 가미하는 경우
　　셋째, 기본방에서 몇 가지 약물을 다른 약물로 대체한 후 가미하는 경우

이런 가미 방법은 후세방이나 고방에서 변방(變方)을 만들어 쓸 때 이미 사용하고 있는 통상적 방법이므로 새로울 것은 없다. 단지 언제, 어느 경우에 위 세 가지 방법 중에 하나를 선택해 쓸 것이냐가 문제의 핵심일 뿐이다. 사상의학 책들을 보면 동의수세보원에 나오지 않는 수많은 처방을 볼 수 있다. 그중에서 전호지황탕(前胡地黃湯), 강화지황탕(降火地黃湯), 현삼지황탕(玄蔘地黃湯), 황련지황탕, 목단피지황탕 같은 처방 이름들이 나오는데 이런 처방들의 명칭은 의미도 없고 외울 필요도 없다. 위 처방명들은 형방지황탕 활투에 나오는 가미 변방에 대해 〈동의사상신편(東醫四象新編)〉을 쓴 원지상(元持常)이 일일이 이름을 붙여 놓은 것이다. 하나의 본방에 이런저런 약물을 가미해 만들어지는 처방에 개별적으로 처방 명칭을 부여하기로 하자면 사상처방의 이름은 수천 가지가 돼야 할 것이다. 전호지황탕이란 처방명을 외우고 그 처방명의 주치(主治)증을 외울 것이 아니라 형방지황탕이란 기본방을 써야 할 체질유형을 알고 그 유형의 사람에게 해소(咳嗽)가 있는 경우 전호를 가미해 쓴다는 것을 아는 것이 핵심이다. 원지상은 형방지황탕에서 산수유를 거하고 석고를 넣은 처방을 강화지황탕이라 명명하면서 그 처방의 주치증으로 중풍(中風)과 중부(中腑)로 인한 반신불수, 언어장애, 구안와사에 쓴다고 하였으나 이는 사상방의 운용정신을 심각히 오도(誤導)한 것이다. 사상방을 잘 모르는 사람들이 주치증(主治症)만 보고 일반 증치의학식으로 소양인의 중풍, 중부

증에 형방지황탕거산수유가석고 처방을 쓰면 낫지도 않을 뿐 아니라 부작용마저 초래된다. 원지상은 원래 증치의학을 하다가 사상의학 쪽으로 넘어온 사람으로 사상처방을 증치처방으로 바꿔놓는 심대한 오류를 범했다. 가령 청심연자탕은 동의수세보원에 처방만 나와 있지 활용 예는 안 나왔는데 어떤 원리에 근거했는지 모르지만 청심연자탕을 흉복통(胸腹痛), 중풍불어(中風不語), 복통설사(腹痛泄瀉)에 쓴다고 증치적 주치증을 붙여 놓았다. 그가 저술한 〈동의사상신편(東醫四象新編)〉의 목차를 보면 증치 병증 항목을 일일이 열거하고 거기에 이런 식으로 사상 증치처방들을 제시한 것으로 봐서 아무리 선학(先學)이었지만 사상방을 오도했다는 점에서 비판받아 마땅하다.

사상방 운용의 핵심은 정확한 체질유형을 분별하여 해당 기본방을 옳게 선정하고 그 사람의 현증에 따라 병증을 해소하는 적정약물을 가미해 쓰는 것이다. 수세보원에 나온 다른 많은 처방에 대해 일일이 처방명을 외우고 주치 적응증을 외워 약을 쓰는 것은 후세방 방식이지 사상방 운용방식이 아니다. 예를 들어 조위승청탕(調胃升淸湯)은 태음조위탕과 함께 식후비만(食後痞滿), 퇴각무력(腿脚無力)에 쓰는 처방으로 제시돼 있지만 단순히 그 주치증으로만 이해해선 안 된다. 이 처방은 방제의 구성내용으로 보아 태음조위탕을 기본방으로 써야 할 체질유형에 속한 사람 중에 특히 심허(心虛)증 등 정신신경계에 문제가 있는 사람에게 쓰는 처방, 즉 승청(升淸)을 시켜줌으로써 신경의 안정을 도모하는 처방으로 이해해야 한다. 조위승청탕은 태음조위탕 본방에 청심연자탕의 요약인 용안육, 원지, 산조인, 천문동을 가미한 처방이기 때문이다. 사상방에서 일반병증 처방은 예외없이 체질병증의 기본방으로부터 변용되어 성방(成方)된다는 것이 기본조건이며 그러한 인식하에 처방을 이해하고 방의(方意)를 해석해야 한다. 그런 관점에서 다양한 병증처방을 분석하면 이제마 선생이 어떤 식으로 병증에 대응해 처방했는지를 알 수 있고 병증과 처방 속 약물들의 상관관계를 통해 어떤 병에 어떤 약물을 가미해 써야 하는지 가미(加味)의 방법론까지 찾을 수 있게 된다.

하나의 뿌리처방으로부터 많은 가지처방이 나온다는 관점을 가지고 사상방제들의 처방구조를 살펴보면 모든 처방이 기본방을 중심으로 제각기 일정한 그룹을 형성하고 있음을 알 수 있다. 아래 표는 동의수세보원에 나오는 태음조위탕과 그 변방들의 처방구조 및 구성약물이다.

처방	의이인	건율	나복자	길경	맥문동	마황	황금	행인	오미자	석창포	기타
태음조위탕	3	3	2	1	1	1			1	1	
한다열소탕	3	3	2	1	1	1	1	1			
제조패독산	3	3	2	1	1	1	1	1			가 제조 5,7,9개
조위승청탕	3	3	1.5	1	1	1			1	1	감 나복자 1.5 가 원지 1 천문동 1 산조인 1 용안육 1
조리폐원탕	2		1	2	2	1	1				
마황정통탕	3	3	2	1	1	2		1	1	1	증 마황 2 가 백자인 1 사군자 1 용안육 1
마황정천탕			1	1	1	3	1	1.5			
마황발표탕				3	1	1.5	1	1	1		
보폐원탕				2	3						가 상백피 1 관동화 1 백과초황 21개

이 표의 처방명과 구성약물을 보고 알 수 있는 것은 맨 처음 소개된 태음조위탕과 그 밑에 열거된 한다열소탕, 제조패독산, 조위승청탕 등은 모두 태음조위탕의 변방이라는 것이다. 즉 태음조위탕을 뿌리처방으로 하여 몇 가지 약물을 빼고 더하여 성방된 방제들이다. 즉, 태음조위탕 본방에서 오미자, 석창포를 거하는 대신 황금, 행인을 가하면 한다열소탕이 되고 한다열소탕에 제조를 가하면 제조패독산이 된다. 태음조위탕 본방에서 나복자 2돈을 1돈 반으로 줄이는 대신 원지, 천문동, 산조인, 용안육을 가미하면

조위승청탕이 된다. 조리폐원탕은 태음조위탕 본방에서 의이인 3돈을 2돈으로, 나복자 2돈을 1돈으로 줄이는 대신 길경, 맥문동은 1돈에서 2돈으로 늘리고 건율, 행인, 오미자, 석창포를 뺀 처방이다. 기타 처방들도 위 표를 보면 방제구조를 알 수 있으므로 설명을 생략한다.

여기서 우리는 동의수세보원 위완수한표한병증론에 등장하는 9개의 처방은 모두 태음조위탕 본방에서 몇 가지 약물을 빼고 더한 방제로 구성돼 있음을 알 수 있다. 물론 이것은 이제마 선생이 처음 태음조위탕을 먼저 성방(成方)하고 나서 거기다 병증에 따라 약물을 가감해 다른 처방을 만들어 썼음을 의미하는 것은 아니다. 다만 태음조위탕이란 처방을 기준으로 정해놓고 여타의 다른 처방을 관찰했을 때 방제구조가 모두 기준처방으로부터 가감된 처방들임을 알 수 있다는 것이다. 방제의 창방(創方) 순서 **112**와는 별도로 9개의 처방 내용은 모두 태음조위탕이란 처방을 모(母)처방으로 하여 이를 가감해 만든 자(子)처방들이므로 향후 공부의 편의를 위해 이를 하나로 묶어 소위 태음조위탕의 가족처방으로 인식하자는 것이다. 즉 같은 뿌리에서 나온 처방이므로 하나의 유형처방으로 묶어 인식한다는 의미다. 여기서 태음조위탕은 하나의 예로 들은 것 뿐이고 여타의 다른 모든 처방 역시 이런 관점에서 본다면 기본적으로 어떤 모(母)처방으로부터 가감된 만들어진 자(子)처방들이다. 소위 갈근해기탕 가족처방 (=변방), 양격산화탕 가족처방, 형방지황탕 가족처방 등이다.

112_ 방제의 창방(創方) 순서를 놓고 보면 이제마 선생은 가장 먼저 상한론의 마황탕으로부터 아이디어를 얻어 마황발표탕을 만들었고 그 처방에서 다시 한다열소탕이 나오고 한다열소탕이 나온 후에 태음조위탕이 만들어졌고 이후에 조위승청탕이 만들어졌다.

사상맥진과 진료의 실제

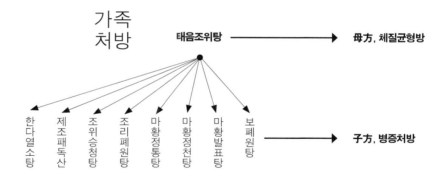

이것이 중요한 이유는 하나의 가족처방, 즉 자(子)처방은 반드시 그 뿌리 처방인 모(母)처방의 범주 안에서만 써야 하기 때문이다. 즉, 예를 들어 병증에 따라 마황발표탕이란 처방을 써야 할 경우 반드시 그 처방의 모(母)처방인 태음조위탕 체질유형에 속한 사람에게만 써야 한다. 만일 이 처방을 열다한소탕 체질유형인에게 썼다가는 아무리 같은 태음인이고 주치증이 맞아도 효과는커녕 부작용이 난다. 같은 체질이라도 한, 열체질은 생·병리가 전혀 다른 별개의 독립체질이기 때문에 기본방을 섞어 쓸 수 없는데 과장해 말하자면 소음인 약을 소양인에게 쓰는 것과 다를 바 없다.

　원지상은 태음조위탕에서 마황을 3돈으로 증량하여 마황조위탕(麻黃調胃湯)이라 했고 승마, 백지를 가하여 승지조위탕(升芷調胃湯), 저근백피를 가하여 고기조위탕(固氣調胃湯) 등으로 명명하면서 상기 수세보원의 9개 처방 외에 열한 개 태음조위탕 변방을 더 만들어 썼으나 앞서 말한 대로 새로운 처방들의 명칭과 주치 적응증들은 무의미하다. 중요한 것은 태음조위탕에서 마황을 증량해 썼다면 무슨 이유로 그렇게 썼는지가 핵심이므로 이를 분석하고 파악하여 처방활용과 운용의 묘를 익히는 것이 공부의 본질이다.

　사실 방제론에서 이런 식으로 접근하는 형식은 사상처방뿐 아니라 선학(先學)

들에 의하여 상한고방이나 후세방에서도 많이 사용된 방법론이다. 예컨대 하나 혹은 몇 가지 약물을 중심으로 가족처방으로 묶어 이해하는 식으로 계지탕이란 모(母)처방은 계지가부자탕, 소건중탕, 계지가대황탕 등의 자(子)처방으로 분지되고 소시호탕, 대시호탕, 시호계지탕, 사역산, 시호가용골모려탕은 시호탕의 가족처방으로 묶어 방증의 이동(異同)과 차이를 분석 비교하여 인식하는 방법이다. 기본처방으로부터 나온 변방들을 다른 말로 류방(類方)이라고도 하는데 서영태(徐靈胎)의 〈상한론류방傷寒論類方〉, 일본 길익동동(吉益東洞)의 〈류취방(類聚方)〉 등이 이런 관점에서 저술된 책이다.

계지탕 ▼	마황탕 ▼	시호탕 ▼
계지가부자탕 소건중탕 계지가대황탕 당귀사역탕 온경탕 구감초탕 영계출감탕 계지복령황 계지가용골모려탕	마황부자세신탕 소청룡탕 마행석감탕 월비가출탕 양화탕	소시호탕 대시호탕 시호가용골모려탕 사역산 혈부축어탕 소요산

방증(方證)과 방상(方象)

한의학에서 방(方)은 처방을 의미한다. 의방(醫方)은 의술(醫術)을 의미하며 병을 치료하는 기술은 결국 방(方)을 잘 내는 기술이다. 상한(傷寒)파나 온병(瘟病)파, 사상(四象)파 모두 환자에게 방(方)을 주는데 단지 어떤 방식으로 방을 내는가 방법론의 차이가 있을 뿐이다. 〈중의방제대사전(中醫方劑大辭典)〉에는 10만 개 이상의 방제가 수록돼 있지만 기실 그 뿌리가 되는 근방(根方)은 수십 개에 불과하고 나머지 처방은 각종 병증에 대응하기 위해 수증(隨症)가감하여 만들어진 변방(變方)이요 류방(類方)들이다. 그토록 많은 처방이 존재하는 것은 세상에 그렇게 많은 다양한 병증이 있기 때문이다. 청(淸)나라 명의 서영태(徐靈胎)는 30여 년에 걸친 상한론 연구를 통해 결국 상한론방은 계지탕, 마황탕, 갈근탕, 시호탕, 치자탕, 승기탕, 사심탕, 백호탕, 오령산, 사역탕, 이중탕 등 열두 처방이 뿌리가 됨을 발견하고 〈상한론 류방(傷寒論 類方)〉을 저술하여 각 근방(根方)들을 방증(方證)에 따라 유사한 처방들로 분류하였다. 따라서 고방(古方)에서는 방증을 식별하는 것이 가장 중요한 관건이다. 예컨대 계지탕이나 계지탕의 류방(類方)들을 쓰기 위해서는 기본적으로 계지탕증이란 방증을 가진 사람임을 먼저 식별해야 하고 그 방증의 기초위에서 변화하는 병증에 따라 가감한다. 따라서 서영태(徐靈胎)는

"방(方)에는 치료하는 적응증이 정해져 있으나 병(病)의 변화는 끝이 없다. 그러나 치법(治法)을 장악하면 다양한 병증 변화에 대해 응용함에 있어 틀림이 없다."[113] 하였다.

그렇다면 사상방에서는 어떻게 될까? 사상방의 모방(母方)이요, 근방(根方)이 되는 기본방들 역시 체질병증의 치료방으로 제시된 것이므로 방제의 목표가 되는 각각의 방증(方證)을 갖고 있다. 그러나 한편으로 사상인들은 생득적으로 고정된 장부구조를 타고나므로 그에 따른 체형기상, 용모사기 등 외형적 특징을 갖는다. 따라서 사상인을 분별하는 데 있어 병증을 변증(辨證)하는 것보다 외적인 형상을 변상(辨象)하는 것이 우선됨을 설명한 바 있다. 그러므로 사상방은 고방이나 후세방과 달리 하나의 방제가 방증(方證)을 가짐과 동시에 그 방제가 귀속된 체질에 따라 각기 다른 독특한 체형 혹은 형상을 갖는다. 이것은 사상방이 후세방, 고방과 다른 중요한 차이점이 되는데, 예컨대 오적산(五積散)은 그 처방의 목표가 되는 주치 적응증은 있으나 그 처방이 쓰여 질 사람의 체질이나 체형, 혹은 형상이란 있을 수 없다. 그러나 형방지황탕은 그 처방의 원래 방증 외에도 어떤 몸집을 가진 사람에게 투여해야 한다는 체형, 형상을 갖는다. 이것을 방상(方象)이라 정의한다. 즉 방상(方象)은 처방이 사용될 사람의 형상, 즉 사상방의 투여에 적합한 몸집, 체형, 형상을 의미한다. 예를 들어 태음조위탕의 방상(方象)이 따로 있고 열다한소탕의 방상(方象)이 따로 있는데, 다른 표현으로 태음조위탕을 써야 할 몸의 형태와 열다한소탕을 쓸 몸의 형태가 따로 있다는 뜻이다. 그러므로 체질처방을 결정할 때는 처방의 방증(方證)에 맞는가를 따지는 것도 중요하지만 그보다 먼저 환자가 그 처방의 방상(方象)에 맞는지부터 알아보고 쓰는 것이 매우 중요하다.

방제에 있어서 그 처방의 목표가 되는 병증이 있다는 것은 이해되지만 그 처방이 쓰일 사람의 형태, 형상이 따로 있다는 말은 이해하기 곤혹스러울 것이다. 그러나 그

113_   蓋方之治病有定 , 而病之變遷無定 , 知其一定之治 , 隨其病之千變萬化而應用不爽,『傷寒論 類方』自序

동안 전통의학에서 변증시치(辨證施治)만 너무 강조해 왔기 때문에 이렇게 형상을 보고 처방을 선택하는 소위 변상시치(辨象施治) 개념은 상대적으로 소홀했을 뿐 엉뚱한 것이 아니다. 동의보감 신형장부도(身形臟腑圖) 조문에 보면 "형색(形色)이 다르면 장부(臟腑)도 다르니 비록 외증(外證)이 같을지라도 치법이 전혀 달라야 한다."[114]는 말이 나온다. 이는 주단계(朱丹溪) 선생이 한 말로 겉으로 드러난 병증이 같으면 당연히 변증 결과도 같을 것이므로 같은 약을 써야 한다고 생각할 수 있지만, 만일 환자의 형상이 다르면 치료도 달리해야 한다는 변상적 개념을 강조하고 있는 말이다. 동의보감 비수용약(肥瘦用藥)편에도 보면 "얼굴 흰 사람은 발산약(發散藥)을 많이 쓰지 말아야 한다. 이런 사람은 원래부터 기(氣)가 허한데 더 허해 질 수 있기 때문이며, 얼굴빛이 검은 사람은 황기를 많이 쓰지 말아야 한다. 이런 사람은 원래부터 기(氣)가 실한데 더 보해선 안되기 때문이다."[115]란 조문이 나온다. 비록 적응병증이 같더라도 환자의 형색에 따라서 좋고 안 좋은 약을 규정하고 있다. 그러므로 약물은 병증만 맞으면 무조건 쓸 수 있는 것이 아니라 환자의 형색에 따라 써야 될 약, 안 될 약이 따로 있음을 알아야 한다. 이런 관점은 최근 중의학(中醫學)을 하는 증치의학자들에게서도 제시되어 주목을 받고 있다.

　　　　남경중의약 대학의 황황(黃煌) 교수는 〈중의십대류방(中醫十大類方)〉[116]이란 저서에서 '다섯 종류의 약인(藥人)'이란 관점을 제시하면서 소위 계지체질, 마황체질, 시호체질, 대황체질, 황기체질이란 독특한 개념을 제시하고 있다. 그에 따르면, 예컨대 계지(桂枝)란 약은 그 약이 쓰이는 주치증이 따로 있지만 동시에 그 약이 쓰여질 적합한 체형 혹은 체질도 따로 정해져 있다는 것이다. 마찬가지로 마황, 시호, 대황, 황기 등도 각각의 주치증 외에 그 약물을 쓰기에 적합한 체형, 체질이 따로 있으므로 계지, 시호,

---

114　形色旣殊 藏府亦異 外證雖同 治法逈別

115　面白人不可多服發散藥以其氣虛而又虧之也 面黑人不可多服黃芪以其氣實而又補之也

116　중의십대류방, 1999년 5월 집문당 출판

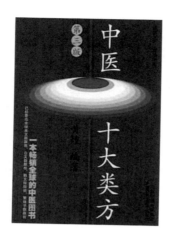

마황 등이 주약으로 들어가는 방제 역시 적합한 체형, 체질이 따로 존재한다는 것이다. 황 교수에 의하면, 계지탕의 경우 발열, 오풍, 한출, 맥부 등 계지탕의 방증(方證) 외에도 "마른 체형에 피부는 비교적 희고 피부 결이 총총하고 눈에 빛이 있으며 담홍색 혹은 암자색의 입술을 가진 사람에게 써야 한다."며 구체적 실례를 들어 설명한다. 즉, "계지탕은 홍루몽(紅樓夢)에 나오는 바람이 불면 쓰러질 것 같이 몸이 약하고 다정다감한 임대옥의 이미지를 가진 사람에게 써야 하며 수호전(水滸傳)에 등장하는 흑선풍 이규같이 체격이 단단하고 피부가 거무스레하며 술을 벌컥벌컥 마시면서 큰 조각의 고기를 뜯어 먹는 영웅 이미지의 사람에게는 계지탕이 적합하지 않아 쓸 수 없다."라고 계지탕을 써야 할 사람의 형상을 묘사하고 있다. 또한 "석고는 땀 많이 나고 속에 열이 많은 사람, 식욕이 좋고 성격이 화통하며, 열정적이고 성질이 급한 사람에게 써야 하며, 시호는 성격이 예민하고 마른 편이며 소화도 신경성으로 잘 안 되고 쉽게 흥분을 잘하는 등 감정에 취약점이 있는 사람에게 적합하다."고 말하면서 약에는 맞는 증(證)만 있는 것이 아니라 맞는 상(象)이 있다고 주장하였다. 황황(黃煌) 교수는 중국 중의(中醫)학회에서 뽑은 100대 걸출중의(傑出中醫)에 선발된 명의로 체질의학이 존재하지 않는 중국에서 사상의학의 방상론(方象論) 관점과 매우 흡사한 견해가 고방(古方)의학자에게서 제기되었다는 것은 놀라운 일이다. 이렇듯 병증의학을 하는 사람들에서조차 약의 병증뿐 아니라 형상(形象)이 있다는 주장이 대두되는 상황인 터에 애당초 체형기상, 용모사기를 기반으로 하는 체질의학에서 각 방제의 형상론이 제기되는 것은 이상한 일이 아니며 당연한 것으로 받아들여야 한다. 각 방제의 형상론에 대해서는 3부에서 자세히 다룬다.

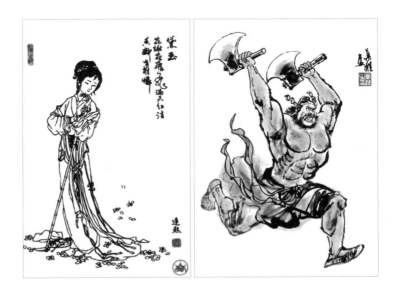

배변(排便)문제와 체질처방

이제마 선생은 비신(脾腎)의 수곡(水穀)대사와 폐간(肺肝)의 기액(氣液)대사를 통해 인체의 생명현상이 영위되며 대사과정의 산물로 온열양한(溫熱凉寒)의 기(氣)와 신기혈정(神氣血精)을 통해 생명력이 유지된다고 보았다. 따라서 인체 내부에서 이루어지는 대사(代謝)상황을 그 과정의 부산물(副産物)인 대변, 소변, 땀 상태를 통해 관찰하였는데, 예컨대 태양인의 간, 소장 리기(裏氣)가 충실하여 잘 작용하면 소변이 많고 잘 나오면서 튼튼하고 병이 없다고 했으며, 소양인의 신, 대장 리기(裏氣)가 충실하여 잘 작용하면 대변이 잘 통하게 되면서 튼튼하고 병이 없다고 했다.[117] 이제마 선생은 배변상태를 대사작용을 판단하는 바로미터로써 뿐 아니라 질병상태의 악화, 호전을 판별하는 중요한 변별기준으로도 삼았다. 예컨대 소양인 이열병(裏熱病)에 지황백호탕이 성약(聖藥)이 되는데 이 처방을 투여할 땐 반드시 대변이 잘 통하는지부터 살펴서 변을 하루 동안 못 봤으면 위열(胃熱)이 맺힌 것이고 이틀을 못 보았으면 열이 중한 것이며 사

117_ 太陽人小便旺多則 完實而無病 太陰人汗液通暢則 完實而無病 少陽人大便善通則 完實而無病 少陰人 飲食善化則 完實而無病

흘을 못 보면 위험하다고 했다.118 또한 표병(表病), 리병(裏病)의 맺히고 풀리는 것을 알려면 반드시 대변상태를 살펴야 하는데 대변이 처음은 굳고 끝이 묽으면서 덩어리가 크게 잘 나오면 건강한 사람이고 대변이 묽긴 하지만 넓게 퍼지면서 많이 한두 차례 시원하게 묽게 설사한 후 그치면 병이 나으려는 대변이라 했다. 뿐만 아니라 "위(胃)가 열(熱)을 받으면 대변이 굳어지고, 비(脾)가 한(寒)을 받으면 설사를 한다. 따라서 망음증으로 설사를 이삼 일 하다 변비가 되어 하루를 지나면 청음(淸陰)이 장차 없어져 위태로운 지경에 이르게 되고, 위열증으로 대변을 사흘간 보지 못하다가 땀이 나게 되면 청양(淸陽)이 장차 고갈되어 위태로운 지경에 이르게 된다."119 하여 대변상태와 체질병증을 연계하여 판단하는 지표로도 제시하고 있다. 이렇듯 사상의학에서의 배변(排便)문제는 대사작용, 질병예후, 체질병증 등의 중요한 지표가 되므로 진단과 입방(立方)에 있어서 핵심적 사안이 된다.

설사, 변비는 누구든 병적 원인이 생기면 발생하는 병리현상이지만 체질한약을 처방하기 위해 문진하는 배변문제는 병리적 원인으로 발생한 배변이상이 아니라 평소 소증(素證)으로 나타나는 생리적 배변경향이다. 나는 다년간 많은 과민성대장증후군 환자들을 치료해 본 결과 선천적으로 타고 난 장기능(腸機能)이 사람마다 달라 평소 배변경향이 모두 다르며 병증에 이환되었을 때 나타나는 배변증상 역시 다르다는 것을 관찰하였다. 즉 같은 과민성대장증후군이라도 복통과 설사 위주로 나타나는 사람, 설사, 변비가 교대로 나타나는 사람, 변비 위주로 나타나는 사람 등 다양한 형태를 보이는데, 이는 각 사람이 갖고 있는 소증으로서의 배변경향과 밀접한 관계가 있다. 이런 장기능의 타고 난 성향은 사람마다 선천적이고 체질적이어서 상황과 조건이 바뀌어도

118_ 少陽人 裏熱病 地黃白虎湯 爲聖藥而 用之者 必觀於大便之通不通也 大便 一晝夜有餘而不通則 可用也 二晝夜不通則 必用也 凡少陽人 大便 一晝夜不通則 胃熱已結也 二晝夜不通則 熱重也 三晝夜不通則 危險也

119_ 少陽人 胃受熱則 大便燥也 脾受寒則 泄瀉也故 亡陰證 泄瀉 二三日而 大便秘 一晝夜則 淸陰將亡而 危境也 胃熱證 大便 三晝夜不通而 汗出則 淸陽將渴而 危境也

좀체로 변하지 않으며 가까운 주변 사람들에게 물어봐도 개개인의 배변경향이 차이가 있다는 사실을 쉽게 확인 할 수 있다. 다만 사람에게 타고난 배변경향이 따로 있다는 사실을 알지 못하고 양방의학에서는 평소 배변경향이 질병에 특별히 연계돼 있지 않으므로 의사나 환자 자신도 평소 배변문제에 별 관심을 갖지 않고 넘기는 경우가 대부분이다. 그러나 사상의학에서 한열을 진단하고 방제를 낼 때 평소의 배변 상태는 매우 중요한 기준이 된다.

　　사람을 배변경향의 관점에서 판단해 보면 크게 설사(泄瀉)경향자와 변비(便秘)경향자로 나눌 수 있으며 이는 선천적인 것이어서 세상 누구도 이 두 범주에서 벗어나지 않는다. 마치 사람을 열성(熱性)경향자와 한성(寒性)경향자로 나누거나 비만(肥滿)경향자와 수척(瘦瘠)경향자로 나누는 것과 유사한 맥락이다. 비록 어떤 사람이 뚱뚱하지도 마르지도 않은 보통 체형을 가졌다 해도 근본적으로는 비만이나 수척경향의 어느 한 범주에 속하는 것처럼 평소 정상적 장(腸)기능을 가지고 있다고 생각하는 사람일지라도 따져보면 반드시 둘 중 하나의 카테고리에 속해 있으므로 이를 찾아내는 것이 중요한 진단과 처방 구성의 요점이 된다.

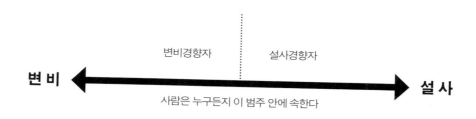

장(腸)기능이 이상(異常)항진되어 연동운동이 심화되면 설사가 되고 반대로 기능이 너무 약하면 변비가 되는데, 이 둘은 양 극단에 있기 때문에 이 둘의 속성을 동시에 다 가진 사람, 즉 평소 설사와 변비가 똑같은 비율로 잘되는 사람은 없다. 매우 뚱뚱하면서

동시에 매우 마른 사람이 있을 수 없는 것과 같은 이치다. 문제는 우리 주변에 극단적 배변경향을 가진 사람이 드물고 그 중간 어디에 속하는 사람이 대부분이라는 점이다. 그러니까 하루에 몇 번씩 배변하거나 닷새에 한 번씩 가는 사람들보다 매일 한 번씩 잘 보다가 가끔 하루, 이틀 건너뛴다든가 하루에 한두 번 보는 경우가 대부분이다. 이런 경우라면 환자는 자신의 배변경향을 정상으로 생각하고 문제의식을 갖지 않는다. 그러나 이런 정상범주에 속한 배변경향이라 할지라도 몸에 문제가 생기면 평소 배변경향은 병적(病的)으로 극대화되는 쪽으로 간다는 사실이 중요하다. 즉 평소 활변(滑便), 연변(軟便)을 잘 보거나 가끔 하루 두 번 가는 사람은 쉽게 설사병증이 되고, 반대로 평소 굳은 변이나 변비 경향이 있던 사람은 쉽게 변비가 악화되는 쪽으로 진행한다. 이는 설사, 변비가 각각 한열(寒熱)병증이므로 소증 한자(寒者)는 병이 들면 한증(寒證)으로 가고 소증 열자(熱者)는 열증으로 가기 때문에 나타나는 현상이다. 따라서 비록 정상범주에 속한 배변경향일지라도 그 차이를 잘 관찰해 어느 쪽의 경향을 가진 사람인가를 분별하는 것은 사상의학 진단과정에서 매우 중요한 의미를 가지며 배변경향을 찾아내는 것은 중요한 진단 기술에 속한다. 환자들은 자신의 배변문제에 불편함을 못 느끼면 대변에 이상이 없다거나 대변은 잘 본다고 말하기 마련이다. 환자가 이렇게 자신의 대변이 정상이라고 말하면 더 이상 캐묻기 어렵게 되는데 그렇다고 거기서 문진을 끝내면 체질약 처방은 할 수 없다. 체질처방에서 기본방은 변비, 설사의 한열현상과 한열체질 어느 한 쪽에 기반을 두고 있기 때문에 대변이 정상이란 정보만으로는 체질방을 선택할 수 없기 때문이다. 예를 들어 형방지황탕, 형방사백산, 태음조위탕 같은 한증(寒症) 처방들은 설사 병증을 내포한 처방이므로 이런 처방을 기본방으로 쓸 수 있으려면 일단 그 사람은 평소 쉽게 설사를 잘하는 사람이거나 최소 연변이나 활변의 경향이 있는 사람이어야 한다. 이런 처방들에는 당연히 설사를 치(治)하거나 대변을 굳게 하는 약물들이 들어 있는데 이런 사실을 간과한 채 단순히 주치증만 보고 변비경향자에게 쓰게 되면 굳은 대변이 더 굳어져 완고한 변비가 되거나 변폐(便閉)가 되는 부작용이 생긴다.

그렇다면 환자의 평소 배변경향을 어떻게 알아낼 수 있을까. 변비, 설사 경향이 뚜렷한 사람은 한의사가 물을 때 쉽게 답하므로 문제되지 않지만 문제는 자신의 배변은 정상이라고 생각하는 사람들이다. 이들은 하루에 두세 번을 가거나 혹 삼사 일에 한 번씩 배변해도 그것이 자신에게 불편함으로 느껴지지 않을 경우 자신의 배변은 "정상이다." 혹은 "문제없다."고 인식한다. 그러나 처방을 내야 할 한의사의 입장에서는 아무리 환자가 정상이라고 말해도 반드시 그 사람의 평소 배변경향을 알아내야 한다. 배변을 물을 때 가장 중요한 것은 하루에 몇 번 대변을 보는지 '횟수'에 관한 것이다. 매일 하루에 한 번 보는 대변을 정상의 기준으로 삼고 이보다 배변 횟수가 많으면, 즉 하루에 한 번 이상 배변하면 연변(설사)경향자로 보고, 하루 한 번의 기준을 건너뛰면, 즉 이틀 혹은 그 이상에 한 번씩 보는 배변이면 경변(변비)경향자로 판단한다. 중요한 것은 배변의 횟수지 실제적인 대변의 상태가 아니다. 즉 변이 딱딱한지, 묽은지, 굵은지, 가는지, 처음에 굳다가 나중엔 묽어지는지 등의 실질적인 변 상태를 기준삼지 않고 단순히 배변의 횟수로 연변경향자와 경변경향자를 판단한다. 대변 상태는 섭취한 음식물, 당일의 컨디션에 따라 달라지기도 하고, 특히 열체질에 한(寒)을 낀 착잡체질의 경우 배변상태가 굳은 변과 묽은 연변이 둘 다 있기도 하는 등 가변적이기 때문에 대변의 실 상태를 기준으로 연변, 경변경향을 따지는 것은 의미가 없다.

환자가 매일 하루 한 번씩 정상적으로 대변을 잘 본다고 대답한 경우라면 지난 십여 년 동안 길게 봤을 때, 매일 한 번씩 잘 본 정상 대변은 제외하고 비정상적 배변으로 하루 한두 번 이상 본 적이 더 많았는지, 아니면 하루 이틀 건너뛰어 본 적이 더 많았는지 물어야 한다. 이렇게 긴 시간의 범위를 두고 재차 물으면 환자들은 잠깐 생각하다가 "그렇다면 가끔 건너 뛴 적이 더 많았지요."라거나 "하루 한두 번 본 적이 더 많아요."라는 식으로 답하여 비로소 자신의 배변경향을 말하게 된다.

여기서 간과해서는 안 될 점은 환자에게 배변상태를 물을 때 사람들은 평소 경향을 답하지 않고 최근의 배변상태를 말한다는 것이다. 한의사는 평소의 배변경향을 알고 싶어 물었는데 환자가 평소 대변을 하루, 이틀 건너뛰어 보던 사람인데도 최근 음식을 잘 못 먹었거나 어떤 병적 증상으로 하루 서너 번 배변하고 있다면 그 환자는 하루 서너 번, 혹은 설사를 한다고 대답한다. 한편 평소 설사를 쉽게 하는 경향을 가진 사람이 어떤 원인으로 변비가 생기면 유독 불편함을 더 느껴 변비 때문에 매우 힘들다고 대답한다. 따라서 한의사가 배변 상태를 물을 때 환자는 평소 소증으로서의 배변경향을 말하고 있는지 최근 병적상태인 배변상황을 말하는지 즉각 알아채야 한다. 변비경향을 선천적으로 타고나는 열소음인 중에는 심지어 일주일에 한 번밖에 대변을 못 보는데 별 불편을 못 느끼고 사는 사람들도 있다. 늘 그렇게 살았고 그것이 불편하지 않아 변비약 먹을 필요성도 못 느끼기 때문이다. 마찬가지로 밥만 먹으면 화장실에 가는 사람, 즉 하루 두세 번 이상 대변을 보는 사람도 그것에 불편함을 느끼지 않으면 비정상이라 생각하지 않고 당연한 것으로 알고 산다. 이런 평소 배변경향은 소위 체질의학에서 말하는 소증(素證)의 범위에 속하여 치료대상이 되지 않고 설령 치료한다고 해도 일시적으로 들을 뿐 다시 원래의 배변상태로 돌아간다. 경변, 연변 경향의 소증 배변상태 판단을 위한 참고사항은 다음 표와 같다.

경변(변비) 경향의 환자	연변(설사) 경향의 환자

- 대변 상태가 굵고 모양을 잘 갖추어 나온다.
- 하루에 한 번 이상 보는 일은 거의 없다.
- 대변 본 후 후중감이 거의 없다.
- 대변을 비교적 쉽게 빨리 보고 나온다.
- 음주 후에도 설사는 잘 하지 않는다.
- 2~3일 대변을 못 봐도 불편하지 않다
  -> 그래서 변비가 있느냐고 물으면 변비는
    없다고 대답하는 경우가 많다.
	- 대변 상태가 가늘고 풀어져 나온다.
	- 하루에도 여러 번 화장실에 가며, 식사하고 나면
	  바로 화장실에 간다.
	- 대변 본 후 후중감이 있다.
	- 대변 보는 시간이 길다.
	- 음주 후에 설사를 잘 한다.
	- 가끔 2~3일씩 못 보는 경우가 있을 때, 하루라도
	  변을 못 보면 매우 불편해 한다.
	  -> 그래서 자신이 변비가 심하다고 말하기도 한다.

대변 진단에 관련된 참고사항

1. 대변 판단을 잘못하여 약을 잘못 쓴 경우

평소 설사를 쉽게 하던 50대 여성 연변경향자 환자가 내원하였다. 이 환자는 내원 당시 양의사가 처방한 약을 복용 중에 있었고 그 약의 부작용으로 일시적 변비 상태가 되어 힘들어 하던 중에 좌골신경통과 소화불량으로 한방치료를 받고자 내원하였다. 맥진 후에 배변 상태를 물으니 "변비 때문에 죽을 고생을 하고 있어요."라고 대답하였다. 일반적으로 경변경향자가 쉽게 변비가 되고 연변경향자가 쉽게 설사를 하기 때문에 환자의 강력한 변비 고생 호소를 듣는 순간 길게 생각할 것도 없이 변비경향자로 판단하고 말았다. 그에 준하는 체질 기본방을 투여하고 보름 정도 지난 시점에서 기대한 한약 효과가 나타나지 않는데다가 환자 자신도 속이 불편한 느낌이 든다고 하였다. 뭔가 잘못 됐음을 직감하고 재차 진맥을 하고 배변경향을 재확인하였다. 그 결과 맥진은 제대로 됐는데 배변경향을 잘못 판단했음을 발견하였다. 이 환자의 경우 평소 설사를 잘하던 연변경향자였지만 양약의 부작용으로 갑자기 완고한 변비가 되자 평소와 달라진 배변상태 때문에 유독 불편함을 느끼던 차에 배변에 관해 문진하니 당장의 고통을 강조하며 변비를 호소했던 것이다. 이렇듯 환자가 유독 배변문제로 고생하고 있다고 호소하면 그것이 일상적 소증인지 현증의 병적현상인지 재차 확인하는 과정을 거쳤어야 했다. 체질약을 처방할 때 환자의 말을 쉽게 단순히 받아들일 것이 아니라 재삼 확인하여 분명한 소증(素證)경향을 판단한 후 투여해야 함을 다시 한 번 깨달은 계기가 되었다.

2. 대변의 경향성을 판단하기 어려운 환자의 경우

질문 1

70세 소양인 할머니의 경우입니다. 배변관계를 문의하니 "하루 한 번씩 잘 본다."고 대답하십니다. 그래서 "요즘 말고 지난 일 년 동안 길게 잡고 봤을 때 몇 번 이상은 하루 두 번 봤거나 이틀에 한 번 본 날이 있겠지요."라고 했더니 대답은 여전히 '하루 한 번씩' 본답니다. 그래서 "사람이 일 년 365일 하루도 어김없이 한 번씩 보는 사람은 없으니 한 10년 정도 길게 잡고 다시 생각해 보세요. 하루에 두 번 보거나 이틀에 한 번 보신 적이 없는지요?" 라고 재차 물었습니다. 그래도 역시 '하루 한 번' 본다고 합니다. 결국 횟수에 관한 질문을 포기하고 배변 양상을 물었습니다. 그랬더니 "보통이거나 약간 무른 편이고 딱딱한 적은 없다." 라고 합니다. 이런 정도의 대답이면 포괄적 연변경향자로 보아도 될까요?

설명

평소 배변문제로 별 문제를 못 느끼는 사람들은 배변 횟수를 여러 번 물어도 하루 한 번이라고 강하게 주장하는 사람이 많다. 그러나 실제 임상에서 이런 사람은 드물며 대부분 몇 번의 구체적 질문만으로 배변의 연변, 경변경향을 판단할 수 있다. 배변에 문제가 없다고 느끼는 환자도 결국 정밀히 따져보면 경변, 연변경향자 중 하나로 귀속되지만 완고하게 하루 한 번이라고 답하는 경우라면 동일 질문의 반복으로 시간을 낭비하지 말고 다른 문진을 통해 기본방을 선택한다. 예를 들어 한소양인으로 하루 한 번이라 했을 경우 이 환자는 기본적으로 독활지황탕과 형방지황탕을 모두 쓸 수 있는 여지를 열어놓고 문진(問診)상 한증(寒證)이 더 많으면 형지, 한열이 착잡됐으면 독지, 수척경향이 강하면 형지, 약간 살집이 있으면 독지, 소증으로 식체비만이 자주 있으면 독지, 이런 식으로 정한다. 이런 문진으로도 여전히 기본방을 정하기 어려운 경우라면 기본방 약물 중에서 배변에 영향을 줄 수 있는 약물의 용량을 조절하거나 빼고 쓴다. 즉 형방지황탕의 경우라면 복령, 택사의 용량을 2돈에서 1~1.5돈으로 줄이거나 차전자를 거하고 쓰는 식이다.

질문 2

46세 여자로 1년 전에 주부습진으로 치료받은 적이 있는 환자입니다. 당시에 배변을 물으니 하루에 1~2회 보고 변비는 거의 없다고 했고 커피를 마시면 약간 설사한다고 해서 연변경향자로 판단하고 형방사백산 가미방을 처방했습니다. 그 결과 효과가 좋았으며 현재도 효과가 유지 중입니다. 그런데 최근 손가락 관절염과 발 시림을 호소하여 재내원했는데 배변 상태를 물어보니 작년과 달리 현재는 대변을 하루 한 번 본다고 하며 구체적으로는 하루 두 번 볼 때보다는 이틀에 한 번 보는 게 더 잦은 일이라고 합니다. 이렇게 대변경향이 일 년 새 바뀐 사람의 경우 무엇을 기준으로 기본방을 선정해야 할까요?

설명

대변의 경향이 반대로 바뀌었다는 환자를 임상에서 자주 보게 되지는 않는다. 그러나 대변경향이 이전과 달라진 경우라면 어느 쪽이 그 환자의 타고난 생리적 배변경향인지 다시 살펴야 하는데, 예를 들어 현재 상태의 배변경향이 다른 원인으로 온 일시적 현상은 아닌지 파악해야 하고 한편으로 전체적으로 어느 쪽 배변현상이 더 오래 지속되었는지 파악해 결정한다. 그러나 전혀 파악이 안 되고 어느 쪽이 원래의 배변경향인지 전혀 판단이 안 설 때는 원칙적으로 두 쪽의 약을 다 쓸 수 있는 상태로 보고 위의 경우에서와 같이 배변에 영향을 주는 약물을 조절하거나 빼고 쓴다.

체질과 기질, 성격의 상호관계

많은 사람이 체질이나 기질이란 용어를 대충 유사한 것쯤으로 인식하거나 심지어 같은 것으로 혼동한다. 기질(氣質)의 사전적 의미는 '개인 특유의 성질'이고, 성질(性質)은 '날 때부터 가지고 있는 기질'이다.[120] 즉 기질이나 성질은 각각 특유의 뉘앙스가 있기는 하지만 상호 유사한 의미로 쓰인다. 나는 기질을 '마음의 성질'로 정의하는데 이는 성질, 성격, 기질의 의미를 모두 포괄한다. 한편, 체질은 문자 그대로 '몸의 성질'이다. 즉, 육체와 정신, 몸과 마음이 상호 대조를 이룬다고 했을 때, 몸의 성질을 나타내는 용어를 체질, 마음의 성질을 나타낼 때 기질이 된다. 그러니까 체질과 기질은 전혀 별개의 다른 용어로서, 예를 들어 구두쇠 기질, 경상도 기질, 바람둥이 기질 등은 올바른 표현이지만, 구두쇠 체질, 경상도 체질, 바람둥이 체질은 틀린 표현이다. 마찬가지로 몸의

---

[120] 성격(性格)이란 의미는 '개인이 가지고 있는 특유한 성질'이라 해서 기질(氣質)의 설명과 거의 동일하다. 즉 기질(氣質), 성질(性質), 성격(性格) 등은 실제적으로는 각기의 특유한 뉘앙스를 가지고 쓰여 지고 있으나 그 본래의 뜻에서는 상호 유사한 의미를 가지고 있다. 영어에서도 이 세 단어는 nature, disposition, temperament, character 등으로 혼용되어 표기되는데 nature는 인간, 동물 따위의 타고 난 성질을 의미하고, disposition은 반드시 타고난 것만은 아닌 개인의 성질을, temperament는 감정적으로 본 성질인 기질을, character는 정신적, 도덕적으로 본 성격을 의미한다.

성질을 나타내는 '알레르기체질, 특이체질, 허약체질'이라 하면 올바른 표현이고 '알레르기 기질, 특이기질, 허약기질'이란 말은 없다. 이 둘은 용어의 의미가 다르고 쓰임새가 다르다. 다른 예로, '성질이 급하다, 응큼하다, 낙천적이다'란 표현들은 마음의 성질, 즉 기질(氣質)을 의미하며 '땀이 잘 난다, 설사를 잘한다, 몸이 냉하다' 등은 몸의 성질, 즉 체질(體質)을 의미하는 표현이다. 사람의 행동은 기질에 따라 달라지는데 이는 인간 개개인의 기질이 행동의 동기에 영향을 주기 때문이다. 사람들은 저마다의 태생적 기질에 따라 다른 동기, 목표, 가치, 충동, 욕망을 갖고 있어 다르게 생각하고 다르게 사물을 받아들이며 다르게 인지(認知)하고 분별하며 이해한다. 예를 들어 기계고장으로 승강기에 갇히게 되었을 때 사람들이 나타내는 반응을 보면, 긴장을 풀기 위해 농담을 하는 사람, 질식해 죽을 것 같아 불안에 떠는 사람, 탈출할 방법을 조용히 모색하는 사람 등 다양한데, 이처럼 동일한 상황에서 제각기 다른 반응을 보이는 이유는 각 개인이 가지고 있는 기질적 차이 때문이다. 반면, 체질은 인간행동의 동기에 어떤 영향도 주지 않는다.

기질과 체질을 연구하다 보면 상호간에 어느 정도의 유의적(有意的) 상관관계가 발견되는 것은 사실이다. 그러나 그렇다고 해서 어떤 체질을 갖는 사람이 반드시 어떤 기질을 갖게 된다는 필연적 상호 연관관계는 없다. 이는 사상의학에서 매우 중요한 관점이다. 기질과 체질의 가장 근본적인 유사성으로 이 둘은 모두 생득(生得)적으로 가지고 태어난다는 점이다. 즉 기질과 체질은 후천적, 환경적 요인으로 인해 생기는 것이 아니라 선천적, 태생적 혹은 유전적인 것으로 태어날 때부터 가지고 나온 본래적 특성이다. 따라서 아무리 노력해도 자신의 체질을 바꿀 수 없듯 기질도 후천적 교육이나 성장 환경에 의해서 바뀌지 않는다. 단지 인격 수양, 자기 계발과 같은 후천적 노력에 의해 정도를 완화시킬 수 있을 뿐이다.

기질(temperament)	태생적으로 타고난 성품의 결합체로 유전학적으로 국민성, 인종, 성별, 그외 어떤 유전적 요인에 의해 형성된다
성격(character)	타고난 기질에다가 어렸을 때의 교육, 근본적 태도, 신앙, 원칙 등이 가미되어 형성되는 것으로 닦이고 훈련된 기질을 의미한다
인격(personality)	다른 사람을 대할 때 표면에 나타나는 태도를 의미한다.

때때로 사람들은 기질을 성격과 혼동하는데 성격을 교육과 성장 환경에 의하여 만들어지거나 바꾸어질 수 있는 학습된 행동이라고 말한다면, 기질은 선천적으로 형성된 처음부터 타고난 바꾸어지지 않는 본래적 특성이다. 기질의 선천성으로 인해 아직 인격이나 성격이 형성되지 않은 어린아이에게서 기질에 따라 다양한 행동양식을 보이는 것을 쉽게 관찰할 수 있다. 예컨대 침(鍼)을 맞을 때 매우 두려워하면서 몹시 우는 아이가 있는가 하면 신기하게도 눈 하나 깜빡 안 하고 잘 맞는 아이도 있다. 기질의 차이는 심지어 동물에서도 발견되는데, 개는 자극을 받았을 때 반응하는 동작에 따라 기질을 나누어 경성(硬性 : 굳은 성품)의 개, 경성 같은 개, 연성(軟性)의 개, 연성 같은 개 등 4가지로 분류된다고 한다. 이러한 개의 기질은 개를 훈련시킬 때에 매우 유용하게 이용된다고 한다. 서양에서는 인간의 기질에 관해 많은 관심과 연구가 이루어졌다. 예를 들어 히포크라테스의 체액설(體液說)과 다혈질, 점액질, 담즙질, 흑담즙질의 사기질설(四氣質說)[121]을 주창한 갈레노스를 보더라도 서양의학의 역사에서 기질에 관한 연구가 얼마

121_ **다혈질:** 명랑하고 활기참. 불쾌와 권태를 쉽게 극복함. 즐거움과 기쁨을 잘 느낌. 사교적이고 친밀함. 동정과 연민이 많음. 솔직하고 순수함. 열정이 있음. 모험심이 강함.
　　담즙질: 자신감과 의지가 강함. 자립심과 결단력이 강함. 즉각적인 분석력이 있음. 추진력과 집착력이 강함. 단체 활동에 적극적임. 실질적인 해결능력. 지도자적 기질이 많음. 적극적이고 끈질김.
　　우울질: 정서가 풍부함. 감수성이 예민함. 진지하고 신중함. 창작성과 예술성이 뛰어남. 깊은 사고력. 성실하고 진실함. 자기희생 실수가 적음.
　　점액질: 유우머와 위트가 있음. 낙천적임. 편안함과 위로를 줌. 객관적이고 이성적임. 신용을 잘 지킴. 여유있는 상황 대처. 인내심이 강함. 부드럽고 깔끔함.

나 빨리 시작됐는지 알 수 있다. 근세에 이르러 칸트는 성격을 사유양식(思惟樣式), 기질을 감성양식(感性樣式)이라 보고 기질을 다시 감정의 기질과 행동의 기질로 나누었다. 스위스의 정신과의사 C.G. 융의 정신분석학이론을 기반으로 한 내향형(內向型), 외향형(外向型)의 유형론은 이 두 가지 형태에 사고(思考), 감각(感覺), 감정(感情), 직관(直觀)의 4가지 심리적 기능을 조합하여 8가지 유형으로 나누어 인간의 기질(氣質)을 설명하고 있다.

앞서 기질과 체질은 전혀 별개의 개념임을 설명했는데 그렇다면 체질과 기질 간에는 어떤 상호관계가 있는 것일까? 근래에 들어 기질을 단순히 성격유형만으로 구분하는 데 그치지 않고 기질과 육체를 연관시켜 그 상관관계를 연구하는 경향이 생기기 시작했다. 예컨대 독일의 생리학자 프란츠 죠셉 갈(Franz-Joseph Gall, 1758~1828)은 골상학(骨相學)[122]에서 두개골의 생긴 모양을 그 사람에게서 나타나는 정신적 특징과 연결시키려 했고, 독일의 철학자 L. 클라게스는 사람의 필적(筆跡)으로 그 사람의 성격을 파악하려 했다. 일본학자 후루카와(古川)[123]는 혈액형과 기질의 관계를 연구하여 사람의 75%는 외관과 기질을 관찰하면 그 사람의 혈액형을 알 수 있다고 했다. 그 외에도 기질(氣質)과 육체와의 상호관계에 대한 다양한 연구가 있었으나 정밀한 측정에 의해

네 가지 유형 중 어느 하나만 들어맞는 사람은 아무도 없으며, 네 유형 중 둘이나 셋 이상의 기질이 혼합되어 있는데, 일반적으로 한두 가지 기질이 우세하게 나타나는 경향이 있다. 예를 들어 어떤 사람의 기질이 80%는 다혈질, 20%는 점액질이거나, 70%는 담즙질, 30%는 우울질, 혹은 60%는 다혈질, 20%는 우울질, 20%는 점액질로 나타나는 식이다.

122_ 골상학(骨相學, phrenology)은 얼굴의 골격으로 성격 등의 특징을 알아내려는 학문이다. 독일의 해부학자 F.J. 갈(1757~1828)이 창시했다. 그는 뇌 기관에 대한 조직과 인간의 병에 대한 관계에 대하여 연관성을 발견하기 시작해서 27개의 각 뇌 기관을 발견했다. 기본원리는 ① 뇌는 심성의 기관이다. ② 인간의 심적 능력은 독립된 몇 가지로 나눌 수 있다. ③ 이 능력은 타고난 것으로서 뇌의 표면에 각각의 자리가 정해져 있다는 등이다. 이 기본원리에 의해 뇌의 표면을 각 부분들로 나누었으며, 그 형태를 관찰해 성격과 능력을 판단하였다.

123_ 1927년 8월 심리학자 후루카와가 자기 친척, 동료, 학생 등 319명을 조사해 〈혈액형에 의한 기질연구〉라는 논문을 일본심리학회지에 발표하였다. 전후(戰後) 이 설의 영향을 받은 작가 노오미(能見)는 1971년, 〈혈액형 인간학〉이란 책을 저술하였는데 이 책이 인기를 얻으면서 혈액형과 성격판정이 유행을 일으켰다. 이 책은 작가가 엄밀한 통계조사 등을 한 것이 아니고 작가생활을 하면서 만나본 사람들을 관찰한 결과를 설명하고 있다.

사상맥진과 진료의 실제

어느 정도 신뢰할 수 있는 성과를 올린 것은 독일의 정신의학자 E. 크레츠머다. 그는 자신의 경험에 비추어 조울증과 정신분열증이 체격과 상관관계가 많은 사실에 착안하여 사람의 체형을 수척형, 근육형, 비만형의 세 유형으로 나누었다. 그의 연구에 의하면 정신분열증 환자는 수척형에서 가장 많고, 다음으로 근육형이 많으며 조울증 환자에는 비만형이 많다고 함으로써 체형과 기질과의 밀접한 상관관계를 주장했다. 이러한 연구들은 체형과 성격 혹은 기질이 서로 밀접하게 상호 연관돼 있으며 체형과 체질에 따라 사람의 성격이나 성정(性情), 체격, 생리, 병리학적 요인 등이 분류되고 결정된다는 가설(假說)에 근거하고 있다.

이런 관점에서 본다면 사상의학 역시 매우 유사하다. 이제마 선생은 동의수세보원에서 사체질의 병리, 생리, 질병관계뿐 아니라 각 체질의 기질적 특징까지 다양하게 묘사하고 있기 때문이다. 이제마 선생은 심지어 체질이 형성되는 메커니즘 자체가 성정(性情)에 기인하고 있다고 묘사하고 있다. 예를 들어 사단론(四端論)을 보면, "태양인은 슬퍼하는 성(性)이 멀리 흩어지고 노(怒)하는 정(情)이 몹시 급한 기질을 가지고 있는데, 이 슬퍼하는 성(性)이 멀리 흩어지면 기운이 폐(肺)로 몰려 폐가 더욱 커지고, 노(怒)하는 정(情)이 몹시 급하면 그 기운이 간(肝)에 부딪혀 간이 더욱 깎여지기 때문에 간이 작아지게 된다."[124]면서 장부의 대소(大小)현상이 애노희락의 성정(性情) 차이에서 발생한다고 했다. 이런 그의 견해는 선천적 장부대소에 의해 인간의 성정(性情)이 형성되는 게 아니라, 성정의 변화로 인해 장부대소가 형성된다고 논한 것으로 장부 대소의 차이는 태어날 때부터 타고난다[125]는 주장과 비교하면 앞뒤가 맞지 않는 것이다. 여하튼 이제마 선생은 사상인이 장부가 고르지 못하고 대소 차이를 선천적으로 가지

124_ 太陽人 哀性遠散而 怒情促急 哀性遠散則 氣注肺而 肺益盛 怒情促急則 氣激肝而 肝益削 太陽之臟局 所以成形於肺大肝小也

125_ 人稟臟理 有四不同 肺大而肝小者名曰太陽人 肝大而肺小者名曰太陰人 脾大而腎小者名曰少陽人 腎大而脾小者 名曰 少陰人

고 태어나기 때문에 그에 따라 심욕(心慾)이 한 쪽으로 치우치기 쉽고, 이것을 다스리는 데 실패하면 결국 비루하거나 천박하거나 탐욕스럽거나 게으른 사람이 된다[126]고 함으로써 장부의 대소가 육체적 문제뿐 아니라 기질적 측면에까지 영향을 준다고 주장했다.

변증론(辨證論)을 보면 사체질의 기질이 묘사되고 있는데 태양인은 막힘없이 잘 소통하는데 강하고, 소양인은 굳세고 강한 장점이 있고, 태음인은 무슨 일이든 끝까지 잘하는 장점이 있고, 소음인은 단정하고 침착한 장점이 있다[127]고 하고 있다. 또한 태음인은 평소 겁을 잘 내는 경향이 있고, 소양인은 쉽게 염려하는 경향이 있으며, 소음인은 늘 불안정해지기 쉬운 경향이 있고, 태양인은 늘 서두르는 경향이 있다[128]고 했다. 결국 이러한 이제마 선생의 관점은 그가 말한 체질적 특성과 기질과의 깊은 연관성을 시사하는 것이다. 이러한 관점은 전통 한의학에서 말하는 '몸과 마음은 하나' 라는 소위 심신일여(心身一如)원리와 신형일체(身形一體)사상에서 영향 받았을 가능성이 크다. 뿐만 아니라, 희노우사비공경(喜怒憂思悲恐驚)의 칠정(七情)을 오장육부(五臟六腑)에 귀속시켜 생각했던 전통 한의학 이론의 영향을 받았을 것이다. 황제내경 소문(素問)에 "노여움이 과하면 간을 손상시키고, 기쁨이 과하면 심장을 손상하며, 생각이 과하면 비를 손상하고...."[129] 라는 말이 있는데 이제마 선생은 사단론(四端論)에서 "자주 화를 내고 자주 화를 참으면 옆구리가 자주 좁아졌다 넓어졌다 하게 되는데, 옆구리는 간이 위치한 곳으로 이것이 좁아졌다 넓어졌다 해서 안정되지 못하면 어찌 간(肝)이 상하지 않을 수 있겠는가?" 하고 있으며 또한 "갑자기 기뻐하고 갑자기 기쁨을 거두면 가슴이

126_ 人趨心慾 有四不同 棄禮而放縱自 名曰 鄙人 棄義而偸逸自 名曰 懦人 棄智而飾私自 名曰 薄人 棄仁而極慾自 名曰 貪人

127_ 太陽人 性質 長於疏通而 材幹 能於交遇 少陽人 性質 長於剛武而 材幹 能於事務 太陰人 性質 長於成就而 材幹 能於居處 少陰人 性質 長於端重而 材幹 能於黨與

128_ 太陰人 恒有怯心 (후략), 少陽人 恒有懼心 (후략), 少陰人 恒有不安定之心(후략) 太陽人 恒有急迫之心

129_ 怒傷肝 喜傷心 思傷脾 憂傷肺 恐傷腎 (黃帝內經, 素問, 陰陽應象大論)

자주 넓어졌다 좁아졌다 하게 되는데, 가슴은 비(脾)가 위치한 곳으로 이것이 넓어졌다 좁아졌다 해서 안정되지 못하다면 어찌 비가 상하지 않을 수 있겠는가?" 하여, 유사한 관점으로 감정과 장부를 연결시키고 있다. 다른 점이 있다면 전통 한의학에서는 희(喜)가 심하면 심장(心臟)을 상하게 한다[130]고 했으나 이제마 선생은 비(脾)를 상한다[131]고 했고, 비(悲)가 폐(肺)를 상한다[132]고 했으나 이제마 선생은 신(腎)을 상한다[133]고 하는 점 등이 다를 뿐이다. 이렇듯 이제마 선생은 체질과 성정(性情)과의 관계를 밀접하게 인식했으므로 이후에 사상의학을 연구한 후학들에 의해 이러한 인식은 더욱 확대되어 적지 않은 오류가 나타나게 되었다. 현재 다양한 매체를 통해 소개되고 있는 사상체질의 기질적 특징에 대한 설명을 보고 있노라면 이것이 성격 유형학인지 체질의학인지 구분이 안 될 정도로 오류가 심한 정도를 넘어서고 있다.

예를 들어 소양인의 일반적 특징이라고 알려져 묘사되고 있는 설명을 한번 보자.

소양인은 항상 밖의 일을 좋아하고 자신의 일이나 가정의 일을 소홀히 여기는 경향이 있다. 다른 사람의 일에 희생을 아끼지 않고, 또 그 일에 보람을 느껴 의리가 강한 사람으로 보인다. 판단력이 빠르지만 계획성이 없으며 하는 일이 잘 안 될 때에는 체념을 잘한다. 납득이 되지 않는 일에는 이해관계를 초월하여 물불을 가리지 않고 달려들며, 목에 칼이 들어와도 하고야 마는 강직한 성격이다. 그러나 상대가 잘못을 뉘우치거나 사과를 하게 되면 곧 용서해주고 동정심으로 변한다. 한편 자신의 실수가 있거나 잘못을 느낄 때에는 금방 비애에 잠겨 정신적 타격을 심하게

130_　喜傷心

131_　乍發喜而 乍受喜則 胸腋 乍闊而乍狹也 胸腋者 脾之所住着處也 胸腋 闊狹不定則 脾 其不傷乎

132_　悲傷肺

133_　忽動哀而 忽止哀則 脊曲 忽屈而忽伸也 脊曲者 腎之所住着處也 脊曲 屈伸不定則 腎 其不傷乎

받는다. 보기에는 냉정하고 쌀쌀하며 날카로운 성격 같지만 사귀어 보면 다정다감하고 봉사정신이 투철하며 누구나 호감을 갖게 된다. 그러므로 소양인 기질은 일을 만드는 데 능하고 개척하는 데는 장기가 있지만 조직을 하거나 마무리하는 데는 부족하다. 솔직담백하여 마음에 있는 것을 다 털어놓으며 꾸밈이나 아첨하는 일은 아주 혐오한다. 의리를 위해서는 이해타산을 초월하며 변절하는 일은 절대 용납하지 않는다. 성질이 급하고 욕심이 없는 반면 침착하지 못하여 오락 같은 데는 장기가 없다. 장기와 바둑 같은 깊이 생각하는 놀이에는 더욱 소질이 없다.

이러한 묘사는 변증론에 나오는 소양인 성정(性情) 조문 중에 "소양인의 성(性)은 항상 들려 하고 놓으려 하지 않으며, 소양인 정(情)은 항상 겉으로 이기려하고 안으로 지키려(內守) 하지 않는다."[134] 등의 조문에 근거하고 있는 것으로 보인다. 그런데 위의 예문을 보면 소양인이라면 예외 없이 이런 성격을 갖는 것으로 절대화하고 거기다가 "가정에 소홀하고, 지구력이 부족하고, 체념을 잘하고, 희생을 아끼지 않고, 남을 쉽게 용서하고, 봉사정신이 강하고.... 등등"으로 각색까지 해 놓았다. 이것은 우리 선학들이 사상의학에 대한 이해와 체질감별을 좀 더 쉽게 할 목적으로 만든 것으로 보이지만 팩트에 기반하지 않은 소설(小說)에 불과하며 결과적으로 사상의학을 일종의 성격기질론처럼 심각하게 오도(誤導)시킨 실수를 한 것이다.

서양에서는 히포크라테스의 사체액설(四體液說)이 천오백여 년을 이어져 오다가 갈레노스에 의해 사기질설(四氣質說)로 확장되었는데 이에 따르면 담즙질, 점액질, 다혈질, 우울질은 각각의 독특한 기질을 갖고 있다. 그런데 마침 이 사기질(四氣質)의 성격이 이

134_　少陽之情氣 恒欲外勝而 不欲內守

294　　　　　　　　　　사상맥진과 진료의 실제

제마 선생이 말한 태소음인양인의 성정과 유사한 점이 있는 것에 착안했는지 현대적 용어로 표현해 놓은 태소음양인의 성격기질을 보면 거의 동일한 것으로 묘사돼 있다. 예를 들어 본다.

태음인

사회생활을 하는 데 가장 적응을 잘하는 체질로 ①일단 시작한 일을 끝까지 성취시키는 성취력이 있고, 무슨 일이든 꾸준하게 하고, 일정한 곳에 오래 참고 견디는 데 능하며, ②모든 일을 넓게 생각하고 이해해 버리며, 행동이 점잖고 의젓하며, ③속마음을 쉽게 표현하지 않고, ④매사를 신중하게 생각하여 믿음직스럽다. 반면에 ⑤겁이 많아서 일을 하기 전에 포기하고, ⑥게으른 면이 있고, 많이 움직이려 하지 않으며, 개인적인 일에 관심은 많으나 ⑦외부의 일은 등한시하며, 보수적이고 욕심이 많으며, 자기 것에 대한 애착이 강하며, ⑧변화를 싫어하며, 음탕한 면이 있고, 운동보다는 도박을 좋아한다.

점액질

유하고 착한 성격이며 ①한번 마음먹으면 하는 성격이고, ②남의 의견을 잘 수용하고, ③자기 속내를 잘 드러내지 않고, ④쉽게 흥분하지 않으며, ⑤겁이 많고, 만나는 사람들을 편하게 대하며, 책임감 강하고 약속을 잘 지킨다. 단점은 너무 우유부단하며, ⑥게으른 나머지 일의 추진력이 떨어지고, ⑦관망자가 되고 싶어하며, ⑧소극적인 편이다.

위 내용을 잘 보면 사상체질에서의 태음인과 사기질(四氣質)설에서의 점액질에 대한 성격 설명이 거의 동일하게 묘사돼 있음을 알 수 있다. 두 문장에서 동일한 내용을 알기 쉽도록 번호로 표기해 놓은 것들을 비교해 보기 바란다. 소음인과 우울질에 대한 묘사를 읽어 봐도 여전히 같음을 알 수 있다.

소음인

항상 침착하고 ①용의주도하며 조심스럽다. 끈질긴 면이 있으며 인내심이 강하고 세심하다. ②사소한 일에도 조바심이 나고 불안하다. ③걱정이 많아 가슴이 답답할 때가 많다. 감정보다는 이성이 앞서며 ④이기적이 되기 쉽다. ⑤내성적이고 ⑥소극적이어서 모험을 꺼리고 자기 안일에 빠지기 쉽다. ⑦매사 자기 본위로 생각하는 경향이 있고 실리를 얻기 위해서는 수단과 방법을 가리지 않는 면도 있다. ⑧머리가 총명하고 판단력이 빠르며 조직적이고 사무적이어서 윗사람에게 잘 보이나 때로는 지나치게 아첨하기도 한다. ⑨자기가 하는 일을 남이 손대는 것을 싫어하며, 남이 잘하는 일에 질투심이 강하여 한번 꽁하면 여간해서 풀어지지 않고 남에게 인색한 면이 있다.

우울질

①완전 추구형이며, ②정서적으로 민감하고, ③부정적이며 비판적인 판단을 하며, ④이기적이며, ⑤내성적이고, ⑥비사교적이며 자학적이다. ⑦자기중심적이며, ⑧깊이 생각하며, 재능이 많다, 매사에 분석적이고 감성이 뛰어나 예술가 타입이며 창조적 재능, 상대를 감동시키는 능력, ⑨자기 혼자 모든 일을 생각하고 끝낸다.

이런 식의 설명대로라면 소양인은 다혈질, 태음인은 점액질, 소음인은 우울질, 태양인은 담즙질과 성격과 기질이 일치한다. 지금은 기질이 체액(體液)에 따라 결정된다고 생각하는 사람은 없지만 갈레노스의 기질에 대한 네 가지 명칭과 관념은 오늘날에도 여전히 남아 사용되고 있다. 예컨대 다혈질은 양적(陽的)기질로 명랑하고 활기차고 사교적이고 솔직하고 열정적이며 모험심이 강하다고 특징되는데, 이는 이제마 선생이 묘사한 빠르고 날래며 씩씩하고 용감하다는 소양인 기질과 본질적으로 유사한 면을 가지고 있는 것이 사실이다. 한편 우울질은 음적(陰的)기질로 정서가 풍부하고 감수성이 예민하며 진지하고 신중하다고 특징되는데, 이 특징은 이제마 선생이 묘사한 소음인의 기질과 유사하다. 소음인은 "타고난 바탕이 단정하고 침착한 장점이 있고,[135] 늘 불안정한 마음이 있다."[136] 했기 때문이다. 유머와 위트가 있으며 느긋하며 낙천적이며 인내심이 강한 것으로 특징되는 점액질은 태음인의 기질과 매우 유사하고, 자신감과 의지가 강하며 결단력이 있고 즉각적인 분석력이 있다고 특징되는 담즙질은 태양인 기질과 매우 유사한 측면이 있다. 이렇게 기질적 특징으로 보아 상호 유사한 점이 있다는 사실에 기초하여 '소양인 = 다혈질, 소음인 = 우울질, 태음인 = 점액질, 태양인 = 담즙질'이라는 등식으로 결론을 내리면 이는 매우 중대한 오류가 된다. 왜냐하면 이제마 선생은 변증론에서 소양인을 묘사하면서 "소양인은…씩씩하고 용감하며… "라고 하면서도 "성품이 조용하고 우아하여 마치 소음인 같은 소양인도 있다."[137]라고 함으로써 같은 소양인이라도 기질, 성격이 전혀 다른 소양인이 동시에 존재한다고 분명히 말했기 때문이다. 그러므로 이렇게 한 체질 안에도 명백히 상반(相反)된 기질이 존재한다고 한 이상, 사상의학에서 체질과 기질을 동일시하거나 명백한 상호관계를 갖는 것처럼 인식하는 것은 분명한 오류가 된다. 사상체질에서 나타나는 체질과 기질과의 상호관계에 있어 유의적 연관성이 있는 것은 사실이고 이제마 선생 자신이 사상체질에 있어서 기질적 측면을 중요시한 것 역시 사실이지만 본래적으로 체질과 기질은 별개의 개

135_ 少陰人 性質 長於端重而 材幹 能於黨與

136_ 少陰人 恒有不安定之心 不安定之心寧靜則 脾氣 卽活也

137_ 少陽人 或有短小靜雅 外形 恰似少陰人者 觀其病勢寒熱 仔細執證 不可誤作少陰人治

넘이며 상호 동일시할 수 있는 개념이 아니다. 즉, 특정 체질(體質)을 가진 사람이 반드시 특정 기질(氣質)을 소유하게 된다거나, 특정 기질을 가진 사람이 반드시 어떤 체질을 갖게 된다는 식의 논리는 성립되지 않는다.

그러므로 변증론에서 전개된 기질 묘사들은 어디까지나 체질 현상의 다양한 특성(特性) 중 한 부분을 묘사한 상대적이고 부분적인 것으로 참고만 하는 정도로 인식해야 한다. 예컨대 "충청도 사람은 느리다."라는 말은 충청도 사람들한테서 많이 발견되는 특징 중 하나로 인식해야지 모든 충청도 사람이 다 느리다고 인식해선 안 되는 것처럼 아무리 다혈질 기질을 가진 소양인이 많다 해도 이 세상 모든 소양인이 다 다혈질인 것은 아니며, 어떤 사람이 다혈질이란 이유로 곧 소양인으로 간주될 수 없다는 사실을 분명히 알아야 한다. 나의 오랜 기간 임상을 통해 관찰한 바에 의하면 소양인 중에는 다혈질 기질을 가진 사람이 상대적으로 많긴 했지만 담즙질, 점액질 기질을 가진 사람부터 심지어 반대기질인 우울질을 가진 사람까지 다양하게 분포하고 있으며, 역으로 다른 체질에서도 다혈질 기질을 가진 사람을 많이 볼 수 있었다. 그러므로 기질을 감별조건으로 삼아 체질을 가리려는 시도는 그것이 어떤 것이든 간에 모두가 넌센스다. 사상의학 연구 초기 단계 시절, 혈액형과 사상체질 사이에 중요한 연관관계가 있다고 본 선학(先學)들이 A형을 태음인, B형을 소음인, O형을 소양인, AB형을 태양인으로 인식했던 것도 이와 동일한 오류였다. 지금 와서 혈액형을 사상체질에 연관시키는 것은 명백한 실수로 인식하고 있지만 당시로서는 매우 심각하게 연구를 진행한 학자가 많았다.

칼 융(C.G. Jung, 1875~1961)은 처음에 프로이트 정신분석에 심취했었으나 그와 결별하고 보다 새롭고 정교한 성격이론을 만들었다. 분석심리학(Analytical Psychology)이 그것인데 여기서 그는 사람이 외부세계와의 관계에 취하는 태도를 크게 두 가지로 나누어 각각 내향성(內向性)과 외향성(外向性)으로 구분했다. 그리고 이 두 성향은 각각 감각(感覺), 사고(思考), 감정(感情), 직관(直觀)의 4가지 특성을 가진다 해서 모두 8가지 타입으로 구분했다. 사상의학을 심리적 측면에서 연구한 결과 융이 설정한 성격유형이 이제마 선생의 사상체질과 완전히 일치한다고 보고 외향성 직관형을 태양인으로, 외향성 감정형을 소양인으로, 내향성 감각형을 태음인으로, 내향성 사고형을 소음인으로 단정하는 사람도 있는데 이는 앞서 지적한 대로 체질과 성격 혹은 기질을 동일시(同一視)한 바탕 위에 학리를 전개했으므로 오류다. 소양인 중에 외향성 성격에 감정형 기질을 가진 사람이 상대적으로 많다고 이해하는 것은 문제가 되지 않으나, 외향성에 감정형 기질을 가진 사람이라면 무조건 소양인이라 단정하는 것은 일반화(一般化)의 가설(假說)로 전제 자체가 성립하지 않는다. 사상의학계 일각에서 체질과 기질을 상대적 독립관계로 보지 않고 같은 것으로 동일시(同一視)하여 기질을 보고 체질을 가리려 하거나 혹은 체질을 보고 기질을 판단하여 체질의학을 성격 유형학의 아류(亞流)쯤으로 인식하게 만든 근본적 이유는 그동안 체질의 실체에 대한 명확한 인식에 도달하지 못했기 때문에 발생한 현상이다. 올바른 체질감별을 못하는 상황에서 상대적으로 겉으로 드러난 특징만 보고 체질을 규정하려 했기 때문이다. 이런 관점들은 명확한 체질감별을 통해 분명한 체질의 실체를 확인하게 되면 자연적으로 소멸된다.

사체질의 분포에 대한 소고(小考)

사상인의 분포에 대해선 이제마 선생이 이미 동의수세보원 변증론에 밝혀 놓았다. "만(萬) 명이 사는 고을에 태음인이 5천이고 소양인 3천, 소음인 2천, 태양인은 숫자가 희박해 서너 명에서 열 명 정도이다."[138]라는 조문이다. 이제마 선생이 이런 조문을 제시한 것은 후학들에게 체질분포의 대략적 기준을 제시해 주려는 의도가 아니었을까 짐작한다. 만일 이 조항이 없었다면 사람마다 각기 어느 체질이 많고 어느 체질이 적다 말해도 누가 옳은지 판단할 기준이 없을 것이다. 그런데 오늘날 사상 임상가에서는 변증론에 해당 조문이 분명히 제시됐음에도 불구하고 조문과 전혀 다른 견해들이 주장되고 있다. 물론 책에 나오는 대로 세상 어디서나 늘 같은 비율의 분포가 돼야 한다고 원리주의적 해석을 하자는 것은 아니다. 그러나 소위 전문가라는 사람들이 이제마 선생이 제시한 기준들과 비슷하지는 않을 망정 전혀 동떨어진 주장을 한다면 굳이 이제마 선생이 책에다 체질분포에 대한 대강을 제시한 의미는 무엇인지 한번 생각해 볼 필요

138_ 太少陰陽人 以今時目見 一縣萬人數 大略論之則 太陰人五千人也 少陽人三千人也 少陰人二千人也 太陽人數 絶少 一縣中 或三四人 十餘人而已

사상맥진과 진료의 실제

가 있다는 뜻이다.

　학자에 따라 사상인 분포 견해에 제각기 다른 주장이 있을 수 있다는 점은 일단 인정한다. 100년 전에 제시된 체질분포가 시공간의 차이에 관계없이 늘 같아야 한다는 생각은 비상식적이다. 그러나 오늘날처럼 사상인 분포 비율에 대해 학파마다 너무나 다양한 견해가 있다는 것은 지나친 면이 없지 않다. 앞서 잠깐 언급한 대로 이제마 선생의 증손인 이진윤 선생은 80% 이상을 소음인으로 봤고 그로부터 배운 홍순용 선생도 그대로 따르고 있다.[139] 송일병 교수에게 박사학위를 지도한 노정우 교수는 80~90% 이상을 태음인으로 보고 진료한[140] 것으로 알려져 있고, 〈동의사상대전(東醫四象大典)〉을 저술한 박석언 선생은 소음인 50%, 소양인 30%, 태음인 20%며 태양인은 없다고 한 것으로 보아 체질분포에 대한 이견(異見)들은 지금보다 훨씬 윗세대부터 이미 존재했음을 알 수 있다. 이러한 이견들은 오늘날도 예외가 아니어서 아직도 소음인이 가장 많다[141]고 주장하는 견해부터 심지어 태양인이 70%라고 주장하는 사람[142]까지 있다. 문제는 이러한 다양한 주장이 서로 공존할 수 있는 견해가 아니라는 데 있

139_ 處方은 어디에서 나왔는가 하면 원남동에서 옛날에 洪淳用 씨 하고 같이 동업하던 韓醫師입니다. 이분이 李濟馬 선생님의 증손이 되는데 홍교수님보다 연세가 많죠. 그 집에 가면 이 處方을 많이 쓰십니다. 그 집에 가면 하루 종일 무엇을 쓰는고 하니, 寬中湯하고 香砂養胃湯하고 補元湯 거기에다가 藿香正氣散, 이 4가지 處方 이외에는 없습니다. 왜냐하면 확률적으로 그 處方 이외에는 없습니다. 거기에다가 洪淳用 선생님이 少陰人을 많이 보지 않습니까. 그분도 그때 보니까 少陰人을 많이 보았어요. (송일병 강의록)

140_ 太陰人이 裏熱이 있는데 보통 사람이 血虛하면 혀가 빨갛지 않습니까! 혀끝이 빨가면 血虛하다고 그러죠. 그래서 그 양반은 少陰人이든 太陰人이든 혀가 빨가면, "아- 이것은 속에 心臟 熱이 있다"고 생각하시는 것입니다. 그래서 少陰人도 혀가 빨가면 太陰人 이라고 합니다. 그게 노정우 선생님은 80~90%을 대부분 太陰人이라고 봅니다. 少陰人도 太陰人이라고 보시니까, 그 사람을 처리하는데 丹蔘補血湯을 쓰신 것입니다. (송일병 강의록)

141_ 제 한의원에서도 약 쓰는 것을 기준 삼아 보면 소음인이 제일 많아요. 소양인이 그 다음이고 태음인이 가장 적습니다. 진료부상으로 그렇다는 이야기죠. 환자랑 같이 왔다가 그냥 가는 사람을 보면 태음인이 많았습니다. 그렇다면 한의원 진료부상 사상인 비율이 소음인, 소양인, 태음인 순으로 많다는 것이지, 일반인의 사상인 비율도 그렇다는 이야기는 아닙니다. 소음인이 실제로 많다는 게 아니라, 한의원에 오는 사람 중 소음인이 많다는 거죠. (김형태 강의록)

142_ 이 주장은 금음, 금양체질 최대 다수설을 주장하는 일부 팔체질 임상 한의사들 중심으로 주장되고 있다.

다. 누구의 주장이 옳으면 나머지 주장들은 반드시 틀릴 수밖에 없다. 한편 이런 주장들을 접하는 일반인과 비전문가의 입장을 생각해 본다면 심각한 문제가 아닐 수 없다. 소위 사상의학 대가(大家)를 자처하는 분들부터 이런 차이가 나온다면 그 밑에서 공부한 한의사들은 어떨 것인가를 짐작하는 것은 어렵지 않다. 전문가마다 모두 체질을 다르게 봤을 때 그런 모호성에 바탕을 둔 의학체계를 어떻게 신뢰할 수 있을 것인가. 사상의학은 못 믿겠다는 말은 이제 일반인뿐 아니라 심지어 한의사들로부터도 나오고 있다.

그렇다면 이 책에서 주장하는 사상인 분포에 대한 견해는 어떤가? 내가 지도하는 사상맥진학회의 공식적 입장은 소양인이 가장 많아 대략 50%를 차지하고 태음인 40%, 소음인 10%, 태양인은 0.1% 정도다. 물론 이것은 형식을 갖춘 공식 연구결과로 낸 데이터는 아니고 지금까지 맥진으로 체질을 분별했을 때 나타난 누적된 경험에 따른 대략의 수치다. 그렇다면 이 또한 이제마 선생이 변증론에서 제시한 분포도와 동떨어지기는 매 한가지 아닌가 하는 비판이 있을 수 있다.

그러나 그런 비판을 하기에 앞서 우리가 먼저 알아야 할 중요한 사실은 체질분포에 대한 조문이 같은 동의수세보원이라도 판본에 따라 조금씩 다르다는 것이다. 익히 알고 있는 태음인 5천, 소양인 3천, 소음인 2천의 분포는 1901년 발간된 신축본 변증론에 나오는 조문이다. 이 신축본은 이제마 선생이 죽은 다음 해인 1901년 후학들인 율동계가 이전에 출판된 갑오(甲午)본과 경자(庚子)본을 합본하여 펴낸 책이다. 갑오본은 이제마 선생 58세 때인 1894년에 나왔고 이후 1900년 이제마 선생이 죽기 전까지 갑오본을 개초해서 낸 책이 경자본이다. 근년에 중국 연길에서 또 하나의 책이 발견되었는데 소위 '초본권(草本券)'이란 이 책은 처음에는 이제마 선생의 작품이 아닌 것으로 생각되다가 국내학자들의 연구 결과 이제마 선생이 저술한 것임이 인정되었다. 이 책에는 이제마 선생의 사상의학 초기정신이 담겨있고 병증논리, 약물 등 아직 정립되지 않은 내용이 담겨있는 것으로 보아 갑오본 이전 이제마 선생의 젊은 시절에 저술된 것으로 보인다.

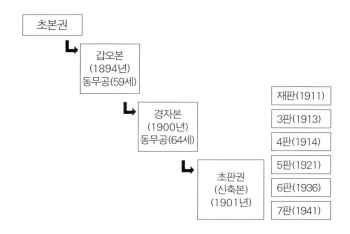

사상인의 분포 수는 판본에 따라 내용이 조금씩 다르다고 말했는데 신축본 이전에 나온 갑오구본에 의하면 사상인의 숫자가 북도산곡(北道山谷)과 남중원야(南中原野)에 따라 각기 분포가 다르다고 기술(記述)돼 있다. 즉 북쪽 산골지방에는 소양인이 가장 많아 5천이고 태음인 3천, 소음인 2천이며, 남쪽 평야지방에는 소양인, 태음인이 각각 4천으로 가장 많고, 소음인이 2천[143]이라 돼 있어 신축본과 달리 소양인이 가장 많다고 기술되어 있다. 지역에 따라 분포도를 각각 달리 표현한 갑오구본의 분포비율이 하나로 표현한 신축본 조문보다 훨씬 신뢰가 간다. 그러나 신축본이 갑오본보다 늦게 출간되었으므로 의학 경험이 축적되면서 점차적으로 의론(醫論)이 발전된다는 관점이라면 구본보다는 신판본에 제시된 견해에 신빙성이 가는 것이 상식적일 것이므로 혼동이 야기된다.

그런데 서지학(書誌學)을 연구하는 한의사 중에 이 문제를 놓고 연구한 논문이

---

[143] 太少陰陽人以今時目見北道山谷一縣萬人數大略論之則 少陽人 五千人也 太陰人 三千人也 少陰人 二千人也 太陽人數 絶少一縣中或三四人十餘人而已以南中原野一縣萬人數大略論之則少陽·太陰人 各四千人也 少陰人二千人也 太陽人數 亦絶少一縣中或三四人十餘人而已

있어 눈길을 끈다. 즉 이태규 등이 2008년 사상의학 학회지에 발표한 논문, '함산사촌 동의수세보원 갑오구본'과 '상교현토 동의수세보원의 비교연구' [144]에 판본마다 사상 인 분포비율이 다른 문제에 대한 고찰이 나온다. 동의수세보원 중 가장 오래 된 판본이라 할 수 있는 초본권에 이미 사상인의 분포비율 조문이 나오는데, 거기에는 신축본과 같은 태음인 5천, 소양인 3천, 소음인 2천인, 태양인은 희소로 돼 있다. 그래서 최종판 인 신축본의 분포비율은 이제마 선생의 최종 지견이 아니라 이미 가장 초창기였던 초 본권 저술 당시부터 갖고 있었던 생각임을 알 수 있다. 그러므로 초본권 → 갑오본 → 경자본 → 신축본으로 이어지는 판본[145]에서 다른 병증 조문들은 판본의 변화에 따라 발전된 의론[146]들이 보이지만 유독 사상인 분포비율에 대해서만은 진전된 것처럼 보이는 갑오구본 조문을 따르지 않고 가장 오래된 판본의 조문을 인용한 것임을 알 수 있다. 이것은 이제마 선생의 생각이 초창기 초본권 시절엔 태음인이 가장 많다고 생각했다가 갑오본 저술 시기에 와서는 생각이 바뀌어 소양인이 가장 많다고 생각했으며, 다시 신축본 시절에 와서는 또 마음이 바뀌어 애초의 분포비율로 되돌아간 것으로 생각하기 쉽다. 그러나 신축본은 이제마 선생이 직접 개초해 저술한 책이 아니라 그의 사후(死後) 1년이 지난 시점에서 후학들인 율동계가 갑오구본과 경자신본을 합본 편집하여 발간한 것이다. 즉 신축본은 이제마 선생 스스로 저술한 책이 아니므로 신축본 저술 시

144_ 이태규·김상혁·이준희·이수경·김달래·고병희 경희대학교 한의과대학 사상체질과

145_ 이제마 선생이 58세 되던 1894년 갑오년에 처음 발행한 것이 갑오본이고 6년 후인 1900년 경자년에 개초되어 발행된 것이 경자본이다. 갑오본을 구본(舊本)이라 하고 경자본을 신본(新本)이라 하는데 두 권 다 원본은 존재 하지 않는다. 신축본은 이제마 선생 서거 1년 후인 1901년 신축년에 함흥 율동계에서 김영관, 한직연, 송현수 등 이 갑오본 구본과 경자본 신본을 모아 발행한 것이다. 그런데 근년에 연변조선족자치주에서 발행한 초본권이 우 연히 발견되면서 이 책의 저술 시기를 연구한 결과 갑오본 이전에 저술된 것으로 밝혀져 현존하는 동의수세보 원 중에서 초본권이 가장 오래된 것으로 밝혀졌다.

146_ 이제마 선생은 갑오본 저술 당시에는 소음인 표병을 크게 태양병과 양명병으로 분류해서 설명하다가 신축본을 저술하면서 병증에 대한 개념을 발전시켜 울광증과 망양증이라는 새로운 분류로 소음인 표병을 설명하게 된다. 즉, 갑오본 저술 당시에는 울광증과 망양증에 대한 개념이 명확하게 정립되지 않았던 것으로 보이는데, 실제로 갑 오본을 살펴보면, 이 부분을 제외한 어느 곳에서도 울광증에 관한 직접적인 언급을 찾아볼 수 없다. (논문인용)

점에 와서 다시 생각이 바뀌었을 것이라는 추론은 성립되지 않는다. 상기 논문의 저자는 율동계가 신축본의 합본 편집과정에서 경자본 소양인범론 중 6조문을 누락시킨 것 등을 고려한다면 내용들을 단순히 합치는 것에 그치지 않고 임의로 조문을 가감 편집했음을 알 수 있는데 변증론 체질분포 조문에서도 갑오초록본의 해당 조문 대신 초본권 내용으로 대체했다는 것이다. 요컨대, 신축본에 태음인이 가장 많다는 초본권의 조문이 들어간 것은 이제마 선생의 뜻이 아니라 이제마 선생 사후에 책을 편찬한 율동계 편집자의 뜻이라는 것이다. 이런 관점에서 보게 되면 초본권 저술 이후 의학 경험을 더 쌓은 뒤 저술된 갑오본에서 사상인 분포에 관해 보다 상세하게 기록되어 있던 것이 왜 나중에 개초된 신축본에서 초본권 내용으로 후퇴되어 있는지 비로소 논리적으로 이해할 수 있게 된다. 결국 이제마 선생이 죽기 전까지 갖고 있었던 사상인 분포의 가장 최종적 지견은 신축본 것이 아니라 소양인이 가장 많다고 한 갑오본의 것임을 알 수 있다. 실제로 신축본의 변증론에 보면 태음인이 가장 많다한 초본권 내용을 인용하고 있으면서도 "소양인은 사람의 숫자까지 많아 가장 가리기 쉽다(人數亦多 最爲易辨)."라는 표현이 나오고 있어 문맥상 앞뒤가 맞지 않는다. 이 조문과 어울리려면 소양인 숫자가 가장 많다고 한 갑오구본의 분포비율이 들어갔어야 하는 것이다.

이러한 논문연구 과정이나 변증론의 기술(記述)로 보았을 때 사상인 분포에 대해 다양한 견해 가운데 본 학회가 주장하는 소양인 최다수설(最多數說)의 견해는 이제마 선생이 죽기 직전까지 가지고 있던 최종(最終)적 견해와 일치함을 알 수 있다. 다만 소음인 20%가 본 학회에서는 10%로 줄어든 대신 태음인이 40%로 10% 늘어난 차이가 있으나 이 정도의 차이는 다른 학파들의 현격한 차이와 비교하면 경미한 정도로 간주될 수 있다. 본 학회에서는 소음인이 생각보다 적어 10% 내외로 보는데, 소음인이 더 많거나 혹은 가장 많다는 일각의 주장은 아마도 사상약물 부작용설에 기인한 것이 아닐까 생각한다. 일반적으로 사상처방은 약물의 편벽됨이 심해 다른 체질의 약물을 잘못 썼을 때 당장 부작용이 나는 것으로 알려져 있어 약 먹고 아무 부작용이 없으면 제대로 체질에 맞게 썼다고 쉽게 간주하는 경향이 있다. 이것은 따로 기술하겠지만 명백히 잘못된 생각이다. 사상방 중에는 체질을 오판해 잘못 써도 부작용이 없는 약이 꽤 있으므로 약물의 부작용 여부로 체질을 판단할 수 없다. 소음인 방제들은 일반적으로 온화한 비위계통의 약물이 많아 소음인에게 가장 많이 처방하는 향사양위탕, 곽향정기산 등 처방은 다른 체질에 투약해도 심각한 부작용이 나타나지 않을 뿐 아니라 심지어 처음에는 효과가 있는 경우까지 있다. 따라서 소음인 약물을 써서 부작용이 없고 약간의 효과까지 있을 경우 소음인으로 잘못 간주하여 숫자가 많아진 것이 아닐까 유추된다.

사상맥진과 진료의 실제

태양인 분포에 관하여

근래에 들어 태양인의 비율에 대해 이의(異意)를 제기하면서 그 숫자가 생각보다 훨씬 많다고 주장하는 사람들이 있다. 그런데 이러한 주장도 다양해서 태양인이 대략 30~40%가 된다는 사람부터 심지어 70%까지 된다고 주장하는 사람도 있다. 물론 개인의 견해라 치부하고 넘어갈 수도 있지만 추상적 교조(敎條)나 정치적 신념처럼 이런저런 주장을 다 인정할 수 있는 것이 아니고 누구의 주장이 맞으면 다른 주장은 반드시틀릴 수밖에 없는 절대적, 현실적 현상에 대한 문제이므로 한번쯤은 이 문제를 짚고 넘어가지 않을 수 없다.

　　태양인의 분포 숫자에 대해 이제마 선생은 가장 오래된 초본권부터 갑오본, 경자본, 신축본에 이르기까지 매우 일관된 주장을 하고 있는데, 요컨데 그 숫자가 매우적다는 것이다. "태양인의 숫자는 절대적으로 적어 혹 3~4명에서 10여 명 정도가 된다."[147]라 하여 판본(版本)이 달라도 '절대적으로' 적다는 '절소(絶少)'라는 용어를 사용

147_　　太陽人數 絶少 一縣中 或三四人 十餘人而已 (신축본 변증론)

하여 희소(稀少)함을 강조하고 있다. [148] 이러한 이제마 선생의 생각은 판본에 따라 다른 체질들은 그 분포의 비율이 변(變)하고 있는데 반해 적어도 태양인에 관해서는 처음부터 끝까지 일관된 입장을 보이고 있다는 점에서 주목할 만하다. 한편 이제마 선생은 변증론에서 뿐 아니라 신정태양인병응용설방약이방(新定太陽人病應用設方藥二方)편에서도 "태양인은 그 숫자가 옛날부터 희소하다. 따라서 옛 의서에 기재된(태양인병) 증후와 약 또한 희소하다."[149]고 기술하고 있다. 알다시피 이제마 선생은 각 체질의 병증 및 처방, 약물을 과거 선현들이 이미 만들어 쓰고 있는 병증, 처방 중에서 자신의 특유한 관점으로 가져다 쓰고 있는데 "소음인 병증약리는 장중경이 거의 상세히 밝혀 놓았고 (중략) 태음인 병증약리는 장중경이 대략 그림자만 보았으나 송·원·명 의사들이 절반쯤 상세하게 밝혀 놓았고, 태양인 병증약리는 주진형이 대략 그림자만 보았으며, 본초에 약리가 약간 있다."[150]라고 하여 태양인은 장중경조차도 병증약리를 몰라 주진형에 와서야 대략 그림자만 보았다고 했다. 이렇듯 선현들이 태양인의 병증약리를 몰랐던 것은 지식과 능력이 부족해서가 아니라 실질적으로 태양인의 숫자가 희소하여 태양인 병증을 접할 기회가 거의 없었기 때문이다. 따라서 이제마 선생이 "(태양인)약의 경험이 넓지 못한 것은 병 자체의 경험이 넓지 못했기 때문이다."[151]라고 한 것도 태양인의 숫자가 원래부터 적어 의서에 기재된 증후와 약방 역시 희소한 때문이다.

처음 초본권에서는 태양인의 숫자가 만(萬) 명 중 불과 4~5명이라 했다가 갑오본, 신축본에 와서 약간 늘어나 3~4명에서 10명까지 증가했는데, 만일 태양인이 3~40

148_ 太少陰陽人 以今時目見 北道山谷一縣萬人數大略論之則 少陽人 五千人也 太陰人 三千人也 少陰人 二千人也 太陽人數 絶少一縣中或三四人十餘人而已 以南中原野一縣萬人數大略論之則 少陽·太陰人 各四千人也 少陰人二千人也 太陽人數 亦絶少一縣中或三四人十餘人而已 (갑오본 변증론)

149_ 太陽人數 從古稀少故 古方書中 所載證藥 亦稀少也

150_ 少陰人 病證藥理 張仲景 庶幾乎昭詳發明而 宋元明諸醫 盡乎昭詳發明 少陽人病證藥理張仲景半乎昭詳發明而 宋元明諸醫 庶幾乎昭詳發明 太陰人病證藥理張仲景略得影子而 宋元明諸醫 太半乎昭詳發明 太陽人 病證藥理 朱震亨 略得影子而 本草 略有藥理

151_ 論曰 藥驗不廣者 病驗不廣故也

% 정도의 분포율을 점유하고 있다고 주장한다면 이는 이제마 선생이 제시한 비율보다 무려 300~1000배 더 많다고 주장하는 것이 된다. 이런 주장대로라면 이는 이제마 선생이 변증론에서 제시한 체질비율을 완전히 무시하는 결과가 되는데, 도대체 태양인의 희소(稀少)성에 대해 이제마 선생이 일관되게 강조하고 있음에도 불구하고 이런 동떨어진 주장이 나오는 이유는 무엇일까? 이런 주장은 대부분 권도원 선생의 팔체질 의학을 하고 있는 사람들에게서 나오고 있음을 알 수 있다. 이분들은 팔체질에서의 금음(金陰), 금양(金陽)체질을 사상의학의 태양인으로 인정하고 있는데 팔체질에서 금(金)체질이 매우 많다고 생각하기 때문에 자동적으로 사상의학에서도 태양인의 숫자가 많아진 것이다. 팔체질 의학을 하는 사람 중에도 금체질의 분포도가 다양한데, 금체질이 40%라고 주장하는 사람들은 태양인도 40%라 주장하고 70%라 생각하는 사람들은 태양인도 70%가 되는 식이다. 이렇듯 팔체질에서의 금체질 수(數)와 사상의학에서 태양인이 동일시되는 것이 과연 가당(可當)한 것인가에 대해서는 진지하게 숙고(熟考)해야 한다. 우선 팔체질 의학의 창안자 권도원 선생이 자신의 팔체질의학과 사상의학은 전혀 별개의 의학이라고 선언했음에도 불구하고 후학들이 수체질은 소음인, 목체질은 태음인, 금체질은 태양인 등으로 동일시하는 것이 옳은지부터 심각하게 자문(自問)해야 한다.

임상에서 태양인 환자를 자주 보진 않지만 가끔은 만나게는 되는데 만일 태양인 다수설을 주장하는 사람들처럼 그렇게 태양인 환자가 많다면 지금의 사상의학 체계에서 하는 치료는 효과 측면에서 반드시 문제가 돼야 한다. 그렇게 많다는 태양인을 매번 다른 체질로 오인하여 다른 체질의 잘못된 약을 투여하는 결과가 되기 때문이다. 나 자신뿐 아니라 체질맥진을 기반으로 임상하고 있는 후배들로부터도 태양인을 다른 체질로 오진(誤診)해 약을 잘못 투약하여 부작용 때문에 환자들로부터 항의를 받았다는 말을 아직 들은 바 없다. 확신이 안 가고 잘 모르는 일에는 상식적으로 판단하는 것이 상책이다. 일관되게 태양인 희소설(稀少說)을 주장한 이제마 선생의 생각이 잘못됐다고 생각하면 그보다 약간은 더 많을 수 있다고 생각하는 것까지는 상식적 범주지만 수백 배 이상 차이가 나서 희소설(稀少說)을 거꾸로 다수설(多數說)로 바꿔 주장하는 것이 과연 이제마 선생 중심의 사상의학을 하는 것인지 다시 생각해야 한다.

3부 임상진료 실제편

양격산화탕 체질 (열열 소양인)

양격산화탕은 열소양인 중에서도 상대적으로 더 열이 많은 체질, 즉 소양인 중에서 가장 열이 많은 열열소양인의 기본처방이다.

방상(方象)

양격산화탕은 소양인 중에서 보통 체형을 가진 사람부터 초비만까지의 체형을 갖는 사람에게 쓰이는 처방이다. 열열소양인은 그림에서 보는 바와 같이 일반적으로 과체중과 비만 정도의 체형에 가장 많이 분포하지만 가장 마른 경우 보통체형부터 가장 비만한 경우 초비만에 이르기까지 분포한다. 따라서 열열소양인의 기본방인 양격산화탕은 아무리 열증이 있어도 정상 이하의 마른 체형에는 사용하지 않는다. 마른 체형의 소양인 가운데 열증이 뚜렷하다면 기본방으로 양격산화탕 대신 형방지황탕, 독활지황탕 같은 한소양인의 기본방에 양격산화탕에 들어 있는 생지황, 인동등, 연교 등의 약물을 병증에 따라 가미해 쓴다. 소양맥을 가진 사람으로 외형상 비만 경향이 분명히 드러나는 체형을 가진 경우 경변경향자라면 본 양격산화탕 체질임을 쉽게 판단할 수 있다. 그러나 소양맥 경변경향자이면서도 체형이 보통 정도여서 외형으로 비수(肥瘦)가 분명히 드러나지 않을 경우 열한소양의 독활지황탕 체질일 수도 있기 때문에 이런 경우라면 자세한 한열변증 과정을 통해 소증으로 열증이 많은 사람임을 확인하고 최종적으로 양격산화탕 체질을 판단한다.

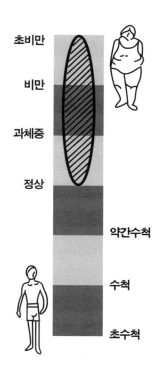

방증(方證)

소양인 위수열이열병은 청양(淸陽=裏陽)이 상승하지 못해서 발병하는데, 청양(淸陽)이 두면사지(頭面四肢)까지 순조롭게 올라가지 못하고 울체되면 열화(熱化)하여 안으로는 이열변폐(裏熱便閉)가 오고 상초로는 가슴이 불처럼 더워지는 흉격열증(胸膈熱證)이 발생한다. 상소(上消) 또한 대장(大腸)양기(陽氣)가 위국(胃局)으로 보충되지 않아 위국청양(胃局淸陽)이 전신으로 퍼지지 못하는 상태인데, 이때 양격산화탕을 써서 청월지력

(淸越之力)을 도와 끌어 올린다. 청양(淸陽)을 올리는 데는 실열(實熱)의 경우 양격산화탕을 써서 청열사화(淸熱瀉火)시키고 허열(虛熱)의 경우 육미지황탕 등으로 자음강화(滋陰降火)시켜 청양 상승(上昇)을 유도하므로 양격산화탕은 평소 열이 많은 열소양인 실열자에게 쓴다.

방의(方意)

양격산화탕
[생지황 2 인동등 2 연교 2 치자 1 박하 1 지모 1 석고 1 형개 1 방풍 1]

- **생지황**(苦甘寒:心肝腎) 淸熱凉血, 生津止渴, 生血消瘀 (陰虛火旺, 口渴, 五心煩熱, 血熱妄行)
- **인동등**(甘寒:肺胃大腸) 淸熱解毒, 疏風通絡 (熱毒血痢, 癰腫瘡瘍, 風濕熱痹, 關節紅腫熱痛)
- **연교**(苦凉:肺心膽) 淸熱解毒, 消癰散結, 疏散風熱 (淸心而散上焦熱, 瘡毒癰腫)
- **치자**(苦寒:心肺胃三焦) 瀉火除煩, 淸熱利濕, 凉血止血, 利膽退黃 (心煩胸悶, 血熱妄行)
- **박하**(辛凉:肺肝) 疏散風熱, 淸利頭目, 透疹, 行氣解鬱 (肝氣鬱滯, 胸悶脇痛, 風熱感冒)
- **지모**(苦甘寒:胃腎) 滋陰降火, 淸熱瀉火, 滋陰潤燥 (肺火淸瀉, 滋陰潤肺, 陰虛火旺)
- **석고**(辛甘寒:肺胃) 淸熱瀉火, 除煩止渴 (退熱, 淸肺胃實熱, 胃火上炎)
- **형개**(辛溫:肺肝) 發汗解表, 祛風宣毒, 止血 (宣肺散邪, 風疹搔痒, 外感風寒風熱)
- **방풍**(辛甘微溫:肝膀胱) 發汗解表, 祛風解痙, 勝濕止痛 (外感風寒證, 風寒濕痹)

양격산화탕은 9개 구성약물 중에서 2개(형개, 방풍)만 빼놓고 모두 찬약(凉寒)으로 구성돼 있는데다 중상초 이상 상초의 귀경약물로 구성돼 있어 상초의 열을 꺼주는 상초중심 처방이다. 이것은 7개 구성약물 중에 2개(고본, 백지)만 빼놓고 모두 찬약(平凉寒)으로 구성돼 있고, 역시 중상초 이상 약물로 구성돼 있는 열열태음인의 열다한소탕과 유사하다. 열(熱)은 상승하는 속성이 있어 소양인, 태음인 중에 가장 열이 많은 열열소양인과 열열태음인의 두 처방 모두 상초로 몰린 화열(火熱)을 꺼주는 처방이 기본방이다. 양격산화탕의 일반 주치병증은 심번(心煩), 흉통(胸痛), 신경과민, 흥분, 불안, 불면, 고

316

혈압, 중풍, 안(眼)충혈, 안면(顔面)종기, 구내염, 피부병, 두창(頭瘡), 설종(舌腫) 등으로 주로 상초열증에 사용된다. 그러나 주치병증만 보고 이 처방을 쓰는 것은 아니고 평소 흉격열열증의 체질병증을 갖는 열열소양인임을 확인하고 써야 한다. 만일 다른 체질병 증을 갖는 소양인이라면 비록 상기 병증이 있다 해도 해당 체질병증의 기본방에 병증 을 해소하는 필요약물을 가감해 사용한다.

생지황, 인동등, 연교가 군약으로 각 2돈씩 사용되어 심, 폐, 위 상초에 뭉쳐진 실 열을 없앰으로써 상초에 뭉친 완고한 화사(火邪)를 제거하고 동시에 삼초와 심폐위의 화울(火鬱)을 해소할 목적으로 치자가 사용되었다. 열소양인의 과도히 상승된 비위(脾 胃)의 양열지기(陽熱之氣)를 잡기 위해 지모, 석고가 사용돼 위열(胃熱)을 사해주고 박 하로 상초의 풍열을 발산시켜 소산(疏散)시키는 한편, 흉격(胸膈)에 맺힌 열(熱)을 흩트 려 날려 보낼 목적으로 형개와 방풍을 쓰고 있다. 양격산화탕은 보음을 통한 순환 목적 으로 사용되는 강활, 독활, 형개, 방풍 중에서 형개, 방풍만 쓰고 있는데 강활, 독활은 신 국(腎局)의 진음(眞陰)을 보함으로써 하초를 순환시키고 형개, 방풍은 흉격의 열을 맑 게 흩트려 상초의 열을 순환시키기 때문이다. 양격산화탕에는 유독 복령, 택사가 들어 있지 않은데 복령, 택사는 이수삼습(利水滲濕)하여 습열(濕熱)을 밑으로 빼주는 약이므 로 상초에 몰린 열을 밑으로 빼줄 목적으로 쓸 수 있겠다 싶지만 이 약들은 주로 중하 초에 작용하므로 상초 중심약인 양격산화탕에서 빠져 있다. 그러나 열을 더 효과적으 로 빼 줄 목적으로 본방에 복령, 택사를 넣어 쓸 수도 있는데 이런 경우라면 용량에 주 의해 1돈씩 써야 한다. 형방사백산의 경우처럼 2돈씩 쓸 경우 대변을 굳게 해 변비를 초래할 수 있기 때문이다. 본 처방은 평소 대변이 경변경향인 사람이 써야 하며 연변경 향이나 이설(易泄)자, 혹은 설사(泄瀉)자에게는 쓰지 않는데 연변자에게 쓰면 변을 더 묽게 하거나 설사를 일으키는 경우가 생긴다.

• 53세 여
• 신장 154cm
• 체중 63kg
• 대변 1~2일 1회

아침에 일어나기 힘들고 피로가 심하며 기운이 너무 없어 보약을 먹으러 내원한 환자다. 자고 일어나도 몸이 무겁고 머리는 늘 맑지 않으며 잠도 잘 들지 못함을 호소하였다. 이 환자는 4년 전에도 동일한 증상을 호소하며 내원한 적이 있었다. 맥진 결과 소양맥에 경변경향자, 비만경향자에 속하므로 어렵지 않게 양격산화탕 체질로 판단할 수 있는 환자다. 후세방 방식으로 진찰했다면 겉으로 드러난 증상만 보고 무기력, 피로를 개선하기 위해 보기, 보혈약을 처방했을 환자지만 선천적 기실(氣實)자인 열소양인에게 온보약 위주의 보기약을 처방하면 호전(好轉)은커녕 증상만 악화된다. 이 환자는 소양인 중에 가장 열이 많은 열열소양인이고 마침 내원 시기가 초여름에 진입하는 계절이라 더워지는 날씨와 열 많은 체질의 상관성으로 몸의 불균형이 심화돼 무기력이 왔으므로 청리열(淸裏熱)하는 이 체질의 기본방 양격산화탕만 써도 균형이 회복된다. 얼마 전 신경 쓸 일이 있어 바짝 신경 쓴 이후 가슴이 두근거리고 불안하면서 잠도 잘 들지 못한다고 하므로 체질적, 기후적 소인에 심화, 간화의 병리적 소인까지 더해져 무력증이 심화되었을 것으로 보고 양격산화탕 기본방에 황련 1돈, 시호 1돈, 모려 1돈을 가하여 처방하였다. 4년 전 동일 증상이 있었을 때 약 먹고 몸이 많이 좋아져서 무력증과 피곤증이 사라졌던 기억이 생생하여 이번에 같은 증상이 재발하자 다시 찾았다고 한다. 차트를 살펴보니 당시에 한 제만 복용한 것으로 나와 열흘이나 보름 정도의 복용으로 증상은 사라질 수 있지만 약력이 오래 갈 수 없어 재발의 가능성이 있으니 이번에는 최소 한 달을 먹도록 권고하였고 같은 내용으로 처방하였다.

희귀한 양격산화탕 사용 케이스

- 56세 여
- 신장 160cm
- 체중 68kg(최대 72kg)
- 대변 1~2일 1회

평소 몸에 기운이 없고 갑작스럽게 공포심이 일어나곤 해서 병원에서 공황장애 진단을 받은 적이 있는 환자다. 이런 상태로 약 10년 이상 지났고 몸이 늘 춥고 축축하며 식은땀이 나고, 특히 등과 배가 얼음장 같이 차가움을 호소한다. 여성 목회자로 오랫동안 경제적 압박 속에서 살았고 내외적으로 정신적 충격을 자주 받아 신경이 많이 쇠약한 상태다. 침이 잘 마르고 찬 것을 매우 싫어한다. 신경과 양약을 먹어야 잠을 자고 평소 소화가 잘 안 됨을 호소했다. 이 환자는 일반적으로 보는 양격산화탕 체질의 병증을 갖지 않고 있어 맥진으로 열소양인임을 확진하고서도 매우 당혹스러움을 준다. 열열소양인으로 가장 열이 많은 체질임에도 불구하고 추위를 싫어하고 냉수를 마시지 못하며 등, 배 등이 얼음장같이 찬 한증(寒症)을 호소하고 있기 때문이다. 증치(證治)로 치료하는 일반 한의원에서는 겉으로 드러난 증상만 보고 온열(溫熱)약물 위주의 처방을 사용했을 환자다. 그러나 겉으로 드러나는 병증은 명백한 한증(寒證)인데 소양맥이 확실하고 변상적으로 비만경향자이면서 경변경향자이므로 증(證)보다 맥(脈)과 상(象)을 우선하는 원칙에 따라 열열소양인의 기본방인 양격산화탕을 과감히 투여하였다.

이 환자는 기본적으로 열이 많은 체질이지만 반복되는 심적 충격과 오래 지속된 심리적 억압 상태로 인해 기혈순환이 정체되어 나타난 양성격음(陽盛格陰)의 양상이 온 것으로 판단하였다. 양격산화탕 본방에 심화(心火)로 인한 정충, 불안의 주증을 다스리기 위해 치자 1.5돈 증량, 황련 1.5돈을 가했고, 간화(肝火)를 조절하기 위해 시호, 박하 각 1돈에 목단피 0.5돈, 맥아를 2돈 가했다. 약 먹은 지 10일 만에 몸이 찬 것이 점차로 나아지고 있고 마음도 점점 편해지고 있음을 보고했으나 아직 불안감은 여전하고 소화 역시 아직 잘 안 된다고 하였다. 복용 후 27일째 되는 날, 약을 더 먹고 싶다고 재(再)주문하면서 몸이 추워 늘 전기장판을 깔고 잤던 것이 더 이상 필요치 않을 정도로 찬 증상이 사라졌고 기운이 매우 없어 무력(無力)한 증상도 많이 호전되었다고 하였다. 그러나 지금도 스트레스 받는 일이 생기면 다리가 시려지고 다시 몸이 추워질 때가 있어 이번 기회에 뿌리를 뽑기 위해 약을 더 쓰고 싶다고 하였다. 두 번째 한 달분 약을 다 쓰고 나서 거의 모든 증상이 사라지고 더 이상 공포심 발작 같은 증상이 사라졌으나 본인이 약을 더 쓰고 싶다고 하여 3개월 약을 쓰고 종료하였는데 한성(寒性)약으로 한증(寒症)을 치료한 희귀한 케이스다.

- 30세 여
- 신장 169cm
- 체중 78kg
- 대변 1~2일 1회

감기에 심하게 걸린 이후 양약을 오래 복용하고 나서 다른 증상들은 다 좋아졌으나 유독 기침만 남아서 수개월째 기침을 하고 있는 환자다. 목구멍이 간질간질하며 기침이 나오고 가래도 섞여 나오는데 양약으로 더 이상 치료가 되지 않자 한약으로 치료하고자 내원하였다. 소양맥에 체형이 명백한 비만경향자이고 경변경향자이므로 비교적 쉽게 양격산화탕 체질로 확인할 수 있는 환자다. 양격산화탕 체질은 체질 확인을 위해 소증의 한열상황을 질문하면 찬 냉수를 선호하고 더위를 잘 탄다는 등 분명한 열증의 소증이 있음을 확인할 수 있었다. 양격산화탕은 상초 중심의 방제이고 기침 또한 상초병이므로 본방 그대로 쓰고 여기에 외감풍열(外感風熱)로 인해 풍열(風熱)이 폐에 울결되어 생긴 해소에 쓰는 전호 1.2돈, 청폐화담(淸肺化痰)하여 폐열해소(肺熱咳嗽)에 쓰는 과루인 1돈을 가하고 기관지 염증이므로 상초염증을 제거하는 황련 1돈을 더 가해 처방하였다. 이 환자는 양약을 수개월 동안 써도 낫지 않던 기침이었으나 복용한 지 삼사일 되는 날부터 호전 반응이 오기 시작하여 불과 한 제를 다 먹기도 전에 기침이 완전히 소실되었다.

형방사백산 체질(한열 소양인)

형방사백산은 열소양인 중에서도 상대적으로 더 열이 적은 체질, 즉 한열소양인의 기본처방이다.

방상(方象)

형방사백산은 소양인 중에서 보통체형을 가진 사람부터 초비만까지의 체형, 즉 비만 경향의 체형을 갖는 사람에게 쓰이는 처방이다. 한열소양인은 그림에서 보는 바와 같이 일반적으로 과체중과 비만 정도의 체형에 가장 많이 분포하지만 가장 마른 경우 보통 체형부터 가장 비만한 경우 초비만에 이르기까지 분포한다. 한열소양인의 기본방인 형방사백산은 양격산화탕과 같이 정상 이하의 마른 체형에는 사용하지 않는다. 소양맥을 가진 사람으로 외형상 비만경향이 분명히 드러나는 체형을 가진 경우 연변경향자라면 본 형방사백산 체질임을 쉽게 판단할 수 있다. 그러나 소양인 연변경향자이면서도 체형이 보통 정도여서 외형으로 비수(肥瘦)가 분명히 드러나지 않을 경우 한한소양의 형방지황탕 체질일 수도 있기 때문에 이런 경우라면 자세한 한열변증 과정을 통해 소증으로 열증이 많은 편이면서 동시에 한열이 착잡된 사람임을 확인하여 최종적으로 형방사백산 체질을 판단하고 쓴다.

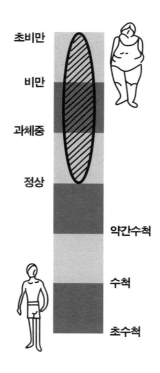

방증(方證)

형방사백산은 비수한표한병론에 망음증 처방으로 형방지황탕과 함께 나란히 제시된 처방이다. 신열(身熱), 두통, 설사자에는 형방사백산을, 신한(身寒), 복통, 설사자에는 형방지황탕을 제시하였다. 여기서 신열, 신한이란 말은 병증이 아닌 소증의 개념으로 쓰인 말로 평소 소증으로 열이 많은 사람, 몸이 더운 사람이 설사증이 있을 때를 의미한다. 형방사백산은 표한증(表寒證)론에서 소개되고 있지만 내용적으로는 이열증(裏熱證)에 속하는 사람의 처방인데 구성된 약물 중 생지황, 석고, 지모 같은 청열약들이 들어가 있는 것으로 보아 알 수 있다. 다만 형개, 방풍, 강활, 독활 같은 표음강기(表陰降氣)

하는 보음(補陰) 순환지제가 들어가 있는 것으로 보아 이열증과 표한증이 동시에 존재하는 소위 표리 한열착잡증이 있는 한열소양인에게 쓰는 처방임을 알 수 있다. 소양인 중에 이열(裏熱)자와 표한(表寒)자의 설사는 주의 깊게 관찰하면 양상이 다른 점을 발견할 수 있는데, 형방지황탕증의 설사자는 대변이 평소 보통이거나 활변의 경향을 띠다가 여차하면 쉽게 설사를 하는 경향이 있고, 형방사백산증의 설사자는 평소 대변이 보통 혹은 굳은 편이다가 어떤 원인이 주어지면 쉽게 활변이나 설사를 한다는 점에서 차이가 난다. 형방사백산은 망음증 외에도 소양상풍증(少陽傷風證)에 형방패독산, 형방도적산과 함께 쓰도록 제시되었고, 위수열이열병론에서는 태양병이 학질처럼 열이 나고 추워하며 열이 많고 한기가 적으면서 맥이 미약한 증에 대변이 하루도 지나지 않아 통하면 형방사백산을 쓰고,153 두통 방광경조자(治頭痛膀胱嶅躁者)에게 쓰도록 제시되었다. 그러나 사상방 중에서도 특히 중요 기본방으로 쓰이는 처방은 주치병증에 따라 쓰는 것이 아니고 환자가 속한 유형에 따라 쓰도록 돼 있다는 점을 상기한다면, 이 형방사백산은 소양인 중에서도 열소양인, 그것도 평소 대변이 연변경향인 사람에게만 쓰도록 돼 있는 처방이란 사실을 알아야 한다.

153_   似瘧發熱惡寒 熱多寒少 此證大便不過一晝夜而通者

방의(方意)

형방사백산
[생지황 3 백복령 2 택사 2 석고 1 지모 1 강활 1 독활 1 형개 1 방풍 1]

- **생지황**(苦甘寒:心肝腎) 淸熱凉血, 生津止渴, 生血消瘀 (陰虛火旺, 口渴, 五心煩熱, 血熱妄行)
- **백복령**(甘淡平:心脾腎) 利水滲濕, 健脾, 安神 (小便不利, 健脾胃, 心悸, 失眠)
- **택사**(甘淡寒:腎膀胱) 利尿, 滲濕, 淸熱 (濕熱下注, 水腫, 淋濁, 小便不利, 濕盛, 泄瀉, 帶下, 水濕痰飮)
- **석고**(辛甘寒:肺胃) 淸熱瀉火, 除煩止渴 (退熱, 淸肺胃實熱, 胃火上炎)
- **지모**(苦甘寒:胃腎) 滋陰降火, 淸熱瀉火, 滋陰潤燥 (淸瀉肺火, 滋陰潤肺, 陰虛火旺)
- **강활**(辛苦溫:腎膀胱) 發汗解表, 祛風勝濕, 止痛 (外感風寒, 發散風寒濕邪, 祛風勝濕止痛)
- **독활**(辛苦溫:肝腎膀胱) 祛風濕, 止痛, 解表 (風濕痺痛, 風寒表證濕邪)
- **형개**(辛溫:肺肝) 發汗解表, 祛風宣毒, 止血 (宣肺散邪, 風疹搔痒, 外感風寒風熱)
- **방풍**(辛甘微溫:肝膀胱) 發汗解表, 祛風解痙, 勝濕止痛 (外感風寒證, 風寒濕痺)

우선 같은 열소양인 처방인 양격산화탕과 본 처방을 비교하면 생지황, 지모, 석고가 공통으로 들어간다는 점에서 같고, 인동등, 연교, 치자, 박하가 빠진 대신 복령, 택사와 강활, 독활이 들어간다는 점에서 차이가 있다. 결국 두 처방 중에서 같은 약이 들어간 이유와 다른 약들이 들어간 이유를 알면 이 처방의 방의(方意)를 알 수 있다.

첫째, 생지황, 지모, 석고 같은 찬 약들이 두 처방 모두에 공통으로 들어 있다는 의미는 두 처방 다 이열(裏熱)을 가진 열소양인에게 쓰는 약이란 사실을 말해 준다. 생지황 대신 숙지황, 산수유 같은 따뜻한 약이 들어갔다면 독활지황탕, 형방지황탕, 육미지황탕 등 지황탕 계열의 한소양인 처방이 된다. 지모, 석고는 열소양인의 과도한 양열(陽熱)지기로 인해 발생한 위열(胃熱)을 꺼주는 약이므로 평소 찬물을 잘 마시거나 좋아하는 열소양인에게는 양격산화탕이든 형방사백산이든 공통으로 두 약물이 같이 들어간다. 양격산화탕에서 인동등, 연교, 치자, 박하 등이 생지황과 함께 쓰여 상초에 울체된 이열을 치는 목적으로 쓰여진 데 반해 본 처방에서는 생지황만 빼놓고 인동등, 연교, 치자, 박하는 모두 사용되고 있지 않다는 사실은 이 약이 같은 열소양인 약이라도 양격산화탕처럼 본격적으로 흉격에 울체한 이열을 치는 목적의 약이 아님을 알 수 있다. 대신 복령, 택사가 2돈씩이나 사용되고 있는데, 두 약물 모두 이수삼습(利水滲濕) 작용으로 습열(濕熱)을 제거하여 상초에 몰린 열을 밑으로 빼고 있으며 동시에 이수(利水)로 변을 굳게 하는 작용을 한다. 여기서 형방사백산은 같은 열체질 약이지만 양격산화탕처럼 정공(正攻)법으로 청열사화(淸熱瀉火)시켜 열을 치지 않고 소변으로 열을 빼주는 청열강음(淸熱降陰)의 간접 방식을 쓰고 있다. 본 처방은 열체질의 망음(亡陰)증, 즉 설사를 치료하는 약이기도 한데 복령, 택사가 2돈씩 쓰임으로써 거습(祛濕)하여 설사를 치(治)한다. 이때 복령, 택사의 양을 1돈 정도 넣어서는 설사를 치(治)할 정도의 거습력에 미치지 못하므로 설사를 치(治)할 목적으로는 반드시 본방처럼 2돈 혹은 그 이상을 넣는데, 신한(身寒)자 망음증인 설사에 쓰는 형방지황탕에도 이수(利水)하는 차전자와 함께 복령, 택사가 2돈씩 들어가는 사실에서 알 수 있다. 동무유고 약성가에는 복령이 신(腎)을 단단하게 하고 일으켜 세운다(固腎立腎)고 하고, 택사는 신(腎)을 굳세게 하고 밖으로 물리치게 하는 기세가 있다(壯腎而有外攘之勢)고 한 것으로 보아 이제마 선생은 복령, 택사를 신허한 소양인의 신음을 보하는 목적으로도 쓰고 있다.

한편 양격산화탕에서 형개, 방풍을 쓴 것은 흉격의 열을 맑게 흩트려(大淸胸膈散風) 상초의 열을 순환시키기 위함이었는데 본 처방에서는 형개, 방풍과 함께 강활, 독활까지 들어가 있다는 사실이 중요하다. 이제마 선생은 강활, 독활은 방광의 진음을 보한다(大補膀胱眞陰)고 했으므로 형개, 방풍이 상초에서 작용한다면 강활, 독활은 하초에서 작용함을 알 수 있다. 즉 형개, 방풍으로 위에선 흉격을 풀어주고 밑에선 강활, 독활로 방광의 진음을 도와주어 궁극적으로는 순환을 시켜 표(表)의 한사(寒邪)를 끌어내리는 것이다. 이 형방강독을 이제마 선생이 가장 먼저 썼던 처방이 형방패독산인데 여기서 형방강독은 겉의 찬 기운을 순환시켜 끌어내리는 표음강기(表陰降氣)의 목적으로 쓴 것이고, 이 정신이 다른 표한증 처방인 형방지황탕, 형방사백산, 형방도적산 등에 반영되었다. 열증처방인 형방사백산에 표한증 약물인 형방강독이 들어간 것은 이 처방이 기본처방이 되는 체질인 한열소양인은 표한이열이 섞인 한열착잡(寒熱錯雜)체질이기 때문이다. 즉 이열(裏熱)과 표한(表寒)을 동시에 해결하기 위해 생지황, 지모, 석고, 복령, 택사로 청리열(淸裏熱)하는 동시에 형개, 방풍, 강활, 독활로 강표음(降表陰)시키는 것이다. 육미지황탕에 형방강독이 들어가 있지 않은 것은 육미가 단순히 보신보음(補腎補陰)하는 처방일 뿐 표(表)의 한사(寒邪)를 치는 약이 아님을 말해주고 있고, 독활지황탕에 형방강독 대신 독활, 방풍만 들어간 것 또한 이 처방이 표음강기의 목적이 아니라 음허오열(陰虛午熱)증을 목표로 함을 알 수 있다.

이 처방을 기본방으로 쓰는 체질은 대변이 생리적으로 연변(軟便), 활변(滑便), 설변(泄便)의 경향자여야 하며 소증 경변경향자나 변비(便秘)자에게는 쓰지 않는다. 그 이유는 본 처방이 소양인 열자(熱者)의 망음(亡陰) 체질병증인 신열, 두통, 설사 증에 제시된 처방이기 때문이다.

형방강독 이야기

사상방제에서 형개, 방풍, 강활, 독활이 가장 먼저 등장하는 처방이 형방패독산이다. 이 처방은 원래 공신(龔信)의 형방패독산에서 유래하는데 이 처방에 등장하는 강활, 시호, 복령, 지각, 천궁, 방풍, 독활, 전호, 인삼, 길경, 형개, 감초 중에서 이제마 선생이 인삼, 지각, 길경, 천궁을 빼고 대신 생지황, 지골피, 차전자를 첨가해 만든 처방이다. 이는 원래 소양병으로 시기한열(時氣寒熱)과 두통을 치(治)하는 목적의 처방인데, 이제마 선생은 표음(表陰)이 하강하지 못하고 배려(背膂) 사이에 몰려 울체된 소양상풍(少陽傷風)증을 치(治)하는 처방으로 변방(變方)하여 사용했다.

이제마 선생은 장중경의 소양병(少陽病)에서 구역(口逆)이 나는 것은 바깥의 찬 기운이 안의 열을 둘러싸 끼고 거슬러 올라가기 때문이며, 오한, 발열이 교대로 나타나는 것은 비국(脾局) 음기가 내려가려 하지만 내려가지 못하다가 간혹 내려가기 때문에 생기고, 입이 쓰고 목구멍이 마르며 눈이 어찔거리고 귀가 안 들리는 것 역시 음기(陰氣)가 등골뼈 사이에 막혀 내려가고자 하나 내려가지 못해서 온다[154]고 하면서 요컨대 비국음기가 겉의 찬 기운이 되어 내려가지 못해 온다고 하였다. 장중경 이전(以前) 사람들은 이 병증을 한토하(汗吐下) 삼법(三法)으로 치료했으나 오히려 헛소리를 하고 병이 더 심화됐기 때문에 장중경에 이르러 소시호탕을 썼다. 장중경은 소시호탕으로 담(痰)을 맑고 마르게 해 주고 덥고 찬 것을 섞어 균등하게 풀어(和解)주어 낫게 했는데 이제마 선생에 의하면 그 처방이 그나마 옛사람들의 한토하(汗吐下) 삼법에 비하면 나은 처방이지만 이 역시 병을 화해시키고 전변(轉變)되지 않게 할 수 있는 근본적인 약은 아니라고 했다. 반표반리지간(半表半裏之間)에 사기(邪氣)가 있는데 땀도 못 내고 설사도 못 시키므로 장중경이 화해(和解)시킬 목적으로 소시호탕을 썼지만 이제마 선생이 보기에 이것도 별로라는 얘기다. 여기서 그가 최적의 처방으로 발견한 처방이 바로 공신(龔信)의 형방패독산이다. 이제마 선생은 이 형방패독산이야말로 죽을 사람을 살리는 삼신산불사약(三神山不死藥)이라 칭송하고 있다.[155] 이제마 선생이 이 처방에서 발견한 치병원리는 속의 열을 풀어주고 겉의 음을 내려주는 소위 청리열강표음(淸

裏熱降表陰)의 정신이다. 그는 태생적으로 비대신소(脾大腎小)의 장부구조 때문에 표한이열(表寒裏熱)의 병리를 갖는 소양인은 속의 열은 꺼주고 겉의 한(寒)은 내려줘야 하는데 바로 공신의 형방패독산이란 방제가 그 치료원리를 구현하고 있다고 본 것이다. 이 방제에서 이제마 선생이 가장 주목한 것은 이 처방에 등장하는 형개, 방풍, 강활, 독활 네 가지 약물이다.

일반적으로 열증에는 찬약을 쓰고 한증에는 더운 약을 쓰면 된다. 상초에 열이 울체된 흉격열증의 경우 청열사화(淸熱瀉火)하는 양격산화탕 같은 약으로 열을 꺼주면 되고, 하초에 이한(裏寒)이 몰린 소음증(少陰證)에는 관계부자이중탕 같은 더운 약으로 한기(寒氣)를 쫓아내면 된다. 그렇지만 속은 덥고 겉이 찬 증상은 어떻게 해결할 것인가. 겉의 찬 기운을 없애기 위해 더운 약물을 쓰면 속의 더운 열은 더욱 심화될 것이다. 예컨대 방안의 아랫목은 덥고 윗목은 찰 때 윗목의 찬 것을 해소하기 위해 불을 더 강하게 때면 더운 아랫목만 더 뜨거워 질 뿐 윗목의 찬 기운은 해소되지 않는다. 난방이 가동 중임에도 불구하고 아랫목만 덥고 윗목은 찬 이유는 화력이 약해서가 아니라 윗목과 아랫목 사이에 순환이 안 돼 더운 기운이 위로 전달되지 않기 때문이다. 이때 윗목의 찬 기운을 없애려면 난방을 강화시킬 게 아니라 막힌 통로를 뚫어야 한다. 이제마 선생은 바로 이 방법을 공신의 형방패독산에서 발견했는데 그 원리가 바로 청리열강표음(淸裏熱降表陰)이다. 울결된 기운들을 풀어주면 기가 통해 비로소 표음이 하강할 수 있는 통로가 확보되어 내려간다고 본 것이다. 여기에 동원된 약물이 소위 형개, 방풍, 강활, 독활이다. 이 약들은 본초적으로 모두 발산지제(發散之劑)로 형개, 방풍으로 흉격의 열을 맑게 흩트려(大淸胸膈散風) 상초의 열을 발산시켜 흩뜨려 없애고 강활, 독활로 하초를 보음하며[156] 발산시켜 상하초를 돌려주면 아래 위가 순환되어 겉의 찬 기운이 저절로 내려간다. 여기다 청리열하는 약물까지 더하면 아래 위뿐 아니라 겉과 속의 순환까지 일어나 완벽한 순환의 원리가 작용한다. 그러므로 이제마 선생은 형방강독이 들어간 형방지황탕이야말로 겉의 한기(寒氣)를 내려주는 표음강기에 있어서는 지모백호탕보다 강음력(降陰力)이 열 배나 강하다[157]고 하였다.

소양인 처방 중에서 형방(荊防)자가 들어가는 형방지황탕, 형방사백산, 형방도적산 등은 모두 형방패독산에서 기원한 형개, 방풍, 강활, 독활이 들어가 기본적으로

표음강기(表陰降氣)시키는 방제임을 알 수 있다. 한편 양격산화탕은 상초(上焦)중
심 처방이므로 상초열을 발산 순환시킬 목적으로 형방강독 네 약물 중에서 형개,
방풍만 사용되었고 중초(中焦) 중심 처방인 독활지황탕에서는 상초약, 하초약 중
에서 대표로 방풍, 독활 각각 한 개씩만 사용되고 있음을 알 수 있다.

154_ 此證 嘔者 外寒 包裏熱而 挾疾上逆也. 寒熱往來者 脾局陰氣欲降未降而 或降故寒熱或往或來也 口苦咽
乾目眩耳聾者 陰氣囚滯臂間 欲降未降故 但寒無熱而 至於耳聾也

155_ 古人之於此證 用汗吐下三法則 其病輒生譫語壞證 病益危險故 仲景變通之而用小柴胡湯 淸痰燥痰 溫冷
相雜 平均和解 欲其病不轉變而自愈 此法 以汗吐下三法 論之則 可謂近善而巧矣 然此小柴胡湯 亦非平均
和解病不轉變之藥則 從古斯今 得此病者 眞是寒心矣 耳聾 脇滿傷風之病 豈可以小柴胡湯 擬之乎噫 後
來襲信所製 荊防敗毒散 豈非少陽人表寒病 三神山 不死藥乎

156_ 荊防大淸胸膈散風 羌獨大補膀胱眞陰

157_ 荊防地黃湯 二貼 藥力 十倍於 知母白虎湯 可知矣

역류성식도염과 과민성대장염을 가진 남자

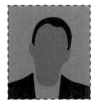

- 38세 남
- 신장 180cm
- 체중 85kg
- 대변 1일 1~2회

건장한 체격을 가진 젊은 남자로 표정이 부드럽고 말투도 점잖아 언뜻 보면 전형적인 태음인으로 보이는 환자다. 이 환자는 역류성식도염을 오래 가지고 있었고 최근에는 과민성대장증후군 증상에 몸까지 쉽게 피로함을 호소하였는데, 평소 대변은 1일 1회로 정상이지만 최근에는 하루에도 몇 번씩 불규칙한 변을 보고 있다. 역류성식도염이나 과민성대장증후군은 주로 스트레스 등 신경성 원인으로 발생하므로 형방사백산 기본방에 소간해울 약물인 시호 1돈, 박하 1돈, 목단피 0.7돈에 변을 굳게 할 목적으로 차전자 1돈을 가하여 1개월분을 처방했다. 이틀에 한 번씩 침도 함께 맞도록 권했기 때문에 침을 놓으면서 병의 예후를 쉽게 판단할 수 있었다. 약 복용 일주일이 지난 시점부터 역류성 식도염 증상이 확연히 좋아지는 것을 느끼게 되었고 아울러 과민성대장증상도 동시에 호전되고 있다고 만족해하였다.

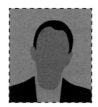

• 69세 남
• 신장 169cm
• 체중 76kg
• 대변 1일 1~2회

이 환자는 지역 새마을금고 이사장을 오래 역임했고 과거 지방선거에 출마하여 낙선하는 과정에서 많은 신경을 쓴 이후 이명증, 정충, 불안증이 발생하여 지금까지 이십여 년 이상 고생하고 있었다. 다부진 체격에 얼굴은 온화하지만 늘 술 먹은 사람처럼 붉은 색을 띠고 있다. 대변은 평소 하루 한 번에서 두 번 정도 보며 말투가 점잖고 말수가 적으며 성격이 차분하고 조용하지만 일면 소심한 면도 있어 성격면으로 보았을 때는 전혀 소양인 같지 않았다. 평소 당뇨를 앓고 있고 신경이 예민하여 밤에 자다가 깨면 다시 잠이 들지 못함을 호소하였다. 이명은 심했다 덜 심했다 하고 때때로 이유 없는 불안이 생기기 시작하면 정충증이 함께 발생하였다. 이러한 상태가 더했다 덜했다를 반복하며 너무 오래 고생한 병이라 치료가 가능할지 의문을 가지고 초진 내원하였다. 형방사백산 본방에 거심화(祛心火) 약물인 치자 1돈, 황련 1돈을 가하여 1개월분 투여하였다. 평소 개인적으로 잘 아는 사람이라 약 복용 후 20여 일쯤 된 시점에 지나가다 들렀다면서 아직 효과는 모르겠다고 해서 워낙 오래된 병이고 병 자체가 금방 효과를 볼 수 없는 병이니 쉬지 말고 꾸준히 약을 복용토록 지시하였다. 10여 일 후 약이 떨어져 다시 지으러 와서는 그동안은 전혀 효과가 없는 듯하더니 최근 들어 몸이 좋아지는 느낌이 들기 시작해 기분이 좋다면서 다시 한 달분을 요청하였다. 침을 같이 맞으면 약 복용 기간을 줄일 수 있으니 침을 맞도록 권하여 이때부터 일주일에 두 번씩 규칙적으로 내원하여 열소양2형 간정격 위주로 침 치료를 병행하였다. 시간이 지나면서 점차로 몸이 좋아지는 느낌이 들어서인지 본인이 지속적으로 침과 약을 쓰기를 원하여 동년 12월초까지 무려 9개월간 같은 치료를 계속하였다. 워낙 꼼꼼한 사람이라 일주일에 두 번씩 정확하게 내원하였고 비용에 신경을 쓰지 않을 만한 재력이 있어 약도 꾸준히 쉬지 않고 복용하였다. 수개월 치료 이후 이명증이 현저히 줄어들어 전혀 나타나지 않는 날도 있었고 다시 나타나도 예전보다 소리가 훨씬 줄어들었다. 정충, 불안증은 완전히 소실되었다.

두통, 피로, 안구건조, 신트림, 상기(上氣), 부종(浮腫)을 호소하는 처녀

- 32세 여
- 신장 155m
- 체중 78kg
- 대변 1일 2~3회

공무원 시험을 준비하고 있는 처녀로 비만 체형이다. 이 처녀는 피부색이 매우 희고 속칭 물살이 찐 데다 표정이 온순하고 내성적 성격이어서 마치 태음인처럼 보인다. 평소 시험 준비 때문에 스트레스를 많이 받고 있는데 그로 인해 평소 두통으로 고생하고 있고 자주 눈이 아프면서 안구건조증을 호소했다. 자주 신트림이 나고 때로는 얼굴이 달아오르며 몸이 잘 붓고 생리도 불규칙하다. 잠도 편히 못 자서 자주 불면증에 시달리고, 그 때문에 몸이 많이 무겁고 피로함을 호소하였다. 사려과도(思慮過度)로 생긴 전형적인 상초병 환자로 만일 태음인이었으면 열다한소탕의 적응증이 될 것이지만, 소양인인데다가 평소 대변은 하루에 두 번 내지 세 번을 보았으므로 형방사백산에 소간(疏肝) 약물 등을 가미해 투여했고 본인이 시간이 없는 관계로 침 치료는 하지 않았다. 이 환자는 1년 전 초진 내원하여 1개월분을 투여했는데 금년에 다시 두통으로 재진 내원하였다. 작년에 약을 먹고 모든 증상이 호전되었으나 최근 다시 두정(頭頂)부 쪽에 통증이 재발하였고 오후만 되면 얼굴이 상기가 되며 저녁엔 눈이 피곤해 책이 흐리게 보여 집중이 안 됨을 호소하여 다시 형방사백산 본방에 보음, 소간약물 등을 가미하여 1개월치 재투여하였다. 이 환자는 내성적 성격에다 시험 준비 때문에 지속적으로 신경을 쓰는 상태이므로 재발 가능성이 있으니 충분히 복용하도록 권하였다. 한 달 후 약을 다시 지으러 내원했을 때 예후를 물으니 두통과 눈 아픈 증세는 거의 소실되었으며 다른 증세도 전체적으로 호전되었다고 하였다.

형방사백산을 보약으로 처방한 남자

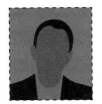

- 57세   남
- 신장   172cm
- 체중   70kg
- 대변   1일 1~2회

이 환자는 건설업에 종사하여 매일 일과 후 동료들과 술을 마시는 등 불규칙한 생활을 오래하여 최근에 몸이 많이 피곤하다고 보약을 먹고자 내원하였다. 주소증은 뒷목이 뻐근하고 피로가 심하며 날씨가 추우면 손끝이 시리고, 현기증이 나며, 안면 부위 입 주변 근육이 자주 경련을 일으키며 입술이 잘 부르트고 밥맛이 없다고 호소하였다. 장(腸)이 좋지 않아 술만 마시면 다음 날 설사를 하고 최근에는 양기(陽氣)마저 완전히 떨어져 부인 곁에 갈 수 없음을 호소했는데, 직업적으로 육체노동을 하고 매일 술을 마시며 담배도 하루 한 갑 이상 피우는 환자다. 보통 체형으로 얼굴은 늘 술 먹은 사람처럼

사상맥진과 진료의 실제

붉은색이다. 몸 걱정을 하는 부인과 함께 내원하였는데 평소의 생활습관을 고칠 것을 주문하고 완전 금연을 지시하였다. 술도 약 먹는 동안은 절대로 마시면 안 된다고 하고 보약으로 형방사백산 본방을 1개월 치 처방하였다. 이렇게 처방한 것이 작년 3월이었는데 일 년이 지난 금년 3월 이 환자의 부인이 혼자 내원하였다. 약 먹은 지 일 년이 되어 남편의 몸이 다시 약해져 보약을 먹이고 싶다는 것이다. 내원해서 하는 말이 작년에 약을 먹고 많이 좋아졌는데 남편이 여전히 술 담배를 많이 하고 일도 많이 해 몸이 약해졌으니 작년과 똑같은 약으로 지어 달라고 요청하여 형방사백산 본방을 보약으로 1개월분을 재처방하였다.

독활지황탕 체질(열한 소양인)

독활지황탕은 한소양인 중에서도 상대적으로 더 열이 많은 체질, 즉 열한소양인의 기본처방이다.

방상(方象)

독활지황탕 체질은 그림에서 보는 바와 같이 과체중부터 초수척 체형에 이르기까지 가장 폭넓게 분포한다.[158] 그러나 실제 임상에서 보면 과체중, 초수척 체형보다는 정상, 약간 수척한 체형에 상대적으로 더 많이 분포한다. 일반적으로 한(寒)체질의 처방은 수척경향자에게 쓰는 처방이므로 과체중 체형에는 안 쓰는 것이 일반적이지만 열한소양인의 경우는 다른 체질과 달리, 과체중 정도의 체형도 있다는 점에서 구분된다. 이는 다른 한체질은 모두 비허(脾虛)체질이지만 열한소양인의 경우는 비실(脾實)(=비음실)체질이기 때문에 오는 현상이다. 그러나 그렇다고 해서 비만이나 초비만 이상으로 비만이 명백한 체형에는 본 처방을 사용하지 않는다. 소양맥을 가진 사람으로 외형상 비수(肥

---

[158]_ 독활지황탕, 형방지황탕의 한소양인과 열다한소탕, 갈근해기탕의 열태음인 방상이 체형분포 범위가 가장 넓다.

瘦)가 분명하지 않을 경우는 같은 경변경향자에게 쓰이는 열열소양의 양격산화탕 체질과 방상(方象)적으로 구분되지 않으므로 자세한 한열변증 과정을 통해 소증으로 한증이 더 많으며 한열이 착잡된 체질임을 확인하고 독활지황탕 체질로 판단한다.

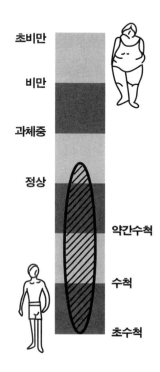

방증(方證)

소양인 위수열이열병은 청양(淸陽)이 상승하지 못하고 울체돼 발병하는데, 청양이 어디까지 올라가다 멈추었는지에 따라 상소(上消), 중소(中消), 하소(下消)로 나누고 있다. 상소, 중소는 이양승기(裏陽升氣)는 비록 약하나 표음강기(表陰降氣)가 아직 버티고 있어 비록 위험한 상태라도 시간을 지탱할 수 있으나 하소는 제일 밑에서부터 못 올라가고 걸리는 현상이다. 음허오열(陰虛午熱)과 물을 많이 마시고 등이 차며 구역(飮水背寒

而嘔)하는 경우는 표리음양(表裏陰陽)이 모두 허손되어 병이 된 것으로 하소와 함께 경중(輕重)이 유사하여[159] 병이 험하다. 이때 제시된 처방이 독활지황탕과 십이미지황탕이다. 즉 독활지황탕은 같은 지황탕 계열의 약이지만 형방지황탕처럼 표음(表陰)을 내리는 약이 아니라 청월지력(淸越之力)을 강화해 이양(裏陽)을 올려주는 이열증 약이다. 그러나 같은 이열증 처방이라도 양격산화탕 같은 실열(實熱)을 꺼주는 열체질 처방이 아니라 음허(陰虛)로 인해 발생하는 허열(虛熱)을 자음강화(滋陰降火)시켜 청양상승(淸陽上昇)을 유도하는 방제다. 본 처방은 음허오열의 체질병증 외에도 중초에 작용하는 위장 계통의 약이므로 식체비만(食滯痞滿)의 병증에 쓴다. 그 외 중풍, 구토, 구중유냉연(口中有冷涎), 구안와사 초증에 쓴다고 돼 있지만 상기 증상이 있다고 무조건 쓰는 것이 아니고 반드시 독활지황탕을 기본방으로 써야 하는 체질에 한하여 상기 병증에 따라 가감하여 쓴다.

방의(方意)

독활지황탕
[숙지황 4 산수유 2 백복령 1.5 택사 1.5 목단피 1 방풍 1 독활 1]

- **숙지황**(甘微溫:肝腎) 養血滋陰, 補精益髓 (補血調經, 心肝血虛, 腎陽不足)
- **산수유**(酸澁微溫:肝腎) 補肝益腎, 澁精固脫 (眩暈耳鳴, 腰膝酸痛, 陽痿遺精, 肝腎陰虛, 頭暈目眩, 腰酸耳鳴)
- **백복령**(甘淡平:心脾腎) 利水滲濕, 健脾, 安神 (小便不利, 健脾胃, 心悸, 失眠)
- **택사**(甘淡寒:腎膀胱) 利尿, 滲濕, 淸熱 (濕熱下注, 水腫, 淋濁, 小便不利, 濕盛, 泄瀉, 帶下, 水濕痰飮)
- **목단피**(苦辛微寒:心肝腎) 淸血凉血, 活血散瘀 (血滯經閉, 痛經, 癥痂, 淸泄肝熱, 肝鬱火旺)
- **독활**(辛苦溫:肝腎膀胱) 祛風濕, 止痛, 解表 (風濕痺痛, 風寒表證濕邪)
- **방풍**(辛甘微溫:肝膀胱) 發汗解表, 祛風解痙, 勝濕止痛 (外感風寒證, 風寒濕痺)

159_ 論曰上消中消裡消陽升氣雖則虛損表陰降氣猶持完壯故 其病雖險 猶能歲月支撐者以此也
若夫陰虛午熱 飮水背寒而嘔者 表裏陰陽 俱爲虛損 所以爲病 尤險與下消 略相輕重

독활지황탕은 전체적 모습이 같은 지황탕 계열의 처방 중에서도 형방지황탕보다는 육미지황탕과 훨씬 더 유사하다. 육미지황탕에서 구기자만 빠지고 대신 독활, 방풍이 들어갔다는 것 외에 나머지 모든 구성약물과 용량이 동일하기 때문이다. 이 사실에서 본 처방이 형방지황탕 같은 표한증의 표음강기 처방이 아니라 기본적으로 육미와 같은 보음처방이란 점을 알 수 있다. 생지황, 석고, 지모 같은 냉성 약물 대신 숙지황, 산수유 같은 따뜻한 약이 군약(君藥)으로 들어갔다는 사실은 비록 이열증 처방으로 분류돼 있지만 기본적으로 열소양인에게 쓸 수 없는 한소양인 처방임을 말해 준다. 숙지황은 양혈자음(養血滋陰)약으로 간신(肝腎)을 보하는데 여기서는 4돈의 군약(君藥)으로 강력하게 신수(腎水)를 보하고 산수유 2돈은 숙지황을 보좌하여 신약(臣藥)으로써 보간익신(補肝益腎)의 작용으로 보신(補腎), 자음(滋陰)의 역할을 한다. 복령, 택사는 분량이 각 1돈 반으로 돼 있어 각각 2돈씩으로 돼 있는 형방지황탕과 비교된다. 형방지황탕에 복령, 택사가 2돈씩으로 비교적 많이 들어간 이유는 이수삼습(利水滲濕) 작용으로 소변을 밑으로 빼내 청열강음하는 목적과 함께 거습(袪濕) 이수(利水) 작용을 강화해 대변을 굳게 해 설사를 치(治)할 두 가지 목적이 있었기 때문이다. 그러나 본방은 경변경향자가 쓰는 처방이며 설사가 주치 목적이 아니므로 복령, 택사의 분량을 많이 할 필요가 없고 이수(利水)를 통한 청열(淸熱)의 목적과 동무 약성가에 나오듯 신(腎)을 단단히 하고 일으켜 세우며(固腎立腎) 신(腎)을 굳세게(壯腎)하는 보신(補腎)의 목적으로 쓰였다. 한편 형방지황탕과 같은 하초약에는 복령 택사가 각 2돈이 쓰였고, 식체비만을 치료하는 독활지황탕 같은 중초 중심약에는 1돈 반으로, 형방패독산과 같은 상초 감기약에는 택사 없이 복령만 1돈 쓰이는가 하면 천식을 치는 형방도적산이나 상초약인 양격산화탕에서는 복령 택사가 빠져 있다는 사실을 주목할 필요가 있다. 이는 복령, 택사가 하초약으로 하기(下氣)시키는 약물이므로 하초방제에서는 많이 쓰고 중초, 상초로 올라갈수록 적게 쓰다가 전적으로 상초방제로 쓰일 경우엔 빠진다는 사실을 알 수 있다. 본방에 들어 있는 목단피에 대해서는 본 처방 구성약물 중 매우 중요한 약물이므로 밑에 따로 설명한다. 마지막으로 표음강기(表陰降氣) 순환약물인 형개, 방풍, 강활, 독활 중에서 방풍, 독활만 사용되고 있는데 형개, 방풍이 상초약물이고 강활, 독활이 하초약물이므로 상초약에서 방풍이, 하초약에서 독활이 각각 하나씩 대표적으로 사용되었음을 알 수 있다. 본 처방은 대변이 보통 이상 경변경향자에게 쓰며 평소 연변(軟便)경향자나 이설(易泄)자에게는 쓰지 않는다.

10년 이상 위장질환으로 고생한 케이스

- 34세 여
- 신장 164cm
- 체중 54kg
- 대변 2~3일 1회

십수 년 이상 위장병으로 고생하던 환자가 내원하였다. 말투가 조근조근 하고 표정이 온화해서 첫인상은 음체질로 보이는데 그동안 다른 한의원에서 거의 모두 소음인이라는 진단을 받았다고 하였다. 늘 만성적인 소화불량에 시달린 지 근 십여 년이 넘었고 그동안 양방 병의원, 한의원 등 수많은 치료를 받아 봤으나 늘 일시적으로 조금 낫는 것 같다가 다시 재발하곤 하였다고 했다. 다른 한의원에서 본인은 태어날 때부터 소화기를 약하게 타고났으므로 재발이 잦을 수밖에 없고, 따라서 이 병은 체질적인 지병(持病)으로 생각하고 그때그때 고치는 수밖에 없다는 말을 들었다고 한다. 증상이 심할 때는 몸무게가 8kg이나 빠져 병원에 입원했던 적도 있었고 음식을 먹으면 증세가 심화되므로 굶어서 고쳐보기 위해 단식치료로 8kg이나 체중을 빼본 적이 있다고 하였다. 병원에서 역류성식도염, 과민성대장 등 주로 신경성 질환으로 진단되어 치료 받았으나

사상맥진과 진료의 실제

완치하지 못했고, 최근에는 위를 잡아 비트는 듯한 통증까지 있으며 증상이 주로 저녁 때 심화되어 밥을 굶으면 증상이 덜해 요즘은 저녁식사를 굶고 있다고 하였다. 진맥결과 소양맥이 나오므로 환자에게 위가 약하지 않은 소양인이라고 말하니 도무지 믿지 못하겠다는 표정이 역력하였다. 우선 수많은 한의원에서 자신을 일관되게 소음인으로 진단한 점, 위장병을 오랫동안 달고 산 점, 몸이 비교적 찬 점, 자신의 성격이 내성적인 점 등 인터넷에서 본 자료에서도 소음인과 일치하여 자신을 분명한 소음인으로 확신하고 있었으며 음식도 늘 소음인 음식 위주로 섭취했다고 했다. 이렇게 자기 체질에 확신을 갖고 있는 사람의 마음을 일순간에 바꿔 놓긴 어렵지만 십 년 동안 철저히 체질식을 했어도 몸에 도움이 되지 않았고 오히려 병세가 악화된 점, 많은 한의원에서 소음인 체질처방으로 치료받았으나 뚜렷한 효험이 없었던 점, 그리고 한소양인 중에서 체질적으로 식체비만증을 갖고 있는 체질 등에 대해 설명하고 한약을 권했는데 본인은 우선 시험적으로 한 제만 먹어 보겠다고 해서 보름치를 처방하였다. 독활지황탕 본방에 맥아 2돈, 시호 1돈, 박하 1돈, 모려 1돈 등의 소간해울(疏肝解鬱)약물을 가하여 처방했는데, 두 번째 내원했을 때 그동안 한의원에서 치료받았던 약 중에서 가장 효과가 좋고 속이 편하며 소화불량이 완화되었다고 좋아하였다. 이후 본인이 원하여 지속적으로 3개월 정도 복용하여 완치되었는데 일 년 후에 여드름 치료를 위해 재내원하였을 때 경과를 물으니 지난번 약 먹은 후 이후로는 더 이상 위장질환으로 고생하고 있지 않다고 하였다.

- 44세 여
- 신장 164cm
- 체중 52kg
- 대변 1~2일 1회

발레학교 교사로 수년간 고생해온 비염으로 양의학 치료를 받다가 낫지 않자 한약치료를 받고자 내원한 환자다. 병원에서 이런저런 치료를 받다가 마지막에 비강(鼻腔) 스프레이를 처방해 주어 계속 사용했으나 일시적 효과만 있고 코가 다시 막히는 것을 반복하였다. 심할 경우 누웠을 때 콧물이 속으로 넘어가고 코가 더 막혀 반듯이 누워 잘 수 없었고 거의 앉은 자세에서 자야 했으므로 잠을 제대로 이루지 못할 정도로 고생하였다. 원래 발레 교사이므로 매우 활동적이고 활력적이었으나 먹고 자는 문제에서 불편한 상태가 오래 지속되면서 점차 무력해지고 몸이 쇠진한 상태가 되어 발레를 중단할 수밖에 없었다. 소양맥 경변경향자이고 체형이 수척경향자라 독활지황탕 체질로 판단하고 본방에서 독활, 방풍은 거하고 황련, 형개, 연교, 치자, 박하, 시호 각 1돈을 가하여 처방하였다. 한 제를 처방한 첫 두 주일은 일주일에 네 번 내원하여 침 치료를 함께 받도록 권했는데, 이는 증상이 심해 치료기간을 단축시키면서 동시에 약물의 효과반응을 체크하기 위해서였다. 열흘 정도 지나자 효과반응이 나타나 코 막힘이 개선되기 시작했으므로 이후 두 주간은 일주일에 세 번, 그다음 두 주간은 일주일에 두 번씩 내원케 하였다. 모두 2개월 반을 치료한 후 완치되어 치료를 종료하였다. 독자의 편의를 위하여 환자가 지역신문 기자와 나눈 해당 인터뷰 기사를 원문으로 첨부한다.

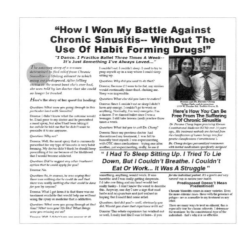

누우면 숨쉬기가 어려워 소파에 앉아 잠을 잘 수밖에 없었어요.

식사도 제대로 못하고 일 또한 제대로 할 수 없었어요. 정말 고통 그 자체였어요.

질문 비염으로 고생했던 이야기부터 들어 볼 수 있을까요?

도리나 정확히 언제부터인지는 모르겠어요. 오랫동안 고생했고 제 담당의사는 비염약물과 코 점막에 뿌리는 스프레이 약물을 처방해 주었어요. 하지만 사용할 때는 효과가 있다가 중단하면 재발하는 등 일시적 효과와 재발을 반복했어요. 그런 식으로 시간이 경과하자 의사는 더 이상 같은 약을 계속 처방할 수 없다고 하더군요.

질문 왜요?

도리나 일반적으로 내게 처방되는 스프레이 제재는 습관성이 매우 강하다는 거예요. 의사는 아마 내가 약물에 중독될까봐 더 이상 같은 약물을 처방하기 꺼렸던 거 같아요.

질문 그럼 의사가 약물과 스프레이 대신 또 다른 약물들을 처방해 주지 않던가요?

도리나 아니요.

질문 그렇다면 실질적으로 병을 근본적으로 고치기 위해 더 이상 유용한 방법이 없다는 것을 인정한 거네요?

도리나 그래서 난 습관성과 일시적 효과밖에 없는 약물에 계속 의존할 수는 없다는 결론을 스스로 내릴 수밖에 없었어요.

질문 그래서 어떻게 하기로 하셨어요?

도리나 그땐 절망적이었어요. 잘 먹지도 못했고 잠도 제대로 자지 못했어요. 제대로 눕지도 못해 뭘 받쳐 놓고 거의 반은 앉은 자세로 잘 수밖에 없었어요.

질문 왜요?

도리나 몸을 편평히 누이면 콧물 때문에 숨이 막혔어요. 편히 누워 잠을 잘 수 없었던 거지요.

질문 그걸 어떻게 견뎠어요?

도리나 제대로 먹지도, 잠을 편히 잘 수도 없었기 때문에 늘 피곤하고 지쳐 너무 기운이 없었어요. 뭘 하러 밖에 나가는 것조차 힘들었어요. 원래 난 활동적인데다가 힘도 넘쳤어요. 직업이 댄서니까요. 십대부터 발레를 해왔고 지금도 일주일에 세 번 학생들을 가르치고 있어요.

질문 그런데 어떻게 한의학 치료를 받게 되었나요?

도리나 예전 의사로부터 받던 치료를 중단했기 때문에 혼자 내 문제를 해결하지 않으면 안 되었어요. 그래서 혹시 OTC 약들(처방전 없이 일반 마트에서 구입할 수 있는 약) 중에서 효과가 있는 것이 있을까 하는 심정으로 이런저런 약들을 사서 하나하나씩 실험적으로 써 봤어요. 결과는 매우 실망적이었고 나는 더 절망에 빠질 수밖에 없었어요. 어떤 약은 머리가 너무 아파 견딜 수 없었고 그땐 정말 말로 표현하기 어려울 정도로 힘들었어요. 그러다 어느 날 우연히 약초약물과 침에 대한 광고를 접하고 혹시 도움이 될 수도 있지 않을까 하는 막연한 희망과 기대를 가지고 예약도 안 하고 곧장 들렀어요.

질문 아 그랬군요. 그 경험을 들려주실 수 있으세요?

도리나 여기서 경험한 모든 것이 너무 좋았어요. 무슨 뜻인지 아실지 모르겠지만 전 정말로 누군가에 의해 여기로 인도되었다고 느꼈을 정도였어요. 닥터 정은 처음 저를 진찰하더니 정확하게 무엇을 해야 할지를 아는 것처럼 보였어요. 처음 2주 동안은 일주일에 네 번 한의원에 들려 침 치료를 받았고 셋째 주부터는 두 번, 지금은 일주일에 한 번씩 들러 침을 맞고 있어요. 침 외에 약초로 된 약을 처방해 줘서 하루 세 번씩 복용하는데 맛은 쓰지만 충분히 먹을만 했어요. 지금까지 모두 10주 치료를

사상맥진과 진료의 실제

받았네요.

질문 치료 결과는 어땠나요?

도리나 모든 게 원더풀이에요. 증상들은 모두 사라졌고 내 삶은 다시 예전으로 돌아왔어요. 지금의 느낌은 너무 편안하고 온전히 균형을 되찾은 느낌이에요. 큰 베개를 받치고 누워 제대로 숨도 못 쉴 정도로 최악이었을 땐 마치 어릴 적에 할머니가 돌아가셨을 때를 생각나게 할 정도로 고통스러웠지만....이젠 절대로 더 이상 그런 고통스런 느낌으로 돌아가고 싶지 않네요.

닥터 정,

박사님과 온 가족 모두가 즐거운 크리스마스와 행복한 새해를 맞으시길 기원합니다. 닥터 정이 베푸신 치료에 대해 어떤 감사를 드려도 충분치 못할 거예요. 이 병으로 인해 수년 동안 고생해 왔지만 박사님을 만나 받게 된 치료를 통해 놀라운 효과를 보았고 이제 저는 마치 새사람이 된 기분이에요. 박사님을 만나기 전에는 일시적 효과 밖에 없는 약이나 스프레이 제재로만 치료를 해 거의 쓰던 약물에 습관성이 돼 있었어요. 박사님은 제 병에 일시적인 치료가 아닌 근원적 치유를 주신 유일한 분이세요. 정말 감사드립니다.

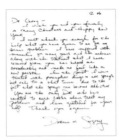

Thank you again.

목단피와 식체비만

목단피는 성미가 미한(微寒)하여 청혈양혈(清血凉血)하며 동시에 어혈을 치는 활혈산어(活血散瘀)약으로 혈체경폐(血滯經閉)나 통경(痛經)에 주로 쓰인다. 따라서 이제마 선생의 형방지황탕의 활투에서 혈증(血證)에 현삼과 목단피를 넣은 것은 이해가 되지만 식체비만(食滯痞滿)에 목단피 일미(一味)를 가해 쓰라는 점에 대해서는 납득하기가 쉽지 않다. 소식(消食)약도 아닌 양혈(凉血), 어혈(瘀血)약물을 어떻게 식체비만을 치료하는 약으로 쓰라고 했을까. 소양인은 위조열(胃燥熱)로 속이 답답하고 매스꺼운 조잡(嘈囃), 탄산(吞酸)증이 쉽게 오고 기(氣)의 울체로 음식에 체해 심하(心下)가 답답하고 허만(虛滿)하며 식욕이 없고 가슴이 쓰리고 신물이 올라와 음식을 잘 먹지 못하는 등의 식체비만증이 나타난다. 이를 육울(六鬱)증의 하나인 식울(食鬱)로 파악한다면 이제마 선생이 식체비만에 목단피를 쓴 이유를 납득할 수 있게 된다.

　전통적으로 식울(食鬱)은 소도법(消導法)을 위주로 하여 창출, 진피, 후박, 신곡, 사인 등 건비(健脾), 보위(補胃), 행기(行氣) 약물로 다스리는데, 소양인은 기본적으로 비실자(脾實者)이므로 건비보위(健脾補胃)하는 약물로 다스릴 수 없다. 그런데 목단피는 치자와 함께 쓰면 간경(肝經)에 작용하여 청설간열(清泄肝熱)의 힘이 증가되어 간울화왕(肝鬱火旺)으로 인한 발열, 도한, 자한, 두통, 목적(目赤), 월경부조(月經不調) 등에도 쓴다고 본초 책에 소개되고 있다. 그렇다면 위조열(胃燥熱)과 기체(氣滯)로 오는 소양인의 식울(食鬱)은 목단피가 간경에 작용하여 간울화왕(肝鬱火旺)으로 인한 식체비만을 해울(解鬱)시켜 해소하는 것으로 이해할 수 있다. 소양인의 식체(食滯)난화(難化)증에 소식(消食)약물로 유명한 맥아(麥芽) 역시 소식(消食) 작용 외에도 소간해울(疏肝解鬱), 소간이기(疏肝理氣) 작용이 있어 식울증을 해소하는 것과 동일하다. 따라서 형방지황탕에 목단피를 가하여 식체비만을 치(治)하는 것이나 식체비만증에 목단피가 들어 있는 독활지황탕을 쓰는 이유를 비로소 납득할 수 있다. 목단피는 한소양인뿐 아니라 열소양인의 경우에도 동일증상이 있으면 가미하여 쓸 수 있으나 이 약이 원래 온성(溫性)처방인 한소양인의 기본방에 들어 있는 약물이므로 열소양인에게 쓸 경우는 용량을 약간 줄여 쓰는 것이 좋다.

형방지황탕 체질(한한 소양인)

형방지황탕은 한소양인 중에서도 상대적으로 더 열이 적은 체질, 즉 소양인 중에서 가장 몸이 찬 한한소양인의 기본처방이다.

방상(方象)

형방지황탕 체질은 그림에서 보는 바와 같이 과체중부터 초수척 체형에 이르기까지 상대적으로 폭넓게 분포한다. 그러나 실제 임상에서 관찰해보면 과체중에서는 거의 찾아보기 힘들고 약간 수척, 수척한 체형에 많이 분포한다. 그러므로 일반적으로는 같은 한소양인 독활지황탕 체질보다 상대적으로 비만도가 한 단계 더 낮은 것으로 관찰되지만 형방지황탕 체질 중에서도 과체중 체형이 가끔 보인다는 점에서 원칙적으로 독활지황탕 체질과 그 분포도가 같다고 이해해야 한다. 이 처방은 명백한 비만이나 초비만 이상의 비만이 뚜렷한 체형에는 사용하지 않는다. 소양맥을 가진 사람으로 외형상 비수(肥瘦)가 분명하지 않을 경우는 같은 연변경향자에게 쓰이는 한열소양의 형방사백산 체질과 방상(方象)적으로 구분되지 않으므로 자세한 한열변증 과정을 통해 한증(寒證)일변도로 한증이 더 많은 것을 확인하고 최종적으로 형방지황탕 체질로 판단한다.

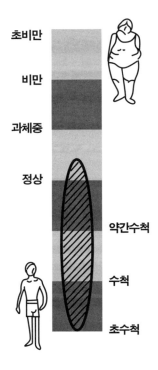

초비만

비만

과체중

정상

약간수척

수척

초수척

방증(方證)

소양인 표병증에 속하는 신한복통망음증(身寒腹痛亡陰症)과 부종(浮腫), 천촉(喘促), 결흉(結胸), 이질(痢疾), 한열왕래(寒熱往來), 흉협만(胸脇滿) 등을 치료하는 처방이다. 소양인 표병증은 음기(陰氣)가 하강하지 못하고 등뼈 주위에 울체되어 생기는 소양상풍증(少陽傷風症)과 음(陰)이 밑으로 내려가지 못하고 도리어 위로 올라가게 되어 음을 잃게 되는 망음증(亡陰症)으로 나뉜다. 그러므로 두 체질병증은 모두 표한(表寒)을 없애기 위한 표음강기(表陰降氣)가 치료의 기본원리가 된다. 따라서 형방지황탕은 보음(補陰), 자음(滋陰)으로 청양을 상승시키는 독활지황탕과 달리 처음부터 표한증을 치료하기 위한 표음강기 처방이므로 독활지황탕이 이열증 약이라면 형방지황탕은 표한증 처방이다. 본 처방은 신한복통망음증 외에도 부종, 천촉, 결흉 등을 치(治)한다고 돼 있지만 주치증대로 이 처방을 쓰는 것이 아니라 반드시 소증(素證)으로 몸이 차고, 배도 잘 아프고, 설사를 잘 하는 체질을 가진 소양인이 써야 하는 기본방이므로 이를 반드시 인식하고 체질에 맞게 써야 한다.

방의(方意)

형방지황탕
[숙지황 2 산수유 2 백복령 2 택사 2 차전자 1 형개 1 방풍 1 강활 1 독활 1]

- **숙지황**(甘微溫:肝腎) 養血滋陰, 補精益髓 (補血調經, 心肝血虛, 腎陽不足)
- **산수유**(酸澁微溫:肝腎) 補肝益腎, 澁精固脫 (眩暈耳鳴, 腰膝酸痛, 陽痿遺精, 肝腎陰虛, 頭暈目眩, 腰酸耳鳴)
- **백복령**(甘淡平:心脾腎) 利水滲濕, 健脾, 安神 (小便不利, 健脾胃, 心悸, 失眠)
- **택사**(甘淡寒:腎膀胱) 利尿, 滲濕, 淸熱 (濕熱下注, 水腫, 淋濁, 小便不利, 濕盛, 泄瀉, 帶下, 水濕痰飮)
- **차전자**(甘寒:腎肝肺) 利水通淋, 止瀉, 淸肝明目, 淸肺化痰 (小便不利, 膀胱濕熱, 暑濕泄瀉, 目赤腫痛)
- **형개**(辛溫:肺肝) 發汗解表, 祛風宣毒, 止血 (宣肺散邪, 風疹搔痒, 外感風寒風熱)
- **방풍**(辛甘微溫:肝膀胱) 發汗解表, 祛風解痙, 勝濕止痛 (外感風寒證, 風寒濕痺)
- **강활**(辛苦溫:腎膀胱) 發汗解表, 祛風勝濕, 止痛 (外感風寒, 發散風寒濕邪, 祛風勝濕止痛)
- **독활**(辛苦溫:肝腎膀胱) 祛風濕, 止痛, 解表 (風濕痺痛, 風寒表證濕邪)

본 처방은 독활지황탕과 같이 한소양인의 기본처방 중 하나지만 두 처방의 방의(方意)적 목표는 전혀 다르다. 따라서 독활지황탕과 약물구성의 차이점을 비교분석하는 것이 본 방에 대해 이해하는 데 도움이 될 것이다. 독활지황탕(이하 독지)에서는 숙지황이 4돈으로 군약(君藥)으로 쓰였지만 형방지황탕(이하 형지)에서는 절반인 2돈만 쓰이고 있는 점이 우선 다르다. 독지에서는 숙지황 4, 산수유 2돈, 백복령 1.5돈, 택사 1.5돈 하는 식으로 방제 구성 약물들이 전통적인 군신좌사(君臣佐使) 형식을 갖춰 약물들의 용량이 차이가 나지만, 형지에서는 숙지황과 산수유, 백복령, 택사가 모두 2돈씩이고 나머지 차전자, 형개, 방풍, 강활, 독활이 모두 1돈씩으로 용량이 동일하다. 보신(補腎) 중심의 숙지황 용량을 독지에서처럼 많이 쓰지 않고 다른 약물들과 동일하게 쓴 것은 이 처방이 독지처럼 보음(補陰), 자음(滋陰)에 중점을 둔 처방이 아니라 표음강기(表陰降氣)를 목표로

한 처방이기 때문이다. 본 처방에서 하기(下氣)약물인 복령, 택사가 보신(補腎)의 요약인 숙지황, 산수유와 동일한 용량으로 2돈씩 중용(重用)되고 있다는 것은 복령, 택사의 중요성이 숙지황, 산수유만큼 동등함을 강조하는 것이다. 숙지황, 산수유를 씀으로써 본 처방이 기본적으로 신소(腎小)를 특징으로 하는 한소양인의 처방임을 말하면서도 동시에 이수삼습(利水滲濕) 약물인 복령, 택사로 수습(水濕)을 제거하여 소변으로 열을 빼주는 청열강음(淸熱降陰) 작용과 강력한 거습(袪濕)과 이수(利水)를 통해 변을 굳게 해 설사를 치(治)하는 목적으로 사용된 것이다. 망음 설사를 치료하는 방제로 제시된 형방사백산과 형방지황탕 두 처방에서 복령, 택사의 용량이 다른 방제와 달리 2돈씩 많은 용량으로 사용되고 있음을 주목할 필요가 있다. 한편 본방에 이수지제(利水之劑)인 차전자까지 들어간 것은 복령, 택사의 강력한 이수, 거습작용을 도와 설사를 치(治)할 목적이다. 따라서 본방은 설사약이라고 해도 과언이 아닌데 주치병증이 맞다 해서 평소의 배변경향을 무시하고 경변경향자 혹은 변비(便秘)자가 이 약을 쓰면 대변이 더 굳어져 변비가 되거나 변폐(便閉)가 될 수 있으므로 조심해야 한다. 이 처방에서 중요한 포인트는 복령, 택사, 차전자를 통해 설사를 치(治)하면서도 동시에 형개, 방풍, 강활, 독활의 네 약물을 사용해 표음강기에 목표를 두고 있다는 사실이다. 형방강독에 대해서는 앞서 형방사백산 항목에서 설명했으므로 중복설명을 생략한다.

오래된 과민성장증후군 환자의 완치 사례

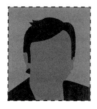

- 49세　남
- 신장　166cm
- 체중　58kg
- 대변　1일 1~3회

해외여행 가이드인 남자 환자로 오래전부터 과민성장증후군으로 고생하고 있다. 출장이 잦고 해외에서 식사가 일정치 않고 비행기를 많이 타야 하는 직업인데 설사와 복통을 견디기 어려워 지금껏 많은 치료를 받았지만 일시적 효과만 있고 증세가 완화되었다가 다시 나빠지는 상태를 반복하였다. 원래부터 활변경향에 가끔 설사를 했던 소증이 있었는데 직업적으로 스트레스가 가중되고 긴장 상황이 지속되면서 과민성장증후군으로 심화되었다. 한약 치료도 많이 받았지만 효과를 본 적이 없었다면서 이번 한약에도 효과가 있을지 반신반의하는 상태였다. 체형이 수척한 편이고 작은 키에 몸이 찬편이며 소식(少食)에 가끔 소화도 잘 안돼서 다른 한의원에서는 거의 모두 소음인으로 진단했다고 했다. 그러나 체질맥진을 하면 소양맥이 분명히 뛰는데다 분명한 수척경향자, 연변경향자이므로 망음(亡陰) 소증의 한한소양인으로 어렵지 않게 판단할 수 있는 환자다. 설사증은 한증망음(寒證亡陰)의 정증(正證)이므로 형방지황탕 기본방만으로 치료가 되지만 과민성장증후군은 그 외에 스트레스가 발병 유인인자(誘因因子) 중 하나이므로 간기울결 약물인 시호 1돈, 박하 1돈, 목단피 1돈, 맥아 2돈을 더하고 설사에 대응하기 위해 차전자의 용량을 각 1.5돈으로 증량하였다. 한 달 후 재내원한 환자가 그동안 먹었던 한약 중에서 자기 몸에 가장 맞는 것 같다면서 연복을 원하여 다시 한 달분을 투약하였다. 이 환자는 이후 반 년이 지난 시점에서 다시 내원하였는데 그동안 좋았던 장이 최근 외국에 가서 신경을 많이 쓴 일이 있은 후 다시 재발의 조짐이 보여 걱정이 되어 미리 약을 먹고 싶다고 하여 동일 처방을 재투여하였다.

- 65세 여
- 신장 154cm
- 체중 40kg
- 대변 1일 1~3회

2년 전 위암수술을 받은 이후 몸이 너무 약해져서 보약을 먹고자 내원한 환자다. 최근 몸무게가 45kg에서 40kg까지 줄었고 밥맛이 전혀 없고 밥을 먹으면 소화도 안 되며 늘 감기를 달고 산다고 하였다. 수술 이후 항생제를 8개월 이상 복용했는데 그 여파로 위장이 나빠졌고 본인 말로 폐, 심장 모두 나쁘다고 했다. 방안에 앉아 있어도 속에서 열이 위로 올라오는 느낌이고 목이 마르며 손발바닥에 열감이 있으며 어깨, 허리가 결리고 잠이 안 오며 신경이 매우 예민해졌다고 했다. 체격이 매우 작고 몸도 말랐으며 소화가 안 되는 등 일반적으로 소음인으로 판단하기 쉬운 환자지만 명백한 소양맥에 연변경향자이므로 형방지황탕을 기본방으로 하고 보음약 구기자 2돈, 한련초 0.7돈에 소간해울 약물 시호 1돈, 박하 1돈, 목단피 1돈, 맥아 2돈을 가하여 처방하였다. 약을 먹는 동안 잠이 너무 온다고 전화로 문의해 왔는데 한약을 먹고 잠이 쏟아지는 것은 과항진 (過亢進)되었던 교감신경이 완화되면서 몸이 좋아지는 현상이라 말해주고 계속 열심히 복용하도록 권하였다. 복용 한 달 후 만족스러운 표정으로 내원하여 모든 증상이 완화되었지만 이번 기회에 뿌리를 뽑고 싶다고 약을 더 먹기 원하므로 한 달분 더 투여하고 종료하였다.

복령, 택사 이야기

복령, 택사는 모두 이수삼습(利水滲濕)약으로 이뇨약이다. 소양인 사상방에 복령, 택사가 들어가는 처방이 많은데 들어가는 용량을 주목해 보면 처방마다 조금씩 다른 것을 알 수 있다. 우선 육미지황탕과 그 변방인 독활지황탕에는 복령, 택사가 각 1.5돈씩 들어가는데 형방지황탕이이나 형방사백산에는 2돈씩 들어간다. 형방패독산에는 택사 없이 복령만 1돈이다. 이렇게 용량을 달리해 쓴 용법에 근거하여 복령 택사를 1돈 쓸 때는 상초, 1돈 반은 중초, 2돈은 하초로 인경(引經)한다 해석하여 상초병엔 1돈, 중초병 1.5돈, 하초병에 2돈을 쓴다 하기도 하고 1돈을 쓰면 보심(補心)하고, 1돈 반은 비위(脾胃)에 작용, 2돈을 쓰면 보신(補腎)한다고 해석하기도 한다.

복령, 택사는 이뇨 작용으로 체내에 정체된 수분을 빼주는 역할을 하는데 이런 이수(利水) 작용을 통해 두 가지 기능을 기대할 수 있다. 첫째는 이수(利水)를 통한 해열(解熱) 작용이고, 둘째는 거습(祛濕) 작용이다. 추운 겨울 소변을 볼 때 몸이 오싹해지는 것이나 더운 여름 땀을 흘리면 발한이 되면서 몸의 열기가 식는 현상을 볼 때 인체 내 수분을 땀이나 소변으로 배출하면 해열(解熱) 작용을 하는 것을 알 수 있다. 한편 두 약물을 2돈으로 용량을 증량해 쓰면 강화된 이뇨 작용으로 이수삼습(利水滲濕) 효능이 강화돼 체내의 습(濕)을 배출하는 거습 작용을 한다. 이것이 습열(濕熱)로 인한 설사증에 복령, 택사가 예외 없이 2돈씩 들어가는 이유다. 설사증의 대표적 처방인 저령차전자탕은 택사, 복령이 2돈씩 군약(君藥)으로 쓰였고 여기에 저령, 차전자 같은 이뇨약물이 1.5돈씩 신약(臣藥)으로 더해져 복령, 택사를 도와 강력한 이뇨를 통한 거습 작용으로 대변을 굳게 해 설사를 치료한다. 망음 설사증에 쓰이는 형방지황탕, 형방사백산, 활석고삼탕 등도 모두 한결같이 복령, 택사의 용량이 2돈이고 심지어 이질설사(痢疾泄瀉)에 쓰는 황련청장탕에도 복령, 택사의 용량이 2돈인데 이것으로도 모자라 목통, 저령, 차전자 같은 이뇨제를 함께 사용해 강력한 거습 작용으로 설사를 고치고 있다.

한편 상초의 흉격열을 치는 양격산화탕에는 복령, 택사가 들어 있지 않은데 양격산화탕은 이뇨약물로 이수시키는 간접적 해열 방법을 사용치 않고 생지황, 인동등, 연교, 치자, 박하, 지모, 석고 같은 냉성의 청열사화 약물로 직접 상초열을 공격하여 열을 내린다. 만일 해열 작용을 더 강화시킬 목적으로 양격산화탕에 복령, 택사를 가하고자 하면 용량에 매우 신중해야 하는데 욕심을 내서 용량을 2돈씩 쓰면 강화된 삼습(滲濕) 작용으로 대변이 더 굳어지기 때문이다. 양격산화탕은 소증으로 경변, 변비 경향자가 쓰는 약인데 설사에 쓰이는 복령, 택사를 많이 넣으면 기왕의 굳은 변이 더 완고한 변비가 되는 부작용이 생긴다.

따라서 형방지황탕, 형방사백산같이 복령, 택사가 2돈씩 들어 있어 지사(止瀉) 작용이 있는 처방을 소증 대변상태를 고려하지 않고 단순히 주치(主治) 기능만 보고 양격산황탕이나 독활지황탕 체질 같은 경변경향자에게 쓸 경우 변비를 만드는 오류를 범하게 되는 것에 주의해야 한다. 이제마 선생이 결흉(結胸)을 치할 때 형방도적산에 복령, 택사를 1돈씩 가해 쓴 것은 흉격번열(胸膈煩熱)을 본방의 생지황, 목통, 현삼과 함께 써서 내려 줄 목적으로 가미했는데 이때 용량을 1돈씩만 쓴 것을 유의해야 한다. 복령, 택사 외에도 차전자, 저령, 목통, 활석이나 혹은 다른 체질에서 쓰는 의이인, 인진 같은 이뇨 약물들을 쓸 때는 약물 자체의 주치기능만 보고 가미할 것이 아니라 해당 약물의 용량을 올려 쓰거나 약물의 종류를 여럿 쓸 경우 거습 작용으로 자칫 대변을 굳게 만들 수 있음을 주의하면서 가미해야 하는 것도 이 때문이다.

육미지황탕에는 복령, 택사가 1돈 반씩 들어가는데 육미의 변방(變方)인 독활지황탕도 용량이 같다. 육미지황탕은 기본적으로 보음처방이며 음액(陰液)이 부족하면 상대적으로 열기가 발생하므로 보음(補陰)처방에는 반드시 음허(陰虛)로 인한 허열(虛熱)을 치는 약물이 들어간다. 이것이 육미에 복령, 택사가 각 1돈 반씩 들어간 이유이며 음허허열을 꺼주는 것이 목적이다. 복령, 택사가 보신(補腎) 작용을 한다는 이론도 있으나 복령은 심, 비, 신 삼경에 작용하여 심(心)경에는 영심안신(寧心安神), 비(脾)경에는 건비위(健脾胃) 작용을 하여 보심(補心), 보비(補脾) 작용을 하지만 신(腎)경에는 이수삼습(利水滲濕)으로 소변불리와 수습(水濕)증을 치(治)하고 택사 역시 신, 방광에 작용하여 이뇨, 삼습, 청열 작용을 할 뿐 보신(補腎) 작용은 없다. 목단피는 청혈량혈(淸血凉血) 기능으로 음허발열(陰虛發熱)을 치(治)하는데 이를 복령, 택사와 함께 육미(六味)의 삼사(三瀉)라 하여 신기능계 음허로 인한 허열을 없애고 자음(滋陰)하는 역할을 담당한다. 한편 숙지황, 산수유, 산약의 삼보(三補)약물은 보신(補腎)의 기능을 담당하여 복령, 택사, 목단피 세 가지 사하는 약물이 담당하는 자음(滋陰)과 숙지황, 산수유, 산약의 세 가지 보하는 약물이 담당하는 보신(補腎)이 육미지황탕을 해석하는 전통적 방의(方意)다. 다만 이제마 선생은 전통 육미에서 산약을 구기자로 대체하였으나 사상방의 신정방(新定方)에서는 빠졌고 대신 육미에서 구기자를 빼고 독활, 방풍을 가하고 용량은 동일하게 만든 독활지황탕을 주로 사용하였다. 따라서 독활지황탕은 육미지황탕처럼 음허허열(虛熱)을 치는 보음처방이며 표음강기하는 표한증(表寒證)처방이 아니라 이열증(裏熱證)처방임을 알 수 있다. 따라서 독활지황탕을 기본으로 한 변방(變方)처방인 숙지황고삼탕이나 십이미지황탕에도 복령, 택사의 용량은 모두 동일하게 1돈 반씩 들어간다. 독활지황탕에 들어 있는 목단피는 전통 육미 처방에서 보는 양혈(凉血)기능과 달리 식울(食鬱)을 치(治)하는 효능에 주목하여 이제마 선생은 보음의 목적 외에도 소양인의 식체비만(食滯痞滿)증에도 사용하였다.

따라서 독활지황탕이 식체증에 사용됐다는 이유 때문에 복령, 택사를 1돈 반쓰면 비위(脾胃)에 작용한다고 해석하고 2돈으로 쓰면 신장에 작용한다고 해석하는 것은 견강부회적 해석이다. 복령, 택사는 음허로 인한 허열(虛熱)을 치는 것이 기본목적이고 용량을 올려 쓰면 거습 작용이 강화되어 설사를 치(治)한다는 사실을 안다면 이를 인경(引經)약으로 이해하여 병위(病位)에 따라 복령, 택사의 용량을 기계적으로 적용시킬 것이 아니라 환자의 대변 상태에 따라 용량을 조절해야 한다. 아래 배변 상태에 따라 복령, 택사의 용량을 조절한 몇 가지 실례를 들어 본다.

1.
요각통으로 내원한 환자 A씨는 열체질로 평소 대변을 하루 한 번씩 잘 보지만 매우 가끔 하루 두 번 볼 때도 있어 연변경향자 형방사백산 기본방 체질로 분류되었다. 이 환자는 형방사백산 본방에서 복령, 택사 각 2돈을 각 1돈 반으로 줄여 썼는데, 평소 대변상태가 연변, 활변상태도 아니고 보통 하루 한 번 정상범위에서 잘 볼 뿐 하루 두 번 볼 때는 매우 예외적 상황이므로 굳이 복령, 택사를 2돈씩 써 변을 굳게 해 줄 필요가 없었기 때문이다.

2.
환자 B씨는 한체질로 비염을 주증으로 내원하였으나 배변상태를 물으니 평소에도 장이 안 좋아 하루 한두 번 보곤 했는데 최근 상태가 안 좋아 연변과 설사를 자주 한다고 호소하였다. 이 환자의 경우 형방지황탕 기본방에서 복령, 택사의 용량을 각 2돈에서 2돈 반으로 증량해 사용했는데, 비록 주증은 상초병이지만 환자의 배변상태가 설사를 겸증으로 하고 있어 변을 조절할 목적으로 복령, 택사의 양을 늘려 쓴 것이다.

3.
환자 C씨는 한소양 소증 경변경향자로 독활지황탕 체질인데 손가락 습진을 치료하고자 내원하였다. 배변상황을 물으니 평소 대변을 하루, 이틀에 한 번씩 보는 편이지만 얼마 전 안 좋은 음식을 먹은 이후로 양약(洋藥)을 먹고 복통은 사라졌으나 활변(滑便)으로 하루 한두 번 이상 본다고 하여 독활지황탕 본방에서 복령, 택사의 용량을 임시적으로 1.5돈에서 2돈으로 증량해 사용하였다.

열다한소탕 체질(열열 태음인)

열다한소탕은 열태음인 중에서도 상대적으로 열이 더 많은 체질, 즉 태음인 중에서 가장 몸이 더운 열열태음인의 기본처방이다.

방상(方象)

열다한소탕 체질은 그림에서 보는 바와 같이 최대 초비만 체형부터 최소 정상 이하 체중에 이르기까지 여덟 체질 중에서 상대적으로 폭넓은 분포를 보인다. 실제 임상에서 열태음인은 정상이상, 과체중, 비만인 중에서 많이 발견되지만 때로는 정상 이하 약간 마른 듯한 체형에서도 발견되는 것이 열소양인과 구별되는 점이다. 특히 청소년기에 있는 열태음인 중에 정상 혹은 정상 이하 체형을 갖고 있다가 성장 이후 결혼하고 나면서부터 체중이 불어나 과체중 이상으로 가는 경우를 많이 본다. 따라서 본 처방은 체형적으로 상대적으로 폭넓게 쓰이며 일반적으로 정상 이상 비만경향의 체형에서 가장 많이 쓰지만 때로는 약간 마른 듯한 사람들에게도 쓴다는 것을 알아 둘 필요가 있다. 그러나 이 처방은 명백한 수척이나 초수척 체형 등 수척이 뚜렷한 체형에는 사용하지 않는다. 태음맥을 가진 사람으로 외형상 비만경향이 분명히 드러나는 체형을 가진 경우

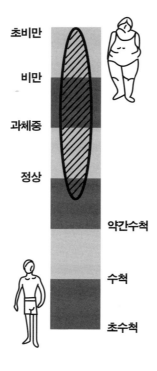

초비만
비만
과체중
정상
약간수척
수척
초수척

경변경향자라면 본 열다한소탕 체질임을 쉽게 판단할 수 있다. 그러나 경변경향자이면서도 체형이 보통 정도, 혹은 그보다 약간 마른 상태여서 외형으로 비수(肥瘦)가 분명히 드러나지 않을 경우 열한태음의 청심연자탕 체질일 수도 있기 때문에 이런 경우라면 자세한 한열변증 과정을 통해 소증으로 열증이 더 많은 사람임을 확인하고 열다한소탕 체질로 판단한다. 한편 열태음인이라도 음(陰)체질이므로 평소에는 열성(熱性)의 소증이 뚜렷이 드러나지 않기 때문에 열열태음인인지 열한태음인인지 소증의 한열을 구분하기 쉽지 않다. 따라서 이런 경우 한열의 상대적 과다를 살피는 것보다 열다한소탕의 체질병증인 간조열(肝燥熱) 소증이 있는지 청심연자탕의 심허(心虛)소증이 있는지를 살펴 구분하면 열다한소탕과 청심연자탕 체질을 구분하기가 상대적으로 수월하다. 즉, 평소 입이 잘 마르거나, 입이 쓰거나, 자고 나서 목이 건조하거나, 눈이 피로하

사상맥진과 진료의 실제

거나, 심하면 구취가 나는 증상이 있으면 간조열증 소증의 열다한소탕 체질로 판단하고, 평소 심계, 정충, 불안 등 전형적 심허증상이 소증으로 있다면 청심연자탕 체질로 판단한다.

방증(方證)

간수열이열병은 태음인이 간대(肝大)함으로 흡취지기(吸聚之氣)가 과다해서 안으로 모으는 기운이 많아 제대로 나가지 못하고 내부에 울체됨으로 내열(內熱)이 발생한다. 간열(肝熱)이 과도하게 되면 간음(肝陰)이 마르고 이어서 폐음(肺陰)을 마르게 하므로 조증(燥證)이 심화된다. 증상이 심해지면 대변이 비조(秘燥)하거나 시원치 않으며 소변도 적삽하게 되고 간양(肝陽)이 항진되어 얼굴색이 황적색이나 검붉은 색으로 변하고, 안정(眼睛)이 충혈되는 증상이 나타난다. 또한 간조열증(肝燥熱證)은 치락무염(侈樂無厭)하고 욕화외치(慾火外馳)하면 간열이 태성(太盛)하고 폐조(肺燥)해 발생하는 것으로 발열(發熱)을 위주로 한 상한양독(傷寒陽毒), 열성온병(溫病), 소갈병(消渴病), 수지초흑반창병(手指焦黑斑瘡病), 허로몽설(虛勞夢泄)증 등의 병증이 모두 이 범주에 속한다. 이 조열증(燥熱證)을 치료하는 가장 대표적 처방이 열다한소탕이다.

방의(方意)

열다한소탕
[갈근 4 황금 2 고본 2 나복자 1 길경 1 승마 1 백지 1]

- **갈근**(甘辛凉:脾胃) 發表解肌, 升陽透疹, 解熱生津 (濕熱泄瀉, 脾虛泄瀉, 熱病煩渴, 風寒風熱表證, 透發不暢)
- **황금**(苦寒:膽肺胃大腸) 淸熱燥濕, 瀉火解毒, 止血安胎 (大腸濕熱腹痛, 赤白痢疾, 肺熱咳嗽, 血熱妄行)
- **고본**(辛溫:膀胱) 發表散寒, 祛風勝濕, 止痛 (外感風寒偏頂頭痛, 風寒濕邪痺症, 關節痛)
- **나복자**(辛甘平:脾胃肺) 消食化積, 降氣化痰 (食積不和, 中焦氣滯, 脘腹脹滿, 曖氣呑酸, 腹痛泄瀉, 裏急後重, 氣喘咳嗽, 降氣祛痰)
- **길경**(苦辛平:肺) 開宣肺氣, 祛痰排膿 (風寒風熱咳嗽, 咽喉痛, 氣滯燥痰, 胸悶, 肺癰胸痛)
- **승마**(辛甘凉:肺大腸胃) 發表透疹, 淸熱解毒, 升陽擧陷 (熱毒瘡瘍, 皮膚搔痒斑疹)
- **백지**(辛溫:肺胃) 解表散寒, 祛風燥濕, 消腫排膿, 止痛 (外感風寒頭身腫痛, 鼻塞, 頭痛, 尾陵骨痛, 散結消腫, 排膿瘡瘍)

열다한소탕은 갈근해기탕에서 갈근 3돈이 4돈으로 황금, 고본이 1.5돈에서 2돈으로 증량된 후 나복자 1돈이 추가된 것이다. 그러므로 본 처방은 갈근해기탕과 비교하면 나복자 한 개의 차이와 용량만 조금 다를 뿐 거의 같은 처방이라 해도 무방하다. 따라서 본방은 갈근해기탕을 써야 할 열태음인 중에 간조열 증상이 더 뚜렷하게 드러나는 사람에게 사용하며 배변경향이 경변경향자에게 쓴다. 만일 2~3일에 한 번 혹은 그 이상 보는 변비자라면 반드시 대황을 넣어 쓰는데 변비양상에 따라 대황의 양을 늘려 쓴다. 간조열의 이열(裏熱)을 치기 위해 황금, 승마를 군약으로 내세우지 않고 갈근을 군약(君藥) 삼은 것은 갈근의 해열(解熱)기능 외에 진액을 보충하는 생진(生津)기능 때문이다. 이는 양격산화탕에서 인동등이나 연교보다 생지황을 앞에 내세운 것이 청열량혈(淸熱凉血)의 효능 외에 진액(津液)을 보강하는 지갈생진(止渴生津) 기능 때문인 것과 마찬가지다. 체질 기본방에서는 병(病)을 치는 효능은 강하더라도 과용(過用)하거나 상용(常用)할 수 없는 약들은 신약(臣藥)이나 좌약(佐藥)으로 가고 병을 치는 동시에 보충하고

도와주는 효능이 함께 있는 약물이 군약이 됨을 안다면 본방에서 갈근이 군약으로 등장한 이유를 알 수 있다. 본방에서 갈근은 간열로 인한 기육(肌肉)의 열독(熱毒)을 제거하고 제번지갈(除煩止渴)한다. 화열(火熱)의 성질은 위로 상승하므로 청열조습하고 사화해독(瀉火解毒)하는 황금으로 비폐(脾肺)의 습열을 제거하여 화열이 역상하는 것을 막아 상초 표부의 열을 식힌다. 본방에서 고본은 본초적으로 맵고 따뜻한 약물인데 상초열을 해소시키는 본방에 2돈씩이나 들어가 있다. 왜 상초 열증처방에 온성(溫性)약물인 고본이 갈근, 황금같은 찬 약과 함께 2돈씩이나 쓰이고 있을까? 고본은 맵고 향기가 세서 쉽게 전정(前頂)에 도달하여 발표산한(發表散寒)하는 약물로 형개, 방풍, 강활 등과 같이 신온해표(辛溫解表)하는 발산풍한(發散風寒)약에 속한다. 소양인 순환지제인 형개, 방풍, 강활, 독활 중에 상초 열증처방인 양격산화탕에 강활, 독활이 빠지고 성미가 온(溫)한 형개, 방풍만 들어가는 이유와 같다. 그래서 형개, 방풍이나 고본은 찬 성질로 열을 꺼주는 약이 아니라 따뜻한 성질로 올라온 열을 발산시켜 빼주는 역할을 한다. 열은 올라가는 성질이 있어 상승한 열을 땀구멍을 열어 발산시켜 내보내는 것이다. 이제마 선생은 조열(躁熱)증 두 케이스를 치료할 때 고본 2돈과 함께 반드시 대황 1돈을 같이 썼고, 수지초흑반창병(手指焦黑瘢瘡病)에도 고본, 대황을 함께 쓰고 있어 고본의 위로 뚫어주는 소통력과 대황의 하기력을 동시에 활용하여 상가(相加)작용을 통해 열독을 해소시켰다. 한편 본방에 나복자가 들어간 것이 갈근해기탕과의 차이점인데 나복자는 식적정체(食積停滯)를 풀고 중초(中焦)의 기체(氣滯)를 소통케 하는데, 본초강목에는 나복자가 이기(利氣)하는 데 특장(特長)이 있다고 했으므로 강한 흡취지기로 내울(內鬱)이 생긴 것을 이기(利氣)시켜 풀어줄 목적으로 들어간 것이다. 길경은 성질이 평(平)한데 개선폐기(開宣肺氣)하고 선통기혈(宣通氣血)하는 기능으로 양기(陽氣)를 위로 끌어 올려 막힌 걸 뚫어주는 역할을 하므로 한편으로는 한사로 막혀 생긴 찬 기운을 소산시키고, 다른 편으로는 간열로 울체된 열기를 식혀주는, 한열이 서로 다른 두 가지 상황에 모두 역할을 할 수 있다. 이것이 열체질의 열다한소탕이나 한체질의 태음조위탕 같은 약에 길경이 두루 쓰인 이유다. 백지는 고본과 함께 작용하여 상승하는 이열(裏熱)을 발산시켜 빼주고 선폐(宣肺)하며 승마는 청열해독(淸熱解毒)하며 하함(下陷)된 양기를 승거(升擧)한다.

　　이 처방은 대변이 보통 혹은 경변경향자에게 쓰며 연변경향자나 설사(泄瀉)자에게는 쓰지 않는다. 만일 배변 경향이 이틀보다 더 걸리거나, 소증이 심한 변비자라면 반드시 본방에 대황을 가해 쓴다.

열다한소탕으로 치료한 불면증

- 75세　여
- 신장　156cm
- 체중　55kg
- 대변　1~3일 1회

의료인의 부인으로 귀부인 타입인데 신경이 많이 예민하다. 잠을 이루기 어렵고 잠이 들어도 중간에 자주 깨어나서는 다시 잠이 들지 못하는 증세로 내원하였다. 이번이 처음 증상은 아니고 과거에도 신경이 예민해 잠을 잘 못 이루는 증세가 있곤 했으나 최근 신경을 많이 쓴 후 수개월간 증세가 재발, 악화되어 신경안정제로 버티다 한약으로 치료를 받고자 내원했다. 잠을 잘 이루지 못해 기운이 없고 늘 어지러우며 마음이 우울하고 구건(口乾), 인건(咽乾), 조열(潮熱), 난화(難化), 흉민(胸悶), 목에 이물감(異物感), 발바닥 통증 등 다양한 증상을 호소하였다. 태음맥에 경변경향자이지만 체형이 보통 체형이라 외형만으로 열, 한태음인을 가리기 어려워 변증을 통해 가릴 수밖에 없었다. 경변경향자이므로 한(寒)체질이면 청심연자탕 체질, 열(熱)체질이면 열다한소탕 체질인

　　　　　　　　　　　사상맥진과 진료의 실제

데 소증(素證)으로 심계정충(心悸怔忡), 불안(不安)의 청심연자탕 소증을 물으니 뚜렷하지 않았고 대신 구갈(口渴), 항강(項强) 등 열다한소탕 소증이 뚜렷하여 열다한소탕 체질로 판단하였다. 열다한소탕 기본방에 간화(肝火) 약물인 백질려 2돈, 조구등 1돈, 울금 1돈, 심화(心火) 약물인 산조인초 1돈, 용안육 1돈, 연자육 1돈을 가하고 구건, 인건, 현훈, 조열 등의 음허증에 대응하기 위해 여정자 2돈, 상심자 1돈, 저실자 1돈을 가하여 처방하였다. 불과 한 달 만에 제반병증이 완화, 소실되었으며 환자가 연복(連服)을 원하여 동일처방으로 1개월분 재처방하였다.

사상방(四象方)과 군신좌사(君臣佐使)

방제구성의 원리로 군신좌사(君臣佐使)설이 최초로 제시된 것은 〈황제내경(黃帝內經)소문(素問)〉의 지진요대론(至眞要大論)이다.

> 방제의 군신(君臣)은 무엇을 이름이뇨? 기백이 가로되, 병(病)을 주치(主治)하는 것을 일러 군(君)이라 하고, 군약(君藥)을 보좌(補佐)하는 것을 일러 신(臣)이라 하고, 신약(臣藥)에 응(應)하는 것을 일러 사(使)라 합니다.**160**

이러한 내경의 원리를 명대(明代)의 하당(何塘)은 〈의학관견(醫學管見)〉에서 다음과 같이 구체화시키고 있다.

> 약물로 병을 치료하는 데는 각각 주관하는 바가 다르니 주(主)되게 치료하는 것이 군약이고, 보조적으로 치료하는 것은 신약이며, 군약과 서로 반대되면서도 도움을 주는 것은 좌약이고, 해당 경맥으로 끌고 가 치병 약물을 병소로 끌고 가는 것이 사약이다. 예컨대, 한병(寒病)을 치료하는 데 열약(熱藥)을 쓴다면 열약은 군약이 되고, 온열(溫熱)약이 군약을 돕는 신약이다. 그러나 혹 열약이 지나쳐 해가 있으면 모름지기 한량(寒凉)약을 조금 써 이를 제어하고, 열약이 해가 되지 않도록 하는 것은 이른바 좌약이다. 오장육부와 병소에는 각자 모름지기 인경약이 있어 약과 병이 서로 만나도록 해야 하는데, 이것이 이른바 사약이다.

이러한 내경의 군신좌사 원리에 의하면 군약(君藥)은 주증(主症)을 겨냥하여 주된 치료 작용을 하는 약물로 정의된다. 그러나 군약의 이러한 역할론에 대해 다른 원리를 제시한 군신좌사론이 있는데 〈신농본초경(神農本草經)〉 첫머리에는 다음과 같이 정의돼 있다.

> 처방에는 군신좌사가 있어 서로 퍼져 나가게도 하고 거두어들이기도 한다. 처방은 군약 하나, 신약 둘, 좌약 셋, 사약 다섯으로 하는 것이 좋고 군

약 하나, 신약 셋, 좌사약 아홉으로 하는 것도 좋다. 상약(上藥) 120종은 군(君)이 되는데, 생명을 기르는 것을 주(主)하고, 천(天)에 응하며, 독이 없어 많이 복용하거나 오래 복용하여도 사람을 상(傷)하지 않으며, 몸을 가볍게 하고, 기운을 더해 주니 늙지 않고 수명을 연장하고자 하면 상약(上藥)을 기본으로 한다.[161]

즉 내경(內經)에서의 군약은 병을 치는 주(主)약물을 말하지만 신농본초경에서 군약은 몸을 돕고 오래 써도 몸을 상하지 않는 약성과 약력이 화완(和緩)한 약물로 군약을 삼는 것이다. 만일 군(君)이 임금을 뜻하고 신(臣)이 임금을 도와 임무를 수행하는 관료며 좌(佐)는 임금이나 관리를 보좌하는 관직 등을 의미한다면, 전쟁이 났을 때 직접 무기를 들고 싸우는 직책은 임금이나 총사령관이 아니라 그 밑의 신(臣)과 그 부하들이어야 할 것이다. 요즘으로 말하자면 축구를 할 때 직접 골 넣는 역할을 주장이 하는 것이 아니라 팀원 전체를 통솔하고 조율하는 사람이 주장을 맡는 것과 같다. 따라서 치병(治病)을 주(主)하는 것은 군약이 아니라 신(臣)과 좌사(佐使)약이라고 한 신농본초경의 군신좌사론과 주치(主治)를 담당하는 것이 군약이라는 내경(內經)의 군신좌사론은 서로 상충되는 바가 있다.

사상방은 이미 고래(古來)로 전해 내려온 처방들을 이제마 선생이 변형시켜 사용한 것도 있고 이제마 선생 자신이 창방한 처방들도 있다. 처방의 형태를 살펴보면 전통적 군신좌사의 형식을 갖춘 처방이 많은데 군약의 용량이 가장 많고 신좌사(臣佐使)약으로 갈수록 용량이 적어지는 것 등을 보면 알 수 있다. 이동원(李東垣) 선생은 군약을 제일 많이 넣고 신약을 그보다 좀 적게 넣으며 좌약은 좀 더 적게 넣어야 한다고 했다. 예컨대 갈근해기탕은 갈근이 3돈으로 군약, 황금 고본이 각 1돈 반으로 신약, 길경 승마 백지 각 1돈씩으로 좌사약이고, 독활지황탕도 숙지황 4돈으로 군약, 산수유 2돈으로 신약, 백복령 택사 1돈 반으로 좌약, 목단피, 방풍, 독활 각 1돈씩으로 사약이다. 태양인약도 마찬가지여서 미후도식장탕의 경우 미후도 4돈으로 군약 목과 포도근이 각 2돈씩으로 신약 노근 앵도육 오가피 송화가 각 1돈씩으로 좌사약이며, 오가피장척탕의 경우엔 오가피가 4돈으로 군약이 되고 목과 청솔절은 2돈으로 신약 포도근 노근 앵도육은 각 1돈씩으로 좌사약이다. 이러한 방제 구조로 봤을 때 이제마 선생은 사상방을 창제할 때 전통적 군신좌사론에 입각해 입방(立方)하였음을 알 수 있다.

그러나 이제마 선생이 군약(君藥)으로 내세운 약물에 있어서는 내경의 주치(主治) 약물원리와 신농본초경의 약성(藥性)원리 중에서 어떤 것을 따르고 있을까? 위에 인용한 내경이나 신농본초경 조문들은 동의보감의 탕액편(湯液編)에 둘 다 함께 나와 있다. 따라서 동의보감을 주전(主典)으로 삼았던 이제마 선생으로서는 두 원리를 다 알고 있었을 것이므로 그가 입방한 사상방에 있어서도 두 원리가 함께 적용된 것이 당연하다. 주로 체질병증에 제시된 기본처방들을 보면, 예컨대 독활지황탕의 군약인 숙지황 4돈을 살펴보면, 보신보음이라는 처방의 원래목표를 만족시키면서도 동시에 무독하기에, 내경의 주치약물 원리와 오래 먹어도 몸을 상하게 하지 않고 오히려 몸을 가볍게 하고 기운을 돕는 약으로 군약을 삼는 본초경의 원리를 동시에 만족시키는 약물을 쓰고 있음을 알 수 있다. 열다한소탕에서도 해열의 공능은 황금, 승마가 더 뛰어나지만 갈근 4돈을 군약으로 삼은 것은 갈근의 기본적 해열 작용 외에도 생진(生津)하여 몸의 수기(水氣)를 보충하는 효능이 있기 때문이다. 이러한 원리는 이수삼습(利水滲濕)의 효능과 건비(健脾)의 효능이 함께 있는 의이인 3돈을 군약으로 삼은 태음조위탕, 청월지력(淸越之力)을 갖는 동시에 생진지갈(生津止渴)하고 대보원기(大補元氣)하는 인삼을 군약으로 삼은 팔물군자탕이나 보중익기탕 등에서도 모두 동일하다. 이러한 처방들은 모두 체질의 기본방으로 비록 병이 없는 사람이 먹어도 체질에만 맞게 쓰면 몸에 이상을 주지 않고 오히려 도움이 되는 약물들로 군약을 삼은 방제임을 알 수 있다.

160_ 帝曰方制君臣何謂也岐伯對曰主病之謂君佐君之謂臣應臣之謂使

161_ 藥有君臣佐使以相宣攝合和宜用一君二臣三佐五使又可一君三臣九佐使也 今按用藥猶如立人之制若多君少臣多臣少佐則氣力不周也 上藥一百二十種爲君主養命以應天無毒多服久服不傷人欲輕身益氣不老延年者本上經

갈근해기탕 체질(한열 태음인)

갈근해기탕은 열태음인 중에서도 상대적으로 열이 더 적은 체질, 즉 한열태음인의 기본처방이다.

방상(方象)

갈근해기탕 체질은 기본적으로 열다한소탕 체질의 방상과 동일하다. 그림에서 보듯 최대 초비만 체형부터 최소 정상 이하 체중에 이르기까지 여덟 체질 중에서 상대적으로 폭넓은 분포를 보인다. 임상에서 열태음인은 정상 이상, 과체중, 비만인 중에서 가장 많이 발견되지만 때로는 정상 이하 약간 마른 듯한 체형에서도 발견되는 것이 열소양인과 구별되는 점이다. 청소년기에 있는 열태음인 중에 정상 혹은 정상 이하 체형을 갖고 있다가 성장 이후 결혼하고 나면서부터 체중이 불어나 과체중 이상으로 가는 경우를 종종 본다. 따라서 본 처방은 체형적으로 폭넓게 쓰이며 일반적으로 정상 이상 비만 경향의 체형에서 가장 많이 쓰지만 때로는 약간 마른 듯한 사람들도 쓴다는 것을 알아둘 필요가 있다. 그러나 이 처방은 명백한 수척이나 초수척 체형 등 수척이 뚜렷한 체형에는 사용하지 않는다. 태음맥으로 외형상 비만 경향이 분명히 드러나는 체형을 가진 경우 연변경향자라면 본 갈근해기탕 체질임을 쉽게 판단할 수 있다. 그러나 연변경향자이면서도 체형이 보통 혹은 그보다 약간 마른 상태여서 외형으로 비수(肥瘦)가 분명히 드러나지 않을 경우, 한한태음의 태음조위탕 체질일 수도 있기 때문에 이런 경우라면 자세한 한열변증 과정을 통해 소증으로 한열(寒熱)이 착잡(錯雜)된 체질에는 본 처방, 한증이 뚜렷한 경우에는 태음조위탕을 쓴다.

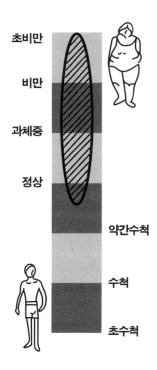

방증(方證)

열다한소탕이 양명병 이증(裏證)에 쓴다면 갈근해기탕은 양명병 표증(表證)에 쓰는 처방이다. 양명병 이증은 과도한 간열(肝熱)이 소장, 위, 대장으로 퍼져 양명경 진액을 마르게 해 대변불통이 된다면 양명병 표증은 열이 속에서 울결되지 않고, 열이 표(表)에 있어 기육(肌肉) 사이에 울결되어 얼굴에 반진(斑疹)이 생기고 눈알이 아프고 콧속이

사상맥진과 진료의 실제

건조해지는 등의 증세가 나타난다. 기육(肌肉) 사이에 잠복한 열이 피부 모공을 통해 발산되지 못하면 대장을 통해 하강하여 설사가 발생한다. 따라서 갈근해기탕은 간열이 양명경인 위장을 통해 기육(肌肉) 속에 울결되어 일어나는 제반 병증과 양명경 열로 인해 일어나는 설사를 치(治)하는 처방이다. 열다한소탕보다 경증(輕症)이고 표증(表證)이 더 심할 때 쓴다.

방의(方意)

갈근해기탕
[갈근 3 황금 1.5 고본 1.5 길경 1 승마 1 백지 1]

- **갈근**(甘辛凉:脾胃) 發表解肌, 升陽透疹, 解熱生津 (濕熱泄瀉, 脾虛泄瀉, 熱病煩渴, 風寒風熱表證, 透發不暢)
- **황금**(苦寒:膽肺胃大腸) 清熱燥濕, 瀉火解毒, 止血安胎 (大腸濕熱腹痛, 赤白痢疾, 肺熱咳嗽, 血熱妄行)
- **고본**(辛溫:膀胱) 發表散寒, 祛風勝濕, 止痛 (外感風寒偏頂頭痛, 風寒濕邪痺症, 關節痛)
- **길경**(苦辛平:肺) 開宣肺氣, 祛痰排膿 (風寒風熱咳嗽, 咽喉痛, 氣滯燥痰, 胸悶, 肺癰胸痛)
- **승마**(辛甘凉:肺大腸胃) 發表透疹, 清熱解毒, 升陽擧陷 (熱毒瘡瘍, 皮膚搔痒斑疹)
- **백지**(辛溫:肺胃) 解表散寒, 祛風燥濕, 消腫排膿, 止痛 (外感風寒頭身腫痛, 鼻塞, 頭痛, 尾陵骨痛, 散結消腫, 排膿瘡瘍)

갈근은 간열로 인한 기육(肌肉)의 열독(熱毒)을 제거하고 해열생진(解熱生津)하는 기능으로 제번지갈(除煩止渴)하는데 갈근해기탕에서의 갈근은 이런 기능 외에도 설사를 치(治)하는 작용에 주목해야 한다. 즉 갈근은 승부(升浮)하므로 비위(脾胃)에 들어가 청기(清氣)를 오르게 하고 비위청양(脾胃清陽)이 오르는 것을 고무하여 설사(泄瀉)를 멎게 하므로 비허(脾虛) 혹은 습열(濕熱)로 인한 설사를 치(治)한다. 따라서 갈근해기탕의 설사 병증은 한사(寒邪)로 인한 설사가 아니라 몸에 열이 나고 열을 싫어하면서 갈증이 나는 열성(熱性)설사에 적용된다. 나머지 황금, 고본, 길경, 승마, 백지는 열다한소탕 방

의(方意)에서 설명했으므로 생략한다. 이 처방은 대변이 연변경향자여야 하며 경변경향자나 변비(便祕)자에게는 쓰지 않는다.

수개월 지속된 기침감기를 갈근해기탕으로 치료

- 31세 남
- 신장 180cm
- 체중 77kg
- 대변 1일 1~2회

외국에 거주하고 있는 젊은 청년으로 더운 곳에 오래 거주하다 귀국하여 갑자기 쌀쌀한 기후조건으로 바뀌자 감기에 걸려 기침감기에 이환된 환자다. 평소에도 기관지가 약해 감기에 걸리면 쉽게 기침을 하곤 했다고 한다. 양약을 일 개월 이상 먹어도 효과가 없어 한의원에 내원하였다. 태음맥에 연변경향자, 비만경향자이므로 갈근해기탕 체질로 판단하고 본방에서 고본, 백지를 거하고 기관지염증인 상초염증을 제거하기 위해 열독(熱毒)을 끄고 옹종(癰腫)을 소종(消腫)하는 청열해독약 포공영 1.5돈을 가했다. 포공영은 소양인 해소에 들어가는 황련에 비견되는 약물로 태음인의 상기도감염(上氣道感染), 폐렴(肺炎), 급성간염, 급성 담낭염, 요로감염 등에 사용한다. 여기에 지해평천(止咳平喘), 윤폐지해(潤肺止咳)하는 행인 1돈, 윤폐하기(潤肺下氣), 화담지해(化痰止咳)하는 자완 1돈, 백부근 1돈, 상백피 1돈, 패모 1돈을 가해 처방하였다. 복용한 지 불과 일주일 만에 제 증상이 소실되었다.

청심연자탕 체질(열한 태음인)

청심연자탕은 한태음인 중에서도 상대적으로 열이 많은 체질, 즉 열한태음인의 기본 처방이다.

방상(方象)

청심연자탕 체질은 그림에서 보는 바와 같이 최대는 정상 이하 체형부터 최소는 초수척 체형에 이르기까지 수척경향자에게 쓰이는 처방이다. 따라서 본 처방은 명백한 비만이나 초비만 등 비만이 뚜렷한 체형에는 사용하지 않는다. 이 처방의 방상(方象)은 정상 이하 약간 마른 체형에 쓰므로 태음인으로서 외형상 비수(肥瘦)가 분명하지 않을 경우, 열태음인의 경변경향자인 열다한소탕 체질 중 체형이 보통 혹은 그 이하가 되는 경우와 구분이 어려우므로 자세한 한열변증 과정을 통해 소증으로 한열(寒熱)이 착잡(錯雜)된 체질에는 본 처방, 열증이 뚜렷한 경우에는 열다한소탕을 쓴다. 본 처방과 열다한소탕의 중요한 차이점은 평소 소증으로서 심허(心虛)증과 간조열(肝燥熱) 증상의 유무(有無)인데 흉민, 정충, 불안 등의 심허증이 뚜렷한 경우 청심연자탕, 구건, 구갈, 항강, 면적(面赤) 등의 간조열이 있는 경우 열다한소탕을 쓴다.

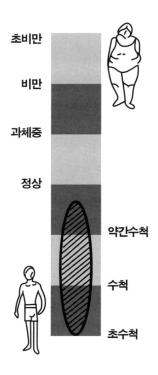

초비만

비만

과체중

정상

약간수척

수척

초수척

방증(方證)

본 처방은 동의수세보원 신축본(辛丑本)의 신정 태음인병이십사방(新定 太陰人病
二十四方)에 처방명과 약재구성, 용량만 등장할 뿐 치료 임상사례, 적응증 등에 대해서
는 기록이 없다. 다만 신축본 이전에 나온 갑오본(甲午本)에 적용조문이 나오고 있어 후
인(後人)들이 이에 근거해 본방의 적응증을 유추한다. 갑오본에는 "태음인의 한 증후로
배 아프고 설사하는 것은 없으면서 혀가 말리고 말을 못하는 중풍(中風)병은 위급증이
니 지체하지 말고 급히 치료해야 하는데 마땅히 우황으로 구급하고 이어 청심산약탕,
청심연자탕을 투여한다."[162] 하였고 "태음인의 한 증후로 몽정(夢精)병은 허로(虛勞)이

162_   太陰人一證 無腹痛下利而有舌卷不語中風病 危急證也 不可瞬息遲滯而急治 當用牛黃救急 因用 淸心山
       藥湯 淸心蓮子湯

며 사려(思慮)로 손상하게 된 것으로 위중하고 어려운 병이니 급히 치료해야 하는데 반드시 기호와 욕심을 금하고 사치와 즐거움을 경계하며 이 증후에는 마땅히 청심산약탕, 청심연자탕에 용골 1돈을 더해 투여한다."163고 되어 있다. 본 처방은 열다한소탕, 갈근해기탕과 함께 태음인의 조열을 해소하는 처방 중 하나로 인정되어 왔다. 그러나 열태음인의 이열(裏熱)인 간열로 인해 상초에 심열 폐열이 오는 상태, 즉 간열이 심장에 파급되어 심장이 곤경에 처하게 된 것을 다스리는 처방으로 열다한소탕, 갈근해기탕과 달리 한태음인의 한열이 착잡된 상황에 활용하는 처방이다.

방의(方意)

청심연자탕
[연자육 2 산약 2 천문동 1 맥문동 1 원지 1 석창포 1 산조인 1 용안육 1 백자인 1 황금 1 나복자 1 감국화 0.3]

- **연자육**(甘澁平:脾腎心) 補脾止瀉, 益腎固精, 止帶, 養心安神 (脾虛久瀉, 食欲不振, 腎虛遺精, 滑精, 帶下病, 虛煩, 驚悸, 心悸, 失眠)
- **산약**(甘平:脾肺腎) 益氣養陰, 補脾, 益肺腎 (食少溏泄, 泄瀉, 尿頻數, 大便不通, 肺虛喘咳)
- **천문동**(甘苦大寒:肺腎) 淸肺降火, 滋陰潤燥 (勞嗽咯血, 淸熱滋陰, 生津止渴, 口乾, 舌乾, 消渴, 腸燥便秘)
- **맥문동**(甘微苦凉:肺心胃) 淸肺養陰, 益胃生津, 淸心除煩 (勞嗽咯血, 舌乾口乾, 心虛失眠, 安神)
- **원지**(辛苦溫:肺心) 寧心安神, 袪痰開竅, 消癰腫 (心神不安, 驚悸失眠, 健忘症, 痰燥心竅)
- **석창포**(辛溫:腎胃) 開竅寧神, 化濕和胃 (芳香開竅, 寧心安神, 胸腹脹悶, 濕滯氣塞)
- **산조인**(甘酸平:心肝) 養肝血, 益心陰, 寧心安神 (失眠, 驚悸, 止汗)
- **용안육**(甘溫:心脾) 補心脾, 補益氣血 (驚悸, 怔忡, 失眠, 健忘, 氣血不足證)
- **백자인**(甘平:心腎大腸) 養心安神, 潤腸通便 (虛煩不眠, 驚悸怔忡, 腸燥便秘)
- **황금**(苦寒:膽肺胃大腸) 淸熱燥濕, 瀉火解毒, 止血安胎 (大腸濕熱腹痛, 赤白痢疾, 肺熱咳嗽, 血熱妄行)
- **나복자**(辛甘平:脾胃肺) 消食化積, 降氣化痰 (食積不和, 中焦氣滯, 脘腹脹滿, 噯氣呑酸, 腹痛泄瀉, 裏急後重, 氣喘咳嗽, 降氣祛痰)
- **감국화**(辛甘苦凉:肝肺) 疏風淸熱, 解毒, 淸肝明目 (外感風熱, 肝經風熱, 肝火目赤腫痛, 肝風肝陽亢進頭痛, 眩暈)

163_ 太陰人一證 有夢泄病 其病 爲虛勞而 思慮所傷也 太重且難 不可不急治 必禁嗜慾 戒侈樂 此證 當用 淸心山藥湯 淸心蓮子湯 加龍骨一錢

본방은 태음인의 이열증(裏熱證)약으로 분류돼 있지만 갈근, 황금 같은 찬약 대신 성미가 평(平)한 연자육과 산약이 군약(君藥)으로 등장한 것으로 보아 간조열 해소를 목표로 하는 열다한소탕이나 갈근해기탕과 동격의 처방이 아님을 알 수 있다. 본방의 약재 구성을 보면 태음인 위완한증(胃脘寒證)의 대표처방인 태음조위탕의 맥문동, 석창포, 나복자가 들어 있고 간조열을 꺼주는 약물은 황금, 감국뿐 나머지는 보심(補心)약물 위주여서 이열(裏熱)의 실열(實熱)을 꺼주는 약이 아니라 간열에 위완한증을 협(挾)한 경우 사용하는 처방임을 알 수 있다. 본방의 12가지 구성약물 중에 성질이 평(平)한 약물이 넷, 온(溫)한 약물이 넷, 한량(寒涼)한 약물이 넷으로 구성된 것을 보면 한증과 열증을 동시에 목표로 하고 있으며 귀경(歸經)으로 보면 심경(心經)에 작용하여 양심(養心), 영심(寧心), 청심(淸心), 안신(安神)하는 약물만 과반수 이상 들어 있어 본방은 심허(心虛)증과 심장 및 신경성질환을 기본목표로 하고 있음을 알 수 있다. 그러나 본방은 심허증뿐 아니라 허로(虛勞), 몽설(夢泄), 중풍(中風) 등에 사용되었으므로 단순히 심허질환 치료방제로만 간주해선 안 되며 체질적으로 심허소증(心虛素證)을 갖고 있으면서 간조열과 위완한증이 동시에 착잡된 열한태음인 체질의 기본처방이 됨을 파악해야 한다. 원지상(元持常)은 자신의 저서 〈동의사상신편(東醫四象新編)〉에서 복통설사(腹痛泄瀉)증을 본 방의 주치증 중 하나로 제시하였는데, 이는 본방에서 군약으로 사용된 연자육과 산약의 보비지사(補脾止瀉)하는 본초효능 때문으로 보인다. 그러나 동의수세보원 갑오본(甲午本)에는 본방의 주치사례로 "배 아프고 설사하는 것이 없으면서 혀가 말리고 말을 못하는 중풍(無腹痛下利而有舌卷不語中風病)을 치(治)한다." 하고 있고 본방의 백자인은 성질이 눅눅하고 기름이 많아 변비를 고치는 윤장통변(潤腸通便)의 효능이 있으며 산약(山藥)은 지사(止瀉) 작용뿐 아니라 허열(虛熱)로 인한 대변불통, 변비에도 동시에 쓰는 약이므로 연자육, 산약으로 인해 본방을 복통 설사 증에 쓴다는 원지상의 주치개념은 잘못된 것이다. 본방에서 연자육은 영심(寧心), 양심(養心)을 통한 안신(安神)이 주(主) 목표고 산약은 비폐신(脾肺腎)을 도와 익기양음(益氣養陰)하고 보폐안신(補肺安神)하여 연자육과 함께 상가(相加) 작용의 목적으로 사용되었다. 이제마 선생은 원래의 주치기능을 만족시키면서도 동시에 무독(無毒)하여 오래 먹어도 상(傷)하지 않고 몸을 가볍게 하고 기운을 돕는 약을 군약(君藥)으로 삼고 있다는 사실을 상기한다면 본방에서 산약, 연자육을 군약으로 삼은 소이(所以)를 짐작할 수 있다. 본방의 맥문동, 천문동은 간열로 인해 발생한 심장과 폐의 열을 식히면서 진액을 생하는 윤조청열(潤燥淸熱)의 기능을 담당하고 원지, 석창포는 각각 개규(開竅) 작용으로 영신(寧神), 안신(安神)시키며, 산조인, 용안육, 백자인은 모두 심경(心經)에 작용하여 음허(陰虛)로 인해 심신(心神)이 불안정해진 상태를 양심안신(養心安神)시켜 주고, 황금은 간열로 인해 야기된 상초의 화열(火熱)을 꺼주고 나복자는 이기(利氣) 작용으로 심장의 기혈 통행을 원활히 하면서 양기가 순조롭게 올라가게 하며 마지막 감국은 소통하는 작용이 강해 간열(肝熱)로 인한 풍열(風熱)과 간화(肝火)를 소풍청열(疏風淸熱)시킨다.

이 처방은 대변이 보통 혹은 경변경향자에게 쓰이며 연변경향자나 설사자에게는 쓰지 않는다.

청심연자탕으로 심한 건선이 치료된 외국인 케이스

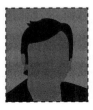

- 69세 남
- 신장 165cm
- 체중 56kg
- 대변 1~2일 1회

오래된 건선으로 고생한 미국인으로 양측 주관절과 복부(腹部)에 건선 병변 부위가 있고 우측 무릎 밑 장딴지 외측에 붉고 넓은 병소에 삼출물이 흐르며 해당 부위에 타는

듯 한 감각과 가려움으로 고통 받고 있는 환자다. 오랫동안 스테로이드 치료에 의존하였으나 완화되지 않자 최종적으로 한약으로 치료를 받고자 내원했다. 태음맥 경변경향자이므로 열다한소탕의 열열태음 체질과 청심연자탕의 열한태음 체질 중에서 판단해야 했는데 일생 동안 살이 찐 적이 없는 수척경향자인데다 추위를 잘 타며 구갈 등의 간조열 소증은 없고 심계와 불안증이 가끔 있다고 하여 청심연자탕 체질로 판단하였다. 건선은 일반적으로 건조한 병태를 보이므로 청열조습(淸熱燥濕) 약물을 쓰지 않는데 반해 이 환자의 경우 환부에 진물이 나고 타는 듯한 감각이 있으므로 강력한 청열조습 약물을 먼저 써서 공략하고 이후 병세가 완화됨에 따라 건선 본연의 원인이 되고 있는 혈허(血虛), 혈조(血燥)를 치(治)하기 위해 양혈화영(養血和營), 자음윤조(滋陰潤燥) 약물을 사용하였다. 청심연자탕 본방에서 현증에 불필요한 천문동, 석창포, 나복자, 감

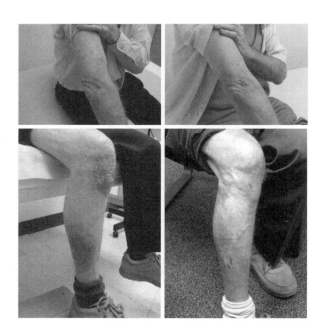

국을 거하고 풍습열(風濕熱)을 치기 위해 청열조습하는 백선피 2돈, 청열리습(淸熱利濕)하며 거풍지양(祛風止痒)하는 지부자 2돈, 백질려 1.5돈, 화피 1돈, 소산풍열(疏散風熱)하는 선퇴 1돈, 부평초 1돈을 가해 투약한 결과 3주째부터 효과반응이 나타나기 시작하여 점차적으로 삼출물이 마르고 타는 듯한 감각이 소실되며 병소가 줄어들기 시작하였다. 5주 이후부터는 백선피, 지부자는 거하고 혈허, 혈조를 치할 목적으로 보음약 천문동을 다시 넣고 상심자 1.5돈, 여정실 1돈을 더 가한 후 보혈약인 용안육의 용량을 2.5로, 산조인초를 1.5돈으로 증량하여 3개월 더 치료하여 완치시켰다. 방제 원리적으로 피부병과 전혀 관련이 없을 것으로 보이는 청심연자탕으로 심한 건선을 치료한 예다. 독자의 편의를 위해 치료 후 환자가 보내 온 감사편지를 소개한다.

지난 5주간 박사님으로부터 받은 사려깊고 전문적인 치료에 대해 깊은 감사의 말씀을 드립니다. 한국 침, 약 치료를 통해 얻은 결과는 제가 기대했던 것 이상이었습니다. 특히 제 질환은 난치로 알려진 건선이었기 때문에 더욱 그렇습니다. 치료 초기에 찍은 사진과 최근 찍은 사진을 보면 그사이 괄목할만한 호전이 있음을 보여 줍니다. 그러나 이것이 전부가 아닙니다. 밤마다 괴롭혔던 팔과 다리 부위의 심각한 가려움증은 완전히 사라졌고 우측 무릎 밑 부위의 붉은 염증 역시 사라졌습니다.

치료 3주째 되던 때부터 하지우측 무릎 밑 부위에서 끊임없이 흐르던 림프액은 멈췄고 치유되기 시작했습니다. 내게 큰 고통을 준 이 부위는 건선 자체의 원인이라기보다는 지난 40여 년간 간헐적으로 괴롭혔던 하지 만성 궤양으로 인한 면역성의 약화가 더 원인인 것으로 생각합니다. 이것이 완치되지 않을까 걱정했었지만 지금까지의 치료결과만 보더라도 매우 고무적입니다. 양측 주관절 부위의 각질들과 심각한 가려움, 손가락 관절 사이 갈라진 부위의 통증이 사라졌습니다. 이런 상기의 증상들은 사진에서는 보이지 않습니다.

이 나라는 일시적인 치료 효과보다는 온전한 치유를 제공하는 박사님 같은 헌신적 의사를 더 필요로 합니다. 저는 약물에 의존하지 않고 근원적인 치료를 모색하는 많은 사람들, 그리고 현대의학이 치료에 한계를 갖는 질환에 걸려 고통당하는 사람들에게 박사님의 치료를 적극 추천 드립니다. 다시 한 번 박사님의 전문성에 감사드립니다.

제임스 버든
일리노이 알링톤하이츠

태음조위탕 체질(한한 태음인)

태음조위탕은 한태음인 중에서도 상대적으로 한(寒)이 더 많은 체질, 즉 한한태음인의 기본처방이다.

방상(方象)

태음조위탕 체질은 그림에서 보는 바와 같이 최대는 정상 이하 체형부터 최소는 초수척 체형에 이르기까지 수척경향자에게 쓰이는 처방이다. 따라서 본 처방은 명백한 비만이나 초비만 등 비만이 명백한 체형에는 사용하지 않는다. 이 처방의 방상(方象)은 정상 이하 약간 마른 체형에 쓰므로 태음인으로서 외형상 비수(肥瘦)가 분명하지 않을 경우 열태음인의 연변경향자 중 체형이 보통 혹은 그 이하가 되는 갈근해기탕 체질과 구분되지 않으므로 자세한 한열변증 과정을 통해 소증으로 한열(寒熱)이 착잡(錯雜)된 체질에는 갈근해기탕, 한증 일변도로 뚜렷한 경우에는 본방을 쓴다.

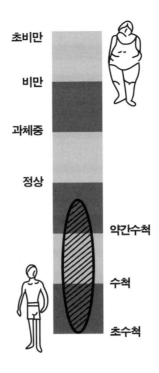

초비만

비만

과체중

정상

약간수척

수척

초수척

방증(方證)

폐조한(肺燥寒)증은 폐소(肺小)함으로 인해 부(腑)인 위완의 상승하는 힘이 부족하고 폐의 호산지기가 부족하여 표출하는 기운이 적으므로 생기는 병증이다. 식체비만(食滯痞滿), 퇴각무력(腿脚無力), 황달(黃疸), 허로몽설(虛勞夢泄), 해수(咳嗽) 등의 증후인데 이때는 발한(發汗)과 윤조(潤燥)의 방법으로 조한(燥寒)을 해소해 치료한다. 즉 발한(發汗)시켜 표한지사(表寒之邪)를 풀어주거나 윤조(潤燥)시켜 폐의 호산지기(呼散之氣)를 도와주는 처방을 쓴다. 태음조위탕은 이때 쓰는 대표적 처방이다. 체표(體表)에서 한사(寒邪)가 울결되는 원인은 기본적으로 폐의 발산력 부족에 기인한다. 이러한 발산력의 부족은 인체 표부(表部)를 수축하게 만들고, 한사가 침입하면 쉽게 표부에 울결되게 된다. 한사(寒邪)가 표부에 울결되면 피부모공이 쉽게 닫혀 내부 양기가 밖으로 호흡을 하지 못하게 되므로 마황으로 모공을 열어 땀을 내면서 땀과 더불어 내부의 탁기와 열기를 배출시킨다.

방의(方意)

태음조위탕
[의이인 3 건율 3 나복자 2 오미자 1 맥문동 1 석창포 1 길경 1 마황 1]

- **의이인**(甘淡凉:脾胃肺) 利水滲濕, 健脾, 淸熱排膿, 淸利濕熱, 痺證 (小便不利, 水腫, 脚氣, 脾虛泄瀉, 風濕痺證, 筋脈脚氣, 濕熱淋證)
- **건율**(甘溫:脾胃腎) 養胃健脾, 補腎强筋, 活血止血 (脚膝軟弱, 筋骨折傷, 反胃嘔吐, 便血, 脾虛泄瀉)
- **나복자**(辛甘平:脾胃肺) 消食化積, 降氣化痰 (食積不和, 中焦氣滯, 脘腹脹滿, 噯氣呑酸, 腹痛泄瀉, 裏急後重, 氣喘咳嗽, 降氣祛痰)
- **오미자**(酸甘溫:肺腎心) 收斂固澁, 益氣生津, 補腎寧心 (久咳虛喘, 夢遺滑精, 遺尿尿頻, 久瀉不止, 自汗盜汗, 寧心安神, 虛煩心悸)
- **맥문동**(甘微苦凉:肺心胃) 淸肺養陰, 益胃生津, 淸心除煩 (勞嗽咯血, 舌乾口乾, 心煩失眠, 淸心除煩, 安神)
- **석창포**(辛溫:腎胃) 開竅寧神, 芳香開竅, 化濕和胃, 寧心安神 (胸腹脹悶, 濕滯氣塞)
- **길경**(苦辛平:肺) 開宣肺氣, 祛痰排膿 (風寒風熱咳嗽, 咽喉痛, 氣滯燥痰, 胸悶, 肺癰胸痛)
- **마황**(辛苦溫:肺膀胱) 發汗解表, 宣肺平喘, 利水 (感冒風寒, 無汗, 風寒咳喘)

표한사(表寒邪)의 울결로 중초 비위(脾胃)가 압박을 받고 간(肝)의 과도한 흡수력으로 간기(肝氣)가 편항(偏亢)되면 비위(脾胃)에 실조(失調)를 일으켜 소화기능이 문란되는데 이로 인해 발생하는 식체비만(食滯痞滿), 대변설사(大便泄瀉) 등을 치(治)하기 의해 건비양위(健脾養胃), 지사(止瀉)기능이 있는 의이인, 건율이 각각 3돈으로 군약(君藥)이 되었다. 의이인은 성질이 량(凉)하기 때문에 성질이 온(溫)하면서 동시에 의이인과 같은 건비(健脾), 지사(止瀉)기능이 있는 건율이 동시에 군약으로 사용되었다. 의이인은 건비(健脾)의 목적으로 쓸 때는 초(炒)해 쓰고 거피(去皮)하지 않은 것을 쓰는데 의이인의 갈색 표피에 탄닌이 함유돼 있어 지사(止瀉)능력을 향상시키기 때문이다. 나복자는 의이인, 건율을 도와 비위습담(脾胃濕痰)을 없애고 소화기능을 향상시켜 양기를 상승시키므로 신약(臣藥)으로 기용되었다. 석창포는 심장에 응체된 탁기(濁氣)를 제거하면서 기혈을 순환시켜 심장과 비장의 기운을 상승시킨다. 길경, 맥문동, 오미자는 폐기를 도와 폐의 승양(升陽) 작용을 향상시키는 서폐(舒肺), 윤폐(潤肺)의 기능을 담당하여 폐조한(肺燥寒)증에 대응한다. 마황은 온(溫)하고 발산(發散)하는 성질로 표부(表部)가 한사(寒邪)로 인해 닫힌 것을 열어 주어 체표의 양기를 발산시킨다. 태음조위탕의 기원처방은 상한론의 마황탕(麻黃湯)이다. 태음인 상한 배추표병에 이제마 선생은 마황탕 대신 마황발표탕을 만들어 사용했는데 마황탕에서 마황, 행인만 남기고 계지, 감초, 생강, 대조 대신 길경, 맥문동, 황금을 넣은 처방이다. 처음에는 배추표병 처방으로 만들었지만 나중에는 태음인 위완수한표한병의 기초처방이 됐는데 여기에 의이인, 나복자, 건율을 더해 태음 한궐(寒厥)증을 치료하는 한다열소탕이 되었고 여기서 행인, 황금 대신 오미자, 석창포가 들어가 태음조위탕이 됨으로써 실제적 태음인 위완수한표한병의 기본처방이 되었다. 이 처방은 대변이 보통 혹은 연변경향자에게 쓰이며 경변경향자나 변비자에게는 쓰지 않는다.

갈근조위탕 이야기

처방

갈근 4 나복자 2 대황 1 길경 1 오미자 1 맥문동 1 행인 1

태음조위탕은 한태음인 처방이지만 열태음 체질에서 쓸 수 있는 태음조위탕의 유사(類似)처방이 있다. 처방명도 비슷한 갈근조위탕(葛根調胃湯)이다. 김주 선생의 저서 〈성리임상론(性理臨床論)〉의 태음인 처방 편에 등장하는 처방으로 "간장계(肝臟系) 열성 식체, 변비 등에 이용한다."는 짧은 해설과 함께 처방명과 약재구성만 소개돼 있다. 동의수세보원, 사상신편 등 기존 사상의학 관련 어느 책에도 이 처방이 나오지 않는 것으로 보아 김주 선생의 창방(創方)처방으로 보이는데, 처방구성을 보면 태음조위탕에서 군약인 의이인, 건율 대신 갈근해기탕의 갈근이 군약으로 대치되었고 석창포, 마황 대신 대황과 행인이 들어간 점이 다르다. 갈근이 4 돈이나 들어간 것으로 보아 열다한소탕, 갈근해기탕을 태음인 열자에게 써야 할 처방임을 알 수 있고 태음조위탕의 조위(調胃)약물인 나복자, 오미자, 맥문동, 길경이 들어간 것으로 보아 본 처방은 열태음인의 위장 계통에 쓰도록 만든 처방임을 알 수 있다.

　　열태음인에게 다른 증상과 함께 식체증이 있을 경우 갈근해기탕에 나복자를 가해 쓰거나 열다한소탕에서 나복자의 용량을 늘려 쓰면 효과가 나지만 완고한 식체비만증이나 위장관 문제가 주증으로 있으면서 다른 증상을 겸한 경우는 열다한소탕이나 갈근해기탕보다 처음부터 이 갈근조위탕을 기본방으로 하여 다른 약물을 가미해 쓰는 편이 더 낫다. 갈근조위탕은 비단 열태음인의 소화기 질환뿐 아니라 피부병, 호흡기 질환에도 두루 쓸 수 있다. 본 방에는 대황이 들어가 있으므로 열태음 연변경향자가 쓸 경우에는 배변 정도에 따라 대황을 빼고 쓰거나 용량을 줄여 쓴다.

- 68세 여
- 신장 154cm
- 체중 48kg
- 대변 1일 1~3회

환자 본인의 말로는 젊었을 때 장결핵을 앓았고 그로 인해 장(腸)을 잘라내는 수술을 받은 이후로 늘 쉽게 설사를 잘하는 체질로 바뀌었다고 한다. 조금만 찬 음식을 먹어도 설사를 하고 평소에는 묽은 변을 자주 봐서 평생 변비라고는 생겨 본 적이 없다고 한다. 평소 추위를 잘 타고 감기에 잘 걸리고 소화도 안 되며 기운이 없고 어지러워 보약을 먹고자 내원하였다. 오랫동안 식도염을 앓았고 기침도 자주 하고 입이 마르고 때로 잠들기 어렵고 매핵기도 있으며 손발이 냉하며 턱이 잘 빠진다는 등의 호소를 했는데, 태음맥에 연변경향자이고 체형이 분명한 수척경향자이므로 태음조위탕 체질로 판단하였다. 태음조위탕의 군약인 의이인, 건율은 지사(止瀉)와 건비양위(健脾養胃)기능이 있어 태음조위탕만으로도 설사를 치(治)할 수 있으나 지사(止瀉)효과를 강화하기 위해 비허기약(脾虛氣弱), 식소당설(食少溏泄), 설사(泄瀉)를 치(治)하는 보기(補氣)약인 산약 2돈을 더 하고 비위허약(脾胃虛弱), 식욕부진(食欲不振), 대변당사(大便溏瀉)에 쓰는 백편두 1.5돈을 가해 설사에 더욱 효과적으로 대응하였다. 추위를 많이 타는 양허(陽虛)증이 있으므로 보양약 녹용 1돈, 속단 1돈을 가하고 소화를 돕기 위해 나복자 1돈을, 식도염, 입면장애, 매핵기 등이 있는 것으로 보아 소간해울약인 백질려 1돈, 울금 1돈, 산조인초 1돈을, 마지막으로 노령에 입도 마르므로 보음약 상심자 1돈을 가하여 처방하였다. 설사증은 약을 먹자마자 불과 삼사일부터 잡히기 시작했고 1개월 치 약을 다 먹을 때쯤엔 소화도 잘되고 입맛이 살아났으며 기운도 나고 잠도 잘 잔다고 흡족해 하였다.

보중익기탕 체질(열열 소음인)

방상(方象)

보중익기탕 체질은 일반적으로 흔히 생각하는 소음인 특유의 작고 단아(端雅)한 체형이 아니다. 그림에서 보는 바와 같이 비만이 약간 못 되는 체형부터 약간 수척한 정도까지 폭넓은 체형으로 분포한다. 따라서 정상 혹은 그 이상 통통한 체형도 꽤 있어서 소음인이라면 대체로 마른 체형만 있다고 생각하고 있는 사람은 태음인으로 오판하는 경우가 많다. 그러나 결혼 이전의 젊은 사람이나 청소년의 경우라면 정상 체중 이하 수척한 체형이 많이 발견된다. 열소음인은 한열체질을 구분하는 데 있어 겉으로 드러나는 체형만으로 구분하기 매우 어려우며 반드시 배변경향인 경변, 연변경향자로 열, 한 체질을 구분한다. 소음맥이 잡히는 사람 중에서 경변경향자는 열소음인으로 구분되고 여기서 다시 소증의 한출(汗出) 유무로 보중익기탕과 팔물군자탕 체질을 구분한다. 유한(有汗)자는 보중익기탕, 무한(無汗)자는 팔물군자탕을 쓰는 것으로 대별되는데 여기서 유한, 무한은 소증으로 쉽게 땀이 나는 사람과 좀처럼 땀을 잘 흘리지 않는 체질을 의미하며 운동이나 일을 심하게 한 후 흘리는 땀과는 구분된다. 일반적으로 열소음인의 맥은 신실(腎實)로 인해 척맥(尺脈)이 매우 강하게 뛰므로 사상맥에 익숙한 사람은 맥만으로 쉽게 체질을 판별할 수 있다.

방증(方證)

이동원(李東垣) 선생의 보중익기탕에서 보비(補脾)와 익기(益氣)의 의미가 소음인에게
적합하다 본 이제마 선생이 이를 기원처방으로 하여 소음인 보중익기탕을 만들었다.
신열번갈(身熱煩渴), 자한(自汗), 태양병(太陽病)의 망양초증(亡陽初證)에 사용하는 처방
이다. 소음인 표병의 주요병증에서 위가실(胃家實)은 울광증 중증(重症)에 속하고 비약
(脾約)은 발열 및 양기(陽氣) 손상이 심할 경우 나타나는 한출(汗出)을 특징으로 하는데,
망양(亡陽) 또한 발열(發熱), 한출(汗出)이 초, 중, 말증에 관계없이 공통으로 나타나므로
비약을 망양으로 볼 수 있다. 위가실과 비약 모두 승양익기(升陽益氣)가 표병의 치법이
되는데 보중익기탕의 주 효능 역시 승양익기의 작용으로 망양을 목표로 한 처방이다.

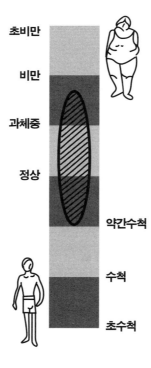

사상맥진과 진료의 실제

방의(方意)

보중익기탕
[인삼 3 황기 3 백출 1 당귀 1 진피 1 자감초 1 곽향 0.5 소엽 0.5 생강 3편 대조 2매]

- **인삼**(甘微苦溫:脾肺心) 大補元氣, 生津止渴, 補脾益肺, 安神增智 (體虛欲脫, 氣短喘促, 自汗肢冷)
- **황기**(甘溫:脾肺) 補氣升陽, 益衛固表, 利水消腫, 補氣升陽, 托毒排膿 (中氣下陷, 表虛自汗, 利尿, 消腫)
- **백출**(苦甘溫:脾胃) 補氣健脾, 燥濕利水, 止汗, 安胎 (脾虛食少, 消化不良, 慢性腹瀉, 倦怠無力)
- **당귀**(甘辛溫:肝腎脾) 補血, 活血, 止痛, 潤腸 (月經不調, 經閉, 痛經)
- **진피**(辛苦溫:脾肺) 理氣健胃, 燥濕化痰 (脘腹脹痛, 食欲不振, 反胃惡心, 脾虛氣滯, 胸悶腹脹, 咳嗽痰多)
- **감초**(甘平:心肺脾胃) 益氣補中, 和中潤肺, 調和諸藥 (脾胃虛弱, 中氣不足, 清熱解毒, 咳嗽氣喘)
- **곽향**(辛微溫:脾胃肺) 化濕, 解暑, 止嘔, 解鬱行滯, 運脾化濕 (脘部脹滿, 食慾不振, 惡心嘔吐, 嘔逆泄瀉)
- **소엽**(辛溫:肺脾) 發表發汗, 行氣寬中 (脾胃氣滯, 胸悶嘔吐, 食慾減退)
- **생강**(辛微溫:肺脾) 發汗解表, 溫中止嘔, 溫肺止咳 (風寒感冒, 咳嗽, 胃寒嘔吐)
- **대추**(甘溫:脾胃) 補中益氣, 養血安神, 緩和藥性 (脾虛食少, 乏力便溏, 婦人臟躁)

처방의 특징은 인삼과 황기를 3돈씩 넣어 중초의 양기를 크게 보충하고 있다는 점이며 전체적으로 인삼은 황기와 더불어 보비(補脾), 익기(益氣)하며 백출로 건비(健脾), 당귀로 장비(壯脾)시키며, 진피로 착종비원(錯綜脾元)하며, 곽향, 소엽으로 승양(升陽) 및 보비위(補脾胃)하며 자감초, 생강, 대조로 보비(補脾)한다. 백출은 비위의 습(濕)을 제거하면서 중초를 따뜻하게 하고 진액을 생기게 하여 갈증을 멈추게 하면서 인삼과 함께 양기의 상승력을 가속시킨다.

곽향은 비위(脾胃)에서 양기가 잘 상승할 수 있도록 중초의 체기(滯氣)를 제하고, 진피는 양기가 상승할 때 기혈을 바르게 순환시키는 작용을 한다. 약성가에서 곽향은 안기(安氣), 신온(辛溫), 능지구토(能止嘔吐) 발산풍한(發散風寒) 곽란(霍亂) 위주라 했는데, 신미(辛味) 및 방향성(芳香性)으로 이기(利氣)시켜 울체된 양기를 풀어주며 비약(脾藥)에 속하여 비기(脾氣)를 안정시키고 소음인의 허한한 비위(脾胃)를 온(溫)한다. 약성가(藥性歌)에서 소엽은 비(脾)의 표사(表邪)를 풀고 미신(味辛)하여 풍한발표(風寒發表), 소제창만(消除脹滿) 작용을 하는 약물로 기록되어 있으며 곽향과 마찬가지로 신미(辛味) 및 방향(芳香)성으로 기(氣)를 소통시켜 울체된 양기를 풀어내며, 해비(解脾)시키는 약으로 두 약물 모두 소음인의 편소지장(偏小之臟)인 비(脾)에 작용한다.

보중익기탕으로 치료한 만성 소화불량

- 29세 여
- 신장 164cm
- 체중 58kg
- 대변 1~3일 1회

어릴 때부터 신경성 위염을 달고 살아 양약도 많이 먹고 한약도 많이 썼던 환자다. 타이레놀로 인한 약물성 간염으로 입원한 적이 있고 그 이후로는 한약을 먹어도 소화가 예전만큼 잘 안 된다고 한다. 생리통도 심하지만 주 증상은 소화불량으로 밥 먹고 나서 20분 이상 걷지 않으면 대부분 더부룩한 느낌이 지속되고 최근에는 아침마다 속이 쓰려 잠을 깬다. 속쓰림 때문에 커피를 마시지 못하고 잠을 8시간씩 자는데도 불구하고 몸이 무겁고 피곤감이 심하다. 땀이 쉽게 나는 편이라 유한(有汗)자로 보고 소음맥에 경변경향자이므로 보중익기탕 체질로 판단하였다. 신대비소한 소음인의 비허로 인한 만성 식체증에 간기범위(肝氣犯胃)증으로 속쓰림이 유발된 것으로 보고 보중익기탕 본방에서 비위허약(脾胃虛弱)으로 온 운화무력(運化無力)증을 해소하기 위해 백출의 용량을 2돈으로 올리고 식적불화(食積不化)에 쓰는 산사 1.5돈, 보비건위(補脾健胃)하여 소식(消食)하는 계내금 1.5돈을 더한 후, 평억간양(平抑肝陽)하는 백작약 1돈, 행기해울(行氣

사상맥진과 진료의 실제

解鬱)하는 천궁 1돈, 이기해울(利氣解鬱)하는 향부자2돈을 가해 처방하였다. 이 환자는 불과 한 제 복용만으로 속이 훨씬 편해지고 소화불량이 소실되어 식욕이 향상되었다.

팔물군자탕 체질(한열 소음인)

방상(方象)

팔물군자탕 체질은 일반적으로 흔히 생각하는 소음인 특유의 작고 단아(端雅)한 체형이 아니다. 그림에서 보는 바와 같이 비만이 약간 못 되는 체형부터 약간 수척한 정도까지 폭넓은 체형으로 분포한다. 일반적으로는 정상 혹은 그 이상 통통한 체형이 많아 외형적 체형만으로는 절대 소음인처럼 보이지 않고 태음인으로 오인하는 경우가 많다. 그러나 결혼 이전의 젊은 사람이나 청소년의 경우라면 정상 체중 이하 수척한 체형도 많이 발견된다. 따라서 소음인은 한열체질을 구분하는 데 있어 겉으로 드러나는 체형만으로 구분하기 매우 어려우며 반드시 배변경향인 경변, 연변경향자로 열, 한체질을 구분한다. 소음맥이 잡히는 사람들 중에서 경변경향자는 열소음인으로 구분되고 여기서 다시 소증의 한출(汗出) 유무로 보중익기탕과 팔물군자탕 체질을 구분하는데, 팔물군자탕은 소증으로 쉽게 땀을 잘 흘리지 않는 경향을 가진 체질의 기본방이 된다.

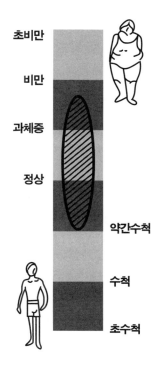

초비만

비만

과체중

정상

약간수척

수척

초수척

방증(方證)

팔물군자탕은 소음인 표병 중 울광(鬱狂)증에 쓰이는 대표적 처방으로 익기승양(益氣升陽)의 요약이며 강력하게 보강하는 준보(峻補)약이다. 소음인 표병을 울광증의 전신(前身)이 되는 태양병 위가실, 망양증의 전신이 되는 양명병 비약으로 바라보는 병리관이 확립된 이후 소음인 표병의 치법대강으로 승양익기가 제시되었는데, 사물탕과 사군자탕의 합방인 팔진탕(八珍湯)을 기원으로 하여 한기(寒氣)가 쉽게 생기는 소음인의 비원(脾元)을 강화하기 위한 처방으로 만들어졌다. 사군(四君)은 기약(氣藥)으로 비양(脾陽)을 돕고 사물(四物)은 혈약(血藥)으로 비음(脾陰)을 도와 기혈양허(氣血兩虛), 즉 비(脾)의 음양양허(陰陽兩虛)를 쌍보하는 방제로 울광증 초, 중, 말기에서 기혈양허(氣血兩虛)를 개선하는 부정(扶正)에 중점을 둔 방제다.

방의(方意)

팔물군자탕
[인삼2 황기1 백출1 백작약1 당귀1 천궁1 진피, 감초1 생강 3쪽 대추 2개]

- **인삼**(甘微苦溫:脾肺心) 大補元氣, 生津止渴, 補脾益肺, 安神增智 (體虛欲脫, 氣短喘促, 自汗肢冷)
- **황기**(甘溫:脾肺) 補氣升陽, 益衛固表, 利水消腫, 補氣升陽, 托毒排膿 (中氣下陷, 表虛自汗, 利尿, 消腫)
- **백출**(苦甘溫:脾胃) 補氣健脾, 燥濕利水, 止汗, 安胎 (脾虛食少, 消化不良, 慢性腹瀉, 倦怠無力)
- **백작약**(苦酸凉:肝脾) 養血斂陰, 柔肝止痛, 平抑肝陽 (月經不調, 肝氣不和, 肝陽亢進)
- **당귀**(甘辛溫:肝腎脾) 補血, 活血, 止痛, 潤腸 (月經不調, 經閉, 痛經)
- **천궁**(辛溫:腎胃經) 開竅寧神, 化濕和胃 (芳香開竅, 寧心安神, 胸腹脹悶, 濕滯氣塞)
- **진피**(辛苦溫:脾肺) 理氣健胃, 燥濕化痰 (脘腹脹痛, 食欲不振, 反胃惡心, 脾虛氣滯, 胸悶腹脹, 咳嗽痰多)
- **감초**(甘平:心肺脾胃) 益氣補中, 淸熱解毒, 祛痰止咳, 緩急止痛, 調和藥性 (補脾益氣, 潤肺止咳, 淸熱解毒, 瘡瘍腫毒, 飮食中毒)
- **생강**(辛微溫:肺脾) 發汗解表, 溫中止嘔, 溫肺止咳 (風寒感冒, 咳嗽, 胃寒嘔吐)
- **대추**(甘溫:脾胃) 補中益氣, 養血安神, 緩和藥性 (脾虛食少, 乏力便溏, 婦人臟躁)

울광증은 신국(腎局)의 한기(寒氣) 때문에 방광에서 배려(背膂)로 양기(陽氣)가 올라가지 못하고 울축(鬱縮)하여 생기는 병증이며 다만 비약(脾弱)하지 않으므로 자한불출(自汗不出)한다. 따라서 비양(脾陽)을 돕는 데만 초점을 맞추기보다는 표리음양의 승강을 돕는 백출과 진피, 외양지세(外陽之勢)를 갖춘 천궁이 포함된 팔물군자탕이 더 적합한 처방이 된다. 망양증도 큰 틀에서는 울광증과 마찬가지로 신국한기(腎局寒氣)로 양기가 방광에 울축하여 생기는 병증이나 비약(脾弱)하기 때문에 자한출(自汗出)이 나타나는 것이 특징이다. 황기는 표병 중 한출(汗出)이 동반되는 망양증에 사용하여 비양(脾陽)을 돕고 지한(止汗)하며 승양(升陽)을 이루는 약물이다. 따라서 무한(無汗)자의 기본처방인 팔물군자탕에 황기가 들어가 있는 것은 일견 납득하기 어렵다. 어떤 이들은 팔물군자탕이 십전대보탕에서 변방(變方)될 때 황기가 의미 없이 따라왔으므로 병증 약리상 황기는 소엽으로 대체돼야 마땅하다고 주장하는 견해도 있다. 그러나 보중익기탕에서 사용된 황기의 용량 3돈이 팔물군자탕에 와서는 1돈으로 쓰였다는 점, 황기가 울광증에서 사용될 때는 즙연미한출(濈然微汗出)이 동반되는 중말(中末)증에 사용된 점을 고려하였을 때, 보중익기탕의 황기는 비국양기의 약화가 뚜렷하여 한출(汗出)이 동반되는 병증이라서 사용된 것이 아니라, 그 고중실표(固中實表)하는 성질을 이용해 비양을 돕기 위한 목적으로 사용되어 승양(升陽)의 한 축을 담당하는 것으로 이해할 수 있다. 인삼은 동무 유고에서 보비화비(補脾和脾), 대보원기(大補元氣), 생진지갈(生津止渴)한다 하였고, 신축본에서는 백하수오보다 청월지력(淸越之力)이 뛰어나다고 하였다. 따라서 인삼은 소음인의 비양(脾陽)을 직접적으로 돕고 승양익기(升陽益氣)의 중요한 원동력이 된다. 특히 인삼은 보명지주(保命之主)인 양난(陽煖)지기가 부족한 경우일수록 사용 용량이 증가하는데 용량이 증가하면 비양을 도와 승양의 효과가 직접적이고 강하게 나타난다. 진피는 흐트러진 비원(脾元)의 양기(陽氣)를 정돈하여 음양의 승강(升降)을 자연스럽게 해주고 표리음양을 소통시킨다. 울광증은 비양(脾陽)이 크게 손상되거나 양난(陽煖)지기가 크게 부족한 상태는 아니며 울축된 양기를 풀어 소통시키는 것이 중요한 상태이므로 승양(升陽)이 이뤄질 수 있는 길을 터주는 진피를 사용함으로써 울체된 양기를 풀어 울광증을 해결하고자 한 것이다. 결론적으로 백작약, 감초, 당귀, 천궁을 통해 비원(脾元)을 보하고 인삼, 황기를 통해 승양익기 하며 백출, 진피를 통해 표리음양승강을 조절한다.

열소음인의 불면증

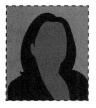

- 50세 여
- 신장 162cm
- 체중 52kg
- 대변 1일 1~3회

1년 전 처음 불면증이 생겨 양약, 한약, 침, 요가 등 여러 종류의 치료를 받고 근 7~8개월 만에 고쳤는데, 3주 전부터 다시 불면증이 재발하여 내원하였다. 1년 전 당시에는 스트레스를 크게 받는 일이 있어 그것을 계기로 불면증이 시작되었다. 가끔 두통이 심한데 잠을 못 자 그런 것 같지는 않으나 잠을 편히 자고 난 다음 날은 두통을 느끼지 않는다. 불면증 재발 이후 양약 수면제의 효과도 없고 다른 한의원에서 침 치료를 받고 한약도 한 제 먹었으나 전혀 효과를 못 봐서 내원한 케이스다. 어깨, 목이 자주 뻣뻣하고 짜증이 잘 나고 신경이 예민해졌는데 원래 성격상 예민하긴 하지만 잠을 못 자면서부터 짜증이 심화되었다. 추위를 많이 타고 찬물을 싫어하며 이불은 늘 잘 덮고 자는데 최근에는 폐경(閉經)의 영향 때문인지 이불을 잘 안 덮는 경향이 생겼다. 땀은 거의 흘리지 않으며 웬만큼 더위에도 땀이 잘 안 나는 편이다. 소음맥 경변경향자에 무한(無汗)자이므로 팔물군자탕 체질로 판단하고 예전의 스트레스 받은 일의 여파가 아직 있는 것으로 판단하여 소간해울 약물을 가하고 폐경기에 접어들면서 생긴 음허증에 대응해 보음약물을 가하여 한 달분을 처방하였다. 기본방 중에서 평억간양(平抑肝陽)하는 백작약의 용량을 2돈으로 올리고, 행기해울(行氣解鬱)하는 천궁의 용량도 1.5돈으로 증량한 후, 이기해울(利氣解鬱)하는 향부자 2.5, 안신해울(安神解鬱)하는 합환피 1.5돈에 보음약물인 아교 1돈, 흑지마 1돈을 가해 처방하였다. 일주일에 2회 내원하여 침 치료도 함께 받도록 하였는데 불과 2주 정도 지나면서 잠에 잘 들기 시작하여 과거엔 7개월여 치료로 나았던 불면증이 불과 한 달여 치료로 호전되었다.

사상맥진과 진료의 실제

곽향정기산 체질(열한 소음인)

방상(方象)

곽향정기산 체질은 한소음 체질로 그림에서 보다시피 정상 이하 체형부터 초수척 체형에 이르기까지 분포한다. 따라서 곽향정기산은 보통 체형 이상의 비만경향자에게는 쓰지 않는다. 이 체질의 체형은 소음인 특유의 작고 단아(端雅)한 체형으로 외형만으로 전형적인 소음인의 모습을 하고 있어 변상적으로 가리기가 어렵지 않다. 그러나 이 체질 중에는 수척하면서도 키가 큰 수척세장(瘦瘠細長)형 체형도 있으므로 신장(身長)의 크기만으로는 가릴 수 없다. 이 체질은 소음맥에 반드시 연변경향자여야 하는데 이 중에서도 평소 갈증(渴證)의 유무로 관계부자이중탕 체질과 구분된다. 즉 소증으로 구갈(口渴)증이 있으면 관계부자이중탕, 구갈이 없으면 곽향정기산을 쓴다. 경험적으로 보면 소음인 연변자 중에서 구갈자보다 무구갈(無口渴)자가 훨씬 많아 임상에서 관계부자이중탕보다 본 곽향정기산이 훨씬 많이 사용된다.

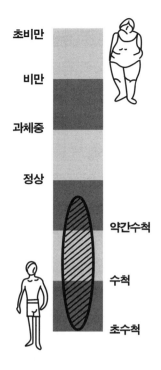

초비만

비만

과체중

정상

약간수척

수척

초수척

방증(方證)

소음인 곽향정기산은 공신(龔信)의 고금의감(古今醫鑑)에 기재된 처방에서 길경, 백지,
백복령을 빼고 계피, 건강, 익지인을 추가해 만든 소음인 표병(表病)과 이병(裏病)에 두
루 사용된 처방이다. 주로 소음인 이한증(裏寒證)으로 복만이토(腹滿而吐)하고 음식이
내려가지 않으며 설사하고 때로 배가 아픈데, 갈증(渴症)이 없는 소위 태음증(太陰證)
에 사용되고 태양병의 대장파한(大腸怕寒), 양명병의 표불해(表不解), 태음병의 하리청
곡(下利淸穀)의 치료에 사용하였다. 태음증에 먹은 것을 그대로 설사할 때에는 마땅히
곽향정기산, 향사양위탕, 강출관중탕 등을 써 온위(溫胃)하여 강음(降陰)시켜야 한다
고 했다. 여기서 곽향정기산이나 향사양위탕은 모두 위장의 허냉(虛冷)을 없애고 위의
승청강탁(升淸降濁)을 도와 기역(氣逆), 설사, 심하비만(心下痞滿)을 다스리는데 표증이

사상맥진과 진료의 실제

중하면 곽향정기산을 쓰고, 이증이 중하면 향사양위탕을 쓴다. 팔물군자탕이 기혈을 쌍보(雙補)하면서 이기(利氣)작용을 발휘하는 준보(峻補)제라면 곽향정기산은 표리가 양감(兩感)되었을 때 쓰는 화해(和解)제다. 한편 본방은 곽향을 위주로 안팎의 기운을 모두 바로잡는 처방으로 태양병, 태음병에 모두 사용해 표리에 모두 작용한다.

방의(方意)

곽향정기산
[곽향 1.5 자소엽 1 창출 0.5 백출 0.5 반하 0.5 진피 0.5 청피 0.5 대복피 0.5 계피 0.5 건강 0.5 익지인 0.5 자감초 0.5 생강 3편, 대조 2매]

- **곽향**(辛微溫:脾胃肺) 解鬱行滯, 運脾化濕, 解暑, 止嘔 (脘部脹滿, 食慾不振, 惡心嘔吐, 嘔逆泄瀉)
- **소엽**(辛溫:肺脾) 發表發汗, 行氣寬中 (脾胃氣滯, 胸悶嘔吐, 食慾減退)
- **창출**(辛苦溫:脾胃) 燥濕健脾, 祛風寒濕痺 (脾胃濕滯, 脚膝紅腫作痛)
- **백출**(苦甘溫:脾胃) 補氣健脾, 燥濕利水, 止汗, 安胎 (脾虛食少, 消化不良, 慢性腹瀉, 倦怠無力)
- **반하**(辛溫毒:脾胃肺) 燥濕化痰, 降逆止吐, 消痞散結 (胃氣上逆, 惡心嘔吐, 胸脘痞悶, 氣鬱痰結, 梅核氣)
- **진피**(辛苦溫:脾肺) 理氣健胃, 燥濕化痰 (脘腹脹痛, 食欲不振, 反胃惡心, 脾虛氣滯, 胸悶腹脹, 咳嗽痰多)
- **청피**(苦辛溫:肝膽胃) 疏肝破氣, 散結消滯 (肝氣鬱滯, 脇肋脹痛, 食積不和)
- **대복피**(微溫辛:大腸脾小腸肾) 下氣寬中, 行水消腫, 健脾開胃, (脚氣浮腫, 大便不爽, 小便不利)
- **육계**(辛甘大熱:腎脾心肝) 補火助陽, 散寒止痛, 溫陽經脈, 活血通經 (陽痿宮冷, 腰膝冷痛, 心腹冷痛, 虛寒吐瀉)
- **건강**(辛熱:脾胃心肺) 溫中散寒, 回陽通脈, 燥濕消痰 (脘腹疼痛, 肢冷脈微, 腸鳴腹痛)
- **익지인**(辛溫:脾腎) 補腎固精, 溫脾止瀉 (腎氣虛寒, 遺精遺尿, 夜尿症)
- **감초**(甘平:心肺脾胃) 益氣補中, 淸熱解毒, 和中潤肺, 調和諸藥 (脾胃虛弱, 中氣不足, 咳嗽氣喘)
- **생강**(辛微溫:肺脾) 發汗解表, 溫中止嘔, 溫肺止咳 (風寒感冒, 咳嗽, 胃寒嘔吐)
- **대조**(甘溫:脾胃) 補中益氣, 養血安神, 緩和藥性 (脾虛食少, 乏力便溏, 婦人臟躁)

곽향정기산(藿香正氣散)은 강음(降陰)지제지만 주로 소도(消導)시켜 중하초의 기운을 풀어주는 처방이다. 곽향은 군약(君藥)으로 곽향의 신미(辛味)는 풍한을 발산하고 방향(芳香)성으로는 습탁(濕濁)을 화(和)해주며 성비화위(醒脾和胃), 승청강탁(升淸降濁)하게 한다. 소엽은 발표관중(發表寬中), 행기관중(行氣寬中)하는 작용이 있다. 따라서 곽향과 소엽은 진피, 반하와 함께 이기화중(利氣和中), 산한화습(散寒化濕)하는 작용에 의해 외감풍한(外感風寒), 내상습체(內傷濕滯), 흉민구토(胸悶嘔吐), 한열두통(寒熱頭痛)을 치(治)한다. 반하는 조습강기(燥濕降氣)하여 화위지구(和胃止嘔)하고 진피는 이기조습(利氣燥濕)하고 화중(和中)하며 백출은 건비운습(健脾運濕)하고 대복피는 건비소종(健脾消腫), 행기이습(行氣利濕)하며 익지인은 안신익기(安神益氣)하면서 상역(上逆)지기를 제거하며 백출은 건비운습(健脾運濕)하고 생강, 대조는 비위를 조화하며 감초는 조보비위(助補脾胃), 조화제약(調和諸藥)한다.

식욕부진과 체중감소를 호소하는 한소음인

- 66세 여
- 신장 175cm
- 체중 57kg
- 대변 1일 1~2회

식욕부진을 호소하고 체중이 점점 감소하는 여자 환자가 내원하였다. 수년 전까지는 62kg를 유지하였으나 지금은 5kg 정도 감소하였고, 주 증상으로 식욕이 없고 무기력함을 호소하였다. 겨울철에는 손발이 차고 추위 역시 많이 타며 6월의 날씨인데도 온열매트를 깔고 잔다. 병원에서 종합 진단을 받았으나 약간의 위염과 빈혈이 발견된 이외에 다른 특별한 소견은 없었다. 소화가 잘 되는 편은 아니지만 그렇다고 아주 안 되어 소화불량 정도까지는 아니라면서 식욕을 회복하고 소화가 잘 돼서 예전의 체중으로 돌아가고 싶다며 녹용을 지어 달라고 했다. 대변은 연변(軟便)자로 아침에 양이 적고

사상맥진과 진료의 실제

시원하게 못 보면 저녁에 한 번 더 본다. 소음맥에 연변경향자이므로 곽향정기산 체질과 관계부자이중탕 체질을 구분하기 위해 갈증 유무를 물으니 평소 갈증은 거의 모르고 산다고 하여 한소음 무갈(無渴)자 곽향정기산 체질로 판단하였다. 곽향정기산 기본방에서 당장 환자의 현증에 불필요한 소엽, 반하, 청피, 대복피는 거하고 대신 보기건비(補氣健脾)의 요약인 백출의 용량을 3돈까지 증량하고 건비(健脾)하며 식욕부진을 돕는 창출과 이기건위(利氣健胃)하는 진피, 온비조습(溫脾燥濕)하여 위(胃)를 열고 한(寒)을 쫓는 익지인의 용량을 각 5푼에서 1돈으로 증량하였다. 여기에 한소음으로 추위를 많이 타는 양허증에 대응하기 위해 본방의 육계, 건강의 용량을 1돈으로 올리고 보신장양(補腎壯陽), 보신조양(補腎助陽)하는 파고지 1돈, 파극천 1돈을 가하고 식적불화를 치(治)하는 산사 1돈, 비허기체, 기체식적을 치(治)하는 사인, 비위불화로 인한 식욕부진을 치(治)하는 백두구 1돈, 보혈약인 당귀 1돈, 녹용 0.5돈을 가해 처방하였다. 녹용을 소량(少量)만 가한 것은 태음인의 보양약이기 때문이다. 본 처방을 1개월분 처방하였는데 복용 후 불과 일주일째 되면서 식욕이 돌기 시작하고 소화도 잘 되고 속이 편해 좋다고 흡족해 했다. 한 달 후 체중이 1.5kg 증가하여 만족해하며 더 복용을 원해서 1개월분 더 처방하였다.

관계부자이중탕 체질(한한 소음인)

방상(方象)

관계부자이중탕 체질은 한소음 체질로 그림에서 보다시피 정상 이하 체형부터 초수척 체형에 이르기까지 분포하므로 수척경향자에게 쓰며 비만경향자에게는 쓰지 않는다. 이 체질의 체형은 외형적으로 단소정아(短小靜雅)한 전형적 소음인의 모습을 하고 있어 변상적으로 가리기가 어렵지 않으나 수척하면서도 키가 큰 소위 수척세장(瘦瘠細長)형 체형도 자주 볼 수 있다. 이 체질은 소음맥에 반드시 연변경향자여야 하며 이 중에서도 소증으로 구갈(口渴)이 있는 사람에게 쓴다.

방증(方證)

관계부자이중탕은 이중탕(理中湯)에 관계, 부자, 진피, 백작약을 가미한 것으로 이중탕이 비폐(脾肺)의 기운을 도우면서 탁한 한기(寒氣)를 없애는 약인데, 여기에 간신(肝腎)의 혈분(血分)에 들어가 냉(冷)을 물리치는 육계(肉桂)와 경락을 통하게 하고 보음보양(補陰補陽), 축사거냉(逐邪去冷)하는 부자를 더하여 이중탕 약효를 증가시킨 것이다. 소음인의 이병(裏病)은 온기(溫氣)가 부족해지고 한기(寒氣)는 성(盛)해 발생하는 것으로

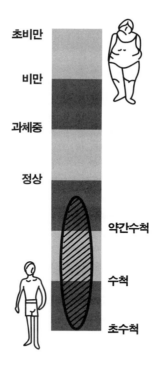

초비만

비만

과체중

정상

약간수척

수척

초수척

위(胃)에서는 온기가 최대한 보존되도록 키워져야 하고 대장에서는 한기(寒氣)가 조절되고 억제돼야 한다. 따라서 태음증에는 온위강음(溫胃降陰)이 치법이 되고 소음증(少陰證)인 경우에는 익기(益氣)하고 온양(溫陽)하여 건비강음(健脾降陰)시키는 것이 치법이 된다. 곽향정기산이나 향사양위탕은 신온(辛溫), 방향(芳香), 발산(發散), 온중(溫中)하는 효능이 있어 속을 따뜻케 하면서 한기(寒氣)를 발산시켜 풀어 내리지만 관계부자이중탕은 신열(辛熱), 대온(大溫), 회양(回陽)하는 효능이 있어 위(胃)에 침범한 한기(寒氣)를 쫓아내고 열기(熱氣)를 북돋아 온기를 회복시킨다.

방의(方意)

관계부자이중탕
[인삼 3 백출 2 포건강 2 관계 2 백작약 1 진피 1 자감초 1 포부자 1-2]

- **인삼**(甘微苦溫:脾肺心) 大補元氣, 生津止渴, 補脾益肺, 安神增智 (體虛欲脫, 氣短喘促, 自汗肢冷)
- **백출**(苦甘溫:脾胃) 補氣健脾, 燥濕利水, 止汗, 安胎 (脾虛食少, 消化不良, 慢性腹瀉, 倦怠無力)
- **건강**(辛熱:脾胃心肺) 溫中散寒, 回陽通脈, 燥濕消痰 (脘腹疼痛, 肢冷脈微, 腸鳴腹痛)
- **육계**(辛甘大熱:腎脾心肝) 補火助陽, 散寒止痛, 溫陽經脈, 活血通經 (陽痿宮冷, 腰膝冷痛, 心腹冷痛, 虛寒吐瀉)
- **백작약**(苦酸凉:肝脾) 養血斂陰, 柔肝止痛, 平抑肝陽 (月經不調, 肝氣不和, 肝陽亢進)
- **진피**(辛苦溫:脾肺) 理氣健胃, 燥濕化痰 (脘腹脹痛, 食慾不振, 反胃惡心, 脾虛氣滯, 胸悶腹脹, 咳嗽痰多)
- **감초**(甘平:心肺脾胃) 益氣補中, 清熱解毒, 祛痰止咳, 緩急止痛, 調和藥性 (補脾益氣, 潤肺止咳, 清熱解毒, 瘡瘍腫毒, 飮食中毒)
- **부자**(辛甘大熱有毒:心腎脾) 回陽救逆, 補火助陽, 散寒止痛 (元陽虛脫, 四肢厥冷, 汗出脈微, 腎陽不足, 畏寒肢冷, 陽痿尿頻, 虛寒泄瀉, 脘腹冷痛, 陽虛水腫, 風寒濕痹, 周身骨節疼痛, 祛寒止痛)

관계와 부자는 온리거한(溫裏祛寒)하는 효능으로 이한(裏寒)증을 치료하는 대표적 약물이다. 관계는 열무독(熱無毒), 미신감(味辛甘)하여 신비방광(腎脾膀胱)경에 입하여 보화조양(補火助陽), 통혈맥(通血脈)의 효능으로 명문화쇠(命門火衰), 지냉맥미(肢冷脈微), 망양허탈(亡陽虛脫)을 치(治)한다. 부자는 열유독(熱有毒)하고 미(味) 역시 신감(辛甘)하며 순양(純陽)의 성질을 가지고 있어 심비신(心脾腎)경에 귀경하여 위로는 심양(心陽)을 도와 통맥(通脈)하고 가운데는 비양(脾陽)을 온(溫)하게 하여 건운(健運)시키고, 아래로는 신양(腎陽)을 보하여 익화(益火)하며 밖으로는 위양(衛陽)을 고(固)하여 거한(祛寒)하므로 회양(回陽), 보화구역(補火救逆), 산한제습(散寒除濕), 온경산한(溫經散寒), 통락(通絡), 거한지통(祛寒止痛)한다. 건강은 성은 열(熱)유독(有毒)하고 미신(味辛)하며 비위폐(脾胃肺)경에 입하여 비위의 한기(寒氣)를 구축(驅逐)할 뿐만 아니라 사지관절(四肢關節)지 간에 통행하여 경맥(經脈)의 울결을 풀며 온중축한(溫中逐寒), 회양통맥(回

陽通脈)한다. 인삼은 소음인의 비양(脾陽)을 직접적으로 돕고 승양익기(升陽益氣)의 중요한 원동력이 되며, 백출은 비위의 습(濕)을 제거하면서 중초를 따뜻하게 하고 진액을 생기게 하여 갈증을 멈추게 하면서 인삼과 함께 양기(陽氣)의 상승력을 가속시킨다. 백출은 성온(性溫) 미고감(味苦甘)하여 비위경에 귀경하여 보비(補脾), 익위(益胃), 화중(和中)하며, 감초는 미감(味甘)하여 심폐비위경에 귀경하여 조화제약(調和諸藥)한다.

양허(陽虛)증이 심한 인도인 부부

날씨가 쌀쌀해지기 시작하는 초가을에 젊은 인도인 부부가 내원하였다. 아직 본격적으로 찬 기온으로 떨어지기 이전이었는데도 부부가 다 추위를 막기 위해 코트와 잠바를 입고 있었다. 내원한 이유를 들어보니 몸이 너무 추워서 왔다는 것이다. 재미있는 사실은 내원한 부부 둘 다 같은 병증을 호소하는 것이었다. 맥을 짚으니 신기하게도 둘 다 소음맥이 짚이고 있었는데, 모두 수척체형이어서 배변경향을 물으니 둘 다 연변경향자였다. 곽향정기산 체질과 관계부자이중탕 체질을 구분하기 위해 갈증(渴症)의 유무

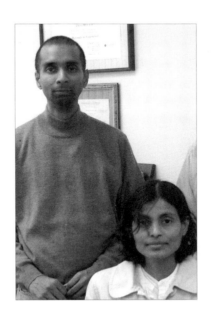

를 물으니 역시 둘 다 가끔 갈증을 느낄 때가 있다고 대답하였다. 부부가 한소음인, 관계부자이중탕 체질로 완전히 체질병증까지 같은 체질이었던 것이다. 임상에서 관계부자이중탕 체질을 자주 보게 되지 않는데 외국인 중에서 그것도 똑같은 체질을 가진 부부를 만나는 것은 매우 희귀한 경험인지라 사진으로 남겨 두었다. 부부의 증상은 추위를 유달리 많이 느끼고 배가 냉(冷)하고 찬 것을 먹으면 설사가 나고 추울 때는 뼛속까지 시리다고 한다. 한한소음인은 여덟 체질 중에서 가장 몸이 찬 체질을 타고난 사람으로 어떤 원인으로 체력이 나빠지면서 본 체질의 정증(正證)인 양허(陽虛)증이 발생한 것이다. 관계부자이중탕 한 제를 가감 없이 그대로 처방하면서 둘이서 똑같이 나눠 먹고 약이 떨어지면 다시 내원하라고 일렀다. 정확히 약이 떨어질 때쯤 다시 내원한 부부는 처음 먹어본 한약인데 맛은 썼지만 신기하게 먹기가 좋았고, 먹은 지 불과 며칠도 되지 않았는데 몸이 훈훈해지면서 에너지가 나며 전반적으로 많이 좋았다고 만족해하였다. 부부에게 같은 처방으로 각각 한 달분을 재처방했는데 다음 해 비슷한 시기에 다시 찾아와 작년에 먹었던 그 약을 지어달라고 요청하였다.

향사양위탕 이야기

처방

인삼 백출 백작약 감초(구) 반하 향부자 진피 건강 산사육 사인 백두구 각 1돈 생강 3편 대추 2개

향사양위탕은 위수한리한병(胃受寒裏寒病)의 태음(太陰)증에 사용하는 처방으로 강음(强陰)이 안 돼 하리청곡(下利淸穀), 비만(痞滿) 등이 생기는 병증에 쓰는데, 특히 한소음인의 소화기 계통의 치료를 위해 폭넓게 사용된다. 따라서 한소음인의 경우 주증이 위장 질환인 경우 기본방인 곽향정기산이나 관계부자이중탕 대신 향사양위탕으로 하는 것이 더 효과적일 때가 많다. 이 처방은 한소음인에서 비위가 허약하여 소화가 안 되고 잘 먹지 못할 때 쓰는 화해제로 온위강음(溫胃降陰)하는 효능이 있고 신경성 소화불량에 잘 듣는다. 인삼, 백출, 감초, 백작약으로 비원(脾元)을 보익하며 건강, 백두구로 위장의 허냉(虛冷)을 없애 위한(胃寒)을 온난케 해주고 사인, 향부자가 이기(利氣), 행기(行氣)시켜 기울(氣鬱)을 소거시킨다. 태음증에 이미 형성돼 있는 고랭적체(固冷積滯)를 풀어내기 위해 소담, 행기 작용이 있는 반하, 진피가 포함되어 있으며 산사는 소식(消食), 진식(進食)하여 식체를 풀어주는 작용을 하여 응결된 비위의 기를 풀어주어 강음시킨다. 이 방제는 위장의 허냉을 없애고, 위장의 승청강탁(升淸降濁)을 도와 기역과 설사를 멎게 하여 심하비만(心下痞滿)을 해소시킨다.

오가피장척탕 체질(열태양인)

방상(方象)

열태양인의 방상(方象)은 기본적으로 열소음인의 방상과 유사하다. 소음, 태양인은 큰 장기가 열을 받아 표열증(表熱證)이 되고 작은 장기가 한(寒)을 받아 이한증(裏寒證)이 되는 병기(病機)상의 공통점 때문이다. 열태양인은 그림에서 보다시피 최소 정상보다 약간 이하 체형부터 최대 약한 비만 정도 체형에 이르기까지 분포한다. 따라서 열태양인은 외형적으로 분명하게 인지될 정도의 비만인은 없으며, 열태양인이 과체중 이상의 체형을 갖는 경우 열태음인과 열소양인으로 오판하는 경우가 많다. 경험에 의하면 열태양인이 한태양인보다 훨씬 적게 발견되는데, 통상 태양인은 살이 찌지 않았다고 알려진 것은 열태양인보다 한태양인이 수적으로 더 많기 때문에 나온 말로 생각된다. 물론 이러한 열태양인의 방상은 일단 촌맥에서 맥이 뛰는 사람들 가운데 태양인의 외형 특성을 가져 태양인으로 판단되는 사람에게 한정된다. 체형이 분명한 비수(肥瘦) 경향을 드러내지 않고 보통 체형의 범주에 속해 있을 경우 변상(辨象)만으로 태양인의 한열체질을 구분하기 어렵다. 태양인과 유사한 생·병리를 갖는 소음인의 경우 비수(肥瘦)경향에 관계없이 배변경향만으로 한열을 가리는데, 이 규칙을 태양인의 경우에 그

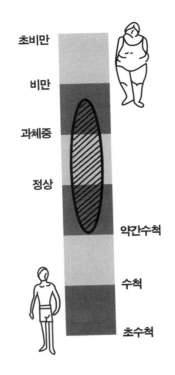

초비만

비만

과체중

정상

약간수척

수척

초수척

대로 차용하여 적용하면 표열(表熱)증 체질인 오가피장척탕 체질은 소증 경변경향자로 판단되고 이한(裏寒)증 체질인 미후등식장탕 체질은 연변경향자로 볼 수 있지 않을까 생각된다. 그러나 이에 대해 문헌적으로 뒷받침하는 근거 조문이 없어 확정하기는 어렵다. 다만 내촉소장병론에서 본격적인 열격의 중증이 되기 이전 복통, 장명, 설사의 한증이 있을 경우 소장이기(小腸裏氣)가 충실해 병이 쉽게 낫고 그 사람 역시 완건(完健)하다[164]고 한 조문과 열격증 환자의 대변이 양(羊)의 똥과 같은(굳은) 경우는 고치기 어렵다[165]는 조문, 그리고 내촉소장론에서 태양인의 대변은 첫째 활(滑)해야 하고 덩어

164_ 太陽人 若有腹痛 腸鳴 泄瀉 痢疾之證則 小腸裏氣 充實也 其病易治 其人 亦完健

165_ 大便如羊屎者 難治 不淡飲食者 難治

리가 굵고 많아야 한다[166]고 한 조문에 의거해 내촉소장병 열격증 체질의 소증 배변현상을 연변경향으로 추정해 볼 수 있다면 상대적으로 외감요척병 해역증의 열태양인은 소증 경변경향자로 생각할 수 있다. 결론적으로 태양인의 한열체질은 외형적인 비수경향, 소증의 한열현상, 마지막으로 경변, 연변의 배변경향을 종합 참작하여 최종 결정하는데 오가피장척탕 체질은 비만경향자, 소증 열자(熱者), 마지막으로 경변경향자의 세 가지 조건이 충족되는 체질로 판단한다.

방증(方證)

태양인 표병인 외감요척병은 해역(解㑊)으로 통칭되는 것으로 폐의 호산지기(呼散之氣)가 성(盛)하고 간의 흡취지기(吸聚之氣)가 부족하여 상성하허(上盛下虛)한 특징을 갖기 때문에 간(肝) 부위인 요척(腰脊)이 외사(外邪)를 받아들이기 쉽게 돼 요척부에 발현하는 증후로 상체는 완건하고 하체는 풀린 것 같아 걸을 수 없는 병증이다. 다리에 마비(痲痺), 종통(腫痛) 같은 증세가 없으면서 하체는 그다지 약하지도 않기 때문에 이에 대한 치료는 심애(深愛)를 경계하고 분노(忿怒)를 멀리하여 맑은 마음을 간직하고 안정을 되찾도록 노력하면서 오가피장척탕을 투여하여야 한다고 하였다. 즉, 열태양인은 폐대(肺大)한 이유로 슬픔에 빠지기 쉬우며, 간소(肝小)하므로 노한 감정이 조이고 급하게 되면 기가 폐에 취결(聚結)하여 병증이 유발된다. 오가피장척탕은 태양인 표병의 대표약이다.

---

[166] 太陽人大便 一則 宜滑也 二則 宜體大而多也

방의(方意)

오가피장척탕
[오가피 4 목과 2 청송절 2 포도근 1 노근 1 앵도육 1 교맥미 반 숟가락]

- **오가피** (辛微苦溫:肝腎) 祛風濕, 補肝腎, 强筋骨, 利水消腫 (風濕痺痛, 筋骨痿軟, 小兒行遲, 体虛乏力, 水腫脚氣)
- **목과** (酸溫:肝脾) 舒筋通絡, 化濕和胃 (風濕痺痛, 脚氣浮腫, 嘔吐泄瀉)
- **청송절** (苦溫:心肺) 祛風濕邪 (歷節風痛, 脚氣痿軟, 鶴膝風)
- **포도근** (甘澁平:肺脾腎) 除風濕, 利小便 (治淋, 通小便, 益氣强志)
- **노근** (甘寒:肺胃) 清熱生津, 止嘔除煩 (煩熱口渴, 肺熱咳嗽, 胃熱嘔逆)
- **앵도육** (甘辛平:脾腎) 益氣固精, 祛風濕邪 (主調中, 益脾氣)
- **교맥미** (甘涼:脾胃大腸) 開胃寬腸, 下氣消積, 腸胃積滯, 白濁白帶

오가피는 거풍습(祛風濕), 보간신(補肝腎), 견근골(堅筋骨)의 효능으로 풍한습비, 근골연급(筋骨攣急), 하지무력(下肢無力), 수종핍뇨(水腫乏尿), 소아행지(小兒行遲)를 치료한다. 목과 역시 거풍습(祛風濕), 서근통락(舒筋通絡) 기능으로 풍습비통(風濕痺痛)과 각기수종(脚氣水腫)을 치(治)하고 지구역(止嘔逆)한다. 청송절(靑松節)은 송진이 많이 엉긴 소나무 가지나 옹이인 관솔을 말하는데 다리 약한 것(療脚軟弱)을 치(治)하며 소나무에서 나오는 송진, 솔잎, 송화가루 모두 태양인 약이다. 중약대사전에는 송절(松節)의 맛이 고(苦)하다고 돼 있으나 본초고전에 따라 고감(苦甘)하거나 심지어 산(酸)하다고 하기도 하였는데 맛을 보면 모두 떫은 맛이 난다. 떫은 약은 수렴약으로 예컨대 송화(松花)가루를 다른 체질이 먹으면 변비가 되지만 태양인은 오히려 변비가 풀리므로 태양인 약을 먹고 변비가 되면 체질판단을 잘못해 쓴 것이다. 교맥미(蕎麥米)는 메밀을 말하고 장위(腸胃)를 실하게 하고 기운을 돋운다. 노근(蘆根)은 갈대뿌리로 청열생진(淸熱生津), 구역(嘔逆)과 번증(煩證)을 그치게 한다.

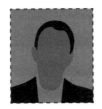

- 58세 남
- 신장 157cm
- 체중 62kg
- 대변 1~2일 1회

양슬(兩膝)이 뻣뻣하고 앉았다 일어나기 불편하다며 통증을 호소하는 남성 환자다. 수년 전부터 증상이 있었으나 견딜만하여 동네 한의원에서 침과 물리치료를 받으며 지내왔으나 최근 수개월 동안 증상이 심화되어 한약까지 먹었으나 치료가 신통치 않아 타인의 소개로 내원하였다. 한약으로 효과를 못 본 때문인지 침만 맞기 원하여 한열소양 침 기본방인 간+, 비- 를 일주일에 3회씩 한 달간 치료했으나 뚜렷한 효과 진전이 없어 한약과 병행치료를 권하였다. 한 달여 침을 놓으면서 관찰한 바 외형적 특색이 태양인으로 판단되어 문진한 결과 열증의 망음(亡陰) 소증이 전혀 없고 열소양인으로서 희냉(喜冷)의 소견이 없는데다 성음(聲音)이 무겁고 장중(莊重)하여 열성태양인의 오가피장척탕 체질로 판단하였다. 본방 중에 거풍습보간신(祛風濕補肝腎)하는 오가피는 이미 기본방에 군약으로 4돈이 들어 있으므로 그대로 두고 풍습비통(風濕痺痛)에 서근통락(舒筋通絡)의 효능이 있는 목과의 용량을 3돈으로 올리고 나머지는 본방 그대로 투여하였다. 약 2주간의 침, 약 동시치료 결과 침만 맞았을 때보다 무릎이 훨씬 부드럽다고 하며 과거 먹었던 다른 한약보다 느낌이 좋고 통증도 완화됐다고 해서 연속 복용을 권하였다.

태양인의 맥

태양맥은 소양맥과 동일한 좌우수(左右手)의 촌맥(寸脈)에서 감지되기 때문에 다른 체질과 달리 독립위치의 맥상이 없다. 원리적으로는 소양맥보다 태양맥이 높은 위치에서 뛰어야 하나 실제 맥을 잡아보면 태양맥이 예외 없이 소양맥보다 더 높은 위치에서 뛴다는 확증을 잡지 못하였다. 같은 촌(寸) 부위라도 맥을 잡아보면 자체 내에 미묘한 고저(高低)의 차이가 있다. 그중에서 가장 높은 부위에서 뛰는 맥을 태양인의 맥으로 확정지을 수 없었던 이유는 해당 위치에서 맥이 뛰는 사람들 중에 명백한 소양인으로 판단되는 사람들이 있기 때문이다. 따라서 태양맥과 소양맥은 동일하게 촌(寸) 부위에서 뛴다고만 인식하고 아직 맥만으로는 태양인을 확증한 방법을 찾지 못하고 있다.

고(故) 이종구 선생은 촌(寸)맥과 척(尺)맥이 동시에 뛰는 맥을 태양인 맥이라 하였으나 실제 맥진에서 촌척(寸尺)맥이 동시에 같은 크기로 뛰는 맥을 잡을 수 없었다. 촌관척(寸關尺)맥은 좌우 각기 심간신(心肝腎), 폐비명문(肺脾命門)맥에 귀속되는데 태양인은 폐대간소(肺大肝小)하므로 간(肝)이 허하면 관(關)맥이 가장 약하게 뛸 것으로 가정하면 남는 것은 촌, 척맥뿐이므로 태양인 맥을 촌척맥으로 상정한 듯하다. 만일 이런 논리라면 소양맥은 비대신소(脾大腎小)하므로 신(腎)이 허해 척맥(尺脈)이 약하게 뛰면 남는 맥은 촌관(寸關)맥이므로 촌관맥이 동시에 뛰는 사람, 태음맥은 허한 폐(肺)맥을 제외하고 관척(關尺)맥이 동시에 뛰는 사람으로 규정해야 옳다. 소양, 태음, 소음맥은 각기 편대(偏大)장부의 가장 강하게 뛰는 맥으로 규정하면서 유독 태양은 편소(偏小)장부의 맥을 기준으로 하는 것은 논리적으로도 맞지 않지만 현실적으로도 두 맥이 동시에 같은 크기로 뛰는 현상은 존재할 수 없어 감지(感知)되지도 않는다.

맥이 촌맥에서 잡혔다가 다시 잡으면 척맥에서 잡히는 경우를 아주 드물게 경험한 적이 있는데 본 사상체질맥진은 촌관척 중 가장 강하게 뛰는 맥 하나만을 취하는 것이므로 다시 재진맥하면 결국 촌맥이나 척맥 중 하나의 맥만 남게 된다. 촌과 척맥이 교대로 잡히는 경우를 만에 하나 태양맥이라 가정한다 해도 이는 장부구조상 폐(肺)와 신(腎)이 실한 폐 〉신 〉비 〉간 구조의 소음성 태양인(한태양인)

의 맥이 돼야 하고, 폐 〉비 〉신 〉간 구조인 소양성 태양인(열태양인)의 맥은 될 수 없다. 왜냐하면 열태양인의 경우 폐(肺), 비(脾)가 실하므로 맥은 모두 촌맥(寸脈)에서만 뛰어야 하기 때문이다. 이런저런 노력과 경험에도 불구하고 맥만으로 태양인을 확정할 수 없다는 것은 본 사상체질맥진의 분명한 한계라 하지 않을 수 없다.

한편, 넷으로 존재하는 체질의 맥을 현실적으로 촌관척 세 부위에서밖에 느낄 수 없다면 사상(四象)맥진이 아니라 삼상(三象)맥진이라 해야 옳지 않느냐는 비판이 있을 법 하지만 태양맥이 아예 존재하지 않으면 모를까, 소양맥과 동일 위치에서 촉지된다는 것뿐, 명백히 태양맥이 존재하는 한 사상맥진이라 해야 옳다.
임상현장에서 맥진만으로 태양, 소양인을 구분하지 못하는 한계에도 불구하고 네 체질 중에서 소양인 숫자가 매우 많고 태양인의 숫자는 상대적으로 극히 소수여서 태, 소양인을 구분하지 못해 발생하는 임상상의 문제점은 다행히도 극히 미미하다. 이는 다행스런 일이긴 하지만 맥으로 태양인을 구분하지 못하는 문제점은 여전히 남아 있다.

촌맥이 뛰는 사람들 중에서 소양인과 태양인을 구분하는 방법으로는 현실적으로 소양맥이 분명한데도 소양인 처방이 듣지 않을 경우 태양인이 아닐까 의심할 수 있고, 소양맥이 잡히는 사람들 가운데 태양인의 외형적 특징을 갖는 사람들을 태양인으로 판단하는 수밖에 없는데 지금까지 필자가 촌맥이 뛰는 사람들 가운데 태양인으로 판단하는 외형의 전형적 특징은 아래와 같다.

1. 두상(頭象)이 유독 발달한 사람들 중에 앞머리보다 뒷머리가 발달하여 소위 뒤짱구 머리 형태를 가진 사람
2. 전체 얼굴 중에 유독 이마 부위가 넓거나 발달한 사람
3. 목덜미가 발달하고 가슴에 비해 양 어깨가 비대칭으로 넓은 사람
4. 안광(眼光)이 빛나고 눈빛이 예리한 사람
5. 체구에 비해 목소리가 웅장하거나 성량이 크고 중저음으로 굵은 사람
6. 목소리가 카랑카랑하고 음색이 독특한 사람

미후등식장탕 체질(한태양인)

방상(方象)

소음, 태양 체질은 외적 체형의 분포도에도 상호 유사점을 갖으므로 한태양인의 방상(方象)은 기본적으로 한소음인의 방상과 유사하다. 촌맥이 촉지된 사람들 중에 태양인의 특성을 가져 태양인으로 판단되는 사람이 수척경향자, 소증 한자(寒者), 그리고 연변(軟便)경향자인 경우 한태양인 미후등식장탕 체질로 판단한다. 한태양인 체형은 최대로 보통 이하 체형부터 최소 초수척 체형까지 분포하므로 보통 이상 과체중, 비만 체형은 미후등식장탕 방상이 아니다. 한태양인이 수척 체질인 경우 한소음인, 한소양인, 한태음인과 구분이 되지 않으므로 체형 변상만으로는 판단이 난해하여 이때는 각 체질의 병증특성을 종합적으로 판단해 결정해야 한다.

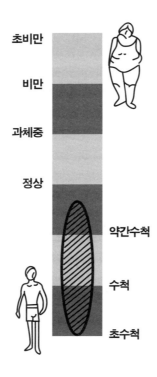

초비만

비만

과체중

정상

약간수척

수척

초수척

방증(方證)

태양인 이병(裏病)인 내촉소장병은 열격(噎膈)증이 대표가 되는 것으로 간의 부(腑)인 소장은 기액의 음량한기(陰涼寒氣)를 흡입하는 힘이 부족하게 되고 폐의 부인 위완에서 호산(呼散)하는 기액의 양온한 기는 상대적으로 성하게 된다. 따라서 위완이 건고(乾枯)한 상태에서 호산지기가 태과한 반면 중초에서 흡입하는 기운이 지탱하지 못하므로 음식을 받아들이지 못하고 토출(吐出)하게 된다. 즉, 내촉소장 병리가 심화되어 편소(偏小)지장 본원인 간국의 흡취지기(吸聚之氣)의 힘이 본격적으로 손상되면, 소장에서의 기액대사 장애는 더욱 악화, 소장의 흡취기능이 약화되고 상대적으로 위완의 상승지력인 호산(呼散)기능은 항진되어 열격(噎膈)의 증후가 발생한다. 이는 소장이기(小腸裏氣)가 손상된 병증이며 대표약은 미후등식장탕이다.

방의(方意)

미후등식장탕
[미후도 4 목과 2 포도근 2 노근 1 앵도육 1 오가피 1 송화 1 저두강 반 숟가락]

- **미후도** (甘酸寒:腎胃膽脾) 解熱止渴, 通淋煩熱 (消渴, 黃疸, 石淋)
- **목과** (酸溫:肝脾) 舒筋通絡, 化濕和胃 (風濕痺痛, 脚氣浮腫, 嘔吐泄瀉)
- **포도근** (甘澁平:肺脾腎) 除風濕, 利小便 (治淋, 通小便, 益氣强志)
- **노근** (甘寒:肺胃) 淸熱生津, 止嘔除煩 (煩熱口渴, 肺熱咳嗽, 胃熱嘔逆)
- **앵도육**(甘辛平:脾腎) 益氣固精, 祛風濕邪 (主調中, 益脾氣)
- **오가피** (辛微苦溫:肝腎) 祛風濕, 補肝腎, 强筋骨, 利水消腫 (風濕痺痛, 筋骨痿軟, 小兒行遲, 体虛乏力, 水腫脚氣)
- **송화** (甘溫:肝脾) 祛風邪, 益元氣, 祛濕止血 (頭旋, 眩氣症, 久痢疾)
- **저두강** (甘辛平:大腸胃) 通陽開胃, 下氣磨積 (滑皮膚, 充飢易産)

다래의 열매를 미후도, 덩굴을 미후등이라 하는데, 기미(氣味)는 감산한(甘酸寒)하며 석림을 내리고(下石淋), 화위개위(和胃開胃), 자음청열(滋陰淸熱), 제번지갈(除煩止渴)하는 효능이 있어 소화불량, 반위(反胃), 구토(嘔吐), 황달(黃疸), 석림(石淋)을 치(治)한다. 송화(松花)는 거풍사(祛風邪), 익원기(益元氣), 거습지혈(祛濕止血) 작용을 하고 저두강은 절구공이에 붙어 있는 겨로 쌀겨로 대신하기도 하며 현미를 백미로 정미하는 과정에서 나온 배출물을 쓰기도 한다. 양기(陽氣)가 한습(寒濕)과 담(痰)에 막혀 통하지 못할 때 통양(通陽)시키며 위를 열어주고(開胃), 기를 내리고(下氣), 적취를 해소시킨다. 나머지 약물들은 오가피장척탕 약물과 동일하다.

- 69세 여
- 신장 152cm
- 체중 49kg
- 대변 1일 1~2회

소화불량 식체증을 지닌 여자 환자가 한 달여 전부터 명치부가 답답하며 막힌 것 같고 위완부가 뻐근함을 호소하여 내원하였다. 맥을 보니 좌촌맥이고 연변경향자에 수척경향의 체형이라 형방지황탕 체질에 식체비만(食滯痞滿)증이 온 것으로 판단하고 형방지황탕에 목단피 1, 맥아 2돈을 가하여 처방하였다. 약을 먹은 지 이틀 만에 환자로부터 약을 먹으면 더 소화가 안 될 뿐 아니라 증세도 더 심해졌다고 전화가 왔다. 체질만 맞으면 본 처방은 즉효가 있는 약이었으므로 이상하다고 생각해 다시 내원케 하였다. 재진맥 결과 분명한 좌촌맥 소양맥이고 연변(軟便)에 수척경향자가 분명하였으므로 형방지황탕이 듣지 않으면 다른 체질일 수밖에 없다고 생각하여 처음부터 다시 문진하였다. 목소리는 조곤조곤하여 속삭이는 말투여서 성량(聲量)이 클 것이라고는 생각지도 못했는데, 혹시 높은 산에 올라가 크게 소리를 지른다고 가정하면 쩌렁쩌렁하게 소리를 낼 수 있느냐 물었더니 의외로 그렇다고 대답하였다. 웃으면서 평소 자기는 목소리가 크지 않지만 일단 한번 화가 나서 소리를 지르면 집안뿐 아니라 동네 사람들이 다 들을 정도로 소리가 크다고 대답하였다. 작은 몸집에 어울리지 않게 성량(聲量)이 큰 것은 폐대(肺大) 현상이므로 혹시 물속에 들어가 숨을 오래 안 쉴 수 있느냐 물었더니 어렸을 때 친구들과 물속에서 누가 더 오래 참나를 시합하면 늘 자기가 이기곤 했다고 대답했다. 그러고 보니 두상(頭象)도 발달하여 앞뒤로 튀어나온 형상을 하고 있어 열격(噎膈)체질병증의 한태양인으로 판단하여 미후등식장탕 본방으로 바꿔 투약하였다. 수일 후 전화로 경과를 물으니 이전에 복용하던 약보다 훨씬 속이 편하다고 해서 계속 하루 3회 열심히 먹도록 권하였다. 복용 후 2주 만에 약 먹고 많이 좋아져 더 복용을 원해서 동일 처방으로 두 주분 더 처방하였다.

한열 태양인에 대하여

한열(寒熱)이 체질에 고정돼 있다는 이론과 병증으로 인식하는 관점의 차이에 관해서는 이미 지면을 따로 할애해 설명한 바와 같다. 전자(前者)가 임상가에서 주장하는 견해라면 후자(後者)는 대학 사상의학 교실에서 가르치는 이론이다. 한소양, 열소양 등을 인정하지 않으면서도 유독 태음인에 한해서는 한태음, 열태음을 인정하기도 하며 태양인에 이르러서는 절대 열태양인, 한태양인이 있을 수 없다고 강변하는 주장이 있는데 그 주장의 근거가 되는 조문이 있다. 태양인외감요척병론에서 해역(解㑊)의 설명에 등장하는 "찬 듯하면서 차지 않고, 더운 듯하면서 덥지 않다."라는 조문과 태양인내촉소장론에 나오는 열격(噎膈)에 대한 조문, "냉(冷)에도 속하지 않고 열(熱)에도 속하지 않는다."라는 조문이 그것이다. 이 조문에 근거하여 태양인은 한성(寒性), 열성(熱性)으로 구분이 안 되므로 한태양인, 열태양인도 있을 수 없다고 주장하는 것이다. 그러나 해당 조문들은 해역과 열격이란 병증의 속성을 설명하는 것이며 태양인 체질의 한성과 열성을 부정하는 조문이 아니다. 해당 조문을 읽어 보기로 하자.

> 해역이란 상체는 완건(完健)하나 하체가 해역해서 다리 힘으로 걷지 못하는 것이다. 그러나 다리가 마비되거나 종통(腫痛)이 없으며 다리 힘 또한 역시 심하게 약한 것은 아니니 이것이 약한 듯하나 약지 않고 실한 듯하나 실하지 않으며, 찬 듯하나 차지 않고 더운 듯하나 더운 것도 아니라 한 것인데 이것이 요척병이다.[167]

이 조문에서 보듯, 찬 것 같아도 차지 않고 더운 것 같아도 덥지 않다는 것은 해역이란 병증의 속성이다. 이 조문에 이어서 다음과 같은 조문이 이어진다.

> 해역이 있는 사람은 반드시 심한 오한(惡寒)과 발열(發熱)이나 신체동통(身體疼痛) 같은 증상이 없다. 태양인이 만일 심한 오한 발열이나 신체통의 증상이 있다면 요척표기(腰脊表氣)가 충실한 것이니 그 병은 치료가 쉽고 그 사람 역시 완건(完健)한 것이다.[168]

여기서 해역이란 요척병은 오한발열(惡寒發熱), 동통(疼痛)의 증상이 없으면 중증(重證)인 해역(解㑊)이고, 거꾸로 오한발열 같은 열증(熱症)이나 동통의 증상이 있으면 오히려 경증(輕症)이고 튼튼한 상태라는 것이다. 그러므로 태양인 중에 해역이란 체질병증을 가진 사람이 아직 본격적인 해역으로 중증에 이르지 않았을 경우라면 오한발열(惡寒發熱) 같은 열증(熱症)이 있음을 말하고 있으며 이를 경증으로 본다는 것이다. 이와 연결하여 태양인의 또 다른 체질병증인 열격(噎膈)에 대해 다음과 같은 조문이 있다.

> 공신(龔信)의 의감에 이르길 반위(反胃)나 격(膈)이나 열(噎)은 병의 원인이 모두 같다. 열격(噎膈)은 허(虛)나 실(實)에 속하지 않으며 냉(冷)에 속하지도 않고 열(熱)에 속하지도 않으며 곧 신기(神氣)에 속한 한 가지 병이다.[169]

냉(冷)에도 열(熱)에도 속하지 않는다고 말한 것은 공신(龔信)이 의감(醫鑑)에서 열격증의 병증을 설명한 것이다. 이제마 선생은 일단 공신의 서술을 이렇게 인용한 다음에 자신의 견해를 덧붙이고 있다.

> 내가 말하길 열격증이 있는 사람은 반드시 복통, 장명, 설사, 이질의 증상이 없다. 태양인으로 만일 복통, 장명, 설사, 이질의 증상이 있다면 소장이기(小腸裏氣)가 충실한 것으로 그 병은 쉽게 낫고 그 사람 역시 완건(完健)한 것이다."[170]

열격증은 복통(腹痛), 장명(腸鳴), 설사(泄瀉), 이질(痢疾) 같은 증상이 없으면 중증인 열격이고 그런 증상이 있으면 오히려 경증이고 완건한 상태라는 것이다. 다시 말해 태양인 중에 열격이란 체질병증을 가진 사람이 아직 본격적인 열격으로 중증에 이르지 않았을 경우에는 복통, 장명, 설사, 이질 같은 한증(寒症)이 있음을 말하고 있으며 이를 경증으로 본다는 것이다. 여기서 눈여겨 살펴야 할 것은 이제마 선생이 태양인 체질병증의 경증 혹은 완건 상태를 말할 때 해역체질은 오한발열(惡寒發熱), 동통(疼痛) 같은 열증이 있고 열격체질은 복통(腹痛), 장명(腸鳴), 설사(泄瀉), 이질(痢疾) 같은 한증이 있다고 언급한 점이다. 이러한 각각의 한열(寒

熱)증은 해역, 열격의 중증(重症) 상태에서는 오히려 사라져 한불한, 열불열, 불속냉, 불속열의 상태가 된다는 것으로 태양인은 다른 병증도 있고 그에 따라 한증과 열증이 있음을 분명히 하고 있다.

갑오본이 경자본으로 개편되는 과정에서 동의수세보원 병증론의 편명(篇名)이 편소(偏小)장부 위주의 외감(外感), 내촉(內觸)론으로 돼 있다가 각각 편소(偏小), 편대(偏大) 장부의 표리(表裏)병으로 바뀐 바 있음은 이미 설명하였다. 유독 태양인 편명만 그대로 남아있는 것은 태양인의 수가 절소(絶少)하여 경험, 시간 부족의 소치라고 이제마 선생이 말한 바 있는데, 만일 더 오래 살았더라면 태양인 편명도 다른 편명들과 마찬가지로 표리(表裏)병명으로 바뀌었을 것임을 충분히 예상할 수 있다. 소양, 태음인은 큰 장기가 열(熱)을 받아 이열(裏熱)병이 되고 작은 장기가 한(寒)을 받아 표한(表寒)병이 되는 반면, 소음, 태양인은 큰 장기가 열을 받아 표열(表熱)병이 되고 작은 장기가 한을 받아 이한(裏寒)증이 되는 규칙에 따라 태양인은 폐대간소(肺大肝小)하므로 외감요척론은 폐수열표열증, 내촉소장론은 소장수한이한증이 될 것이다. 따라서 오한발열 같은 열증이 있으면 오히려 요척표기(腰脊表氣)가 충실하다고 한 외감요척병 해역체질을 폐수열표열병으로 열태양 체질이 되고, 복통, 장명, 설사, 이질 같은 한증이 있으면 소장이기(小腸裏氣)가 충실하다고 한 내촉소장병 열격체질은 소장수한리한병(小腸受寒裏寒病)으로 한태양 체질이 된다.

167_ 解㑊者上體完健而下體解㑊然 脚力不能行去也而其脚自無麻痺腫痛之證 脚力亦不甚弱 此所以弱不弱壯不壯 寒不寒 熱不熱而 其病 爲腰脊病也

168_ 有解㑊證者 必無大惡寒發熱 身體疼痛之證也 太陽人 若有大惡寒發熱 身體疼痛之證則 腰脊表氣 充實也 其病易治 其人亦完健

169_ 龔信 醫鑑曰 反胃也 膈也 噎也 受病皆同 噎膈之證 不屬虛 不屬實 不屬冷 不屬熱 乃神氣中 一點病

170_ 有噎膈證者 必無腹痛 腸鳴 泄瀉 痢疾之證也 太陽人 若有腹痛 腸鳴 泄瀉 痢疾之證則 小腸裏氣 充實也 其病易治 其人 亦完健

사상맥진과 진료의 실제

사상의학적 진단과 입방(立方)의 실례(實例)

지금까지 살펴본 바와 같이 사상의학적 진단과 치료는 변상과 변증의 결합 토대, 즉 변상시치(辨象施治)와 변증논치(辨證論治)의 결합 위에 이루어짐을 알 수 있다. 동의수세보원은 다른 의서(醫書)들과 달리 비록 제한된 병증만 다루고 있지만 이 진단, 치료원리를 적용하면 동의수세보원에서 다루고 있지 않은 여타의 모든 질환을 다루는 방책을 얻게 된다. 아래 실제 임상 케이스를 통해 사상의학적 원리로 진단하고 방제를 결정하는 입방(立方) 과정을 구체적으로 살펴보자.

- 태음맥 32세 여
- 신장 168cm 체중 58kg
- 대변 2~3일에 1회

한 달 전 결혼한 새내기 부인이다. 학원 영어강사로 평소 밤늦게까지 일하며 항상 밤 12시에서 1시가 되어야 귀가한다. 진료 받으러 온 목적은 최근 들어 몸이 너무 피로하고 무거우며 평소 일할 때는 잘 모르겠는데 밤에 잠자리에 누우면 손발에 열감이 나고 덥게 느껴진다. 아침에 일어나면 좀 낫지만 밤에는 그 증상이 더 심하게 느껴진다. 얼굴은 가끔 달아오르는 홍조(紅潮) 현상이 있고 특히 밤에 열감(熱感)이 오르는 것 같다. 잠자리에 누워도 금방 잠이 들지 않고 새벽 2, 3시까지 잠이 잘 안 올 때가 많아 입면(入眠)이 힘들다. 주변 소리에 예민하고 아침에는 일어나기가 힘들다. 말을 많이 하는 직업이라 물을 자주 마시지만 평소 찬 냉수를 즐기지는 않는다. 그러나 가끔 갈증이 있거나 찬물, 찬 것이 당길 때도 있다. 추위를 못 참으며 에어컨 밑에 조금만 있어도 불편하다. 감기에 걸리면 콧물, 목이 먼저 아프며 기타 입맛, 소화, 소변, 생리 등은 정상이다.

이 환자를 사상의학적 방법으로 진료하기 위해 반드시 필요한 정보를 나열하면 다음과 같다.

> 첫째, 환자의 사상체질이 무엇인지
> 둘째, 한, 열 체질 중에 어디에 속하는지
> 셋째, 호소하는 병증이 한의학적 변증으로 어떤 병기(病機)인지

이 세 가지에 대한 정확한 정보를 얻을 수 있어야 온전한 진료방침을 세울 수 있으며 이 중 하나만 잘못되어도 진료결과는 실패가 될 것이다. 체질맥진에 익숙한 사람이면 체질은 맥을 통해 그 자리에서 당장 알아낼 수 있으나 한열체질의 분별은 생각보다 쉽지 않으니 신중히 판단해야 한다. 만일 환자가 변상(辨象)적으로 매우 뚱뚱하거나 말라서 비수(肥瘦) 판단을 쉽게 할 수 있는 사람이라면 한열은 비수(肥瘦)만으로도 쉽게 결정할 수 있다. 하지만 많은 사람이 보통체형, 혹은 그보다 약간 쪘거나 마른 정도여서 단순히 외형만으로는 한열 판단이 어려운 경우가 많다. 이 환자의 경우도 그렇다. 신장 168cm, 체중 58kg으로 여자 치고는 큰 키에 체중도 적당해 전체적으로 호리호리하게 보기 좋은 체형을 가졌다. 이런 정도면 일견(一見) 수척경향자로 보이긴 하지만 이 정도 체형으로 완전히 마른사람이라고 단정할 수 없으므로 이 환자의 현 체형만으로 쉽

게 한태음인으로 판단해선 안 된다. 앞서 열태음인 체질분포도를 설명할 때 열태음인은 여덟 체질 중 상대적으로 폭넓은 체형분포도를 갖고 있어서 최대 초비만부터 최소 정상 이하 약간 마른 듯한 체중에 이르기까지 분포한다고 설명한 바 있다. 특히 미혼(未婚)의 젊은 사람들 중에 보통보다 약간 마른 듯한 열태음인이 자주 발견되는데 이런 사람들은 나중에 결혼하여 출산 과정을 거치면서 살이 찌는 경우가 많다. 한편 젊은 여성들은 미혼일 때 체중에 민감하여 평소 체중관리를 하고 있을 수 있음도 고려해야 한다. 따라서 이 환자는 체형만으로 한열이 가려지지 않으므로 일단 열태음, 한태음 둘 다 될수 있다고 생각하고 한열변증을 통해 한열을 가려야 한다. 태음인은 기본적으로 음체질이므로 소증으로 뚜렷한 열성이 드러나지 않는 체질이며 실열(實熱)체질인 열소양인과 달리 허열(虛熱)체질이어서 소증의 열성 과다(過多)만으로 열, 한태음을 구분하기 쉽지 않다. 이 환자는 태음맥이 나왔고 대변 경향은 2~3일에 한 번으로 경변경향자가 분명하므로 만일 이 환자가 열성(熱性)의 태음인이라면 열열태음인의 열다한소탕 체질이 될 것이고, 한성(寒性)의 태음인이라면 열한태음인의 청심연자탕 체질이 될 수밖에 없다. 결국 둘 중 하나인데 기본방으로 열체질의 열다한소탕을 써야 할 사람인지, 한체질로 청심연자탕을 써야 할 사람인지를 구분하기 위해 우선적으로 이 환자의 소증(素證)을 살펴야 한다. 평소 때때로 구갈(口渴), 면적(面赤), 안건(眼乾), 항강(項强) 등의 간조열(肝燥熱)의 소증을 가진 사람이라면 열다한소탕 체질로, 심계(心悸), 불안(不安), 정충(怔忡), 태식(太息) 등 심허(心虛) 소증이 있으면 청심연자탕을 기본방으로 쓰는 체질로 판단한다. 이 환자의 경우 평소 추위를 못 참으며 에어컨 밑에 있어도 불편함을 느끼는 한증(寒證)이 있지만 이는 기본적으로 양(陽)체질 아닌 음(陰)체질에서 오는 현상이다. 현(現)병증이 손발에 열이 나고 얼굴이 달아오르는 열증인데다가 가끔 갈증이 있거나 찬물, 찬 것이 당길 때도 있다는 열증의 소증이 있으며 정충, 불안 등의 심허소증은 없는 것으로 보아 열열체질인 열다한소탕 체질로 판단한다.

　　여기까지가 사상체질 및 한열체질 판단 과정이며 사상임상 진료에 가장 중요한 핵심단계라 할 수 있다. 만일 이 두 단계에서 잘못된 판단을 내리면 다음의 병증 변증 과정에서 아무리 정확히 판단을 내려도 옳은 처방을 낼 수 없다. 후세방에서는 환자의 병증을 변별해 약을 쓰고 병증이 같으면 누구나 같은 처방을 쓰지만 사상진료에서는 체질에 따라 각기 다른 약물을 투여하기 때문이다. 동병이치(同病異治), 이병동치(異病同治)는 원래 전통한의학에서 기원한 개념이지만 사상진료에서야 말로 이 두 원리가 가장 명확히 적용된다. 한편 사상진료에서는 일단 정확한 체질판단과 한열변증으로 올바른 기본방을 선정할 수 있게 되었다면 설령 그 다음 단계인 병기(病機)변증 과정에서 약간의 실수를 해도 올바로 선정한 기본방만으로도 치료효과를 보는 경우가 적지 않다. 이것은 사상진료의 핵심이 병인(病因), 병소(病巢)를 제거하는 데 목표가 있는 게 아니라 기본적으로 병증으로 인해 초래된 몸의 불균형을 복원하는 데 목표를 두고 있기 때문이다. 따라서 이 환자에게는 일단 기본방인 열다한소탕을 쓰기로 결정한 것만으로도 핵심을 잡은 것이며 이 약만 투여해도 일정한 효과가 나타난다. 그러나 임상가는 최대한 빠른 시간 내에 치료하여 몸을 회복시켜 주어야 한다. 따라서 기본방만으로 시간을 두고 대충 천천히 고치는 데 만족해선 안 된다. 환자들은 한 제 먹고 뚜렷한 효과반응을 체험하지 않으면 연복(連服)으로 이어지지 않기 때문에 가급적 빠른 시간 내에 치료하는 것을 목표로 삼아야 한다. 그러기 위해서는 환자의 현(現)병증을 정확히 변증해 그에 맞는 약물을 기본방에 가감해 투여해야 비로소 기대했던 신속한 효과가 나타나 완성된 진료를 할 수 있다.

　　그렇다면 이제 마지막으로 환자가 호소하는 병증이 전통 변증으로 어떤 병기에 속하는지 판단해야 하며 이 부분부터는 전통 한의학 실력이 필요한 부분이다. 이 환자가 호소하는 주소(主訴)증은 손발이 더운 증상이다. 손발에 열나는 것은 변증상으로 오심번열(五心煩熱)이며 전형적 음허증(陰虛證)이다. 오심번열은 두 손바닥(手心), 두 발바닥(足心), 가슴에 열이 있다고 해서 나온 병증으로 음허증의 대표적 병증에 속한다. 즉, 간음허, 신음허, 간신음허뿐 아니라 폐음허, 심음허까지 모든 음허증에 동일하게 나타나는 병증인데 오심번열과 함께 자주 나타나는 병증에는 조열(潮熱)과 관홍(觀紅)이 있다. 따라서 손이나 발바닥에 열이 나는 환자가 내원했다면 혹 음허증이 아닐까 상정하고 또 다른 음허증상은 없는지 문진해야 한다. 이 환자의 경우 밤에 열이 오르는 조열(潮熱)현상과 안면홍조 현상이 생기는 관홍(觀紅)증도 같이 있는 것으로 보아 세 가지 연관된 음허병증을 모두 갖고 있어 명백히 음허증으로 진단할 수 있다. 이 환자는 오랫동안 과도한 업무로 매일 밤늦게 귀가하여 피로가 누적된 데다 최근 결혼으로 인해 신경을 많이 써 간화(肝火)가 상승하여 입면(入眠)불리가 오는 등 무리가 겹쳐 간음(肝陰)이 손상된 것으로 보인다. 간음허증이 만성적으로 진행되면 간양(肝陽)을 제어하지 못해 간양상항(肝陽上亢)증에까지 이르게 되고 종국에는 간음부족으로 인한 신음의 손상으로 이어져 간신음허(肝腎陰虛)증까지 이어진다.

여기까지 병증이 변증되었으면 손발의 열감, 관홍(觀紅), 조열(潮熱), 구건인건(口乾咽乾) 등 병증을 치료하기 위해서 간음을 보하는 보음(補陰)약물을 가미한다. 간음을 보하기 위해서는 태음인 보음약물 중에서 간신귀경(肝腎歸經)의 상심자, 여정자, 저실자를 가미하고 보음하면서 청심제번(淸心除煩)하는 맥문동과 간화(肝火)로 인한 입면불리를 해소하기 위해 음허양항(陰虛陽亢)으로 생긴 허번실면(虛煩失眠)을 치(治)하는 산조인을 가미한다. 여정자는 저실자나 상심자 같은 다른 보음약물에 비해 보음력이 비교적 약해 다른 약물보다 용량을 더 넣는 것이 좋다. 마지막으로 대변은 매일 보지 못하고 2~3일에 한 번 보기 때문에 대황을 1돈 가하는데 이렇게 만들어진 환자의 최종 처방은 다음과 같다.

처방

갈근 4 황금 2 고본 2 나복자 1 길경 1 승마 1 백지 1 여정실 2 저실자 1.5 상심자 1.5
맥문동 1 산조인 2 대황 1

지금까지 설명한 환자의 사상의학적 진료 프로세스를 정리하면 다음과 같다.

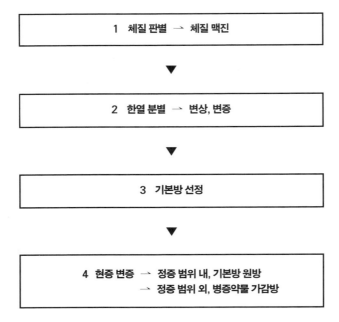

1 체질 판별 → 체질 맥진

▼

2 한열 분별 → 변상, 변증

▼

3 기본방 선정

▼

4 현증 변증 → 정증 범위 내, 기본방 원방
            → 정증 범위 외, 병증약물 가감방

음허증의 보음(補陰)치료

음허증(陰虛證)은 장부의 정혈(精血)과 진액(津液) 부족으로 음기가 휴손(虧損)되어 양기를 제어하지 못해 양기(陽氣)가 항성(亢盛)하여 발생하는 병증이다. 오심번열(五心煩熱), 구건인조(口乾咽燥), 관홍(觀紅), 조열도한(潮熱盜汗) 등의 열성증상들이 공통적으로 나타나므로 임상에서 판별이 용이할 뿐 아니라 모두 열증이므로 기본적으로 열체질에서 나타나는 병증이라 할 수 있다. 이제마 선생은 "소병(素病)이 한증(寒證)인 경우 온병(瘟病)에 걸리면 증상도 한증(寒證)을 나타내며 소병(素病)이 열증(熱證)인 경우 온병(瘟病)에 걸리면 증상 역시 열증(熱證)을 나타낸다."[171] 하여 평소 갖고 있는 소증의 한열 경향성이 득병(得病)한 경우 병증에 상관되어 나타난다고 하였다. 이런 의미에서 볼 때 음허증의 열성 증상은 당연히 열체질에서 나타나는 병증이므로 임상에서 열소양인, 열태양인, 열태음인, 열소음인 등 열체질에게서 음허(陰虛)병증을 쉽게 본다. 여기서 열성체질이라 함은 단순히 열태양인, 열소양인 등만 의미하는 것이 아니라, 같은 체질을 열열(熱熱), 한열(寒熱), 열한(熱寒), 한한(寒寒)체질로 세분했을 때 열(熱)자가 들어가

171_ 素病寒者 得瘟病則 亦寒證也 素病熱者 得瘟病則 亦熱證也

는 열열, 한열, 열한체질 모두를 의미한다. 다만 열이 상대적으로 더 많은 열체질의 열열, 한열체질이 한체질의 열한체질보다 음허증이 더 많이 발생하고 몸이 매우 찬 한한체질 경우는 음허증이 거의 보이지 않는다. 이는 양허(陽虛)체질인 한한체질에서 두드러지는 것은 한증(寒症)이지 음허의 열증(熱症)일 수 없기 때문이다. 다만 한한소양 형방지황탕 체질인 경우 음허증이 가끔 보이는데 이는 아무리 몸이 찬 한한소양인이라 하더라도 소양인 자체가 열(熱)과 화(火)를 기본생리로 하는 체질이기 때문이다.

한편 음허증은 체내 음적인 성분인 진액, 점액, 혈액 등의 부족으로 발생하므로 열성체질뿐 아니라 나이가 들면서 노화와 함께 음정(陰精), 음액(陰液)이 휴손되면 발생하므로 노인들에게서 많이 발견되는 병증이기도 하다. 예컨대 여성 노화(老化)의 시발점이 되는 폐경(閉經)과 갱년기 장애로 발생하는 면열(面熱), 상기(上氣), 도한(盜汗) 등의 증상은 대표적 음허증이다. 또한 음허증은 노인뿐 아니라 젊은 사람에게도 자주 발생하는데 대병(大病) 이후라든지 밤낮으로 과로가 쌓여 몸이 탈진되고 피로가 누적된 사람들 중에서 자주 볼 수 있다.

오장(五臟) 음허증(陰虛證)

간음허증	頭暈目眩 兩目乾澁 脇肋隱痛 五心煩熱 口乾咽燥 肢麻筋攣 爪甲不榮 煩燥易怒 兩觀紅赤 尿黃便乾 潮熱盜汗
심음허증	驚悸健忘 心悸心慌 失眠多夢 五心煩熱 口乾咽燥 不安 觀紅 尿黃便乾 潮熱盜汗
비음허증	食少 食後腹脹 口乾少津 便秘結 倦怠無力 短氣懶言 脣舌乾燥 口渴喜飮
폐음허증	乾咳少痰 咳嗽痰少而稠 午後觀紅 口乾咽燥 潮熱盜汗 五心煩熱 形體消瘦 聲音嘶啞
신음허증	腰膝酸軟 頭暈目眩 腰痛 耳鳴耳聾 五心煩熱 潮熱盜汗 健忘少寐 遺精漏泄 頭髮脫落 搖髮脫 小兒發育遲延 知能低下 男子不姐 女子經少不孕 口乾咽燥
위음허증	食慾不振 食少 胃脘虛痺 胃脘疼痛 乾嘔 飢而不食 口乾咽燥 大便秘結 尋煩潮熱 五心煩熱 舌質光紅無苔(鏡面舌)
간신음허증	口眼乾燥 頭暈耳鳴 腰膝酸軟 盜汗遺精 五心煩熱 全身乏力 兩目乾澁 胸脇疼痛 健忘失眠 觀紅脣赤 目眩 耳鳴如禪 咽乾口燥 女子月經量少
폐신음허증	咳嗽氣促 痰中帶血 客血 腰膝酸軟 骨蒸潮熱 咳孩不爽 口乾咽燥 聲音嘶啞 形體消瘦 觀紅 五心煩熱 盜汗 男子遺精 女子月經量少 經閉

변증(辨證)상 음허증으로 진단되면 이를 치료할 목적으로 각 체질의 기본방에 보음약물을 가미해 써야 한다. 체질별 보음지제로 알려진 약물들을 정리하면 다음과 같다.

체질별 보음(補陰), 자음(滋陰)약

소음	아교	감평	폐간신	滋陰潤肺, 補血止血, 血虛眩暈
	흑지마	감	간신대장	補肝腎陰, 補益精血, 潤燥通便
소양	지모	고감한	위신	滋陰潤燥, 清熱瀉火, 陰虛火旺
	현삼	고함한	폐위신	滋陰清熱, 潤腸解毒.
	숙지황	감미온	간신	滋陰補血, 補精益壽, 益精養血
	구판	감함한	간신심	滋陰潛陽, 補肝腎强筋骨, 益腎健骨, 養血
	별갑	함한	간	滋陰潛陽, 軟堅散結
	한련초	한감산	신간	補腎益陰, 凉血止血
	구기자	감평	간신폐	補肝腎陰, 補腎生精, 明目潤肺
태음	천문동	감고대한	폐신	滋陰潤燥, 潤肺清肺, 降火
	상심자	감산 한	간신	滋陰補血, 生津潤燥
	여정자	감고한	간신	補肝腎陰, 清熱明目, 補益肝腎
	저실자	감한	간비신	補肝腎陰, 清肝明目, 利尿
	사삼	감량	폐위	養陰清肺, 益胃生津
	맥문동	감미고량	폐심위	養陰清肺, 益胃生津, 清心除煩
	백합	감량	폐심	補肺陰, 潤肺燥止咳, 清心安神
	황정	감평	비폐신	養陰益氣, 補脾潤肺,
태양	석곡	감미함한	위신	滋陰清熱, 益胃生津 養胃, 除熱
	옥죽	감평	폐위	養陰潤燥, 生津止渴, 滋陰潤肺, 養胃

보음약의 성미(性味)는 하나같이 차거나 시원한 약인데 음허증은 열증이고 열체질에 주로 쓰기 때문에 당연한 것이다. 귀경(歸經) 역시 가장 많은 것이 간(肝), 신(腎)이고 다음으로 폐(肺), 비위(脾胃) 순서인데 임상현장에서 음허증이 어떻게 관찰되며 어떤 약

을 가감해야 할 것인지 구체적으로 실례를 들어 살펴본다.

족장열(足掌熱)

- 소양맥 82세 남
- 신장 160cm 체중 65kg
- 대변 3일 1회

1. 발바닥이 화끈거리고 통증이 있으며, 침을 맞으면 잠깐 낫는 듯하다가 다시 재발하는 과정이 3년 되었음.
2. 얼굴이 붉으며 입은 마르고 가끔 열이 오름.
3. 이불을 잘 덮지 않고 자고, 더위를 타며 냉수를 좋아함.

해설 및 가감

1. 이 환자는 노인인데 얼굴이 붉고 냉수를 즐기고 더위 타며 이불을 잘 덮고 자지 않는 등 소증 열성이 강한데다가 과체중이고 변비까지 있으므로 변상만으로 한열을 가리기가 애매하지만 비교적 쉽게 열열소양인 양격산화탕 체질로 판정할 수 있다.
2. 열소양인 음허체질인데다 노령이어서 음허증이 쉽게 올 수 있는 체질적 소인(素因)이 있다. 발바닥이 화끈거리는 증상은 족심열(足心熱)로 음허증이며 사람에 따라서는 손바닥도 열이 나고 가슴이 화끈거리고 얼굴에 열감을 느끼는 경우도 있다. 이는 오심번열(五心煩熱)증으로 두 발바닥의 족심(足心), 양 손바닥의 수심(手心), 가슴의 흉심(胸心)까지 모두 다섯 심(心)에서 열이 난다고 하여 붙여진 이름으로 전형적인 음허증에 속한다. 이 환자는 이 외에 구건(口乾), 조열(潮熱)증까지 있어 분명한 음허증으로 진단할 수 있다.

3. 노령이지만 체질이 열열체질이고 열증이 심하기 때문에 한성(寒性)의 보음약을 모두 다 넣어도 부담되지 않는다. 따라서 소양인 보음약 네 가지를 다 넣어 쓰는데, 구기자는 성(性)이 평하므로 2돈 넣고 한련초 1돈, 구판 1돈, 별갑 1돈을 양격산화탕 기본방에 가해 쓴다.

처방

생지황 2 인동등 2 연교 2 치자 1 박하 1 지모 1 석고 1 형개 1 방풍 1
+ 구기자 2 한련초 1 구판 1 별갑 1

관홍(觀紅)증과 다한(多汗)

- 소양맥 57세 여
- 신장 149cm 체중 58kg
- 대변 1일 1~2회

---

1. 얼굴에 열이 오르면서 붉어지고 땀을 많이 흘리며, 열이 오르면 수돗물을 틀은 것처럼 땀을 줄줄 흘림. 처음에는 갱년기 증상으로 병증이 시작했는데 최근 호르몬제를 끊고 나서 증상이 더 심해짐.
2. 여름만 되면 잘 붓고 몸이 힘들어 매년 보약을 먹음. 직업이 무당으로 20년 전 신(神)내림을 받고 나서 체질이 바뀌었다고 함. 젊었을 때 몸도 마른 편에 추위를 많이 타서 손발이 얼음장 같았다고 함. 신내림을 받은 이후 살도 찌고 열도 많아졌다고 하는데 지금도 추위를 조금은 탄다고 함.
3. 목소리는 탁하고 쉰 목소리를 냄.
4. 손발에 열은 없는데 작두를 타고 나면 발이 화끈거리고 열이 난다고 함.

5. 식사는 잘하고 잠도 잘 잠.

해설 및 가감

1. 이 환자는 젊었을 때 말랐고 추위도 많이 탔는데 신내림을 받은 이후 살이 찌고 열도 많아졌다고 했으나 신내림과 비만현상은 상호연관성이 없다. 열체질의 경우 젊었을 때는 살이 찌지 않다가 임신 출산 이후 나이가 들면서 점점 살이 찌는 경우는 비교적 흔하다. 현재 살이 찐 부인들이 과거에는 이렇지 않았다는 사실을 강조하기 위해 자신의 마른 시절 상태를 과장해 말하는 경우도 있다. 따라서 젊었을 때 지금보다 말랐고 추위를 많이 탔다는 것은 참고만 할 뿐 현재 이 환자의 한열체질을 가르는 기준이 되지 않는다. 아무리 과거에 몸이 말랐었다고 하더라도 현재 비만인 경우라면 과거와 관계없이 비만경향자로 분류한다.

2. 소양맥 연변경향자인데다가 변상적으로 약간 통통하여 비만경향자이고 가끔 추위를 타지만 병증(면열, 홍적, 다한)이 뚜렷한 열증이며, 매년 여름만 되면 몸이 힘들어 보약을 먹었다는 것 등으로 보아 한열착잡 체질에서 소증으로 열성이 많은 한열소양인 형방사백산 체질로 판단한다.

3. 이 환자의 주소증인 관홍(觀紅)증과 다한(多汗)증은 음허증이고 발바닥이 화끈거리는 족심열(足心熱)도 음허(陰虛)증이므로 형방사백산 기본방에 보음약 구기자 2돈, 한련초 1돈, 구판, 별갑 각 1돈을 모두 가하고 여기에 지모, 황백 염수초를 각 1돈씩 넣어 쓴다. 지모, 황백을 염수초 하여 쓰면 신화(腎火)를 꺼주고 신음(腎陰)을 보해 준다. 형방사백산 본방에 이미 지모가 들어있으므로 염수초해 쓰고 황백도 염수초해서 가미한다. 가미한 약물 모두 성미가 찬 약이지만 이 환자가 열체질이기 때문에 찬 약을 많이 넣어도 문제가 발생하지 않는다.

4. 형방사백산 본방 중에 강활, 독활, 형개, 방풍은 표한증 강표음 순환목적으로 들어간 것이므로 상초순환지제인 형개, 방풍은 그대로 두고 하초순환지제인 강활, 독활

은 거하고 쓴다.

처방

생지황 3 백복령 2 택사 2 석고 1 지모(염수초) 1 형개 1 방풍 1

+ 구기자 2 한련초 1 구판 1 별갑 1

+ 황백(염수초) 1

─────── 더위를 너무 타는 환자 ───────

- 소양맥 58세 여
- 신장 158cm 체중 54kg
- 대변 1일 1회 (가끔 하루 건너 뜀)

---

1. 환자가 진료실에 앉자마자 "너무 더위를 타서 왔어요."라고 호소함. 50대 후반 여성으로서 체격은 보통에서 약간 마른 편임.
2. 갑상선 기능검사에 이상이 없음.
3. 냉수는 마시기 싫어하며 찬 음식을 즐기지 않음.
4. 특별한 스트레스도 없었고 정신적으로도 불편하지 않음.
5. 쌀쌀하고 추운 날씨가 오히려 견디기 좋고 작년 여름에 특별히 더웠을 때 너무 힘들 없다고 함.
6. 관홍(觀紅)은 없으나 손, 발, 등에 열감이 있음.
7. 6년 전에 유방암 수술 받았으며 방사선 치료도 받았음.

해설 및 가감

1. 소양맥 경변경향자라 열체질일 경우 열열소양의 양격산화탕 체질, 한체질일 경우 열한소양의 독활지황탕 체질이 된다. 변상적으로 보통 체형에 해당하므로 둘 중 한 체질로 판정하기 위해서는 변증으로 소증 실열(實熱)의 정도를 비교해야 한다.

2. 이 환자의 경우 더위를 너무 타고 손발에 열이 많은 것이 주증상이나 그렇다고 평소 냉수를 즐기거나 찬 음식을 선호하지는 않는 것으로 보아 위열(胃熱)이 많은 열열소 양인으로 보기 어렵다. 더위를 많이 타는 것이 소증 실열 현상이 아니라 병리적 현상 으로 온 병증이라는 점, 변상적으로도 비만경향자로는 보기 어렵다는 점으로 봤을 때 한열착잡 체질인 열한소양의 독활지황탕 체질로 판단한다.

3. 유방암 수술과 방사선 치료를 받은 경력이 있어 오랫동안 몸이 약한 상태가 지속되 면서 정혈(精血)과 음기가 휴손(虧損)되었고 이로 인해 양기(陽氣)가 항성(亢盛)하여 음허양항(陰虛陽亢)상태가 된 것이 더위 타는 병증의 원인이 된 것으로 판단한다.

4. 보음처방인 기본방 독활지황탕에 소양인 보음약물인 구기자 2돈, 한련초 1돈, 구판 1돈, 별갑 1돈을 가미해 쓴다.

처방

숙지황 4 산수유 2 백복령 1.5 택사 1.5 목단피 1 방풍 1 독활 1
+ 구기자 2 구판 1 별갑 1 한련초 1

마른기침

- 태음맥 47세 남
- 신장 174cm 체중 71kg
- 대변 1일 1~2회

1. 작년 겨울 감기에 걸린 이후 감기는 다 나았는데 이후 마른기침이 낫지 않고 계속 지속됨.

2. 예전에도 감기 이후 마른기침을 한 적 있고 양약을 먹으면 낫곤 했으나 이번에는 기침약을 먹어도 낫지 않아 내원함.

3. 가래는 거의 없으며 끈적이고 적음.

4. 평소 갈증이 가끔 있고 가슴이 잘 답답하며 기침을 하고 나면 조이는 느낌이 있음.

5. 장사 때문에 매일 밤늦게까지 일하고 귀가하여 오후만 되면 피로가 심함.

해설 및 가감

1. 태음맥 연변경향자라면 열체질의 갈근해기탕 체질 혹은 한체질의 태음조위탕 체질, 둘 중 하나인데 태음조위탕 한체질로 보기에는 체형(신장 174cm, 체중 71kg)이 약간의 과체중 쪽인데다 가끔 갈증도 있다고 하므로 갈근해기탕 체질로 보는 것이 합당하다.

2. 가래가 거의 없고 끈적이는 마른기침인 점, 구건인건(口乾咽乾)이 있고 장사 때문에 매일 밤늦게까지 일하고 귀가하여 과로가 누적된 된 점으로 봐서 평소 호흡기가 취약한 태음인이 폐음이 손상되어 나타난 음허해수(陰虛咳嗽)로 변증하고 기본방에 폐음을 보하는 약물을 가미한다.

3. 갈근해기탕에 음허(陰虛)로 발생한 건해(乾咳)를 치(治)하는 사삼 2돈, 폐음을 보하고 윤폐조(潤肺燥)하는 백합 1.5돈, 청폐양음(淸肺養陰)하여 윤폐조(潤肺燥)하는 맥문동 1돈, 청폐강화(淸肺降火), 자음윤조(滋陰潤燥)하는 천문동 1돈, 염폐자신(斂肺滋

腎)하여 폐신(肺腎)이 부족한 해소를 치(治)하는 오미자 1돈을 가해 쓴다.

처방

갈근 3 황금 1.5 고본 1.5 길경 1 승마 1 백지 1

+사삼 2 백합 1.5 맥문동 1 천문동 1 오미자 1

폐음허(肺陰虛)증

폐음(肺陰)이 휴허(虧虛)하여 조화(燥火)의 병변이 출현하는 것으로 조열(燥熱)이 오랫동안 머물러 있거나, 담화(痰火)가 내부에서 울체되거나, 혹은 오지(五志)가 과도하여 열로 변함으로 인해 폐음(肺陰)을 손상시켜 발생한다. 건해소담(乾咳小痰), 해수담소이조(咳嗽痰少而稠), 오후관홍(午後觀紅), 구건인조(口乾咽燥), 조열도한(潮熱盜汗), 오심번열(五心煩熱) 형체소수(形體消瘦), 성음시아(聲音嘶啞) 등이 나타난다.

갱년기 증후군

- 소양맥 52세 여
- 신장 156cm 체중 52kg
- 대변 1~2일 1회

---

1. 3달 전 마지막 생리를 하고 난 후 2주쯤 지나면서부터 밤에 더워 잠을 못 자는 증상이 발생함.
2. 얼굴이 달아오르고 식은땀이 나며 우울증이 생겼고 증상들이 갈수록 심해지고 있음.
3. 더위보다는 추위를 잘 타며 냉수를 마실 수는 있지만 평소 즐기지 않음.
4. 가끔 잘 체함.

해설 및 가감

1. 이 환자는 보통 체형(신장 156cm, 체중 52kg)으로서 변상적으로 한열이 가려지지 않으므로 한열변증으로 기본방을 선정해야 하는데 경변경향자이므로 열체질일 경우 열열소양인 양격산화탕, 한체질일 경우 열한소양인 독활지황탕 체질이 된다. 병증이 열증이지만 평소 더위보다는 추위를 더 타고 냉수도 즐겨 마시는 편이 아닌 것으로 보아 한열착잡의 독활지황탕 열한소양인체질로 판단한다. 평소 잘 체하는 편이라 하여 식체비만의 소증까지 있는 것으로 보아 독활지황탕 체질로 확진할 수 있다.

2. 여성의 갱년기 증후군은 체질 불문하고 신음허(腎陰虛)증으로 변증한다. 폐경에 이르면 난소(卵巢) 기능이 저하되어 에스트로겐 분비가 크게 감소하다가 고갈되는데 이를 한의학적으로 신음액(腎陰液) 혹은 신정(腎精)의 고갈로 본다. 개인에 따라 갱년기를 적당한 정도로 참고 넘어가는 사람도 있고 견디기 힘들어 병원을 찾는 사람도 있는 등 갱년기 장애의 고통은 개인마다 차이가 있다.

3. 독활지황탕 본방에 보음약 구기자 2돈, 구판 1돈, 별갑 1돈, 한련초 7푼을 가해 쓴다. 이 환자는 한소양이므로 성질이 평(平)한 구기자는 문제없으나 성미가 찬 보음약을 많이 넣으면 속이 쓰려질 수 있어 한련초의 용량을 줄여 썼다.

4. 보음약으로 가미한 구판은 보음 외에도 평간잠양(平肝潛陽)하므로 우울증에 도움이 되고 소양인 소식(消食)제인 맥아의 경우도 소간해울(疏肝解鬱), 간기울체(肝氣鬱滯)에 쓰는 효능이 있어 난화(難化)와 간기울체(肝氣鬱滯)에 동시에 작용한다. 맥아는 기본적으로 2돈을 쓴다.

처방

숙지황 4 산수유 2 백복령 1.5 택사 1.5 목단피 1 방풍 1 독활 1

+ 구기자 2 구판 1 별갑 1 한련초 0.7

+ 맥아 2

입이 마르고 어지러운 노인환자

- 태음맥 78세 남
- 신장 166cm 체중 68kg
- 대변 2~3일 1회

1. 어지럼증을 호소하고 머리를 움직이면 머리가 무겁고 귀에서 소리가 남. 계단을 다 오르고 나면 어지러움이 더 심해짐.

2. 대학병원에 가서 사진을 찍었으나 특이 소견이 없어 한약으로 치료하기 위해 내원함.

3. 평소 갈증이 심하지는 않으나 목구멍과 입은 늘 말라있고 코가 맵다고 함.

4. 덥지 않아도 엉덩이, 다리, 어깨에 식은땀이 남.

5. 가끔 신경 쓰면 머리에 열감이 올라옴.

해설 및 가감

1. 태음인 경변경향자이므로 열체질일 경우 열다한소탕, 한체질일 경우 청심연자탕 체질이 되는데 이 환자는 변상적으로 과체중을 넘어서므로 비만경향자로 볼 수 있고 청심연자탕의 소증인 심계, 정충, 불안 등 심허증상이 특별히 보이지 않는 대신 평소 코가 맵고, 구건, 변비 등의 열증이 많은 것으로 보아 열다한소탕 체질로 판단한다.

2. 음허 열체질에 노령(老齡)으로 간신(肝腎)의 기능이 허해지면서 발생한 간신음허(肝腎陰虛)증으로 판단하여 보신음(補腎陰), 보간음(補肝陰) 약물을 가미해 치료한다.

3. 비폐신(脾肺腎)경에 작용하여 익기양음(益氣養陰)하고 자신윤폐(滋腎潤肺)하는 황정 2돈과 간신(肝腎)경에 작용하여 간신을 보하고 정혈(精血)을 도와 간신부족(肝腎不足)증을 치(治)하는 여정실 2돈, 역시 간신경에 작용하여 자음(滋陰)보혈(補血)하는 상심자 1돈, 간신을 보하여 근골을 튼튼하게 하고 명목(明目)하는 저실자 1돈을 가해 준다. 황정은 그냥 쓰면 설사를 유발하므로 반드시 5번 이상 찌고 말린 것을 사용하

고 여정실 역시 자보간신(滋補肝腎)의 목적으로 쓸 경우 주증(酒蒸)한 것을 사용한다.

4. 이 환자의 현훈증은 상초병증이지만 간신음허로 나타난 현훈이므로 열다한소탕 본방 그대로 쓰지 않고 현증에 불필요한 고본, 승마, 백지는 거하고 쓰며 변비(2~3일 1회)가 있으므로 대황 1돈을 가해 쓴다.

처방

갈근 4 황금 2 나복자 1 길경 1

+ 황정 2 여정실 2 상심자 1 저실자 1

+ 대황 1

간신음허(肝腎陰虛)증

간(肝)과 신(腎)은 생리상 상호 자생(滋生)하는 밀접한 관계에 있는데 간은 장혈(藏血)하고 신은 장정(藏精)하여 간신을 동원(同源)이라 한다. 신음(腎陰)이 부족해지면 필연적으로 간음(肝陰)부족을 유발하며 간음부족도 신음 휴손을 초래한다. 그러므로 임상적으로 간신음허(肝腎陰虛) 증상은 주로 동시에 출현한다. 구안건조(口眼乾燥), 인건구조(咽乾口燥), 두훈이명(頭暈耳鳴), 요슬산연(腰膝酸軟), 도한유정(盜汗遺精), 오심번열(五心煩熱), 전신핍력(全身乏力), 건망실면(健忘失眠), 관홍순적(觀紅脣赤), 월경량소(月經量小) 등의 증상이 나타난다.

양허병증의 보양치료

양허(陽虛)증은 양기의 부족을 말하며 기본적으로는 신양(腎陽) 혹은 원양(元陽)의 부족을 의미한다. 신양이 허하면 장부을 온양(溫養)할 수 없어 장부기능을 저하시켜 전체적으로 음한(陰寒)의 병증이 나타난다. 그러나 양허증은 음허증과 마찬가지로 다른 장기에서도 나타나 예컨대 비양허(脾陽虛), 심양허(心陽虛), 심신양허(心腎陽虛), 비신양허(脾腎陽虛) 등 각 장부의 양이 허해짐에 따라 다양한 증상이 나타난다. 그러나 기본적으로 양허(陽虛)로 인한 장부기능의 저하로 신한(身寒), 외한지랭(畏寒肢冷), 수족냉(手足冷), 파냉(怕冷), 면색창백(面色蒼白), 하리(下利) 등 음한(陰寒)의 증상들이 공통적으로 나타나므로 변증이 용이하다. 발현하는 증상이 모두 한증(寒證)이므로 기본적으로 한 체질의 병증이다. 즉 한소양, 한태양, 한태음, 한소음인에게서 다발하는 병증이고 체질을 열열(熱熱), 한열(寒熱), 열한(熱寒), 한한(寒寒) 체질로 세분했을 때 한(寒) 자가 들어가는 한열, 열한, 한한체질에서 나타난다. 구체적으로는 한(寒)이 상대적으로 더 많은 한한, 열한 체질, 즉 소양인의 경우 형방지황탕이나 독활지황탕 체질이 형방사백산의 한열체질보다 양허증이 더 많이 발생하고 몸에 열이 가장 많은 양격산화탕의 열열체질에서는 양허증을 거의 볼 수 없다.

오장(五臟) 양허증(陽虛證)

심양허증	心悸氣短 動則氣促 形寒肢冷 心胸肺悶疼痛 心胸鬱悶 面色蒼白 少氣懶言 畏風自汗 倦怠乏力 善太息 尿淸便匡
비양허증	食少 乏力 氣短 腹脹 腹中冷痛 腹鳴飧泄 喜溫喜按 四肢不溫 面色蒼白 大便稀薄 形寒 口淡不渴 肢體浮腫 小便不利 白帶淸稀量多
폐양허증	咳喘無力 動則氣短 面色蒼白 形寒肢冷 神疲少氣 聲音低怯 自汗 背寒 痰淸稀 咳吐涎沫
신양허증	畏寒肢冷 腰膝冷痛 全身乏力 五更泄瀉 小便淸長 面色日光白或黛黑 眩暈耳鳴 男子陽萎不擧 漏泄 性欲減退 女子宮寒不孕 尿少浮腫 白帶淸稀
심신양허증	形寒肢冷 心悸氣短(動則尤甚) 尿少身重 面色暗體 心胸肺悶 (甚則疼痛) 臀甲靑紫 腰脊冷痛 自汗 神疲體倦
비신양허증	腰膝冷痛 少腹冷痛 大便塘泄 完敷不化 五更泄瀉 形寒肢冷 面色蒼白 少氣懶言 精神萎弱 小便不利 面浮肢腫 甚則腹滿膨脹

변증(辨證)상 양허증으로 진단되면 이를 치료할 목적으로 각 체질의 기본방에 보양약물을 가미해 써야 한다. 체질별 보양지제로 알려진 약물들을 정리하면 다음과 같다.

체질별 보양(補陽)약

소음	파고지	고신대온	신비	補腎壯陽,溫腎助陽,溫脾止瀉,固精縮尿
	두충	감온	간신	肝腎補陽,强筋骨,安胎
	구척	감고온	간신	肝腎補陽,强筋骨,腰膝疝痛
	파극천	감신온	간신	溫補腎陽,强筋骨,祛風濕
소양	토사자	신감평	간신	補陽益陰,補肝腎,明目止瀉,固精縮尿
	복분자	감산미온	간신	助陽明目,益腎,固精縮尿
	구자	신감온	간신	壯陽,補肝腎,煖腰膝
	선모	신온유독	신간비	補腎壯陽,强筋骨,散寒除濕,消腫止痛

	쇄양	감온	간신대장	補腎壯陽, 益精血, 强腰膝, 潤腸通便
	속단	고감신온	간신	肝腎補陽, 續筋骨, 止崩漏
태음	사상자	신고온	신	溫腎壯陽, 散寒祛風, 燥濕, 殺蟲止痒
	호도육	감온	신폐대장	補腎助陽, 强腰膝, 溫肺定喘, 潤腸通便
	녹용	감함온	신간	補腎陽, 益精血, 强筋骨, 補肝腎
	녹각	함온	간신	補腎助陽, 溫陽腎, 强筋骨, 益精養血
태양	음양곽	신감온	간신	助陽益精, 補肝腎, 强筋骨, 祛風除濕
	동충하초	감평	폐신	補腎助陽, 補肺益腎, 止血化痰

앞서 보음약물들이 모두 차거나 시원한 약성인데 반해 보양약들의 성미(性味)는 모두 온(溫)하다. 이는 양허증이 한증(寒症)이고 몸이 찬 한(寒)체질을 덥히기 위해 쓰는 약물이기 때문에 당연한 것이다. 귀경(歸經) 역시 가장 많은 것이 간(肝), 신(腎)이고 다음으로 비(脾), 폐(肺), 대장(大腸) 순서인데 임상현장에서 양허증이 어떻게 관찰되며 어떤 약들을 가감해 쓸 것인지 구체적으로 실례를 들어 살펴본다.

추위타는 외한(畏寒)증

- 태음맥 42세 남
- 신장 162cm 체중 48kg
- 대변 1일 1~2회

1. 추위를 너무 타서 5월 달인데도 내복에 깔깔이 잠바를 입고 내원하였음.
2. 밤에 자다가도 추워서 깨고 여름에도 창문을 열고 자면 추워서 깸.
3. 어렸을 때부터 허약체질이고 추위를 많이 탔음.
4. 추위 좀 안 타고 살 좀 찌고 싶다고 함.

5. 입맛은 보통이며 소화는 가끔 안 될 때가 있지만 그런대로 양호함.

6. 성격이 예민하고 꿈을 많이 꾸며 스트레스를 많이 받는다고 함.

해설 및 가감

1. 몸이 마르고 키도 작고 왜소(신장 162cm, 체중 48kg)한 것으로 보아 이 환자는 변상적으로 한체질로 단정할 수 있다. 여기에 연변경향자이므로 태음조위탕을 기본방으로 정한다.

2. 추위를 심하게 타는 것은 양허증이며 이 환자의 주증(主症)이므로 기본방에 보양약물을 가미해 처방하지만, 살을 찌고 싶어 하고 스트레스가 많은 겸증(兼症)에 대해서는 이에 해당하는 약물까지 본방에 더 가미할 것인가는 전체적인 병증 상태를 봐서 판단해야 한다. 예를 들어 스트레스로 흉민(胸悶), 태식(太息), 불면(不眠) 등의 간기울결 증상이 뚜렷하다면 해당 병증약물을 가해야 하지만 신경이 예민하고 스트레스를 많이 받는다는 정도라면 주증에 집중하는 약물만 가미하는 것이 효과적이다.

3. 태음조위탕 본방에서 주소(主訴)증에 불필요한 마황은 거하고 태음인 보양약물인 녹용, 속단, 사상자, 쇄양, 호도인을 가해 쓴다. 여기서 쇄양, 호도인은 보양약이면서 동시에 윤장통변(潤腸通便)약물이므로 연변경향자 중에서 활변으로 하루 두 번 이상 보는 사람이나 설사자에게는 용량을 줄이거나 빼고 쓰고 대신 다른 보양약물의 용량을 늘려 쓴다. 이 환자의 경우 태음인 보양약물 다섯 가지를 모두 다 쓴 것은 체질이 몸이 가장 찬 한한태음인에 양허증이 심하므로 온성(溫性)약물을 많이 넣어도 부담이 되지 않기 때문이다.

처방

의이인 3 건율 3 나복자 2 오미자 1 맥문동 1 석창포 1 길경 1

+ 녹용 1 속단 1 사상자 1 쇄양 0.7 호도인 0.7

수술 후 계속 되는 설사

- 소양맥 58세 여
- 신장 156 체중 48kg
- 대변 1일 1~2회(평소 쉽게 설사하는 편)

1. 2달 전 맹장 수술을 한 이후부터 계속 설사를 함. 수술 후 차츰 변이 묽어지고 설변(泄便)이 되더니 변에서 흰 거품 같은 것도 남.

2. 변을 보면 거의 정상변이 아닌 묽고 풀어지는 변을 봄.

3. 허리를 다치지도 않았는데 허리가 끊어질듯 아프며 따뜻한 핫팩을 해주면 허리통증이 완화됨.

4. 평소 추위를 잘 타고 아랫배에 가스가 차 배출이 잘 안 되며 아침에 일어나면 배가 냉하고 더부룩함.

5. 평소 손발이 냉하고 소변빈삭증이 있음.

해설 및 가감

1. 이 환자는 신장(156cm)과 체중(48kg)으로 봤을 때 전형적으로 수척하고 왜소한 체형이다. 따라서 이런 체형의 환자는 변증 없이도 외형적 변상만으로 한(寒)체질로 판단할 수 있고 여기다 소증이 연변(1일 1~2회)경향자이고 병증(설사, 복냉, 수족냉, 소변빈삭)도 한증 일변도인데다 소양맥이므로 한한소양인 형방지황탕체질임을 쉽게 진단할 수 있다.

2. 양허증은 한체질이면 누구에게나 올 수 있는 병증이지만 이 환자의 경우 설사 병증으로 형방지황탕 체질병증인 신한, 복통, 설사 망음(亡陰)증이므로 기본방의 정증(正證) 범위로 인정되는 환자다. 따라서 이 환자의 경우 가미(加味) 없이 형방지황탕 기본방만으로 효과를 볼 수 있다. 그러나 이 환자가 갖고 있는 다른 병증, 즉 양허(陽虛), 신허(腎虛)병증을 고려해 몇 가지 약물들을 더 가미하면 본방만 썼을 때보다 훨

씬 빠르고 좋은 효과를 나타낸다.

3. 설사증에는 형방지황탕 본방으로 대응하고 수족냉, 외한(畏寒) 등의 양허증에 대응하기 위해 소양인의 보양약물인 토사자, 복분자, 구자, 선모를 가한다. 복분자는 성미가 미온(微溫)하고 간신(肝腎)경에 작용해 조양(助陽)의 효능이 있으나 신허로 인한 유뇨, 소변빈삭 등에 효과가 더 있어 본초적으로는 보양약이 아닌 삽정축뇨지대(澁精縮尿止帶)약으로 분류된다. 그러나 통상 보양약인 토사자와 함께 쓰여 신양(腎陽)을 도우므로 소양인의 양허증에 늘 함께 쓰인다. 다만 이 환자의 소변빈삭에도 대응하기 위해 축뇨약인 복분자를 2돈으로 토사자는 1돈 쓴다. 여기에 장양고정(壯陽固精)하고 유뇨(遺尿), 뇨빈(尿頻)을 치(治)하는 구자와 보신장양(補腎壯陽)하는 선모까지 더 가해 쓴다. 이렇게 성미가 온(溫)한 보양약물 4가지를 모두 다 쓰는 경우는 몸이 찬 한한 체질의 경우에 별문제가 없기 때문이다. 다만 열체질의 경우 성미가 온(溫)한 보양약물을 쓸 때는 속 쓰리는 부작용이 나타나므로 신중히 쓰고 용량도 적게 써야 한다.

처방

숙지황 2 산수유 2 백복령 2 택사 2 차전자 1 강활 1 독활 1 형개 1 방풍 1
+ 복분자 2 토사자 1 구자 1 선모 1

수족냉증과 손발에 쥐가 남

- 소음인 22세 여
- 신장 171cm 체중 53kg
- 대변 1일 1~2회(평소 쉽게 설사하는 편)

1. 평소 추위를 많이 타고 손발이 너무 차서 마치 얼음장 같다고 함.

2. 갈증이 많아 물을 수시로 마심.

3. 자다가 종아리, 손발에 쥐가 잘 남.

4. 평소 식사량은 적고 소화도 문제없음.

5. 어린 시절부터 항상 말랐으며 잔병치레가 많았음.

해설 및 가감

1. 이 환자는 신장(171cm)과 체중(53kg)으로 보아 수척경향자가 분명하지만 소음인은 기본적으로 비허(脾虛)체질이라 이 정도 체형의 열소음인도 가끔 있으므로 확실한 판단을 위해 소증변증이 필요하다. 몸이 어렸을 때부터 말랐었고 한 번도 살이 찐 적이 없었던 데다 평소 추위를 많이 타며 대변이 하루 한두 번 연변경향자이므로 한소음인으로 판단한다. 여기에 소증으로 구갈이 있으므로 한소음 구갈자인 한한소음 관계부자이중탕 체질로 판단한다.

2. 여덟 체질 중에서 관계부자이중탕 체질인 한한소음인이 가장 몸이 찬 체질인데 이런 몸을 가진 소음인으로서 수족냉증, 외한(畏寒)의 양허병증은 정증(正證)으로 인정된다. 이 체질의 병증은 소음증(少陰證)인데 비록 내원 당시 환자가 설사를 호소하고 있지 않지만 소증 연변(軟便)자인 것으로 보아 원인이 주어지면 쉽게 설사가 발생할 수 있는 사람이다.

3. 양허병증은 건강, 육계, 부자 등이 들어가는 기본방만으로도 대응이 가능하여 만일 이 환자가 여타의 다른 병증이 없다면 가미 없이 기본방으로 치료가 가능하다. 그러나 주증인 양허(陽虛)증 외에 손발에 쥐가 잘 나는 간혈허(肝血虛) 증상을 호소하고 있어 보혈작용 약물을 가한다.

4. 손발에 쥐가 잘 나는 현상은 간혈허증으로 보혈지제인 당귀 2돈과 아교 1.5돈을 관계부자이중탕에 가미해 쓴다.

처방

인삼 3 백출 2 포건강 2 관계 2 백작약 1 진피 1 자감초 1 포부자 1

+ 당귀 2 아교 1.5

보혈(補血) 작용이 있는 체질약물

소음	당귀	감신온	간신비	補血, 活血, 止痛, 潤腸
	아교	감평	폐간신	補血止血, 滋陰潤肺
	백작약	고산량	간비	養血斂陰, 柔肝止痛, 平抑肝陽
소양	숙지황	감미온	간신	養血滋陰, 補精益壽
	구기자	감평	간신	養肝血, 補腎生精
태음	용안육	감온	심비	益氣血, 補腎脾

간혈허(肝血虛)증

간(肝)에 혈이 부족하여 면색위황(面色萎黃), 시력감퇴(視力減退), 허번실면(虛煩失眠), 부녀의 월경부조(月經不調), 야맹(夜盲), 현훈(眩暈), 이명(耳鳴) 등이 발생하며 팔다리가 뻣뻣하고 근맥(筋脈)이 오그라들거나 땅기며 쥐가 나기도 한다.

자궁이 냉해서 온 불임증

- 소양맥 33세 여
- 신장 154cm 체중 48kg
- 대변 1일 1~2회

1. 결혼 3년차인데 임신이 안 됨.

2. 추위를 잘 타고 손발이 냉함. (찬 것을 좋아하지 않으며 냉면도 비빔냉면 선호)

3. 상체보다 하체가 냉한 느낌이 들며 장딴지, 아랫배도 냉함.

4. 평소 소변이 자주 마렵고 야간뇨 1일 2~3회 정도임.

해설 및 가감

1. 소양맥 연변경향자로 체형(신장 154cm, 체중 48kg)이 수척경향자이고 소증으로 찬 음식을 싫어하고 손발이 찬 한증(寒證) 소견이 뚜렷하므로 한한소양의 형방지황탕 체질로 비교적 쉽게 판단할 수 있다.

2. 이 환자는 한한소양인으로 평소 추위를 잘 타고 손발이 냉하며 장딴지, 아랫배 등이 냉하므로 자궁이 냉해서 온 신양허증의 궁한불임(宮寒不姙)으로 변증하고 보양약물을 가미한다.

3. 그 외 빈뇨 및 야간뇨의 신허증이 있으므로 이에 대해서도 해당약물로 적절히 대응한다.

4. 병증이 하초병증이므로 형방지황탕 본방에서 상초 순환약물인 형개, 방풍은 거하고 쓴다.

5. 보양약인 토사자, 복분자, 구자, 선모를 모두 넣는데 이 중에서 복분자는 보양(補陽) 뿐 아니라 삽정축뇨지대(澁精縮尿止帶)약물에 속하므로 신양허증인 야간뇨에 대응하기 위해 2돈으로 올려 쓰고 토사자 역시 보양약물이면서 고정축뇨(固精縮尿) 작용이 있어 1.5돈 정도로 하며 나머지 보양약인 구자, 선모는 각 1돈으로 쓴다.

6. 구기자는 보음약이지만 성미가 평(平)하고 간혈(肝血)과 신정(腎精)을 돕고 양기를 도와 자보간신(滋補肝腎)하므로 빈뇨, 야간뇨와 같은 신허증을 돕기 위해 가미한다.

처방

숙지황 2 산수유 2 백복령 2 택사 2 차전자 1 강활 1 독활 1

+ 복분자 2 토사자 1.5 구자 1 선모 1

+ 구기자 1

양기부족 남자

- 태음맥 46세 남
- 신장 170cm 체중 75kg
- 대변 1일 1회(가끔 2회)

1. 성욕이 별로 없고 실제 부부관계 시 발기도 잘 안 됨.

2. 양방 호르몬 검사는 별 이상 없음. 최근에 시알리스를 처방받아 소량씩 먹기 시작함.

3. 1년에 2번 정도밖에 부부관계를 안 하고 그것도 시알리스를 먹어야 됨.

4. 허리가 시큰거리며 회사 일이 힘들지는 않은데 몸은 항상 피곤함.

5. 평소 최소 7시간은 자고, 주말에 아무리 많이 자도 몸이 피곤함.

6. 더위보다는 추위를 더 탐.

7. 야간뇨 1~2회 있음.

해설 및 가감

1. 태음인 연변자로 변상적으로 봤을 때 체형(신장 170cm, 체중 75kg)이 BMI상 경도비만에 속해 비만경향자로 보고 갈근해기탕을 기본방으로 한다.

2. 남자의 양위(陽萎)증은 신양허(腎陽虛)로 인한 명문화쇠(命門火衰)가 기본 원인이 되지만 이외에도 정신 심리적 원인으로 오는 정서불녕(情緒不寧), 노권과도(勞倦過度)로 인한 기혈허쇠(氣血虛衰), 음허화왕(陰虛火旺) 등 여러 요인이 있을 수 있어 환자의 전반적 상태를 살펴 원인에 따른 복합적인 대응이 필요하다.

3. 이 환자의 경우 허리가 시큰거리고 야간뇨가 있으며 추위를 잘 타는 신양허증이 함께 있으므로 양위증을 신양허로 인한 것으로 보고 기본방에 보양약물을 가해 쓴다.

4. 몸이 항상 피곤한 것을 호소하므로 기혈허쇠를 보강할 목적으로 보기보혈 약물을 함께 가미한다.

5. 갈근해기탕 본방에서 현 변증에 불필요한 상초약물 고본, 승마, 백지는 거하고 태음 인 보양약물인 녹용, 속단, 쇄양, 사상자, 호도인을 가하는데 쇄양과 호도인은 윤장 통변 작용이 있으므로 연변경향자인 경우 용량을 반 돈으로 쓰고 설변(泄便)인 경우 는 거하고 쓴다.
6. 기혈양허증에 대응하기 위해 보기(補氣)약으로 익기양음(益氣養陰)하는 산약 1.5돈, 보혈약으로 익기혈(益氣血)하는 용안육 1.5돈을 가해준다.

처방

갈근 3 황금 1.5 길경 1
+ 녹용 1 속단 1 사상자 1 쇄양 0.5 호도인 0.5
+ 산약 1.5 용안육 1.5

보기(補氣), 익기(益氣)약물

소음	봉밀	감평	폐대장	益氣補中, 潤燥止痛, 解毒, 滑腸通便
	대조	감온	비위	益氣生津, 健脾, 榮衛調和, 補中益氣, 養血安神
	감초	감평	심폐비위	益氣補中, 淸熱解毒, 和中潤肺, 調和諸藥
	황기	감온	비폐	補氣升陽, 益胃固表, 利水退腫, 托毒排膿
	백출	고감온	비위	補氣健脾, 燥濕利水, 止汗, 安胎
	인삼	감미고미온	비폐심	大補元氣, 補脾益肺, 生津止渴, 固脫, 安神增志
태음	산약	감평	비폐신	益氣養陰, 健脾補肺, 益腎補脾, 益肺腎
	부소맥	감함량	심	益氣除熱, 止汗斂汗
태양	당삼	감평	심	益氣補中, 生津養血

사상맥진과 진료의 실제

가미약물의 용량(用量)에 대하여

기본방에 병증약물을 가미할 때 용량을 얼마로 할 것인가를 정하는 데 있어서 중요한 변수는 약물의 성미(性味)와 한열체질과의 상관성이다. 즉 환자가 열(熱)체질일 때 온열(溫熱)성 약물을 가미하는 경우와 한량(寒凉)성 약물을 가미하는 경우가 같을 수 없다. 환자의 기본적인 한열체질을 고려하지 않고 빠른 효과를 볼 목적으로 차고 더운 가미약물의 용량을 필요 이상으로 올리면 종종 부작용이 나타날 수 있음을 경계해야 한다. 예컨대 형방사백산을 기본방으로 쓰는 한열소양인에게 양허 병증이 있어 보양약물을 가미해야 할 경우, 성미가 평(平)한 토사자나 미온(微溫)한 복분자 같은 보양약들은 별문제가 되지 않지만 성미가 온(溫)한 구자나 선모 같은 약물은 조심해야 한다. 빠른 약효를 기대하고 환자가 열이 많은 체질인데도 네 가지 보양약물을 다 넣는다거나 용량을 올려 쓰면 두통, 오심, 속쓰림과 같은 부작용이 나타난다. 이는 변증을 잘해 올바른 약을 골라 썼어도 몸에서 필요로 하는 정도 이상으로 용량을 초과해 썼기 때문이다. 만일 환자의 체질이 형방지황탕을 기본방으로 하는 한한소양인인데 양허(陽虛)증이 온 경우라면 토사자, 복분자, 구자, 선모 네 가지 보양약물을 모두 다 넣거나 그중 몇 가지 용량을 올려서 써도 문제가 되지 않는다. 이는 동일한 약물이라도 열체질과 한체질에 따라 몸에서 약물을 받아들이는 민감(敏感)도에 차이가 나기 때문이다. 쉬운 예로, 몸에 열이 많은 사람이 마시는 더운 물과 몸이 찬 사람이 마시는 더운 물이 비록 객관적으로 물의 온도가 같아도 각각 달리 느껴지는 것처럼 같은 온성약물이라도 몸이 더운 사람은 절반의 용량을 써도 기대한 효과를 나타내고 몸이 찬 사람에게는 두 배 이상 써야 나타나는 것과 같다. 같은 이유로 몸이 찬 사람에게 성미가 찬 약물을 가미할 때도 역시 신중해야 한다. 몸에 열이 많은 체질은 찬 약의 가지 수와 용량이 많아도 몸에서 받아내지만 몸이 냉한 사람은 가미한 냉성약물의 종류가 많거나 용량이 과하면 속쓰림, 설사 등의 부작용이 나타난다.

한편 약물의 본초학적 성미와 관계없이 열체질, 한체질 처방에서 쓰이는 약물을 필요에 따라 각각 반대체질에서 가미할 때도 신중해야 한다. 예를 들어 열소음인 기본처방인 보중익기탕이나 팔물군자탕에 들어가는 인삼, 황기, 당귀, 천궁 등은 기본적으로 성미가 모두 온(溫)한 약들이지만 이들 약재를 한체질 기본방인 곽향정기산이나 관계부자이중탕에 가미할 때 용량을 과하게 쓰거나 가미 종류를 많이 하면 역시 속쓰림, 설변 등 부작용을 호소한다. 이는 그 약물들이 비록 본초적으로는 온성이라 해도 열체질의 기본방에 쓰이는 약물로서 한성체질에 쓰는 온성약물과 비교했을 때 상대적으로 더 차기 때문에 오는 현상이다. 후세방 관점에서 당귀, 천궁이나 건강, 계피는 모두 온성약물이고 체질적 관점없이 병증에 따라 섞어 쓸 경우 복용하는 체질에 따라 아무 차이를 못 느끼겠지만 체질적 관점에서 몸이 아주 냉한 체질의 사람이 쓸 경우 같은 온성약물이라도 민감한 차이에 반응하기 마련이다.

또 다른 예로, 목단피는 한소양 기본방인 독활지황탕에 들어 있는 약물로 필요에 따라서 같은 한소양 기본방인 형방지황탕에 가미해 쓸 경우 효과도 좋고 아무 부작용이 없지만 형방사백산이나 양격산화탕 등의 열체질 처방에 가미해 보면 속이 쓰리다거나 신물이 올라오는 느낌 등 거북함을 느낀다는 경우를 가끔 경험한다. 이는 목단피가 본초적으로 미한(微寒)한 성미를 가지고 있어 열소양인에게 써도 문제될 것 같지 않지만 실제로 거북함을 느끼는 사람이 있는 이유는 이 약이 한소양 기본방에 들어있는 약물로 열소양 기본방에 쓸 경우 상대적인 열성을 더 민감히 느끼기 때문으로 보인다. 따라서 부득이 목단피를 열체질 기본방에 가미해야 할 경우 용량을 약간 줄여 쓰는 것이 좋다.

음양양허증(陰陽兩虛證)과 한열착잡체질

음양양허증(陰陽兩虛證)은 음허증과 양허증이 모두 있는 병증이다. 음의 손상이 양에 영향을 미치거나 양의 손상이 음에 영향을 미치거나 혹은 음양이 모두 허해 발생한다. 음양양허증은 전통병기에서는 오랜 병으로 몸이 쇠진했거나 지나친 노동으로 기혈이 손상된 후, 혹은 만성병(慢性病) 후기(後期)에 나타나고 발육이 늦은 영아(嬰兒)나 연로한 노인에게서 자주 본다고 설명하여 기본적으로 원인만 있으면 어느 체질에서도 발생하는 병증이다. 그러나 체질의학적 관점에서는 한열이 착잡된 체질, 즉 한열체질, 열한체질에서 더 자주 보는 증상이다. 이 병증은 음양을 함께 보하는 음양쌍보(陰陽雙補)법으로 치료하되 음양 허손의 구체적인 상황에 근거하여 음허와 양허 중 어느 것이 더 중하고 경한지를 분석하여 주적인 것과 부차적인 것을 분별하여 치료하는 것이 요령이다.

하지 무릎 시림과 다리에 쥐나는 환자

- 소양맥 58세 여
- 신장 167cm 체중 64kg(최대 70kg)
- 대변 1일 1~2회

1. 하지 및 무릎이 시림.

2. 발에 쥐가 잘 남.

3. 가끔 얼굴이 달아오름.

4. 아침에 얼굴과 다리가 잘 붓는다고 함.

5. 디스크 협착증으로 허리가 아픔.

6. 46세 때 자궁 절제수술 받은 적이 있음.

해설 및 가감

1. 이 환자는 체형이 보통 체형(신장 167, 체중 64kg)이므로 변상적으로 한열을 가리기 힘들어 변증을 통해 한열을 가린다. 연변경향자(대변 1일1~2회)이므로 열소양인일 경우 형방사백산의 한열소양인, 한소양인의 경우 형방지황탕의 한한소양인 둘 중 하나이다. 그러나 형방지황탕을 기본방으로 쓰려면 소증과 병증이 한증(寒證) 일변도여야 하는데 얼굴이 달아오르는 증의 열증과 손발이 시리는 한증이 함께 있으며 과거 체형이 70kg까지 나간 적이 있는 것으로 보아 한열착잡인 형방사백산 체질로 보는 것이 합당하다.

2. 손, 발, 팔, 다리가 냉하고 찬 증상은 신양(腎陽)이 허해 오는 증상이지만 이 환자는 기본적으로 신음(腎陰)이 허한 열소양인이고 얼굴이 달아오르는 등의 신음허(腎陰虛) 증상을 함께 갖고 있다. 이렇게 양허증과 음허증이 동시에 발견되는 경우 신음양양허증(腎陰陽兩虛證)으로 변증하여 치료한다.

3. 손발이 시리다는 증상은 손발이 찬 증세와 일견 유사해 보이지만 엄격히 말해서 냉한 병증과 구분해야 한다. 수족냉증은 전형적인 양허증상이지만 손발 혹은 허리 무릎이 시린 증상은 열체질, 즉 음허체질에서도 자주 발견되는 병증이므로 이를 단순히 양허증으로 변증하기 어렵다. 열체질 환자가 시린 증상을 호소하는 경우 이를 한증(寒證)으로 판단하여 더운 보양약물만 가미해 쓰면 증상은 호전되지 않고 열증이 더 심화된다.

4. 따라서 이 환자의 허리 무릎 시림을 음허와 양허가 동시에 있는 음양양허(陰陽兩虛)증으로 변증하고 신음과 신양을 보하는 약물을 동시에 넣어 해결한다. 형방사백산의 기본방에다 신음(腎陰)을 보하는 한련초, 구기자, 구판을 가하고 신양(腎陽)을 보하는 복분자와 토사자를 가하다. 용량은 환자의 현증에 따라 적당히 조절하는데 이 환자의 경우 관홍(觀紅)의 음허증까지 있으므로 보음약을 더 넣어준다. 실열체질인 열소양인의 경우 보양약물을 가할 때는 용량에 주의해야 하는데 토사자, 복분자는 성미가 온(溫)해 많이 넣으면 속이 쓰려지는 경우가 발생한다.

5. 형방사백산 본방의 강활, 독활, 형개, 방풍은 표음강기의 순환지제이므로 환자의 병증에 불필요하여 거하고 쓴다. 가끔 발에 쥐가 나는 증상이 있으므로 간혈허(肝血虛)증으로 보고 간혈(肝血)을 보하는 숙지황, 구기자를 가해 쓰는데, 구기자는 보음의 목적으로 이미 가미했으나 혈허까지 보강할 목적으로 2돈으로 용량을 올려 쓴다. 구기자는 성미가 평(平)하여 용량을 2돈까지 올려 쓸 수 있지만 숙지황은 성미가 온(溫)하므로 열소양 체질에는 1돈 정도만 가해 쓴다.

처방

생지황 3 백복령 2 택사 2 석고 1 지모 1

+ 숙지황 1

+ 구기자 2, 한련초 1, 구판 1

+ 토사자 1 복분자 1

신음양양허(腎陰陽兩虛)증

음양(陰陽)이 모두 허한 증이다. 음허(陰虛)와 양허(陽虛)의 증후가 동시에 나타나는 병리현상으로 현훈이명(眩暈耳鳴), 요슬산연(腰膝酸軟), 오심번열(五心煩熱), 도한(盜汗), 유정(遺精), 수족냉(手足冷), 자한(自汗), 관홍(觀紅), 실면건망(失眠健忘), 다몽(多夢), 정신위약(精神危弱), 치부동요(齒浮動搖), 모발건고(毛髮乾枯), 동즉기천(動則氣喘) 등의 증상이 나타난다.

남녀 불임증과 음양허증

신(腎)은 하초에 자리 잡아 정(精)을 저장하고 생식, 생장, 발육의 생리기능을 주관한다. 따라서 생식기관의 발육과 생식능력은 모두 신(腎)의 소관이므로 남녀를 불문하고 불임(不姙)의 경우 신(腎)의 병리와 밀접한 관계를 갖는다. 신의 정기(精氣)작용은 신음(腎陰), 신양(腎陽) 두 가지를 포함하는데 장부 조직기관을 자양(滋養)하는 것이 신음(腎陰)이고 장부 조직기관을 추동(推動)하고 온화시키는 것이 신양(腎陽)이다. 이 둘의 평형이 파괴되면 음허(陰虛), 양허(陽虛)가 생겨 장부의 음양실조가 초래되어 생식, 생장, 발육에 문제를 초래한다. 전통적으로 자궁이 차서 임신이 안 된다고 말하는 경우는 신양허(腎陽虛)증으로 자궁에 충분한 혈류가 보장되지 않아 발생하며 이로 인해 추위를 잘 타고 손발이 냉하고 남자의 경우는 성욕의 감퇴가 전형적 신양허증이다. 반면에 여성의 월경에 문제가 있으면서 임신이 잘 안 되는 경우는 신음허(腎陰虛)로 인한 불임이며 남자의 정자(精子)에 문제가 생기면서 불임하는 경우도 이에 해당한다. 한편 여자가 생리가 없으면서 임신을 못하는 경우나 남자의 무정충증이나 정자 희박, 정자운동의 부족 등으로 인한 불임은 신정부족(腎精不足)으로 인한 불임으로 변증한다. 신양허로 인한 불임은 기본방에 보양약물을 가미하고 신음허로 인한 불임에는 보음약물을 가미해 치료하지만 신정부족으로 인한 불임증에는 한쪽 약만으로는 부족해 보음, 보양약물을 모두 가미해야 한다.

그러나 불임증은 단순히 음허, 양허의 조절만으로 해결되지 않는 경우가 많다. 자궁의 생리기능은 신(腎)뿐 아니라 충임(衝任)맥, 나아가 심(心), 간(肝), 비(脾)와도 밀접하게 관계되기 때문이다. 충맥(衝脈)의 정혈이 충만해야 자궁기능이 정상을 유지할 수 있고 임맥(任脈)은 임신과 생육의 근본이 되므로 자궁의 정상적인 생리적 기능을 위해서는 충임이 손상되지 않도록 해야 하는데, 충(衝)은 혈해(血海)이므로 간경(肝經)과 관계가 있으며 임(任)은 포태(胞胎)를 주관하므로 신경(腎經)과 관계가 있어 임상적으로 자보간신(滋補肝腎)으로 충임을 조양할 수 있다.

한편 심(心)은 혈(血)을 주관하고 간(肝)은 혈을 저장하며, 비는 기혈(氣血)을 발생시키는 동시에 혈을 통솔한다. 월경과 태아 발육 등은 모두 기혈의 충만과 혈액의 정상적인 조절 작용을 분리하여 생각할 수 없다. 간이 혈을 저장하는 기능과 비가 혈을 통솔하는 기능이 감퇴되면 월경량이 많아지고 주기는 짧아진다. 만일 비(脾)의 기혈발생기능이 감퇴되면 월경의 원천이 부족하여 월경량이 적어지고 주기는 연장되며 심지어 폐경(閉經)이 나타난다. 또한 정서(情緖)의 자극으로 간의 소설(疏泄)기능이 영향을 받는다면 월경실조 등 병리현상으로 나타나고 이는 임신에 영향을 미쳐 불임의 원인이 될 수 있다. 그 외 잦은 임신중절 수술 등으로 인한 어혈(瘀血)이나 비만으로 인한 습담(濕痰) 등 원만한 임신을 방해하는 다른 요인이 있다면 위에 서술한 음허, 양허의 조절과 함께 기타 임신을 방해하는 요인에 대해 개별적으로 적절한 대응책을 함께 써야 한다.

임신과 유산을 반복하는 불임

- 소양맥 36세 여
- 신장 154cm 체중 48kg
- 대변 1일 1~2회

1. 결혼한 지 5년이 지났으나 아직 아이가 없어 내원함.

2. 결혼 2년차에 타 한의원에서 한약을 세 달 복용했고 한 달 건너뛰었다가 다시 한 달간 복용했음. 그 해 6월 말에 임신이 되었으나 40여 일 후에 계류 유산 되었음.

3. 그다음 해 다시 한약을 2개월 연이어 복용하는 도중 12월 중순께 임신이 되었으나 이번에는 자궁외 임신이 되어 유산(流産)함.

4. 이후 시험관 아기에 매달려 여러 번 시도 중에 금년 3월 다시 임신이 되었으나 또 다시 계류 유산 되었음.

5. 금년 10월 다시 시험관 아기 시도와 동시에 한약을 병행하여 복용하기로 하고 내원함

6. 평소 소변이 자주 마렵고 가끔 소화가 안 됨.

7. 손발은 찬 편이고 냉수도 즐겨 마시지 않음.

8. 상체는 덥고 하체는 찬 느낌이 든다고 함.

해설 및 가감

1. 소양인 연변경향자이므로 열체질이라면 한열체질 형방사백산, 한체질이라면 한한체질 형방지황탕이 기본방이 돼야 하는데, 이 환자는 체형이 수척하고 왜소하여 수척경향자며 손발이 냉하며 냉수를 잘 안 마신다고 하므로 한한체질의 형방지황탕을 기본방으로 정한다.

2. 소양인 한한체질은 양허체질로 신양허증이 근간이 되는 체질이다. 기혈의 운화기능이 약해져 지체(肢體)와 하초가 양기의 온난(溫暖)을 받지 못하므로 자궁이 허냉한

것이 불임의 원인이다. 평소 소변도 자주 마렵고 위는 덥고 밑은 찬 느낌이 드는 것 역시 신양허증이다. 이 환자처럼 양허(陽虛)체질에다 병증도 신양허증이 드러나는 경우라면 보신양(補腎陽)약물들을 보다 과감히 투여하여 토사자, 복분자, 구자, 선모까지 소양인 보양약 4가지를 모두 다 넣는다.

3. 구자(韭子)는 성미가 온신(溫辛)하여 간신(肝腎)을 보하고 기혈을 통하게 하며, 선모(仙茅) 역시 성미가 온신(溫辛)하여 신양(腎陽)과 명문(命門)을 보하고 양도(陽道)를 발흥시키며 한습(寒濕)을 제거하고 요슬을 온난(溫暖)하게 한다. 두 약물 다 성질이 덥고 맵기 때문에 열소양 체질에는 잘 쓰지 않는 약들이다. 만일 열체질(열열소양, 한열소양, 열한소양)에게 신양허증이 나타나는 경우 구자, 선모 같은 약은 안 쓰고 대신 토사자, 복분자만 쓴다. 그 이유는 두 약이 성미가 비록 온(溫)한 약물이지만 구자, 선모처럼 강하지 않고 토사자는 음허와 양허 병증에 모두 활용할 수 있으며, 복분자 역시 성질이 따뜻하되 조열하지 않으므로 신양을 보하면서도 음을 상하게 하지 않기 때문이다.

4. 이 환자의 불임과 계속된 유산(流産)을 단순히 신양허증으로만 변증하여 기본방에 보신양 약물만 가미한다고 해서 온전한 방제라고 할 수 없다. 왜냐면 결혼 5년 동안 한약과 시험관아기 시술 등을 통해 힘들게 임신하였다가 여러 번 유산을 반복한 경험이 있어 이 과정을 통해 자궁의 양적(陽的)기능뿐 아니라 물질적 기초가 되는 신음(腎陰) 및 신정(腎精)까지 쇠진되었기 때문이다. 따라서 이 환자의 주증상으로 신양허증이 두드러지지만 동시에 신정부족과 신음허로 인한 불임도 고려해야 한다.

5. 신양허와 신정부족, 신음허증이 함께 있어 신음양양허(腎陰陽兩虛)증으로 판단하여 보양, 보음약물을 모두 가미한다. 그러나 이 환자의 체질이 한한소양인으로 소양인 중에서 가장 냉한 체질이고 연변(軟便)경향자이므로 성미가 찬 보음약물들을 함부로 가미하면 설사, 속쓰림 등 부작용을 유발할 수 있다. 따라서 성미가 찬 한련초, 구판, 별갑 등을 쓰지 않고 대신 성미가 평(平)한 보음약 구기자만 대표적으로 넣되 다른 보음약물들을 대신하여 용량을 두 배로 증가시켜 쓴다.

6. 한편 반복된 유산으로 인한 어혈(瘀血)의 소인(素因)까지 고려한다면 자궁 내 어혈(瘀血)에 대응하기 위해 목단피, 우슬을 가미하는데, 그 이유는 환자가 오랜 시간에 걸쳐서 임신과 유산을 반복했기 때문이다.

7. 형방지황탕 기본방에서 상초(上焦)약물인 형개, 방풍은 불필요하므로 거하고 토사자 2돈, 복분자 1돈, 구자 1돈, 선모 1돈 으로 강력하게 신양허증에 대응하고 보음약 구기자 2돈을 가하여 신음, 신정부족에 대응하는 동시에 목단피 1돈, 우슬 1돈 으로 자궁어혈에 대응한다.

처방

숙지황 2 산수유 2 백복령 2 택사 2 차전자 1 강활 1 독활 1

+ 토사자 2 복분자 1 구자 1 선모 1

+구기자 2 목단피 1 우슬 1

거어(祛瘀), 산어(散瘀), 소어(消瘀)체질별 어혈약물

소음	적작약	고량	간	祛瘀止痛, 淸熱凉血
	천궁	신온	간담심포	活血祛瘀, 調經, 行氣, 祛風止痛
	익모초	신고미한	심신간방광	祛瘀生新, 活血調經, 利尿消腫
	산사	산감미온	비위간	活血散瘀, 消食, 驅虫, 化積
	오령지	함감온	간	祛瘀止血, 活血止痛
소양	생지황	고감한	심간신	生血消瘀, 淸熱凉血, 生津止渴
	대계	감고량	심간	祛瘀消腫, 凉血止血
	소계	고감량	심간	散瘀消腫, 凉血止血, 解毒
	목단피	고신미한	심간신	活血散瘀, 淸血凉血,
	우슬	고산평	간신	活血祛瘀, 補肝腎, 强筋骨, 利尿通淋
태음	단삼	고미한	심심포간	血熱瘀滯, 血瘀氣滯, 血滯經閉
	호장근	한고산	간담폐	活血祛瘀, 風濕痺痛, 淸熱利濕, 淸熱解毒
	패장초	신고미한	간위대장	活血祛瘀, 淸熱解毒, 消腫排膿
	포황	감평	간심포	行血祛瘀, 和瘀, 收澁止血
	대황	고한	폐위대장간심포	活血祛瘀, 逐瘀解毒, 攻積導滯
	홍화	신온	심간	活血祛瘀, 通經
	울금	신고한	심간담	活血祛瘀止痛, 行氣解鬱, 凉血淸心, 利膽退黃

태양	현호색	신고온	심간비	活血祛瘀, 行氣止痛
	도인	고감평	심간폐대장	活血祛瘀, 血瘀經閉, 潤腸通便
	택란	고평미온	간비	活血祛瘀, 行血利尿, 散鬱舒肝, 利水消腫

정자희박과 정자운동 부족 남성불임

- 태음맥 36세 남
- 신장 164cm 체중 55kg
- 1일 1~2회(쉽게 설사함)

1. 불임 기간이 10년 정도 됐으며 발기력은 양호한데 양방검사 결과 정자수(精子數)가 적고 정자 운동성이 떨어진다는 진단을 받았음.
2. 부부관계에서 사정량(射精量)은 큰 이상이 없음.
3. 술 담배 안 하고 살찌려고 운동을 하지만 살이 잘 안 찜.
4. 더위 추위는 비슷하나 추위를 상대적으로 더 탐.
5. 소화가 잘 안 되는데 기름기 음식과 우유를 먹으면 바로 설사함.

해설 및 가감

1. 태음맥 연변경향자의 경우 열체질이면 갈근해기탕, 한체질이면 태음조위탕이 기본 방이 되는데 이 환자는 살이 잘 안 찌는 수척경향자인데다 더위보다 추위를 상대적으로 더 타는 것으로 보아 한한체질 태음조위탕을 기본방으로 정한다.
2. 정자수가 적거나 운동성이 떨어져서 오는 남자 불임증은 신정부족(腎精不足)증으로 변증한다.
3. 신정부족증은 신음양양허증(腎陰陽兩虛證)으로 변증하여 보음, 보양약물을 모두 가미하는데 그중에서도 보음약을 상대적으로 더 넣는다.

4. 태음조위탕 본방에서 이 환자의 병증과 직접적 관련이 없는 길경, 석창포, 마황은 거하고 쓰며 태음인 보음약인 여정실, 상심자, 저실자를 가한다. 이 중에서 여정실은 보음력이 약하고 간신(肝腎)을 자양(滋養)하는 저기자나 상심자에 비해 효력이 비교적 약하므로 다른 보음약과 달리 용량을 기본적으로 2돈으로 쓴다. 여정실은 보간신음의 효능을 증진시키기 위해 술에 쪄서 쓰는 것이 좋다. 저실자와 상심자는 성미가 차서 비위허한으로 오는 이설(易泄)자에게 신용(愼用)해야 하므로 용량을 1돈으로 한다.

5. 본방에 들어 있는 오미자는 위로는 폐기를 수렴시키지만 아래로는 신음(腎陰)을 자양(滋養)하며 비신허한(脾腎虛寒)으로 인한 설사를 멈추게 하는 등 삽정축뇨지대 약물에 속하므로 이 환자의 신허로 인한 소변빈삭(小便頻數), 비신허한(脾腎虛寒)으로 오는 이설(易泄)증에 대응하기 위해 본방의 용량인 1돈을 1.5돈으로 올려 쓴다. 오미자는 기침을 멈출 용도에는 생용(生用)하지만 신(腎)을 더하고 정(精)을 공고히 할 때는 술로 찌거나 볶아 쓴다. 한편 같은 삽정축뇨지대약 중 하나로 보비(補脾)하여 지사(止瀉)하며 동시에 고정(固精)의 효능이 있는 연자육을 가미해 준다.

6. 보음 다음에는 보양약물을 가해 줘야하므로 태음인 보양약인 속단 1돈, 쇄양 1돈, 호도인 1돈, 녹용 1돈을 가한다. 이 중에서 쇄양, 호도인은 윤장통변(潤腸通便)의 효능이 있어 용량을 높여 쓰면 대변을 더 묽게 하거나 설사를 일으킬 수 있어 연변자의 경우 용량을 줄여 써야 한다.

처방

의이인 3 건율 3 나복자 2 맥문동 1
+ 여정실 주증 2 저실자 1 상심자 1
+ 오미자 주증 1.5 연자육 1
+ 녹용 1 속단 1 쇄양 0.5 호도인 0.5

삽정축뇨지대(澁精縮尿止帶)약물

소양	산수유	산삽미온	간신	澁精固脫, 補肝益腎
	금앵자	삽산감평	신방광대장	澁精止瀉, 固精縮尿
	복분자	감산미온	간신	固精縮尿, 益腎
태음	오미자	산감온	폐신심	固澁收斂, 益氣生津, 補腎寧心
	연자육	감삽평	비신심	益腎固精, 止帶, 補脾止瀉, 養心安神

갱년기 증상과 한열왕래

- 소양맥 55세 여
- 신장 162cm 체중 58kg
- 대변 하루 1회 규칙적 (음식 섭취 많을 때는 2회 정도)

1. 4년 전부터 한열왕래 증상이 발생하였으며 30분마다 상열되었다가 자한(自汗)되면서 오한(惡寒)을 느끼는 증세가 반복됨. 현재는 1~2시간 정도마다 한열왕래증이 있음.

2. 반복되는 한열왕래로 수면 중에 상열증세가 발현되면서 잠을 거의 정상적으로 취할 수 없는 상태로 인해 항상 피로함.

3. 기타 증세로 경견부의 통증이 있음. (김장 담그고 어깨 통증으로 내원함.)

4. 하지냉증이 있음. (수면양말 착용 후에야 잠을 잠)

5. 여름에도 찬물을 싫어하고 따뜻하고 미지근한 것 좋아하며, 평소 추위를 많이 타는 편임.

6. 4년 동안 상기 증세로 다른 한의원에서 몇 차례 한약을 먹었으나 효과 없음.

해설 및 가감

1. 변상적으로 보통 체형(신장 162cm, 체중 58kg)이므로 한열 변증으로 기본방을 선정하

는데 연변경향(하루 1~2회 변)자이므로 열성인 경우 한열소양인의 형방사백산, 한성인 경우 한한소양인의 형방지황탕 체질이 된다. 이 환자의 경우 병증은 열증이지만 여름철에도 찬물을 싫어하고 따뜻하고 미지근한 것을 좋아하며 하지냉증이 있으며 평소 추위도 많이 타는 등 소증이 한증(寒證) 일변도인 것으로 보아 한한소양인의 형방지황탕 체질로 판단한다.

2. 한열왕래(寒熱往來)는 음(陰)이 허하고 양(陽)이 성하거나 음양(陰陽)이 다 허할 때 나타나며 열체질에서 다발하는 병증이다. 따라서 열성이 전혀 보이지 않는 여타의 한한(寒寒)체질에서는 거의 보이지 않는 병증이지만 예외적으로 한한소양인에게서도 나타난다. 비록 열성이 가장 적은 한한체질이어도 소양인은 기본적으로 열(熱)과 화(火)가 병근(病根)이 되는 체질이기 때문이다.

3. 상기(上氣)증은 갱년기 증 특유의 조열(潮熱)증으로 역시 보음약물을 가해 치료한다. 그러나 이 환자의 경우 몸이 찬 소양인이라 성미가 찬 보음약물을 과하게 넣으면 속 쓰린 증세가 나타나므로 보음약은 구기자 2돈, 구판 1돈, 한련초 0.5 정도로 하고 여기에 보양약물인 토사자 1돈, 복분자 1돈을 함께 넣어주는데 이 환자는 하지냉증 등 양허(陽虛)증도 동시에 있기 때문이다. 이 환자처럼 양허증상을 호소하지 않아도 성미가 찬 보음약물을 많이 가미할 경우 한한체질의 속쓰림을 방지하기 위해 약간의 보양약물을 가미한다.

처방

숙지황 2 산수유 2 백복령 2 택사 2 차전자 1 형개 1 방풍 1 강활 1 독활 1

+ 구기자 2 구판 1 한련초 0.5

+ 토사자 1 복분자 1

신경성 질환과 간화(肝火), 심화(心火)

간(肝)은 소설(疏泄)기능으로 전신의 기기(氣機)를 조절하고 소통시킨다. 이 기능이 순조롭지 못하면 가슴이 답답하고 한숨을 쉬고 걱정이 많고 울고 싶고 의심이 많아지고, 심해지면 우울하여 죽고 싶고 음식 생각도 없고 입이 쓴 증상들이 생긴다. 이 소설기능을 저하시키는 주된 원인은 소위 정지(情志)의 울결(鬱結)인데 요즘 말로 하면 스트레스의 누적, 심리적 문제로 인한 정신실조(失調) 등을 들 수 있다. 칠정(七情) 등 정서적 문제는 기체(氣滯)현상과 간기울결(肝氣鬱結)을 야기하다가 증상이 심화되면 기(氣)가 울체되어 화(火)로 변화는 소위 기울화화(氣鬱化火)의 과정을 밟아 간양상항(肝陽上亢), 간화상염(肝火上炎) 등으로 진행한다. 간음(肝陰) 부족으로 양이 음의 제약을 받지 않으면 간양(肝陽)이 성(盛)하게 되고 이 간양이 칠정(七情) 등의 과도한 자극으로 간화(肝火)가 되면 어지럽고 머리가 아프며 얼굴이 붉어지고 눈이 충혈되며 입이 마르고 쓰며 목이 마르며 조급하여 화를 잘 내는 열증이 나타난다. 전통 병기에서는 이런 병기들을 병증이 심화(深化)되면서 발생하는 상관된 병증으로 파악하고 있으나 체질의학적 관점에서 보면 같은 정지내상의 원인이 주어진다 해도 간기울결이 주로 오는 체질과 간양상항, 간화상염 등이 주로 오는 체질이 따로 있다. 간기울결은 우울하고 한숨 쉬고 매

사상맥진과 진료의 실제

핵기가 발생하며 월경불순과 월경통이 오는 등 소위 뚜렷한 열증(熱症)이 없지만 간양상항, 간화상염증은 열상(熱狀)이 뚜렷하다. 따라서 열열체질, 한열체질, 열한체질에서는 간양상항, 간화상염 등의 간화(肝火)증이 잘 나타나지만 한한체질(한한소양 제외) 에서는 기체(氣滯) 및 간기울결 현상이 주로 나타나는 것을 임상적으로 자주 관찰할 수 있다. 간기울결증은 소간(疏肝), 행기(行氣), 해울(解鬱)법으로 치료하고, 간양상항증은 자음(滋陰), 평간(平肝), 잠양(潛陽)법으로, 간화상염증은 청간사화(淸肝瀉火)법으로 치료한다. 현실적으로 임상 치료에 있어서는 이 세 병증을 엄격히 구분해 따로 치료하지 않고 상기(上記)의 모든 치법과 해당약물들을 체질에 따라 임의용지하여 활용한다.

소간(疏肝)약물

소음	청피	고신온	간담위	疏肝破氣, 散結消痰
	향부자	신고감평	간삼초	疏肝利氣, 調經止痛
	오수유	신고열	간비위	疏肝下氣, 散寒止痛, 燥濕
소양	시호	고신량	심포간삼초	疏肝解鬱, 和解退熱, 升擧陽氣, 疏風熱透疹
	맥아	감평	비위간	疏肝醒胃, 消食除滿, 和中下氣, 退乳
태음	울금	신고한	신간담	疏肝行氣, 解鬱, 活血祛瘀止痛, 利膽退黃
	백질려	고신미온	간	疏肝平肝, 疏肝利氣, 祛風止痒, 活血祛風

청간(淸肝)약물

소양	결명자	감고함미한	간대장	淸肝明目, 潤腸 通便
태음	하고초	고신한	간담	淸肝火, 散鬱結
	괴화	고미한	간대장	淸肝瀉火, 凉血止血
	저실자	감한	간비신	淸肝補腎, 明目利尿
	상엽	고감한	간폐	淸肝明目, 疏散風熱, 淸肺潤燥
	감국	신감고량	간폐	淸肝明目, 疏風淸熱, 解毒

| 태양 | 진주 | 감함한 | 간 | 淸肝消翳, 安神定驚, 解毒生肌 |
| | 석결명 | 함한 | 간 | 淸肝明目, 平肝潛陽, 鎭肝要藥 |

평간잠양(平肝潛陽)약물

	모려	함량	간신	平肝潛陽, 軟堅散結, 收斂固澁
소양	구판	감함한	간신심	平肝潛陽, 補腎健骨, 凉血補腎
	결명자	감고함미한	간대장	平肝潛陽, 淸肝明目, 潤腸通便
	별갑	함한	간	滋陰潛陽, 軟堅散結
태음	백질려	고신미온	간	平肝解鬱, 活血祛風, 明目止痒
	조구등	감량	간심포	平肝淸熱, 熄風止驚
	천마	감미온	간	平肝熄風, 平抑肝陽, 祛風通絡

해울(解鬱)약물

소음	합환피	감평	심간	解鬱安神, 活血消腫
소양	시호	고신량	심포간삼초	解鬱疏肝, 和解退熱, 疏風熱透疹, 熄風止驚
태음	울금	신고한	심간담	解鬱行氣, 活血止痛, 凉血淸心, 利膽退黃
	매괴화	감고온	간비	解鬱行氣, 舒肝利氣, 和血調經, 月經不調
	백질려	고신미온	간	解鬱平肝, 活血祛風, 明目止痒

이기(利氣)약물

	향부자	신미고감평	간삼초	利氣解鬱, 調經止痛, 疏肝利氣
소음	진피	신고온	비폐	利氣調中, 燥濕化痰, 利氣健胃
	사인	신온	비위	利氣安胎, 化濕溫脾, 行氣溫中
	오수유	신고열	간비위	利氣止痛, 溫中燥濕, 散寒止痛, 疏肝下氣
	소회향	신온	간신비위	利氣和胃, 溫腎散寒, 散寒止痛
	백개자	신온	폐위	利氣散結, 祛痰通絡, 溫肺化痰, 止咳
태음	매괴화	감고온	간비	利氣舒肝, 解鬱行氣, 和血調經, 月經不調

소양	과루인	감한	폐위대장	利氣貫胸, 淸熱化痰, 潤腸通便

행기(行氣)약물

소음	육두구	신온	비위대장	行氣溫中, 澁腸止瀉
	지실	고신산미한	비위대장	行氣消痰, 破氣消積, 下氣通便
	자소엽	신온	폐비	行氣貫中, 發表發汗, 解表解毒
	후박	고신온	비위대장	行氣燥濕, 降逆平喘
	백두구	신온	폐비위	行氣溫中, 化濕開胃
	고량강	신온	비위	行氣止痛, 溫中散寒, 止嘔
	목향	신고온	비위대장담	行氣止痛, 溫中和胃
	천궁	신온	간담심포	行氣活血, 祛風止痛
	오약	신온	폐비신방광	行氣止痛, 溫腎散寒
소양	박하	신량	폐간	行氣解鬱, 疏散風熱, 淸利頭目, 透疹
태음	울금	신고한	심간담	行氣和瘀, 活血止痛, 行氣解鬱, 凉血淸心
	매괴화	감고온	간비	行氣解鬱, 利氣舒肝, 和血調經, 月經不調
	유근피	감평	비위폐대장	行氣利尿, 淸熱解毒, 鎭咳
태양	현호색	신고온	심간비	行氣止痛, 活血祛瘀

한편 심화(心火)는 간화(肝火)와 달리 병기(病機) 용어가 아닌 오행(五行)상 심(心)을 대신해 부르는 용어다. 간목(肝木), 신수(腎水)처럼 심화(心火)는 그 자체로 화(火)에 속한 것이지 심기(心氣)가 울체되어 심화(心火)가 된 것이 아니다. 그러나 그럼에도 불구하고 간화를 말할 때 심화를 함께 다루는 이유는 이 둘 사이에 밀접한 상관관계 때문이다. 간목(肝木)과 심화(心火)는 오행상 모자(母子) 관계로 서로 영향을 주고받는데, 예컨대 간기가 심화(深化)되어 간화의 병증을 보이면 이것이 심(心)에까지 영향을 미쳐 종종

심(=심화)의 병증까지 나타난다. 이를 모병급자(母病及子)[172]라 하여 임상에서는 간화증과 심화증이 동시에 나타나는 경우를 자주 볼 수 있다.

물론 심(心)은 간기(肝氣)와 관계없이 그 자체로서 병증을 나타내는 경우도 많다. 심기(心氣)가 허약하면 정신산란(情神散亂), 건망(健忘), 이경(易驚), 정충(怔忡), 경계(驚悸) 등의 심기불고(心氣不固)증이 생기고 정지내상(情志內傷)으로 화(火)가 생겼거나 육음(六淫)이 화로 변하여 심경에 화열(火熱)이 왕성해지면 가슴이 답답하고 열이 나며 불면증이 생기며 입안과 혀가 헐거나 붉은 색을 띠고 입 안이 건조하고 갈증이 나는 심화항성(心火亢盛), 심화상염(心火上炎) 등이 발생한다. 이런 심화의 병증들은 체질적 관점에서 소양인은 청심사화(淸心瀉火)약물로써 안신(安神)을 도모하고 소음인, 태음인은 양심안심(養心安心), 보혈안신(補血安神)약물을 가미하여 치료한다.

안신(安神), 영심(寧心)약물

소음	합환피	감평	심간	安神解鬱, 活血消腫
	인삼	감미고온	비폐심	安神增志, 大補元氣, 補脾益肺, 生津止渴
소양	주사	감미한	심	安神解毒, 淸心鎭驚
	복신	감담평	심비신	安神寧心, 健脾寧心, 利水滲濕
	영지	담온	심비폐간신	安神健胃, 補益氣血, 止咳平喘
	백복령	감담평	심비신	寧心安神, 利水滲濕, 健脾安神

172_ 한의학 용어로 오행에서 모자(母子)상생 관계인 오장 사이의 병리 관계를 설명한 것. 예컨대 비토(脾土)는 모(母)가 되고 폐금(肺金)은 자(子)가 되는데, 만일 비위(脾胃)가 허약하면 병이 폐(肺)로 연루되어 폐기의 부족을 초래한다는 것이다. 즉 모장(母臟)의 질병이 자장(子臟)으로 옮겨질 수 있음을 설명하는 말이다.

	단삼	고미한	심심포간	安神除煩, 活血凉血
태음	산조인	감산평	심간	安神養心, 寧心補肝, 斂汗生津, 止汗
	백자인	감평	심신대장	安神養心, 潤腸通便
	원지	신고온	폐심	安神寧心, 祛痰利竅, 消散癰腫
	석창포	신온	신위	寧心安神, 芳香開竅, 化濕和胃
	백합	감량	폐심	安神淸心, 潤肺止咳
	연자육	평감삽	비신심	安神寧心, 健脾止瀉, 益腎澀精
	용안육	감온	심비	安神養血, 補益心脾, 益氣血
태양	진주	감함한	심간	安神定驚, 明目消翳, 解毒生肌

우울증과 음허증

- 소양맥 41세 여(미혼)
- 신장 165cm 체중 50kg(날씬한 역삼각 체형)
- 대변 2~3일 1회

---

1. 기르던 강아지가 죽은 이후로 우울증이 옴.

2. 작년에 친아버지와 사별 후 우울증이 심화돼 신경과 약을 복용 중임.

3. 전중(膻中)부 압통이 있고 한숨을 잘 쉼.

4. 입면(入眠)장애가 있고 수면제도 간헐적으로 복용함.

5. 병원에서 검사를 받았으나 스트레스성으로 판정 받음.

6. 아픈 뒤로 일을 못 하고 밖에 못 나가며. 기복이 심한 기분임.

7. 수족장(手足掌) 열이 심하고 땀이 나며 얼굴이 가끔 달아오름.

8. 소화도 잘 되지 않으며 가끔 체하기도 함.

해설 및 가감

1. 체형(신장 165㎝, 체중 50㎏)만으로도 수척경향자가 분명하여 한소양으로 판단하고 변비가 뚜렷하므로 변비경향자로 독활지황탕을 기본방으로 삼는다.

2. 친부(親父)와 사별(死別) 이후 발생한 우울증이 기르던 강아지의 죽음으로 심화되어 간기울결(肝氣鬱結)이 발생하였으므로 소간해울(疏肝解鬱)약물을 가미하여 치료한다.

3. 수족장열(手足掌熱), 한출(汗出), 관홍(觀紅)의 음허증이 함께 있으므로 보음약물도 가한다.

4. 독활지황탕 본방에서 독활, 방풍은 이 환자의 현증에 당장 필요하지 않으므로 거하고 목단피는 청설간열(淸泄肝熱)하고 간울화왕(肝鬱火旺)에 쓰이므로 현증을 위해 1.5돈으로 증량해 쓴다.

5. 소간해울(疏肝解鬱)하는 시호 1.5돈, 박하 1돈, 평간잠양(平肝潛陽)하는 모려 1돈과 소식(消食)약이면서 동시에 소간해울의 효능이 있는 맥아 2돈도 가한다.

6. 음허(陰虛)병증에 대응하기 위해 구기자 2돈, 한련초 1돈을 가한다.

처방

숙지황 4 산수유 2 백복령 1.5 택사 1.5 목단피 1.5

+ 시호 1.5 박하 1 모려 1 맥아 2

+ 구기자 2 한련초 1

간기울결(肝氣鬱結)증

정지불서(情志不舒)로 상간(傷肝)하거나 화(火)를 내어 소설(疏泄)에 영향을 미쳐 발생하는 기체(氣滯)의 증후다. 심번이노(心煩易怒), 정신억울(精神抑鬱), 흉민(胸悶), 선태식(善太息), 다의욕곡(多疑慾哭), 경전유방창통(經前乳房脹痛), 소복창통(小腹脹痛), 월경부조(月經不調) 등의 증상이 나타난다.

맥아 이야기

각 체질별 소식(消食)약물 중에서 소음인은 산사(山楂), 계내금(鷄內金), 태음인은 나복자(蘿菖子)라면 소양인은 단연 맥아(麥芽)다. 대맥(大麥)인 겉보리의 싹을 띄운 것으로 비, 위, 간경에 작용하여 소식화중(消食和中) 작용으로 식적불화(食積不和), 소화불량(消化不良), 완복창만(脘腹脹滿)과 밥 생각이 없을 때 쓰는 약이다. 맥아는 특히 쌀, 밀가루 같은 전분성 음식 등이 적체되어 소화되지 않을 때 좋다. 과식하여 소화가 잘 되지 않을 때, 식욕이 떨어졌을 때, 배에 가스 차고 더부룩할 때 스트레스로 인한 소화기 장애에 좋다. 그런데 이렇게 소화제로만 생각하던 맥아가 비위(脾胃)경뿐 아니라 간(肝)경에도 작용하여 소간해울(疏肝解鬱) 작용으로 간기울체(肝氣鬱滯)증에 쓰인다는 사실을 아는 것이 중요하다. 즉 시호, 목단피, 박하, 모려 등과 함께 항성(亢盛)된 간기(肝氣)를 소간(疏肝)시키는 약물이므로 특히 간기울체(肝氣鬱滯)나 간기(肝氣)의 편항(偏亢)으로 위(胃)에 영향을 미쳐 발생하는 간위불화(肝胃不和)증에 반드시 써야 하는 약물이다.

맥아에 대해 또 알아야 될 것은 임산부의 유즙분비 작용이다. 흔히 맥아는 유즙분비를 억제하여 산모가 수유(授乳)를 중단할 때 쓰는 것으로 알지만 맥아는 유즙을 줄이거나 분비하는 소위 퇴유(退乳), 회유(回乳)기능이 동시에 다 있다. 즉 1회에 10~15g을 복용하면 유즙이 증가하나 과량(30~100g)을 복용하면 유즙이 감소된다. 부녀자들이 젖이 잘 나지 않거나 울적되어 유방이 불어나고 아플 때는 2~3돈을 쓰고, 유즙분비를 억제하고 유선염으로 유방이 붓고 아파서 수유를 중단할 때는 한 번에 1냥 이상(30~60g) 달여 먹는다. 맥아를 단유(斷乳) 이외의 목적으로 가미해 쓸 때는 통상 기본적으로 2돈 이상 용량을 많이 해 쓴다.

오래된 화병

- 소양맥 75세 여
- 신장 162cm 체중 61kg(최대 65kg)
- 대변 1~2일 1회(화장실에서 쉽게 잘 안 나오는 변비)

1. 화병으로 40년 이상 고생하는 할머니가 내원함.

2. 목젖 밑에서 명치 부근까지 늘 답답하고 꽉 막힌 느낌이 있음.

3. 원래는 가슴만 답답했으나 1년 전 미국에 온 이후 점점 답답한 부분이 위로 올라오면서 넓어지고 묵직한 것이 짓누르는 듯한 통증이 나타남.

4. 매핵기가 있어 헛기침하며 목에 이물감이 있어 이비인후과 검사 결과했으나 이상 없음.

5. 2~3년 전부터 늘 얼굴이 붉게 상기되어 있으며 밤에 더 심해짐.

6. 머리 꼭대기가 저릿저릿하게 불편하며 아픔. (1년 전부터 심화됨)

7. 어지럼증이 있으며, 특히 아침에 심하고 낮에도 가끔 있음.

8. 눈에서 열이 나고 뻑뻑함.

9. 하루에도 몇 번씩 기운이 쭉 빠지고 몸이 떨리는 것 같다가 다시 괜찮아지곤 함.

10. 걸으면서 휘청거릴 때가 하루 몇 번씩 있음.

11. 최근 1–2달 사이 약간의 갈증이 있음.

12. 보통은 무리 없이 잠들고 6시간 깨지 않고 자는 편이나 한 달에 두세 번은 이유 없이 밤을 꼴딱 샐 때가 있음.

13. 남편이 젊었을 때부터 주사(酒邪)가 심해 늘 그 때문에 속이 끓어 화병이 생긴 것 같으나 남편이 2~3년 전 별세하셨음에도 증상이 계속 이어짐.

14. 현재는 본인이 느끼기엔 큰 스트레스 안 받으며 살아가고 있다고 하지만 1년 전 미국으로 이주한 이후 증상이 심해진 것 같다고 함.

사상맥진과 진료의 실제

해설 및 가감

1. 이 환자는 체형이 보통(신장 162cm, 체중 61kg)이라 변상적으로 한열을 가리기 어려우므로 변증을 통해 가린다. 경변경향자이므로 한체질이라면 열한소양의 독활지황탕 체질이고, 열체질이라면 열열소양의 양격산화탕 체질 둘 중 하나다. 대체로 노인들은 열체질이라 하더라도 젊은 시절엔 얼음물도 잘 마시다가 노인이 되면서부터 미지근하고 따뜻한 물을 선호하며 이부자리도 잘 덮고 자는 등 열성이 줄어드는데, 이 환자는 노인(75세)임에도 불구하고 한증은 특별히 없고 열증(얼굴 붉게 상기, 눈에서 열나고 뻑뻑함, 갈증, 변비 등)이 분명히 드러나고 있어 열열소양의 양격산화탕 체질로 보는 것이 합당하다. 체형 또한 지금은 61kg이지만 과거에 65kg까지 나간 적이 있어 약간의 비만경향으로 볼 수 있다.

2. 오랜 시간동안 남편의 주사(酒邪)로 인한 화병으로 고생하다가 1년 전 미국으로 이주하면서 새롭게 변화된 환경에 잘 적응하지 못하여 화병이 심화된 간화상염(肝火上炎)증으로 변증한다.

3. 열소양인으로 원래가 음허체질인데 연로해지면서 음허증(안면홍조, 구갈, 어지럼증)이 심화되었으므로 보음약물과 주소증인 간화(매핵, 흉민, 두통, 현훈, 안충혈, 구갈, 불면)약물을 가미한다.

4. 소간해울(疏肝解鬱)과 기허하함(氣虛下陷)에 동시에 작용하는 시호 1.5돈, 음허양항(陰虛陽亢)으로 생긴 번조불안(煩燥不安), 심계실면(心悸失眠), 두훈(頭暈), 목현(目眩)에 쓰는 모려 1.5돈을 가하고 행기해울(行氣解鬱)하는 박하를 가해 쓴다. 박하는 양격산화탕에 이미 있으므로 다만 용량만 1.2돈으로 올려 쓴다. 여기에 간울화왕(肝鬱火旺)하여 청설간화(淸泄肝火)하는 목단피를 더해 주되 환자가 열체질이므로 용량을 0.7돈으로 한다. 여기에 간화가 심해져 심화까지 항성(亢盛)했을 것이므로 안신(安神)을 위해 치자, 황련을 더 가하는데 치자는 본방에 들어 있으므로 황련 1돈만 가한다.

5. 마지막으로 보음약물은 열열체질임을 고려하여 구기자 2돈, 한련초 1돈, 구판 1돈,
별갑 1돈을 모두 넣는다.

처방

생지황 2 인동등 2 연교 2 치자 1 박하 1.2 지모 1 석고 1 형개 1 방풍 1

+ 시호 1.5 모려 1.5 목단피 0.7

+ 구기자 2 한련초 1 구판 1 별갑 1

+ 황련 1

간화상염(肝火上炎)증

간화(肝火)가 내부에서 치성함으로 인해 화열(火熱)이 상부로 치솟아 발생하는 증후로 간기(肝氣)가 울체되어 화
(火)로 변하거나 혹은 과도한 노여움으로 인해 간이 손상되어 간기(肝氣)가 상역(上逆)하거나 혹은 과도한 오지(五
志)가 화로 변하거나 간담(肝膽)에 습열(濕熱)이 쌓여 화로 변하는 등의 원인으로 인해 발생한다. 청간사화(淸肝瀉
火) 법으로 치료한다. 두창통(頭脹痛), 현훈이명(眩暈耳鳴), 목적종통(目赤腫痛), 번조이노(煩躁易怒), 면홍구고(面
紅口苦), 실면다몽(失眠多夢), 구갈(口渴) 등이 나타난다.

불안, 우울, 불면증

- 소양맥 53세 여
- 신장 162cm 체중 63kg(최대 68kg)
- 대변 1일 1회(가끔 1일 2회)

---

1. 2주 전쯤 사업적으로 크게 마음 쓸 일이 있어서 3, 4일 마음 고생하다 일을 해결했지
만 이후부터 계속 마음이 불편하고 무기력증이 생기며 불안한 마음이 심해지며 우
울증이 발생함.

2. 식욕이 급속히 저하되어 식사를 거의 못함. (10일 사이 3~4kg 빠짐)

3. 가슴이 답답하고 두근거리고 한숨이 나며 모두 포기하고 쉬고 싶은 생각만 있음.

4. 구갈, 인건, 입에서 쓴맛이 남. (갈증이 나고 입술 자꾸 마름)

5. 눈이 자꾸 뻑뻑해짐, 어깨와 뒷목이 뻣뻣함.

6. 머리가 멍하고 답답함.

7. 신경안정제 처방받아 잠은 겨우 자고 있으며, 약을 안 먹어도 잠이 안 드는 것은 아
   닌데 중간에 자꾸 깨고 설치고 있음.

8. 3년 전에도 유사한 증상으로 6개월 이상 힘들었던 경험이 있어 더 불안함.

9. 평소 추위와 더위 다 탐, 더울 땐 찬물을 마시며, 평소에는 상온수 음수 마심.

해설 및 가감

1. 보통 체형이기 때문에 변상만으로 한열을 가릴 수 없으나 체중이 과거 68kg까지 나간
   적이 있고 현증으로 열증이 심하며, 냉수, 온수를 다 잘 마시는 것으로 보아 소양인 연
   변경향자로서 한한체질보다는 한열착잡인 한열소양인 형방사백산 체질로 판단한다.

2. 갑작스럽게 발생한 일 때문에 정신 심리적으로 충격을 받아 심(心)을 상했지만 이어
   지는 정신적 문제로 깊이 고민하여 간화(肝火)에까지 영향을 주어 급속히 악화된 경
   우므로 심화, 간화를 동시에 다스려야 한다.

3. 형방사백산 본방에서 대변이 거의 정상이므로 복령, 택사의 용량을 2돈에서 1~1.5
   돈으로 감량하고 병이 주로 상초에 있으므로 형방강독 중 강활, 독활은 거한다.

4. 심화를 꺼주는 치자, 황련을 각각 1.5돈으로 쓰고 여기에 간화를 꺼주기 위해 시호
   1.5돈, 목단피 1, 박하 1, 모려 1을 가한다.

5. 열소양 음허체질이고 구갈, 인건 등 열증이 심해 보음약을 가하는데 보음약 중에서 간양
   항진(肝陽亢進)에 평간잠양(平肝潛陽)의 효능이 있는 구판 1, 별갑 1을 더 가하고 간열
   (肝熱)로 생긴 목적종통(目赤腫痛)에 청간명목(淸肝明目)하는 차전자 1돈도 가해 쓴다.

처방

생지황 3 백복령 1.5 택사 1.5 석고 1 지모 1 형개 1 방풍 1

+ 치자 1.5돈 황련 1.5돈

+ 시호 1.5돈 목단피 1 박하 1 모려 1

+ 구판 1 별갑 1

+ 차전자 1

두통 환자

- 태음맥 26세 남
- 신장 172cm 체중 65kg
- 대변 2일 1회

---

1. 최근 6개월간 양미간 사이(인당), 백회혈 부근의 두통과 묵직한 압박감이 심해지고 있음. MRI 검사 결과 뇌에도 아무 문제없다는 진단 받음.

2. 6개월 전부터 CPA 자격증을 따기 위해 공부하면서 스트레스가 가중되고 증상이 시작됨.

3. 소화불량으로 늘 체한 것 같음.

4. 추위보다 더위를 더 타는 경향이 있음.

5. 뒷목은 스트레스를 받으면 잘 뻣뻣해짐.

6. 갈증이 가끔 있으며 심계, 정충, 불안증은 별로 없음.

사상맥진과 진료의 실제

해설 및 가감

1. 이 환자는 체형(신장 172cm, 체중 65kg)상으로 보통 체형이고 BMI상으로도 정상범위이지만 약간 수척한 쪽이다. 태음인은 일반적으로 소양인보다 비수(肥瘦) 정도가 한 단계 낮아 이런 정도의 체형도 열태음인의 범위에 들어간다는 사실을 염두에 두어야 하며, 태음인 경변경향자이므로 열증의 열다한소탕 체질과 한증의 청심연자탕 체질 중에 선택해야 한다. 변상으로 한열을 가리기 어려우므로 소증으로서의 간조열(肝燥熱)증상과 심허(心虛)증상 중에 어느 쪽이 더 있는지 확인해서 결정한다.

2. 이 환자는 소증으로 불안, 불면, 심계, 태식 등의 심허증상이 없고 대신 더위를 잘 타고 신경 쓰면 항강증이 생기며 가끔 갈증이 있는 등 간조열 소증이 있으므로 열다한소탕 체질로 판단한다.

3. 두통 발생이 6개월 정도 되었고 마침 발병 시기가 회계사 시험공부를 시작한 시기와 겹치기 때문에 시험공부로 인한 스트레스가 두통의 원인이 되었을 것으로 판단할 수 있다. 성격도 민감한데다 스트레스를 받으면 뒷목이 잘 뻣뻣해지는 등으로 봐서 성격 또한 두통의 병증이 오는 데 한 원인이 되었음을 짐작할 수 있다.

4. 따라서 소간해울, 청간, 평간 약물을 가해 쓰는데 백질려는 평간잠양(平肝潛陽)약으로 성미가 평(平)하고 평간시키는 약이므로 2돈으로 용량을 올려 쓰고 조구등은 평간식풍(平肝熄風)약으로 분류되고 성미가 량(凉)하므로 1돈을 쓴다. 울금은 심, 간담에 작용하여 간기울체에 소간(疏肝)하는 약물에 쓰므로 1돈을 가한다. 하고초는 청간화(淸肝火)하여 간양상항, 간화상염증에 쓰는 약으로 이 환자에게 두통 외에 구건, 구갈, 항강, 목적(目赤) 등의 간조열 현상이 함께 있다면 써야 하는데 환자가 젊은데다가 갈증, 항강, 더위타는 증상이 보이므로 1돈을 가해 쓴다.

5. 마지막으로 늘 소화불량과 식체증이 있으므로 본방의 태음인 소식약인 나복자(蘿葍子)는 2돈으로 올리고 대변이 2일에 1회므로 식적(食積)과 통변(通便)에 쓰는 대황 1돈도 가해 쓴다.

처방

갈근 4 황금 2 고본 2 나복자 2 길경 1 승마 1 백지 1

+ 백질려 2 조구등 1 울금 1 하고초 1

+ 대황 1

두통과 간화(肝火)

두통은 임상에서 흔히 보는 증상으로 한의학적으로나 현대의학적으로 다양하게 종류를 구분하고 있다. 증상이나 부위에 따라 전두통, 후두통, 편두통, 미릉골통, 긴장성두통, 뇌신경성 두통 등으로 분류하고 한의학적으로는 태양두통, 양명두통, 소양두통, 궐음두통 혹은, 열궐두통, 혈허두통, 담궐두통, 어혈두통 등으로 구분한다. 그러나 중요한 것은 두통은 대부분 기질적 문제보다는 원인을 알 수 없는 기능적 문제로 발생하는 질병으로 현대의학의 발전된 기술에도 불구하고 두통을 진단하는 특별한 검사도 없고 CT나 MRI 검사로도 진단이 되지 않는 병증이라는 점이다.

　한의학에서 말하는 두무냉통(頭無冷痛)이란 말은 머리가 차가워 생기는 두통은 없다는 말이니 신체의 가장 높은 곳에 자리한 두부(頭部)는 원래 열(熱)한 곳인데 어떤 원인으로 머리가 필요 이상의 열을 받아버리면 열에 열이 더해져 두통이 생김을 의미하는 것으로 이해된다. 문명이 발달할수록 두뇌회전을 더 많이 필요로 하고 신경을 쓰거나 생각을 많이 할수록 머리는 더 많은 혈액과 산소를 요구하게 된다. 이때 과잉으로 두뇌에 피가 몰려 뇌의 압력이 상승하거나 혹은 혈액량이 부족해 두뇌에 충분한 혈이 공급되지 못하거나 불순물이 머리로 오는 혈액의 통로를 막아 공급량이 적어지면 그 결과로 두통이 발생하게 되고 그러한 원인과 증상에 따라 다양한 두통의 양상으로 세분된다.

변증(辨證)으로는 두통을 크게 외감(外感)성과 내상(內傷)성으로 대별하여 외감성 두통은 풍, 한, 습, 열 등의 사기(邪氣)로 발생하는 것으로 급발(急發)하며 병세가 심한 대신 병정(病情)이 짧고 오한, 발열 등의 증상을 수반하는 것이 대부분이다. 반면에 내상성 두통은 간, 비, 신 등의 장기(臟器) 이상으로 혈이나 정(精)의 부족, 또는 담(痰)이나 습(濕)으로 인해 기혈순환이 장애를 받아 발생하거나 칠정(七情)으로 인해 기울(氣鬱)이 발생하거나 간화(肝火)가 두부(頭部)로 역상하여 발생하는 것 등으로 병정이 길고 통증이 만성화를 띠면서 오랫동안 호전과 악화를 반복하는 특징이 있다. 따라서 진통제 개념이 없는 한의학에서 두통치료는 외감, 내상을 구분하고 변증에 따른 병인의 해소와 장부기능을 조절하는 것을 원리로 한다.

편두통의 경우 머리 한 쪽으로 오는 통증이라 해서 지어진 현대적 병명이지만 실제로는 한 쪽 골뿐 아니라 양쪽 혹은 전체적으로 통증이 나타나는 편두통도 많다. 편두통의 전형적 특징이라 볼 수 있는 전조(前兆)증의 유무도 편두통 환자의 약 20%에서만 발견되므로 한의사의 입장에서 두통과 편두통을 따로 구분해 치료하는 것은 무의미하고 둘 다 같은 한의학적 치료원리로 접근하는 것이 옳다.

장부변증상으로 두통과 관련된 병증을 살펴보면 간화상염(肝火上炎)증의 두창통(頭脹痛), 간양상항(肝陽上亢)증의 두통창감(頭痛脹感), 간양화풍(肝陽化風)증의 경련성두통, 담열(膽熱)증의 양측두통, 간기범위(肝氣犯胃)증의 두통, 간화범폐(肝火犯肺)증의 두훈두통(頭暈頭痛) 등을 찾을 수 있다. 여기서 볼 수 있듯 거의 모든 두통의 병인으로 등장하는 장부가 간(肝)임을 알 수 있다. 다만 간기울결증의 변증조문에는 주증으로 협늑창통(脇肋脹痛), 심번이노(心煩易怒), 정신억울(精神抑鬱), 흉민(胸悶), 선태식(善太息) 등으로 돼 있어 두통이 간기울결의 병증으로 명시돼 있지는 않다. 그러나 간기울결이란 병증은 사상의학적 관점에서는 간양상항이나 간화상염증과 기본적으로 다르지 않은 병기(病機)로 치료적 차원에서 동일하게 인식하고 접근하는 것이 합당하다.

전통 한의학적으로는 간기(肝氣)의 울결이 심화되면 소위 氣化火(氣가 변하여 火가 됨) 되어 간기(肝氣)가 간화(肝火)로 진전하여 간화상염으로 간다고 보지만 체질의학적으로는 아무리 정신적 억울상태가 있거나 갑작스런 심리적 자극을 받았다 해도 체질에 따라 계속 간기울결의 병태로 남아 있는 사람과 간양상항, 간화상염으로 병증이 진전하는 사람이 따로 있다고 본다. 전통의학에서는 내향적 성격이나 예민한 성격을 가진 사람들(특히 여성, 부인 등)이 심리자극에 간기울결이 잘 발생하는 것으로 인식하지만, 체질의학적으로 간기울결은 애초에 한(寒)체질의 병기며 간양상항과 간화상염은 열(熱)체질의 병기로 본다. 즉, 한체질은 같은 정신적 자극이 있다 해도 병증이 간기울결증에 머물 뿐 간화상염 등의 열증으로 변화하지 않으며, 열체질은 비록 처음에 간기울결로 시작되어도 곧이어 간양상항, 간화상염의 열증으로 바뀌는 것이다. 한체질은 병이 생겨도 한증이, 열체질은 병이 생겨도 열증이 나타난다는 것이 사상의학적 관점이다. 즉 병증에서 열증이 나타나는 것은 체질적 소인 때문이지 병증이 심화되어서가 아니다.

사상맥진과 진료의 실제

쉽게 말해 태음조위탕이나 형방지황탕, 관계부자이중탕을 써야 할 한한(寒寒)체질은 면적홍열(面赤紅熱), 인건구조(咽乾口燥) 같은 간양상항증이나 목적종통(目赤腫痛), 번조이노(煩燥易怒), 면홍구갈(面紅口渴) 같은 간화상염증의 열증이 생기지 않는다. 만일 그런 열증의 병증이 나타났다면 그 사람은 한한체질이 아닌 것이며 적어도 열한체질이거나 한열, 열열체질이다. (다만 예외적으로 소양인은 화가 체질의 바탕이 되므로 다른 체질들과 달리 아무리 찬 한한소양인이라 할지라도 화가 있는 이상 병증이 심화되면 다른 체질과 달리 어느 정도 열증을 보인다.) 이 점은 체질적으로 양(陽)이 실해서 온 열체질이 양허한증(陽虛寒證)을 보이지 않거나 음(陰)이 실해서 온 한체질이 양실열증(陽實熱證)을 보이지 않는 것과 원리적으로 동일하다.

따라서 체질의학에서 정신 심리적 충격이나 자극으로 인해 발생하는 간기울결, 간양상항, 간화상염 등의 병기들을 전통의학처럼 병증으로 세분하여 각기의 치료방법을 강구하는 것은 무의미하다. 이는 체질의학에서 신기허(腎氣虛), 신기불고(腎氣不固), 신정부족(腎精不足), 신불납기(腎不納氣) 등을 일일이 구분해 약을 따로 쓰지 않고 그 병증에 의해 나타나는 증상을 크게 신허(腎虛)의 관점으로 대응하고 몇 가지 병증의 차이는 해당약물을 더 가미하는 것으로 치료했던 것과 동일하다. 따라서 두통 환자의 경우 심리적, 정신적 자극이 간기(肝氣)라는 병인으로 작용하여 유발한 병증으로 파악된 경우, 병인이 된 간기(肝氣)를 어떻게 다스릴까, 즉 평간(平肝)시킬 것인가, 소간(疏肝)시킬 것인가 혹은 청간(淸肝)시킬 것인가를 판단하여 평간잠양, 소간해울, 청간사화 등의 약물 중에서 선택해 가미한다.

두통과 경항강통

- 소양맥 69세 여
- 신장 156cm 체중 55kg
- 대변 1일 1~2회

1. 최근 우측 목부터 어깨까지 통증이 심하게 발생하다가 우측 두통이 매우 심하게 와서 머리가 울리고 머리를 들 수도 없을 정도로 힘듦.
2. 구건(口乾)이 심하여 입안에 하얀 막이 생기고 갈증도 있음.
3. 눈이 가끔 충혈되고 피로해서 눈을 감고 있어야 편함.
4. 잘 먹긴 하나 입이 쓰고 소화가 느린 편임.
5. 저녁에 잘 때 목덜미에서 등으로 찐득한 땀이 많이 남.
6. 추위도 많이 타고 더위도 못 참고 예민한 성격임.

해설 및 가감

1. 이 환자는 보통 체형(신장 156cm, 체중 55kg)으로 외형상 수척, 비만경향자임을 알 수 없기 때문에 변증으로 한열을 가린다. 소양맥 연변경향자라면 열체질이면 형방사백산, 한체질이면 형방지황탕이 되는데, 이 환자의 경우 추위도 많이 타고 더위 또한 못 참는다고 하므로 한열이 착잡된 형방사백산 체질로 판정한다. 만일 이 환자가 한한소양의 형방지황탕 체질이 되려면 더위를 못 참거나 목덜미에 땀이 나며 구건(口乾)이 있는 등의 열증이 보이지 않아야 한다.
2. 이 환자의 두통, 경항통은 간기(肝氣)가 누적돼 기울화화(氣鬱化火)로 인해 간화(肝火)로 변하여 일으킨 간화상염(肝火上炎)증으로 판단한다. 이 환자는 열체질이므로 어떤 정지내상이나 스트레스의 누적 등의 원인이 주어지면 처음엔 간기울결의 증상으로 시작되어도 체질적 소인으로 인해 쉽게 간화(肝火)증으로 바뀐다. 이는 열태음,

열소양, 열소음인 등 열증체질에서 쉽게 발견되며 그중에서도 열열체질, 한열체질 등 열성체질에서 많이 발견되는 병증이다.

3. 이 환자의 간화병증(경항강통, 두통, 구갈, 구건, 눈 피로)은 지속적인 심리억압이나 정지내상, 스트레스의 누적 등으로 발생하거나 환자 자신의 예민한 성격, 완벽주의 성품 등에서 오는 것이므로 환자가 비록 원인이 되는 이유를 말하지 않아도 병증만으로 간기(肝氣), 간화(肝火)의 문제임을 알 수 있다. 따라서 치료는 원인을 해소하기 위해 청간해울(淸肝解鬱)약물을 가미한다.

4. 환자의 병증이 상초(두통, 경항통)에 있으므로 본방에 들어 있는 형개, 방풍, 강활, 독활 중에서 경항통의 지통(止痛) 목적으로 강활을 2돈으로 올린다. 강활은 발한해표(發汗解表)하고 거풍승습(祛風勝濕)하여 지통하는 약으로 특히 머리, 뒷목, 어깨, 팔 등의 상반신(上半身) 부위 통증에 효과가 좋다. 이 환자는 연변경향자이지만 평소 대변을 하루 한 번 혹은 어쩌다 두 번 보는 정상적 범위에 있으므로 약력을 밑으로 끌어 내리는 복령, 택사의 용량을 2돈까지 쓰지 않고 1~1.5돈으로 내린다.

5. 환자 병증의 근본원인인 간화(肝火)를 끄기 위해 화해퇴열(和解退熱)하고 소간해울(疏肝解鬱)하는 시호 1돈, 행기해울(行氣解鬱)하고 청리두목(淸利頭目)하는 박하 1돈, 편간잠양(平肝潛陽)하는 모려 1돈, 간울화왕(肝鬱火旺)으로 인한 두통목적(頭痛目赤)을 치기 위해 목단피 0.5돈을 가한다. 한편 항진된 간화로 인해 함께 상항(上亢)될 여지가 있는 심화(心火)를 꺼서 안신(安神)시킬 목적으로 치자, 황련을 각 0.7돈 가한다. 용량을 0.7돈으로 한 것은 현재 이 환자의 심화병증은 보이지 않고 있어 예방의 목적으로 쓰기 때문이며, 목단피를 1돈 아닌 0.5돈만 쓰는 이유는 목단피의 성미가 미한(微寒)이지만 한소양 체질 처방에 들어 있는 약물이므로 동일 용량으로 쓰기에 부담이 될 것으로 생각돼 줄인 것이다. 실제로 열소양 체질에서 목단피 1돈을 가해 썼을 때 속이 불편하다고 느끼는 사람도 있다. 여기에 난화(難化)에 대응하기 위해 소식(消食)하며 소간성위(疏肝醒胃)하는 맥아 2돈을 가해 쓴다.

6. 근골(筋骨)의 지통(止痛) 목적으로 약물을 가할 때 구기자, 한련초 같은 보간신(補肝腎)하는 보음약물을 가하는 것이 바람직한데, 풍한습으로 인한 근골통증들은 간신(肝腎)이 약한 틈을 타 발생하기 때문이다. 환자가 눈을 감고 있어야 편할 정도로 눈의 피로를 호소하므로 청간명목(淸肝明目)하는 차전자 1돈과 결명자 1돈을 가해 쓴다. 차전자는 이뇨약으로 주로 알려져 있지만 간, 폐경에 작용하여 청간명목(淸肝明目)하는 효능이 있고 결명자는 청간명목 외에 윤장통변(潤腸通便)의 효능이 있어 많이 쓰면 설사를 유발해 연변자에게 용량을 적게 쓴다.

처방

생지황 3 백복령 1.5 택사 1.5 석고 1 지모 1 강활 2 독활 1 형개 1 방풍 1

+ 시호 1 박하 1 모려 1 목단피 0.5 맥아 2

+ 구기자 1 한련초 1

+ 치자 0.7 황련 0.7

+ 차전자 1 결명자 1

남편 사망으로 온 심병(心病)증

- 소양맥 70세 여
- 신장 151.6cm 체중 62.8kg
- 대변 1일 1~2회

---

1. 최근에 건강하던 남편이 이사하고 나서 갑자기 사망하여 정신적 충격을 받음.
2. 심장이 두근거리고 가슴이 답답하다고 함.
3. 전중 부위에 압통이 심하고 한숨을 자주 쉼.

4. 갑자기 열이 올랐다가 내렸다 하며 땀이 남.

5. 머리가 잘 아프고 어지러우며 입이나 목이 마름.

6. 입이 쓰고 아랫배가 참.

7. 찬물을 주로 마시고 더위를 잘 타고 더우면 갑갑하지만 선풍기, 에어컨 바람은 싫다고 함.

8. 조금만 신경 쓰면 잠이 잘 오지 않으며 잠들기 힘들고 밤새 한숨도 못 자는 경우도 있음. (수면제 복용 중)

9. 소변은 붉고 진하고 식사는 잘하는데 요즘은 식사하면 울렁거리고 거북함.

해설 및 가감

1. 이 환자는 소양인 연변경향자(대변 1일 1~2회)이므로 열체질이라면 형방사백산체질, 한체질이라면 형방지황탕 체질인데 체형(신장 151.6cm, 체중 62.8kg)이 비만경향자이므로 형방사백산 기본체질로 판정한다. 더구나 70세 노인인데도 불구하고 열증(찬물 선호, 한열왕래, 더위 탐)이 뚜렷하므로 한한소양 형방지황탕체질은 될 수 없다.

2. 갑작스런 충격(남편 사망)으로 오는 병증은 심병(心病)으로 판단한다. 간화(肝火)병은 지속적인 정지(情志)내상이나 스트레스의 누적으로 온다는 점에서 심화(心火)병과 구분된다. 이 환자는 노인인데다가 열소양 음허체질이므로 음허증(조열, 도한, 구건, 현훈)도 함께 보인다. 따라서 전체적으로 심음허(心陰虛)증으로 변증하되 입이 쓰고 머리가 아프고 입면불리 등 간화증도 함께 보이므로 소간(疏肝)약물을 첨가해 준다.

3. 형방사백산 본방에서 표음강기 순환지제인 강활, 독활, 형개, 방풍 중에서 하초 순환지제인 강활, 독활은 상초병인 현증(現症)에 불필요하여 거하고, 심화(心火)를 내리기 위해 심경(心經)에 작용하여 심번(心煩), 흉민(胸悶), 심의 화사(火邪)를 제거하는 치자 1.2돈과 심화왕성(心火旺盛)으로 심경(心經)의 실화(實火)를 청열사화(淸熱瀉火)하는 황련 1.2돈을 우선 가해 안신(安神)을 도모하고 청심(淸心)하고 상초의 열을 흩어지게 하는 연교 1돈을 가한다.

4. 보음약물 구기자 1.5돈, 한련초 1돈을 가한다. 여기에 자음강화(滋陰降火)의 목적으로 지모, 황백 염수초 각 1돈을 가하는데 지모는 본방에 이미 있으므로 염수초 하여 쓰고 황백도 염수초해서 가미한다. 여기에다 간화(肝火) 약물인 시호 1돈, 박하 1돈, 모려 1돈 까지 함께 가해 쓴다.

5. 주소증인 심화증을 해소하기 위해 치자, 황련을 각 1.2돈으로 쓴 것은 1.5돈이나 2돈으로 용량을 올려 쓰기엔 노인인데다가 한열착잡체질이고 본 약물들이 성미가 너무 차기 때문에 1.2돈 정도로 충분하다 보았기 때문이다. 보음약도 구판, 별갑까지 모두 다 넣지 않고 구기자, 한련초만 넣은 것도 한열착잡체질에다가 연로한 노인에게 성미가 찬 다른 약물들이 이미 많이 가미되었기 때문에 부담스러웠기 때문이다. 대변은 1일 1~2회 정도이므로 복령, 택사의 용량은 1~1.5돈 정도 사용해도 된다.

처방

생지황 3 백복령 1.5 택사 1.5 석고 1 지모 염수초 1 형개 1 방풍 1

+ 치자 1.2 황련 1.2 연교 1

+ 시호 1 박하 1 모려 1

+ 구기자 1.5돈 한련초 1 황백 염수초 1

심음허(心陰虛)증

心陰不足으로 지나친 근심이나 혹은 구병(久病), 열병(熱病) 등으로 심음(心陰)이 손상되어 발생한다. 증상으로 경계건망(驚悸健忘), 심계심황(心悸心慌), 실면다몽(失眠多夢) 오심번열(五心煩熱), 구건인조(口乾咽燥), 불안관홍(不安觀紅), 조열도한(潮熱盜汗) 등이 나타난다.

자주 체하는 식체증

- 태음맥 15세 여
- 신장 168cm 체중 54kg
- 대변 1일 1회 (가끔 이틀에 한 번)

1. 뭘 잘못 먹어서 그런 것은 아니나 최근에 자주 체함.

2. 2년 전에도 위염(胃炎) 증상 때문에 치료받은 적이 있음.

3. 중학교에 올라가면서 갑자기 학습량이 늘어나 부담을 크게 느낌.

4. 식습관이 나쁘진 않으며 간식은 가끔 주스 정도 마심.

5. 체중은 일정한 편임.

4. 추위, 더위 둘 다 타는데 추위를 조금 더 타며, 손발이 참.

5. 갈증은 없고 땀은 많이 남.

6. 한숨을 자주 쉼.

7. 오후에 두통(頭痛)과 함께 심계정충(心悸怔忡)이 잦은 편임.

해설 및 가감

1. 이 환자는 체형(신장 168cm, 체중 54kg)이 일단 보통보다 약간 마른 편에 속하므로 변상적으로 수척경향자에 속하지만 그렇다고 한체질로 단정할 수 없다. 우선 나이가 어린 중학생이므로 성장 과정에서 얼마든지 지금보다 살이 더 찔 가능성이 있기 때문이고 태음인의 경우, 나이가 어리거나 젊었을 때에는 열체질이라도 이 정도 마른 정도의 체형을 얼마든지 볼 수 있다. 그러므로 변상적으로 한열을 단정하기 어렵기 때문에 변증으로 한열을 가려야 한다.

2. 태음맥이며 경변경향(1~2일 1회)자이므로 이 학생이 열체질이라면 열열태음의 열다한소탕 체질이 되고 한체질이라면 열한태음의 청심연자탕 체질이 된다. 열다한소탕

체질과 청심연자탕 체질이 변상적으로 구분이 잘 안 될 때는 두 체질의 소증(素證)이 변증의 중요한 관건이 된다. 열다한소탕 체질은 소증으로 구갈(口渴), 목적(目赤), 항강(項强) 등 간조열(肝燥熱) 소증이 있고 청심연자탕 체질은 정충, 불안, 흥민 등 심허(心虛) 소증이 있는 경우가 많다. 이 환자는 평소 한숨을 자주 쉬고 추위를 더 잘 타고 심계, 정충이 잦다는 것으로 보아 열한태음의 청심연자탕을 기본방으로 하는 체질로 판단한다.

3. 이 학생은 중학교에 진학하여 학습에 대한 중압감으로 인한 누적된 스트레스가 간기의 편항(偏亢)을 일으키고 급기야 비위(脾胃)에 영향을 미쳐 식체, 난화, 위염 등 소화기능의 문제를 발생하게 된 간기범위(肝氣犯胃)증으로 진단을 한다. 소위 신경성 위장병에 속하는데 현재는 환자가 아직 어려 식체, 난화(難化)증만 보이지만 병증이 오래되고 심화되면 위완복만통(胃脘腹滿痛), 애기탄산(噯氣吞酸) 등의 증상으로 진행된다. 따라서 치법은 누적된 간기(肝氣)를 풀어주는 것이 우선이고 소간화위(疎肝和胃), 건비양위(健脾養胃), 소식화적(消食化積) 약물을 가해 치료한다.

4. 기본방 청심연자탕의 본방에 들어 있는 나복자가 태음인의 대표적 소식(消食)약물이므로 식적불화(食積不和)를 해소할 목적으로 용량을 2돈으로 올린다. 항진된 간기를 해소하기 위해 평간해울(平肝解鬱)하는 백질려 염수초 2돈과 청열평간(淸熱平肝)하는 조구등 1돈을 가하고 여기에 건비(健脾)하는 의이인 1돈, 양위(養胃)하는 건율 1돈을 가해 쓴다. 참고로 태음인 위장병이 심화되어 만일 속쓰림이나 역류성 식도염이 있으면 유근피가 잘 들고, 구역(口逆)이 있거나 음식이 내려가지 않으면 화위강역(和胃降逆)하는 비파엽이 매우 잘 듣는 약이므로 증상에 따라 가감해 쓸 수 있다.

처방

연자육 2 산약 2 맥문동 1 천문동 1 원지 1 석창포 1 산조인 1 용안육 1

백자인 1 황금 1 나복자 2 감국 0.5

+ 백질려 염수초 2 조구등 1

+ 의이인 1 건율 1 (유근피, 비파엽)

건비(健脾)약물

소음	계내금	감평	비위소장방광	健脾胃, 健脾消食, 消積滯, 固精止遺
	백출	고감온	비위	健脾燥濕, 益胃和中, 補氣, 利水, 止汗, 安胎
	창출	신고온	비위	健脾燥濕, 祛風散寒, 明目
	초두구	신온	비위	健脾燥濕, 溫中止嘔 行氣
	진피	신고온	비폐	健脾利氣, 治腹滿, 燥濕化痰
소양	복령	감담평	심비신	健脾寧心, 利水滲濕
태음	산약	감평	비폐신	健脾, 補肺, 固腎, 益氣養陰, 補脾, 益肺腎
	의이인	감담량	비위폐	健脾滲濕, 淸熱排膿, 止瀉, 利水ㄱ濕
	건율	감온	비신	健脾益氣, 補腎强筋, 活血止血
태양	백편두	감미온	비위	健脾和中, 消暑化濕
	곡아	감온	비위	健脾開胃, 和中消食, 消食健胃

소식(消食), 치식적(治食積)약물

소음	산사	산감미온	비위간	消食化積, 活血散瘀
	계내금	감평	비위소장방광	消食健脾, 食積不舒, 固精止遺
	청피	고신온	간담위	治食積, 疏肝破氣, 散結消滯
	지실	고신산미한	비위대장	治食積, 破氣消積, 化痰散痞
	지각	고신량	비폐대장	治食積, 破氣消積, 下氣祛痰
	후박	고신온	비위대장	治食積, 行氣燥濕, 消積平喘
소양	맥아	감평	비위간	消食除滿, 疏肝醒胃, 和中下氣, 退乳

태음	나복자	감신온	비위	消食化痰, 下氣定喘	
	신곡	감신온	비위	消食和胃, 回乳常用藥	
태양	곡아	감온	비위	消食健胃, 健脾開胃	

간기범위(肝氣犯胃)증

간기(肝氣)가 편항(偏亢)하면 소설(疏泄)이 지나쳐서 비위(脾胃)에 영향을 미치어 소화기능을 문란케 하는 증상이다. 간화(肝火)증상으로 두현(頭眩), 두통(頭痛), 선태식(善太息), 협통(脇痛), 이노(易怒), 흉민(胸悶), 소복창(少腹脹)에 비위(脾胃)증상으로 위완통(胃脘痛), 조잡(嘈囃), 구역(嘔逆), 애기탄산(噯氣呑酸), 염식(饜食), 복창(腹脹) 등이 나타난다.

오래된 소화불량

- 태음맥 75세 여
- 신장 155cm 체중 52.5kg(60kg이 최대)
- 대변 1일 1회(간혹 2회) 후중(後重) 없음, 보통 굵기

1. 소화가 잘 안 되는 증상이 30여 년 되었음.

2. 복부(중완, 양측 천추, 기해) 압통이 있음.

3. 입맛이 항상 없으며 음식 먹는 것이 즐겁지 않고 적게 먹어야 편함.

4. 신경을 쓰면 소화가 잘 안 되고, 속이 불편함.

5. 입이 자주 말라 물을 조금씩 마시며, 회 온수 성향이 있고 여름에는 찬물을 마심.

6. 입이 자주 씀.

7. 수면은 정상이나 가끔 신경 쓰면 잠이 안 오며, 가끔 중간에 깰 때 있음.

8. 이불을 덮고 자며 11-7시 수면을 하고 추위를 탐.

사상맥진과 진료의 실제

해설 및 가감

1. 체형(신장 155cm, 체중 52.5kg)으로 봐서는 변상적으로 한열이 안 가려지므로 한열변증을 하는데 연변경향자이므로 열체질인 경우 한열체질인 갈근해기탕 체질, 한체질의 경우 한한체질의 태음조위탕 체질 둘 중의 하나일 것이다. 그런데 입이 자주 마르고 여름에는 찬물을 마시는 열증과 추위를 타고 평소 희(喜) 온수 성향이 있는 것으로 보아 열증과 한증이 착잡된 갈근해기탕 체질로 본다.

2. 열태음체질이면서 소화기(消化器)와 피부(皮膚)병 문제인 경우 기존의 열다한소탕, 갈근해기탕의 두 기본방보다 김주 선생 처방인 갈근조위탕(葛根調胃湯)을 기본방으로 쓰는 것이 좋다. 이 처방은 갈근해기탕과 태음조위탕의 합방으로 기본적으로 열체질에 속하면서 동시에 소화불량 등 위병(胃病)이 주증인 경우 쓴다.

3. 입이 쓴 구고(口苦)증은 간화상염, 간경습열, 간화범폐 등 주로 간기(肝氣)항진으로 오는 증세이다. 신경을 쓰면 소화가 안 되고 속이 불편한 증세는 간기(肝氣)로 인한 것으로 판단하여 소간화위(疎肝和胃)와 소식(消食)약물을 가미하고 오랫동안 소화불량으로 고생했으므로 건비위(健脾胃)약물까지 가한다.

4. 환자가 열체질인데다가 노인이고 구건인건(口乾咽乾)의 음허증이 보이므로 보음약을 가미한다.

5. 기본방 갈근조위탕만으로도 소화불량, 건비위에 대응하지만 여기에 소간(疎肝), 행기(行氣), 해울(解鬱)하면서 동시에 이담(利膽) 작용이 있는 울금을 2돈 가하고, 건비하는 의이인(초) 1돈, 비허기약(脾虛氣弱)에 쓰는 산약 1돈, 보비(補脾)하는 연자육 1돈, 건위(健胃)하는 건율 1돈을 건비위(健脾胃) 목적으로 더해준다.

6. 갈근조위탕 본방에 있는 대황은 식적(食積)을 치료하는 효능이 있는데, 이 환자가 연변경향자(1일 1~2회)이므로 1돈을 다 쓰면 설사의 가능성이 있어 0.5돈으로 줄여 쓴다.

7. 마지막으로 음허증을 잡기 위해 보음약 여정실 1돈, 저실자 1돈을 가한다. 태음인 보음약 3형제인 여정자, 저실자, 상심자 세 가지를 모두 넣지 않는 것은 이 환자의 음허

증이 주증이 아니기 때문이며 상심자는 비허(脾虛)하여 연변(軟便), 소화불량인 자는 금기(禁忌)하므로 뺀 것이다.

처방

갈근 4 나복자 2 대황 0.5 길경 1 오미자 1 맥문동 1 행인 1

+ 울금 2 의이인 1 산약 1 연자육 1 건율 1

+ 여정실 1 저실자 1

애기탄산(噫氣呑酸)과 식체증

- 소양맥 64세 여
- 신장 156cm 체중 56kg(최대 60kg)
- 대변 2~3일 1회

---

1. 소화가 안 되고 속이 쓰리며 입에서 계속 신물이 고일 정도로 올라옴.

2. 과식하면 많이 힘들어 반드시 소화제를 먹어야 하고 평소에도 소화제는 거의 달고 살며 입맛이 없고 식곤증이 있음.

3. 한숨을 잘 쉬며 가슴이 답답한 느낌이 자주 있음.

4. 편두통을 8년 이상 앓았으며 거의 1-2일에 한 번씩은 편두통 있음.

5. 잠이 잘 안 들어 보통 1~2시간 걸림.

7. 아침에 무릎 아래가 시리고 추위 견디기 힘듦, 더위는 견디기 훨씬 수월함.

8. 가끔 입이 마르고 얼굴이 화끈거림.

해설 및 가감

1. 체형(신장 156cm, 체중 56kg)이 보통 체형이므로 변증으로 한열을 가리는데 경변경향(2~3일 1회)자이므로 열체질이라면 열열소양 양격산화탕 체질, 한체질이라면 열한 소양 독활지황탕이 된다. 그러나 이 환자는 한증(추위 견디기 힘듦)과 열증(입 마르고 얼굴이 화끈거림)이 모두 다 있으므로 한열착잡의 독활지황탕 체질로 판단한다.

2. 이 환자는 소화가 안 되고 속이 쓰리며 신물이 올라오는 등 조잡(嘈雜), 애기탄산(噯氣呑酸) 등이 주소증이지만, 이 병증을 야기하는 원인은 누적된 간기(肝氣)의 문제이므로 간기가 항진되어 위기를 침범한 간기범위(肝氣犯胃)증에 해당한다. 따라서 간기울체로 인한 흉민, 태식증이 있고 편두통을 오래 앓아 왔으며 입면(入眠)불리 등의 증세가 같이 보이고 있다. 근본 원인이 되는 간기(肝氣)를 풀어주고 속쓰림과 난화(難化)증을 풀어주는 소간화위(疎肝和胃) 약물을 가해 쓴다.

3. 독활지황탕 기본방에서 현증과 관련이 없는 방풍, 독활은 거하고, 원인이 되는 간기 문제를 해결하기 위해 본방에 시호, 목단피, 박하, 모려를 가하는데 본방에 목단피가 이미 있으므로 용량을 1.2돈으로 올리고, 시호도 1.2돈으로 올려 쓴다. 맥아는 소식화중(消食和中)의 효능으로 식적불소(食積不消), 완복창만(脘腹脹滿), 밥 생각이 없는 병증 등을 치(治)하는데 동시에 소간해울(疎肝解鬱)과 간기울체(肝氣鬱滯)의 효능까지 있어 이 환자와 같은 간위불화(肝胃不和)증에 소간성위(疎肝醒胃)하는 가장 알맞는 약이므로 2돈 이상을 쓴다. 여기에 신물이 올라오고 속 쓰린 증에 제산지통(制酸止痛)하여 위통토산(胃痛吐酸)증에 쓰이는 오적골(=해표초)을 1~2돈 가해 쓴다.

처방

숙지황 4 산수유 2 백복령 1.5돈 택사 1.5돈 목단피 1.2

+ 시호 1.2 박하 1 모려 1

+ 맥아 2 해표초 1

화위(和胃), 화중(和中)약물

소음	백두구	신온	폐비위	化濕溫中, 開胃消食
	사인	신온	비위	和中行氣, 溫中安胎, 化濕
	백출	고감온	비위	和胃溫中, 行氣止痛
	대조	감온	비위	和胃健脾, 益氣生津, 補中益氣, 緩和藥性
	곽향	신미온	비위폐	和中止嘔, 芳香化濕, 發表解暑
	소회향	신온	간신비위	和胃利氣, 溫腎散寒止痛
소양	맥아	감평	비위간	和中下氣, 疏肝醒胃, 消食除滿, 退乳
태음	비파엽	고평	폐위	和胃降逆, 化痰止咳
	석창포	신온	신위	和胃化濕, 開竅寧神
	신곡	감신온	비위	和胃健脾, 消食
태양	목과	산온	간비	和胃化濕, 舒筋活絡
	잠사	감신온	간비위	和中化濁, 祛風除濕, 活血定痛
	곡아	감온	비위	和中消食, 健脾開胃

역류성 식도염과 설사

- 소양맥 46세 남
- 신장 176cm 체중 62kg(최대 63kg)
- 대변 1일 2~3회

---

1. 1주 전부터 매일 4~5회 정도 설사와 연변을 봄.

2. 평소 역류성 식도염도 있고, 우측 하복부 통증에 있음.

3. 최근 심해진 설사와 흉골부분 작열감, 하복부 통증으로 내원함.

4. 소화불량에 식욕도 없고 늘 소식(小食)하며 속도 쓰림.

5. 이불을 잘 덮고 자며 추위를 잘 타고 따뜻한 물을 좋아함.

6. 현훈, 면 창백, 피로함.

7. 수족무한, 수족 냉, 잔뇨감, 수면 불규칙하고 천면(淺眠)임.

해설 및 가감

1. 소양맥에 수척경향자이고 연변경향자이므로 변상만으로 한한소양의 형방지황탕 체질로 판정한다.

2. 평소에도 장(腸)이 약해 대변을 하루 두세 번 보는데 최근 설사가 심해져 하루 4~5회 보는 것은 신한, 복통, 설사의 한소양 망음증인 형방지황탕 정증(正證)으로 볼 수 있다. 따라서 이 환자는 형방지황탕 본방만으로 설사의 주증이 치료되지만 역류성 식도염, 소화불량, 속쓰림 등 간기범위(肝氣犯胃)증과 수족냉, 외한(畏寒)증 등 양허 증도 함께 있으므로 전체적인 치료를 위해 다른 필요 약물들을 가미해 쓴다.

3. 설사증은 형방지황탕 기본방의 책무에 맡기고 간기범위증을 다스리기 위해 소간해 울하는 시호 1.5돈, 난화(難化)증을 다스리기 위해 목단피 1돈, 행기해울(行氣解鬱)하 는 박하 1돈에 간기울체(肝氣鬱滯)로 간위불화증에 소식(消食) 작용까지 있는 맥아 2돈을 가한다. 본방의 백복령은 이수삼습(利水滲濕) 작용 외에도 건비(健脾)하고 안신 (安神)하는 작용이 있으므로 본방 2돈에서 2.5돈으로 올려 쓴다.

4. 이 환자는 한한소양인으로 추위를 많이 타고 손발이 차며 면색이 창백한 등 양허(陽 虛)증이 뚜렷하므로 보양약인 토사자 2돈과 복분자 1돈을 같이 가한다.

5. 본방의 표음강기 순환제인 강활, 독활, 형개, 방풍은 거하지 않고 본방대로 써도 되 지만, 현증에 당장 불필요하며 약의 가지 수가 많아지면 현증에 집중력이 떨어지므 로 본증에서는 거하고 쓴다.

처방

숙지황 2 산수유 2 백복령 2.5 택사 2 차전자 1

+ 시호 1.5돈 박하 1 목단피 1 맥아 2

+ 토사자 2 복분자 1

과민성대장염 환자

- 소양맥 61세 여
- 신장 158cm 체중 49cm (최대 55kg)
- 대변 2~3일 1회

---

1. 체중 최고 기록이 55kg이고 큰 변화 없이 유지되다가 설사가 심해지면서 점점 살이 빠지고 있음.
2. 대변은 보통 2~3일에 한 번 보는데 신경만 쓰면 설사가 나와 하루에 두세 번 봄.
3. 병원서 과민성대장증후군으로 진단받았으며 양약을 먹어도 그때 뿐임.
4. 복부 불편감이 있으며 헛배, 가스가 참.
5. 최근에는 잠도 잘 못 자며 잡생각이 많음.
6. 사람 문제로 신경을 많이 써 왔는데 올해 들어 더 심해졌으며, 신경이 원래 예민한 편임.
7. 추위를 더 타며. 찬물은 따뜻한 물로 바꿔 마시고 아랫배가 찬 느낌임.

해설 및 가감

1. 소양맥 경변경향자이므로 열열소양인 양격산화탕과 열한소양인 독활지황탕 둘 중 하나인데 체중이 수척경향자인데다 추위를 잘 타고 찬물을 즐겨 마시지 않는 것으

로 보아 열열소양인은 될 수 없어 열한소양인으로 판단한다.

2. 이 환자는 경변경향자이지만 현증(現症)으로 설사를 하고 있으므로 독활지황탕 기본방을 설사증에 대응하는 모드로 바꿔주고 이에 더하여 지사(止瀉)약물을 가한다. 즉 본방의 복령, 택사는 1.5돈에서 2돈으로 올려 이수삼습의 기능을 강화시키고 이수습(利水濕)하여 지사(止瀉)작용을 하는 차전자 1돈을 가한다. 본방에서 현증에 당장 불필요한 약들은 줄이거나 거하고 쓰는데, 숙지황의 경우 4돈에서 3돈으로 줄이고 독활, 방풍은 거한다.

3. 이 환자의 경우 단순한 설사가 아니라 입면(入眠) 장애가 있고 대인관계로 스트레스가 많으며 신경만 쓰면 장(腸)이 자극되어 설사가 나므로 소간해울(疏肝解鬱)하는 시호 1돈, 박하 1돈, 맥아 2돈, 목단피(본방)를 더 가해 주어야 근본적 병인(病因)까지 치료하는 방제가 된다.

처방

숙지황 3 산수유 2 백복령 2 택사 2 목단피 1

+ 차전자 1

+ 시호 1 박하 1 맥아 2

간비불화(肝脾不和)증

간기(肝氣)가 울결하여 소설(疏泄)하지 못하면 비(脾)의 운화기능에 영향을 미치거나 상역(上逆)하여 비(脾)를 침범해 간비(肝脾)의 불화(不和)를 초래한다. 간기범위(肝氣犯胃)와 유사한 의미로도 쓰인다. 증상은 완복창만(脘腹脹滿), 식욕부진(食慾不振), 번조(煩躁)이노(易怒), 선태식(善太息), 복통(腹痛)욕사(慾瀉), 장명(腸鳴)실기(失氣), 월경부조(月經不調) 등이다.

심계정충 불안증

- 태음맥 31세 남
- 신장 180cm 체중 93kg(원래 75kg였는데 7년 만에 살이 급격히 쪘음)
- 대변 2~3일 1회

---

1. 가슴 답답증과 불안증, 숨쉬기가 곤란해서 내원함.
2. 그동안 응급실 두 번 갔다 왔으며 양방 진찰 결과 공황장애는 아니고 편두통으로 진단받음.
3. 할아버지가 중풍이 있어서 자기도 그렇게 되지 않나 걱정이 많아지면서 증상이 심해짐.
4. 열태음 1형 침을 놓았더니 갑자기 몸을 떠는 바람에 10여 분 만에 발침함.
5. 혈압을 재거나 생각을 많이 하면 갑자기 가슴이 벌렁거리며 불안이 심해짐.
6. 응급실에 갔을 때 잰 혈압이 180/100이었으나 조금 후 안정되어 혈압약 처방은 안 받았음. 집에서 혈압을 재면 정상이며 한의원 내원 시 140/100이었음.
7. 뒷목이 늘 묵직하다 표현하고 머리도 아픈 게 여기저기 돌아다니고 팔다리 힘도 빠진 것 같다고 함.
8. 평소 찬물을 좋아하고 이불은 잘 덮고 잠.

해설 및 가감

1. 태음인 맥에 체형(신장 180cm, 체중 93kg)만으로도 쉽게 비만경향자로 판단할 수 있기 때문에 이 환자는 열태음인으로 진단한다. 이 환자는 원래 75kg를 유지하다가 지난 7년 동안 급격히 살이 쪘다고 하는데, 만일 이 환자가 내원일 당시 75kg 정도 체형이었다면 변상만으로 한열이 판단되지 않으므로 변증으로 한열을 가려야 한다. 한편 과거에는 살이 찌지 않았다가 단시일 내에 급격히 살이 찌는 사람인 경우 역시 비만

경향자로 판단한다. 수척경향자가 단시일 내에 살찌는 법이 없고 내원 당시 살이 많이 쪄 있다면 그것만으로 비만경향자로 볼 수 있기 때문이다. 예를 들어 처녀 때 마른 체형을 가졌던 사람이 임신 후 급격히 살이 불었다가 출산 후 원래 출산 전 체형으로 돌아가지 않고 찐 체형을 그대로 유지한다면 아무리 처녀 때 말랐더라도 비만경향자로 간주한다. 수척경향자는 임신으로 살이 불어났더라도 출산 후 서서히 원래의 체형으로 돌아간다. 이 환자는 연변경향자(1일 1~2번)이므로 갈근해기탕이 기본방이 되는 한열태음인으로 판정한다.

2. 체질적 관점에서 환자의 체질이 간조열 소증의 열태음인 것으로 보아 환자 병증을 간화(肝火), 간조열(肝燥熱) 병증으로 판단하기 쉬우나 간화, 간조열증의 증상으로 불안(不安)증과 경계정충증이 생기지 않는다. 두려움은 심(心)을 상한 결과이고 분노, 억울 등은 간(肝)이 상한 결과이다. 이 환자의 주소증은 흉민(胸悶), 심계정충(心悸怔忡), 불안(不安)이다. 따라서 심병(心病)의 심음허증에 심계(心悸), 심번(心煩), 이경(易驚)이 있고 심화항성(心火亢盛)증에 흉민(胸悶), 불안(不安), 흉중번열(胸中煩熱) 등이 있는 것으로 보아 간화가 아닌 심화의 병증으로 판단하여 치법을 강구해야 한다.

3. 물론 이 환자는 열태음인으로 간양이 쉽게 항진되는 체질이라 비록 지금 현증으로 간화증이 드러나 있지 않지만 언제나 계기만 주어지면 쉽게 드러날 수 있다. 따라서 이 환자의 체질적 편향성을 극복하기 위해 열다한소탕 혹은 갈근해기탕을 본치(本治)적 개념으로 처방하는 것이다. 다만 현증으로 심화로 인한 불안, 정충, 흉민 등을 해소하는 것이 급선무이므로 청간(淸肝)은 기본방의 책무에 맡기고 본방에 청심안신(淸心安神)의 약물을 가미하여 현증을 해소한다.

4. 임상에서 이런 증세를 호소하는 환자를 만나면 환자에게 어떤 정신 심리적 문제가 있었는지를 물어서 확인해 둘 필요가 있다. 사업이 갑자기 망했는지, 집안에 갑작스런 변고가 있었는지 등을 물어서 기록해 놓는 것이 중요한데, 이는 환자를 이해하는 데 있어서 중요하며 나중에 다시 환자를 보게 될 경우에도 참고가 되기 때문이다. 대

체로 심병(心病)은 급작스런 일, 예를 들면 밤에 강도가 들어와 놀랬다거나 가까운 사람이 급사하는 등으로 인해 심장이 충격을 받아 발생하고, 반면에 오랜 시간 동안 속을 끓여 왔거나 정지(情志)가 억눌린 상황에서 나타나는 병증은 간병(肝病)의 형태로 나타난다. 자식이 속을 썩이거나 남편이 바람을 피면 심화가 아닌 간화가 되며 이때 나타나는 주된 감정증상은 이노(易怒), 억울(抑鬱), 우울(憂鬱) 등이다. 따라서 흔히 화병(火病)이라고 말하는 것은 간화(肝火)로 인해 생긴 병을 말한다. 이 환자처럼 가슴 떨리고 불안한 증세는 화병이 아니다.

5. 이 환자의 병증을 해소하기 위한 치법은 열태음인이므로 청심(淸心), 안신(安神), 보음(補陰)이다. 태음인의 심병 처방으로 가장 유명한 처방이 청심연자탕이지만 청심은 열한태음인의 기본방이므로 본방 그대로 가져다 쓸 수 없고 갈근해기탕 기본방에 청심연자탕에 많이 쓰인 양심안신(養心安神), 영심안신(寧心安神), 자양안신(滋養安神)하는 약물을 가미한다. 심계(心悸), 불면(不眠), 불안(不安), 경계정충(驚悸怔忡)을 치(治)하는 연육, 원지, 산조인, 용안육, 백자인 등이 그런 약들이다. 다음에 보음약으로 청심제번(淸心除煩)하며 안신(安神)하는 맥문동도 가져다 쓸 수 있다. 청심연자탕에서 산약은 비폐신(脾肺腎)경에 작용하고 천문동은 맥문동과 함께 보음하지만 폐신(肺腎)경에 작용하며, 석창포 역시 원지와 연합하여 청심의 효능을 수행하지만 약 자체로는 개규(開竅)약에 속해 습탁(濕濁)의 사기(邪氣)를 치는 약이다. 이런 약들은 청심연자탕이라는 방제에서 다른 약물들과 연합하여 청심안신(淸心安神)의 효능을 수행하지만 그 처방의 대표 약물은 될 수는 없기 때문에 가져 다 쓸 약물의 우선순위에서 제외된다. 그 외 나복자, 감국은 청심안신의 효능이 없으므로 고려 대상에서 제외한다.

6. 갈근해기탕 기본방에 이런 정도의 약물을 가미해 써도 기대한 효과는 볼 수 있지만 여기에 몇 가지 약물을 더 가미함으로써 충분하고도 빠른 효과를 볼 수 있다. 즉 행기해울약이면서 동시에 심경(心經)에 작용하여 양혈청심(凉血淸心)시키는 울금, 폐

심(肺心)경에 작용하여 윤폐지해(潤肺止咳)시키면서 동시에 청심안신(淸心安神)하는 보음약인 백합, 심폐소장(心肺小腸)경에 작용하여 청심강화, 안신작용을 하는 등심까지 가미하면 보다 완벽한 처방이 된다. 이 환자는 워낙 심계정충, 불안증이 심하여 청심, 안신하는 거의 모든 태음인 약물이 다 들어갔지만 심병증이 다른 병증들과 함께 있어 주증이 아니거나 병증이 심각하지 않는 경우 이렇게까지 모든 약물을 다 동원해 가미할 필요는 없으므로 병증의 경중(輕重)에 따라 가미약물의 가지 수와 용량을 임의용지 한다.

처방

갈근 3 황금 1.5돈 고본 1.5 길경 1 승마 1 백지 1
+연육 1 원지 1 산조인 1 용안육 1 백자인 1 맥문동 1
+ 울금 1 백합 1 등심 1

청심(淸心)약물

	황련	고한	심간위대장	淸心除煩, 淸熱燥濕, 瀉火解毒, 和胃止嘔
소양	연교	고량	폐심담	淸心上焦熱, 淸熱解毒, 消癰散結
	주사	감미한	심	淸心鎭驚, 安神解毒
	치자	고한	심폐위삼초	淸心肺胃火邪, 淸熱利濕, 瀉火除煩
	맥문동	감미고량	폐심위	淸心除煩, 潤肺, 益胃生津
	울금	신고한	심간담	淸心解鬱, 行氣和瘀, 凉血淸心, 利膽退黃
태음	등심초	감담미한	심폐소장	淸心降火, 淸心除煩, 利水安神
	단삼	고미한	심심포간	淸心養血活血, 凉血安神, 血滯經閉
	연자심	고한	비심신	淸心安神, 溢精止血
	백합	감량	폐심	淸心安神, 潤肺止咳

심화항성(心火亢盛)증

심(心)의 화(火)가 체내에서 왕성하여 나타나는 증후로 보통 칠정(七情)에 울결되어 기(氣)가 화(火)로 변하거나 혹은 화열(火熱)의 사기(邪氣)가 체내를 침습하였거나 기름진 음식과 술·담배를 즐기고 이것이 오래 지속되어 화열(火熱)을 내성시키는 등의 원인에 의하여 형성된다. 병증으로 구설생창(口舌生瘡), 심계실면(心悸失眠), 번조불안(煩躁不安), 면적(面赤)구갈(口渴), 흉중번열(胸中煩熱), 광조섬어(狂躁譫語), 설홍(舌紅), 맥삭(脈數)유력(有力) 등이다.

구내염

- 소양맥 55세 남
- 신장 178cm 체중 60kg
- 대변 1일 1~3회

1. 구내염으로 혀, 치아 주위, 잇몸, 입천장 등 구강 안에서 궤양 모양의 염증으로 파이고 음식물 등이 닿으면 매우 아픈 통증을 발함.
2. 밤에 구강 안의 병소 부위가 쏙쏙 느껴지는 통증으로 잠을 잘 못 이루는 정도임.
3. 현증은 3년 전부터 발생함. 양방, 한방으로 여러 가지로 치료를 해 보았으나 호전되지 않음.
4. 구내염 증세로 잠 못 이루는 밤을 보낼 때가 많아 수면제도 복용하는 상태임.
5. 버스기사로서 운동을 매우 좋아하여 활동적 성향을 갖고 있음.
6. 소식하는 편이며 소화에는 큰 무리가 없음.
7. 평소 더위보다는 추위를 더 많이 타는 편임.

해설 및 가감

1. 소양맥의 연변경향자로 체형(신장 178cm, 체중 60kg)이 마른 편이어서 수척경향자가 분명하고 소증으로 추위를 잘 타므로 형방지황탕 체질로 판정한다.

2. 구강(口腔) 내 염증은 구설생창(口舌生瘡)으로 심화항성(心火亢盛)증으로 변증한다. 그 외 소장실열(小腸實熱)증이나 허화상염(虛火上炎)증에도 구설생창이 발생하나 심, 소장경열과 상초열로 인해 발생한다는 점에서 치법은 동일하다.

3. 항성(亢盛)된 심화를 꺼주기 위해 상초열을 제거하는 약물을 가미하는데 기본방인 형방지황탕은 하초 중심처방이므로 하초약물인 산수유는 거하고 쓰는 것이 좋다. 순환지제인 형개, 방풍, 강활, 독활 중에서 상초에 작용하는 형개 방풍은 그대로 두고 하초에 작용하는 강활, 독활은 거한다.

4. 소양인의 항진된 심화를 청열사화(淸熱瀉火)시키기 위해서는 심폐위 삼초경에 작용하여 사화제번(瀉火除煩)하는 치자와 심경(心經)의 실화(實火)를 사하는 황련이 우선적으로 들어가야 하며 용량도 각각 1.5돈을 쓴다. 이 환자는 심화항성이 주증이므로 치자, 황련만으로는 부족하여 심폐담경 상초에 작용하여 심화(心火)를 사하고 상초열을 흩어지게 하는 연교 1돈을 가해 주고 폐위신(肺胃腎)경에 작용하여 구갈 번조, 혀가 붉은 증에 작용하는 현삼 1돈까지 가미한다.

5. 형방지황탕 기본방에 사용된 숙지황은 청열양혈(淸熱凉血)하여 해열강심(解熱降心)할 목적으로 생지황으로 바꿔 쓴다. 다만 이 환자처럼 한한소양의 형방지황탕 체질에 성미가 찬 약물들을 많이 가미할 때는 약물의 수와 용량에 주의해야 한다. 몸이 찬 체질이기 때문에 찬 약물을 과하게 쓰면 속이 쓰린 부작용이 생기므로 연로한 노인이나 허약한 사람에게는 주의해 쓴다. 다만 이 환자의 경우 아직 나이(55세)가 있고 운동을 좋아하는 등 여력이 있다고 생각되므로 과감히 현증을 치는 찬 약물들을 가미하였다.

처방

생지황 2 복령 2 택사 2 거 산수유 형개 1 방풍 1

+ 황련 1.5 치자 1.5 연교 1

+ 현삼 1

구강작열감

- 소양맥 56세 여
- 신장 156cm 체중 62kg
- 대변 1~2일 1회

---

1. 구강 안이 화끈거리고 따끔따끔하며 건조하기도 하고, 병원에서 처방받은 물고 있는 인공타액을 하지 않으면 일상생활이 힘들 정도임.
2. 대학병원에 다니는데 병명이 구강작열감증후군이라고 함.
3. 대학병원에서도 치료가 잘 안되는데 치료가 가능할까 회의적임.
4. 상열, 흉민, 불안, 초조 등의 증세도 있음.
5. 본인이 갱년기 증후군이라고 믿고 있는 증세도 있음.

해설 및 가감

1. 소양인 경변경향자인데다 체형(신장 156cm, 체중 62kg)이 과체중이고 병증이 열증이므로 양격산화탕 체질로 판단한다.
2. 입이 건조하고 따끔거리는 증상과 함께 상열감, 흉민, 불안, 초조 등의 병증이 함께 있어 흉중번열(胸中煩熱), 번조불안(煩燥不安), 면적구갈(面赤口渴)이라는 심화항성(心火亢盛)증과 대체로 일치된 병증이라 볼 수 있다. 환자 나이가 56세이며 구건인조

(口乾咽燥)와 갱년기 증후군 증세도 있다는 것으로 보아 음허증(陰虛證)도 겸한 것으로 파악된다.

3. 환자가 흉격열증인 양격산화탕 체질이므로 심(心)을 포함한 상초열(上焦熱)이 선천적으로 많아 이런 병증에 잘 걸릴 수 있는 체질적 요인을 가지고 있다. 칠정이 울결되어 기(氣)가 화(火)로 변했거나 혹은 화열(火熱)의 사기가 체내에 침습했거나 온열(溫熱)한 성질의 음식이나 약물을 장기간 섭취했거나 하는 등의 요인들이 화열(火熱)을 내성시켜 발생한 병증이다.

4. 환자의 병증이 상초에 있고 기본방도 상초처방인 양격산화탕이므로 기본방만 써도 호전되지만 빠른 시간 내에 효과를 보기 위해 병적(病的)으로 왕성한 심화를 꺼주고 보음시켜 주는 약물을 가미해 쓴다.

5. 내성(內盛)한 심화를 끄기 위해 심경(心經)의 실화(實火)를 사(瀉)하는 황련 1.5돈, 청열(淸熱) 기능으로 구갈번조(口渴煩燥)를 치(治)하는 현삼 1돈을 가한다. 양격산화탕 본방에 이미 들어 있는 생지황, 치자, 연교 등이 심화를 꺼주는 약물이므로 기본방만으로도 효과를 볼 수 있으나 여기에 황련, 현삼을 더 가미해 강력한 거심화(去心火), 청심(淸心)작용이 배가시켜 치료기간을 더 단축시킬 수 있다.

6. 마지막으로 음허증을 해결하기 위해 구기자 1돈, 한련초 1돈, 구판 1돈, 별갑 1돈 같은 보음약물을 가하는데, 이 약들은 모두 찬약이지만 이 환자가 열열소양인이므로 부담 없이 가미할 수 있다. 여기에 모려까지 1돈을 더 넣을 수 있는데, 모려는 비록 간신(肝腎)경의 약이지만 성질이 차서 음허양항으로 생긴 번조불안(煩燥不安), 심계실면(心悸失眠)에도 쓰는 약이므로 이 환자의 병증에 도움을 줄 수 있다.

처방

생지황 2 인동등 2 연교 2 산치자 1 박하 1 지모 1 석고 1 형개 1 방풍 1

+ 황련 1.5 현삼 1 모려 1

+ 구기자 1 한련초 1 구판 1 별갑 1

10년 이상 된 만성기침

- 태음맥 69세 여
- 신장 154cm 체중 57kg(~59kg)
- 대변 1일 1~2회

---

1. 기침이 수십 년 이상 되었다고 말하고 있으며 간헐적, 발작적으로 마른기침을 함.

2. 가끔 가래가 동반되고 목이 항상 컬컬하면서 기침이 유발됨.

3. 찬바람을 쐬면 발작적으로 기침이 나오고 감기도 잘 걸림.

4. 식사 시, 화가 나는 경우, 어려운 사람이나 싫은 사람과 식사할 때 발작적인 기침을 함.

5. 불면증이 오래되었으며 수면제를 복용 중임. 입면장애가 심함.

6. 평소 신경이 예민하며. 과거에 아들 사업 도와주다 망해 재산이 다 없어지고 음독자 살을 시도한 적이 있음.

7. 운동 시에 후두부 쪽에 땀이 많음.

8. 추위를 잘 타며 젊어서부터 더위는 안 탐.

9. 말하거나 흥분하면 얼굴이 붉어질 때가 있음.

해설 및 가감

1. 태음인 연변경향자로 열체질이면 갈근해기탕 체질, 한체질이면 태음조위탕 체질이다. 체중이 과체중으로 약간의 비만경향자인데다 추위를 잘 타고 찬바람을 쐬면 기침을 하는 등 한증이 있지만 운동 시에 땀이 많이 나고 흥분하면 얼굴이 붉어지는 등의 열증이 함께 있는 것으로 보아 한한체질보다는 한열착잡인 갈근해기탕 체질로 판단한다.

2. 이 환자의 경우 나이가 많아 발생한 음허해소로 판단하기 쉬우나 화가 나거나 싫은 사람과 식사 시에 발작적인 기침이 나오고 오랫동안 자식 문제로 속을 끓였으며 자살까지 시도했을 정도였던 점 등을 고려해볼 때 간기울결이 심화되어 간화(肝火)가 상역하여 폐를 침범해 발생한 신경성 기침으로 판단한다. 소위 간화범폐(肝火犯肺)증으로 기본방에 사간청폐(瀉肝淸肺) 약물을 가해 치료한다.

3. 본방 갈근해기탕에서 개선폐기(開宣肺氣)하는 길경의 용량을 1.5돈으로 올리고 간화(肝火)를 사(瀉)하기 위해 소간평간(疏肝平肝)하는 백질려 염수초 2돈, 평간청열(平肝淸熱)하는 조구등 1돈, 청간명목(淸肝明目)하며 청폐윤조(淸肺潤燥)하는 상엽 1돈, 청간화(淸肝火), 산울결(散鬱結)하는 하고초 1돈을 가하고 청폐(淸肺)의 목적으로 청폐양음(淸肺陽陰)하는 사삼, 맥문동, 천문동을 각 1돈씩 가해 쓴다.

처방

갈근 3 황금 1.5 고본 1.5 길경 1.5 승마 1 백지 1

+ 백질려 염수초 2 조구등 1 상엽 1 하고초 1

+사삼 1 맥문동 1 천문동 1

청폐(淸肺)약물

소음	가자	고산삽평	폐대장	淸肺斂肺, 澁腸止瀉, 肺虛喘咳
소양	지골피	감담한	폐신	淸泄肺熱, 淸熱凉血, 退骨蒸勞熱
	차전자	감한	폐신간	淸肺化痰, 利水通淋, 止瀉, 淸肝明目
	과루인	감한	폐위대장	淸肺潤燥, 利氣寬胸, 潤腸通便
	현삼	고함한	폐위신	淸肺潤燥, 陰虛肺燥, 滋陰
	석고	신감한	폐위	淸肺胃實熱, 除煩止渴, 淸熱瀉火
	우방자	신고량	폐위	淸肺熱, 止咳嗽, 解毒透疹, 疏散風熱
태음	상엽	고감한	폐간	淸肺潤燥, 疏散風熱, 淸肝明目
	사삼	감량	폐위	淸肺養陰, 祛痰止咳, 益胃生津
	맥문동	감미고량	폐심위	淸肺養陰, 益胃生津, 淸心除煩
	천문동	감고대한	폐신	淸肺降火, 滋陰潤燥, 淸熱滋陰
	마두령	고미신한	폐대장	淸肺祛痰, 止咳平喘, 淸腸積熱
	비파엽	고평	폐위	淸肺化痰, 和胃降逆, 化痰止咳
	패모	고감량	폐심	淸肺化痰, 淸熱散結, 化痰止咳
	동과피	감량	폐소장	淸肺化痰, 利尿消腫
태양	백모근	감한	폐위방광	淸肺胃熱, 凉血止血, 淸熱利尿
	구인	함한	간비방광	淸肺止咳, 淸熱熄風, 平喘通絡

간화범폐(肝火犯肺)증

정지울결(情志鬱結)로 간기(肝氣)가 간울화화(肝鬱化火)하여 화(火)로 변하고 이것이 상역하여 폐를 침범한 것이다. 사간청폐법(瀉肝淸肺法)으로 치료하며 병증은 해역상기(咳逆上氣), 흉협동통(胸脇疼痛), 흉협불서(胸脇不舒), 성급이노(性急易怒), 담소점(痰少粘), 목적구고(目赤口苦), 인건성아(咽乾聲啞), 두훈두통(頭暈頭痛) 등이다.

수면과 신경성 질환

환자의 진찰 과정에서 수면 상태의 체크는 반드시 물어야 할 질문이다. 수면은 환자의 정신 심리상태를 나타내는 바로미터이기 때문이다. 수면장애는 환경적, 신체질환적, 정신적 원인으로 오지만 이 중에서 정신심리적 원인으로 오는 경우가 가장 많기 때문에 단순한 수면 상태 질문만으로도 환자의 정지(情志) 상태 대강을 파악할 수 있다. 정지(情志) 이상은 교감신경 항진의 원인으로 작용하여 대뇌의 기능조절 부실을 낳고 대뇌피질의 흥분과 억제 과정에 균형을 잃게 하여 수면장애를 초래한다. 한의학에서 실면(失眠)은 수면개시(睡眠開始)가 힘든 입면(入眠)장애와 수면유지(睡眠維持)가 힘든 천면(淺眠), 자다가 자주 깨는 빈각(頻覺) 상태로 대별할 수 있다.

입면(入眠) 장애는 주로 간화(肝火)로 인한 기울화화(氣鬱化火)와 사결불수(思結不垂)가 많고 천면, 빈각은 심화(心火)로 인한 심담허겁(心膽虛怯)이 주된 원인이 된다. 생각이 많아 잠이 들지 못하는 실면은 간화상염(肝火上炎), 간양상항(肝陽上亢) 등 간기(肝氣)의 이상(異狀)항진으로 오기 때문에 이를 호소하는 경우 환자에게 스트레스, 사려과도, 심리적 억울(抑鬱) 상태가 지속되고 있음을 눈치챌 수 있다.

반면, 잠은 들지만 깊은 잠에 못 들거나 자주 깨는 경우는 정신적 충격 등으로 심(心)을 상한 경우이므로 불면과 함께 불안, 심계증 등이 함께 있는지 확인하여 해당 약물을 가미해 치료한다. 그러나 완고한 불면증을 호소하며 내원하는 환자들의 상태를 보면 수면개시나 수면유지 문제로 정확히 대분(大分)되기보다 두 가지 문제를 동시에 갖고 있는 환자가 대부분이다. 이는 불면증의 상태가 지속되면서 점차 악화되어 간화(肝火)가 결국 심화(心火)까지 영향을 준 소위 모병급자(母病及子)의 상태가 됐기 때문이다. 이 경우에는 소간해울(疏肝解鬱), 영심안신(寧心安神), 청심(淸心) 약물을 모두 함께 가미해 치료해야 한다. 불면증은 이외에도 다음 표에서 보듯이 과로, 수술, 출산 등으로 기혈이 부족해 생기는 영혈부족(營血不足)이나 음허(陰虛)로 인한 허열(虛熱)등으로 잠을 이루지 못하는 경우도 있으므로 변증에 주의하여 각각의 원인에 대응하는 치료책을 강구해야 한다.

불면증을 일으키는 병기(病機)

심(心)	간(肝)
心火亢盛 – 失眠心悸, 口舌生瘡, 煩燥不安	肝火上炎 – 失眠多夢
心陰虛증 – 失眠多夢, 心悸心慌	肝陽上亢 – 失眠多夢
心血虛증 – 失眠多夢, 心悸怔忡, 驚悸不安	肝腎陰虛 – 失眠健忘, 五心煩熱
心肝血虛 – 失眠健忘, 心悸怔忡, 多夢	膽鬱痰擾 – 失眠驚悸, 口苦不寧
心脾氣血兩虛 – 失眠健忘, 心悸怔忡	
心腎不交 – 小眠健忘, 心煩驚悸	
痰火擾心 – 失眠多夢, 心悸心煩, 神志不淸	
痰迷心竅 – 失眠心悸, 情神抑鬱	

불면(不眠), 실면(失眠)약물

소음	아교	폐간신	감평	失眠心煩, 補血滋陰, 陰虛滋陰
	인삼	비폐심	감미고미한	失眠多夢, 驚悸健忘, 情神倦怠
	하수오	간신	감고평	失眠健忘, 血虛萎黃, 補肝腎, 益精血
	합환피	심간	감평	失眠憂鬱, 解鬱安神, 心身不安
소양	모려	간신	함량	失眠心悸, 陰虛陽亢, 煩燥不安
	백복령	심비신	감담평	失眠心悸, 寧心安神
	복신	심비	감담평	失眠心悸, 寧心安神
	생지황	심간신	고감한	失眠, 神經衰弱, 解熱强心
	숙지황	간신	감미온	失眠心悸, 血虛萎黃, 眩暈, 崩漏
	영지	심비폐간신	담온	失眠多夢, 安神健胃, 補益氣血, 神經衰弱
	주사	심	감미한	失眠多夢, 心悸易驚, 心身不安
	황련	심간위대장	고한	不眠心煩, 心火旺盛, 淸熱燥濕

	단삼	심심포간	고미한	失眠心悸, 怔忡, 凉血安神, 血滯經閉
태음	등심초	심폐소장	감담미한	不眠心煩, 淸心除煩, 小兒夜啼, 驚癎
	맥문동	폐심위	감미고량	失眠心煩, 淸心除煩, 安神, 心虛驚悸
	백자인	심신대장	감평	不眠虛煩, 驚悸怔忡
	백합	폐심	감량	失眠多夢, 虛煩心悸, 淸心安神
	산조인	심간	감산평	失眠驚悸, 寧心安神, 慈養安神
	상심자	간신	감산한	失眠心悸, 眩暈耳鳴
	연자육	비신심	감삽평	不眠心悸, 養心安神
	용안육	심비	감온	失眠驚悸, 健忘, 怔忡, 寧心安神
	원지	폐심	신고온	失眠驚悸, 心身不安, 健忘症
	용골	심간신	감삽평	失眠心悸, 情志不安, 驚癎
	죽여	폐위담	고미한	失眠驚悸, 痰熱咳嗽, 胸悶, 痰多
	담두시	폐위	고신감한	失眠煩燥, 寒熱頭痛, 胸悶
	호박	심간방광	감평	失眠驚悸, 重鎭安神, 鎭靜安神
태양	야교등	심간	감평	不眠虛煩, 養心安神, 多夢健忘
	진주모	심간	감함한	失眠驚悸, 驚風癲癎, 心身不安

노인 불면증

- 소양맥 70세 여
- 신장 160cm 체중 58kg(최대 66kg, 가장 많았을 때 보다 8kg 줄었음)
- 대변 1일 1회(가끔 2회 볼 때도 있음)

1. 잠을 못 이룬 지 꽤 오래되었음. (수년)

2. 과거에 남편의 사업문제로 집안이 모두 차압당하는 등 심적 충격이 있었고 이후로 도 가정사로 다양하게 속을 끓게 된 이후로 불면증이 발생하였는데 최근에는 단 한

잠도 못 이룰 정도로 악화되어 내원함.

3. 43세 난 딸이 아직 시집을 안 가는 문제로 요즘도 속을 끓이고 있음.

4. 가끔 불안하기도 하고 화가 잘 남.

5. 가끔 어지러우며 건망증이 자주 있음.

6. 입이 마름.

해설 및 가감

1. 이 환자는 변상적으로 현재의 체형(신장 160cm, 체중 58kg)은 보통이지만 연로(年老)한데다 최근 8kg가 줄어든 상태이므로 원래의 체중은 비만경향자로 볼 수 있다. 또한 대변이 연변경향자(1일 1~2회)이므로 한열소양 형방사백산 체질로 판단한다. 체질적으로 원래 허한 신음(腎陰)이 연로해짐에 따라 더욱 허해져 현훈, 구건 등의 음허증이 발생하고 한편으로 오랫동안 정신심리적인 문제로 고생하면서 간화(肝火), 심화(心火)까지 더해져 완고한 불면증이 나타났다.

2. 신음(腎陰)이 소모되어 부족해지면 뇌수(腦髓)가 자양받지 못해 건망증이 오고 치매 또한 빨리 올 수 있게 되므로 일단 노인들은 신음허를 해결함과 동시에 간음(肝陰)과 심음(心陰)을 보해주는 것이 기본 치료방침이 된다. 정신적 요인으로 간(肝)과 심(心)을 상해 불면이 왔으므로 간화(肝火)를 치는 소간해울(疏肝解鬱)약에 심화(心火)를 끄는 약물을 가미하고 보음약물을 가하여 치료한다.

3. 형방사백산의 기본방에 청심(淸心)하여 안신(安神)하는 치자 1돈, 황련 1돈을 쓰고 간화증을 해소하기 위해 시호 1돈, 박하 1돈, 목단피 0.5돈에 음허양항(陰虛陽亢)으로 생긴 번조불안(煩燥不安), 심계실면(心悸失眠), 두훈(頭暈)에 쓰는 모려 1.5돈과 심허경계(心虛驚悸)와 영심안신(寧心安神)하는 백복신 1돈, 양심안신(養心安神)하여 실면다몽(失眠多夢)을 치(治)하는 영지 1돈을 가한다. 여기에 간신음을 보하는 한련초, 구판 각 1돈에 구기자는 성질이 평(平)하므로 2돈 가한다.

4. 병증이 상초에 있으므로 현증에 불필요한 하초 순환지제인 강활, 독활은 거하고 쓰며 대변도 연변경향자지만 거의 정상에 가까우므로 복령, 택사는 1.5돈으로 줄여 쓴다.

처방

생지황 3 백복령 1.5 택사 1.5 석고 1 지모 1 형개 1 방풍 1

+ 치자 1 황련 1 시호 1 박하 1 모려 1.5 목단피 0.5

+ 백복신 1 영지 1

+ 구기자 2 한련초 1 구판 1

불면증과 우울증

- 소양맥 32세 여(미혼)
- 신장 165cm 체중 52kg
- 대변 1~2일 1회

---

1. 우울하고 매사에 의욕이 없음.

2. 늘 가슴이 답답해 뛰쳐나가고 싶음.

3. 잠을 잘 이루지 못하고 깊은 잠을 못 자며 기운이 없고 의욕도 없음.

4. 내성적 성격으로 사귀던 남자와 헤어지게 되면서 상기 증상이 발생함.

5. 뒷목도 뻣뻣하고 꿈이 많고 가끔 한숨을 쉬며 엄마에게 짜증을 잘 냄.

6. 자신의 증상을 설명하면서 눈물을 보임.

7. 추위와 더위 다 탐.

해설 및 가감

1. 소양맥 경변경향자이고 체형이 수척경향인데다 추위, 더위를 다 타므로 열열소양보다는 열한소양 독활지황탕을 기본방으로 한다.

2. 칠정(七情)의 내상으로 간기(肝氣)가 울체되어 나타난 증상이므로 간기울결(肝氣鬱結)로 변증하고 소간해울(疏肝解鬱), 평간잠양(平肝潛陽)하는 약물을 가해준다. 소간해울의 대표적 약으로 시호 1.5돈, 간경(肝經)에 작용하여 행기해울(行氣解鬱)시키는 박하 1돈, 평간잠양(平肝潛陽)하는 모려 1돈, 청설간열(淸泄肝熱)하여 간울화왕(肝鬱火旺)을 치(治)하는 본방의 목단피는 1돈에서 1.5돈으로 올려 쓴다.

3. 상기 약물에 안신(安神)의 목적으로 치자 0.5돈, 황련 0.5돈을 가하는데 간화(肝火)가 끓으면 심화(心火)도 영향을 받아 불안, 정충, 천면(淺眠) 등의 심허(心虛)증상이 나타날 수 있기 때문이다. 심화증은 이 환자의 주증이 아니므로 5푼씩만 가한다.

4. 기본방인 독활지황탕을 원방 그대로 쓰기보다는 이 환자의 병증이 상초에 있으므로 하초 인경약인 산수유는 1돈으로 줄이고 본증과 별 관련이 없는 독활, 방풍은 거하고, 숙지황도 4돈씩 쓸 필요가 없어 3돈으로 줄여 쓴다.

5. 소간이기(疏肝理氣) 약물은 대부분 향조지품(香燥之品)이어서 과하게 쓰면 음혈(陰血)을 손상하기 쉬우므로 몸이 허약한 사람에게는 작약, 당귀, 구기자 등 양혈유간(養血柔肝)시키는 약물을 병용해 간음손상(肝陰損傷)을 예방하는 방제원리에 따라 마지막으로 구기자 1돈을 더 가해 쓴다.

처방

숙지황 3 백복령 1.5 택사 1.5 목단피 1.5
+ 시호 1.5 박하 1 모려 1
+ 구기자 1 치자 0.5 황연 0.5

근골격계 동통성 질환

침구(鍼灸)치료를 받기 위해 내원하는 환자 중 근골격계 및 동통성 질환 환자가 절대 다수를 차지한다. 주로 침구 및 물리치료 등으로 대응하고 있으나 일부 질환은 침구치료만으로 부족하여 한약치료를 병행해야 하는 경우가 적지 않다. 내경(內徑)의 소문(素門) 비론(痺論)에는 풍한습(風寒濕) 세 가지 사기(邪氣)가 섞여 들어오면 비병(痺病)이 된다[173]고 했는데 이 삼종(三種)의 사기(邪氣)가 기부(肌膚), 경맥(經脈), 관절(關節) 등에 침입하면 기혈의 운행이 조애(阻碍)되어 산통(疝痛), 마목(麻木), 종창(腫脹), 중착(重着) 등을 발생시킨다. 임상적으로 풍비(=행비), 한비(=통비), 습비(=착비)로 나뉘고 외사(外邪)가 침범한 부위에 따라 오비(五痺 : 근비, 골비, 맥비, 기비, 피비) 등으로 나뉘는데, 이러한 비증(痺症)들은 모두 풍한습 삼사(三邪)가 편승(偏勝)하거나 간신(肝腎)이 허한 틈을 타 침입하여 발생한다. 풍한습비(風寒濕痺)증의 주요 변증 내용을 보면 손발이 뻣뻣하고 아프며(麻木疼痛), 따뜻하게 해주면 통증이 감소하고(得溫痛減), 비오거나 추우면 통증이 심화되고(遇陰雨寒冷則痛增), 동통이 심화되면 절룩거리며(疼痛劇烈時跛行), 통처

173_　風寒濕三氣雜至合而爲痺也

(痛處)가 붓기도 하지만(或痛處腫脹), 붉거나 열나지는 않고(不紅不熱), 한습(寒濕)이 중하면 기육과 관절이 냉통(冷痛)하며(寒濕重則肌體肌肉關節冷痛), 아픈 곳이 일정하고(痛有定處), 굴신이 불리하며(屈伸不利), 낮에 덜하다가 밤에 더 심해진다(晝輕夜重). 현대의학적으로 요통, 디스크, 좌골신경통, 견비통, 오십견, 슬통을 포함하여 관절염, 말초신경통 등까지 폭넓게 포괄하는 근골격계 통증성 질환으로 볼 수 있다. 따라서 이러한 질환들은 거풍습지비통(祛風濕止痺痛) 약물이 주약(主藥)으로 사용되었고 여기에 서근활락(舒筋活絡), 강근골(强筋骨), 보간신(補肝腎) 약물로 보조하며 필요에 따라 활혈(活血), 거어(祛瘀)약물을 가미하여 치료한다.

거풍습(祛風濕) 지비통(止痺痛) 서근활락(舒筋活絡) 강근골(强筋骨)약물

소음	두충	간신	감온	强筋骨, 補肝腎, 安胎
	천궁	간담심포	신온	祛風止痛, 活血行氣
	계지	심폐방광	신감온	風寒痺痛, 發汗解表, 溫經通陽
	창출	비위	신고온	祛風濕, 燥濕健脾
	음양곽	간신	신감온	補肝腎, 强筋骨, 祛風除濕
	파극천	간신	감미온	强筋骨, 祛風除濕, 補腎助陽
	구척	간신	감고온	補肝腎 强筋骨
소양	독활	간신방광	신고온	祛風濕, 止痛, 解表
	강활	신방광	신고온	祛風勝濕, 止痛, 發汗解表
	방풍	간방광	신감미온	祛風勝濕, 止痛解痙, 發汗解表
	우슬	간신	고산평	補肝腎, 强筋骨, 活血祛瘀
	구기자	간신폐	감평	補肝腎, 强筋骨, 明目潤肺
	선모	신간비	신온	强筋骨, 散寒除濕, 消腫止痛

태음	고본	방광	신온	祛風勝濕, 止痛, 發表散寒
	해동피	간	고신평	祛風濕, 通絡止痛, 殺蟲止痒
	위령선	방광	신함온	風濕痺痛, 關節不利, 四肢麻木
	곡기생	간신	고평	祛風濕, 補肝腎, 强筋骨, 安胎
	상기생	간신	고감평	祛風濕, 補肝腎, 强筋骨, 安胎
	상지	간	고평	風濕痺痛, 祛風通絡
	속단	간신	고감신온	補肝腎, 續筋骨, 止崩漏
	의이인	비위폐	감담량	風濕痺證, 筋脈脚氣, 利水滲濕
	오공	간	신온독	通絡止痛, 熄風止驚, 解毒散結
	창이자	폐	신고온	風寒濕痺, 周身重痛
	녹용	간신	감함온	强筋骨, 補腎陽, 益精血
	녹각	간신	함온	强筋骨, 補腎助陽, 溫陽腎
태양	목과	간비	산온	風濕痺痛, 舒筋通絡, 化濕和胃
	잠사	간비위	감신온	祛風除濕, 活血定痛, 和中化濁
	발계	간신	감산평	祛風利濕, 風濕痺痛, 關節不利
	오가피	강근골	신미고온	祛風濕, 補肝腎

상기 거풍습(祛風濕)약물은 거풍제습(祛風除濕), 지통(止痛), 서근활락(舒筋活絡)의 작용이 있어 비통(痺痛)을 제거하는데 대체로 성미(性味)가 신(辛), 고(苦), 온(溫) 하며 귀경은 간(肝), 신(腎)이 대부분이다. 매운 맛(辛)은 피부를 열어 땀을 나게 하며, 쓴 맛(苦)은 근육과 관절의 습을 없애며 온성(溫性)은 몸의 찬 기운을 없애고 한기(寒氣)가 근육과 관절에 침입해 뼈마디가 쑤시고 아픈 통증을 없애준다. 귀경에 간신(肝腎)이 많은 것은 간신은 동원(同源)으로 뿌리가 같아 수생목(水生木)하여 상호 자양(慈養)하는 관계가 있어 간신이 허한 틈을 타 풍한습사가 침입하므로 간신을 보하여 풍한습사의 침입을 막기 위함이다. 한편 온성(溫性)약물들이 대부분인 거풍습 약 중에서도 예외적으로 성미가 찬 약물이 있는데 인동등, 황백, 진교 같은 약들이다. 이런 약들은 풍한습비(風寒濕

痺)에 쓰지 않고 풍습열사(風濕熱邪)로 인한 풍습열비(風濕熱痺)와 관절이 홍종(紅腫)하는 열통(熱痛)에 사용한다.

거풍습열(祛風濕熱)약물

소양	인동등	폐위	감한	關節紅腫熱痛, 風濕熱痺
	황백	신방광대장	고한	關節腫痛, 足膝腫痛
태음	진교	위간담	고신미한	祛風濕, 舒筋絡, 淸虛熱

다만 위 약물 중에서 태음인에게 쓰는 진교(秦艽)는 성미가 미한(微寒)하여 통처(痛處)의 한열에 관계없이 쓰며 급만성(急慢性)에도 관계없이 쓸 수 있다. 뽕나무 연한가지인 상지(桑枝)는 거풍통락(祛風通絡)의 작용이 팔, 어깨로 잘 가 어깨, 팔의 비통(臂痛), 견비통에 특히 좋으며 강활(羌活)은 발산작용으로 표(表)의 사기(邪氣)를 발산시키고 기혈(氣血)을 통창(通暢)시켜 팔다리에 이르게 하여 특히 상반신(上半身)인 머리, 뒷목, 팔의 종통(腫痛)에 잘 듣는다. 위 약물 중에 언급되지 않은 지골피(地骨皮)는 찬 성미(性味)로 원래 청열양혈(淸熱凉血), 청설폐열(淸泄肺熱)하여 음허혈열증(陰虛血熱證)에 많이 쓰는 약물인데 이제마 선생이 형방패독산에서 통증(痛症)약으로 쓴 바 있으며, 특히 소양인의 허리, 무릎, 장딴지 등 통증에 많이 쓴다.

요각통, 좌골신경통

- 소양맥 54세 여
- 신장 162cm 체중 49kg
- 대변 1일 1~2회

---

1. 2년 전부터 우측 좌골신경통으로 고생해 왔는데, 다른 한의원에서 침도 맞고 물리치료도 받았으며 정형외과에서 오래 치료했으나 일시적 효과만 있고 재발을 반복함.

2. 우측요각통(右腰脚痛)으로 둔부(臀部)가 뻣뻣하고 하지(下肢) 방광경(膀胱經)상으로 저리면서 통증이 있고 장딴지가 터질 것 같음.

3. 우측 하지는 약간의 부종이 있으나 뚜렷하지 않으며 발끝은 마치 동상 걸렸을 때처럼 감각이 이상함.

4. 배에다 따뜻한 찜 팩을 대고 있으면 전체적으로 증세가 완화되는 느낌이 있음.

5. 평소 추위를 잘 탐.

해설 및 가감

1. 몸이 마르고 키도 작고 왜소(신장 162cm, 체중 48kg)한 것으로 보아 이 환자는 변상적으로 한체질로 단정할 수 있다. 여기에 연변경향자이므로 형방지황탕을 기본방으로 정한다.

2. 좌골신경통(요각통)은 한의학적으로 풍한습(風寒濕)으로 변증하며 풍한습은 대체로 간신(肝腎)이 허한 틈을 타 침입하므로 이 병증을 치료하기 위해서는 기본방에 거풍한습(祛風寒濕)약물을 주약물로 가하고 여기에 보간신약물까지 가해주는 것을 치료의 기본원칙으로 삼는다.

3. 기본방 중에서 강활, 독활, 형개, 방풍 중에서 상초약물인 형개는 거하고 독활은 거풍습지비통(祛風濕止痺痛)약으로 풍한습사(風寒濕邪)가 관절과 기육에 머물러 오랫동안 앓았거나 갓 생겨났거나와 관계없이 다 쓰는데, 특히 몸 아래 부위 병증에 더 좋아 요퇴종통(腰腿腫痛), 하퇴(下腿) 굴신불리(屈伸不利) 등에 쓸 때는 용량을 2돈으로 올려 쓴다. 강활, 방풍은 거풍승습(祛風勝濕), 지통(止痛)의 효능으로 온몸이 아플 때 독활을 도와 지절통(肢節痛)에 쓰므로 각 1.5돈씩으로 용량을 올려 쓴다.

4. 추위를 타는 것은 양허증이므로 보양약물을 가하되 그중에서 동시에 보간신, 강근골

의 효능이 함께 있는 약물을 골라 쓰는데, 선모는 보양(補陽) 효능뿐 아니라 보간신 (補肝腎), 강근골(强筋骨) 효능이 있고 토사자는 요슬산통(腰膝痠痛)에도 쓴다.

5. 활혈거어(活血祛瘀)하며 보간신(補肝腎), 강근골(强筋骨)하는 우슬 1돈과 소양인 하지(下肢)통에 쓰는 지골피 1돈, 한한체질로 양허증이 있으므로 선모 1돈과 토사자 1돈을 가한다.

처방

숙지황 2 산수유 2 백복령 2 택사 2 차전자 1 강활 1.5 독활 2 방풍 1.5
+ 우슬 1 지골피 1
+ 토사자 1 선모 1

불면증과 요각통의 겸증

- 태음맥 65세 여
- 신장 152cm 체중 46kg
- 대변 1일 1~2회

---

1. 평소 잠드는 데 1시간 이상 걸리고 잠도 깊이 못 자고 계속 얕은 잠을잠.
2. 추위를 많이 타고 소화가 잘 안 돼 자주 체하여 다른 한의원에서 소음인이라는 이야기를 많이 들었음.
3. 대변이 너무 가늘게 나오고 여차하면 쉽게 설사하고 배변이 시원치 않음.
4. 오른쪽 허벅지에서 정강이까지 자주 아프고 저림.

사상맥진과 진료의 실제

해설 및 가감

1. 태음인 연변경향자에 체형(신장 152cm, 체중 46kg)이 수척경향인데다 몸이 많이 차고 소화도 안 되며 설사를 잘하므로 한한태음 태음조위탕 체질로 판단한다.

2. 입면(入眠)불리의 수면개시 장애와 얕은 잠을 자는 수면유지 장애가 동시에 있으므로 안신(安神)약물을 가미한다. 양심안신(養心安神)하고 허번실면(虛煩失眠)을 치(治)하는 산조인 2돈, 심비양허(心脾兩虛)로 생긴 실면경계(失眠驚悸)에 쓰는 용안육 1돈을 가한다.

3. 우요각통(右腰脚痛)은 풍한습비(風寒濕痺)통으로 변증하여 해당 약물을 가미한다. 진교는 거풍습서근락(祛風濕舒筋絡)하는 약물로 성미가 미한(微寒)하여 청허열(淸虛熱)하므로 한한태음인은 몸이 찬 체질이어서 1.5돈을 가미하고 열체질인 경우는 보통 2돈을 가한다. 태음인의 풍습비통(風濕痺痛)약물로 거풍습(祛風濕), 보간신(補肝腎), 강근골(强筋骨)하는 곡기생 1돈을 가하고 거풍습(祛風濕) 통락지통(通絡止痛)하여 풍습비통(風濕痺痛)을 치(治)하는 해동피 1돈을 가해 준다.

4. 소화가 잘 안 되고 잘 체하며 쉽게 설사하는 문제를 해소하기 위해 보비(補脾), 건비지사(健脾止瀉)약물로 대응한다. 보비지사(補脾止瀉)하며 양심안신(養心安神)하는 연자육 2돈, 비기(脾氣)를 돕고 삽(澁)하는 성질이 있어 지사(止瀉) 작용이 있는 산약 1.5돈을 가한다.

5. 추위를 많이 타는 양허증에 대응하기 위해 속단 1돈, 쇄양 0.7돈을 가한다. 쇄양은 윤장통변 효능이 있어 이설(易泄)자에게 용량을 적게 쓴 것이고 본방의 마황은 현증에 불필요하므로 거하고 쓴다.

처방

의이인 3 건율 3 나복자 2 오미자 1 맥문동 1 석창포 1 길경 1
+ 산조인 2 용안육 1 연자육 2 산약 1.5

+ 진교 1.5 곡기생 1 해동피 1

+ 속단 1 쇄양 0.7

견비통 오십견

- 태음맥 62세 여
- 신장 150cm 체중 55kg
- 대변 1~2일 1회

---

1. 수년 동안 우측 어깨가 아파서 자주 정형외과에서 치료받았음.

2. 찬바람을 쐬거나 비 오는 날은 어깨가 더 아프고 쑤심.

3. 야간에는 움직이지 않아도 아픔.

4. 어깨뿐 아니라 무릎, 손목 관절 등이 뻑뻑하고 아픔.

5. 평소 땀을 잘 흘리고 땀을 흘려도 힘들지 않음.

해설 및 가감

1. 태음인 경변경향자(1~2일 1회)라면 열체질인 경우 열다한소탕 체질, 한태음인인 경우 청심연자탕 체질이 된다. 이 환자는 겉으로는 보통의 체형이지만 BMI상으로는 약간의 과체중에 속하며 평소 땀을 잘 흘린다는 것으로 보아 열체질로 보고 기본방을 열다한소탕 체질로 판단한다.

2. 열다한소탕 본방에서 뚜렷한 간조열증이 보이지 않으므로 갈근, 황금의 용량을 1돈씩 줄여 각각 3돈, 1돈으로 쓰고 본 병증에 불필요한 승마, 나복자는 거하고 쓴다.

3. 견비통은 풍한습(風寒濕)으로 변증하고 거풍산한(祛風散寒)약물과 화습통락(化濕通絡)약물을 가하고 노인의 어깨 통증은 근육의 영양불량과 기혈의 순환 부족이 있으

므로 서근활락(舒筋活絡)약물을 가미한다.

4. 열다한소탕 본방에 들어있는 고본, 백지는 둘 다 발산풍한(發散風寒)약에 속하여 발 표산한(發表散寒)과 함께 거풍승습(祛風勝濕), 지통(止痛) 작용이 있어 풍한습사(風寒 濕邪)로 생긴 비증(痺症), 관절통에 쓰므로 본방의 용량 그대로 쓴다.

5. 상지(桑枝)는 거풍통락(祛風通絡)하는 약력(藥力)이 상부(上部)쪽인 팔, 어깨로 잘 가 서 특히 어깨 팔의 비통(痺痛)에 좋은 약이다. 따라서 용량을 2돈으로 늘려 쓴다.

6. 거풍습(祛風濕), 서근활락(舒筋活絡)하여 태음인 풍습비통(風濕痺痛)의 요약으로 쓰 이는 진교 2돈과 거풍습(祛風濕) 통락지통(通絡止痛)하여 역시 풍습비통에 쓰이는 해 동피 1돈, 거풍습(祛風濕), 통경락(通經絡), 지비통(止痺痛)하는 위령선 1돈 과 거풍습 (祛風濕), 보간신(補肝腎), 강근골(强筋骨)하는 곡기생(=상기생) 1돈을 가해 쓴다. 여기 에 보간신(補肝腎)의 목적으로 보음약인 여정자 1돈, 상심자 1돈을 더 가해 쓸 수 있다.

처방

갈근 3 황금 1 고본 2 길경 1 백지 1

+ 상지 2 진교 2 해동피 1 위령선 1 곡기생 1

+ 여정자 1 상심자 1

통락(通絡)약물

소음	백개자	신온	폐위	通絡止痛, 溫肺祛痰, 利氣散結
소양	인동등	감한	폐위대	通絡疏風, 淸熱解毒
	사과락	감평	폐위간	通經活絡, 活血, 祛風
태음	전갈	신평	간	通絡止痛, 熄風止驚, 解毒散結,
	오공	신온독	간	通絡止痛, 熄風止驚, 解毒散結,
	해동피	고신평	간	通絡止痛, 祛風濕, 殺蟲止痒
	위령선	신함온	방광	通經絡, 祛風濕, 止痺痛, 消骨髓
태양	구인	함한	간비방	通絡, 利水, 淸熱熄風, 平喘

족관절 종통(腫痛)

- 소양맥 51세 남
- 신장 165cm 체중 71kg(20년 전 최고 84kg)
- 대변 1일 2회

1. 10개월 전 침대를 옮기다가 4번째 발가락을 부딪친 이후 계속적인 발가락 통증이 나타났고 발가락부터 시작하여 발목까지 서서히 붓더니, 현재는 약간 붉으스름할 정도로 염증 상태를 보이며 발목까지 부어 있음.

2. 가만히 있을 때는 통증이 없으나 걸을 때는 염증으로 인해 부어서 동통이 있음.

3. X-ray 소견상 이상이 없었고 진통제를 복용하다가 증상이 나아지지 않아 MRI를 찍었고 혈액 검사상 염증 수치가 높다는 것 외에 아무 이상 증세 발견되지 않음.

4. 통풍도 아니며 스테로이드 주사 1회 시술 받았지만 여전히 차도가 없어 강력한 항생제를 복용했더니 증상이 조금 완화되긴 했으나 여전히 붓고 염증 질환으로 인해 절뚝절뚝 걷고 있음. 현재 양방병원 레이저 치료법과 항생제에만 의존중임.

5. 한쪽으로 절뚝절뚝 걷다보니 몸의 균형이 깨져서 현재는 어깨 통증과 목이 좌우로 잘 안 돌아가기 시작했다고 호소함.

6. 찬물을 선호하고 이불은 배만 덮고 잠.

해설 및 가감

1. 소양인 연변경향자인데다 비만경향자가 분명하므로 형방사백산을 기본방으로 한다.

2. 관절에 열감(熱感)이 있고 부어 있으므로 병인(病因)을 풍한습(風寒濕)이 아닌 풍습열(風濕熱)로 보고 거풍습(祛風濕)하되 성미가 찬 약물을 써 홍종열통(紅腫熱痛)을 치(治)하는 약물을 가해야 한다. 인동등은 성미가 감한(甘寒)하여 관절홍종(關節紅腫)과 열통(熱痛), 풍습열비(風濕熱痺)를 치(治)하므로 3돈을 가하고 황백 역시 성미가

사상맥진과 진료의 실제

고한(苦寒)하여 관절과 족슬(足膝)이 종통(腫痛)할 때 쓰므로 2돈을 가한다. 여기서 용량을 3돈, 2돈으로 고용량을 쓴 것은 환자의 주증이 열성의 관절종통이므로 약물을 강하게 써서 급히 다스리기 위함이다.

3. 기본방 중 강활, 독활, 형개, 방풍 중에서 상초약물인 형개는 거하고 거풍승습(祛風勝濕)하여 지통(止痛)하는 강활, 독활, 방풍은 1.5돈으로 용량을 올려 쓴다. 마지막으로 보간신(補肝腎), 강근골(强筋骨) 약물인 우슬 1돈, 구기자 1돈, 한련초 1돈과 지골피 1돈을 가한다.

처방

생지황 3 백복령 2 택사 2 석고 1 지모 1 강활 1.5 독활 1.5 방풍 1.5

+ 인동등 3 황백 2

+ 우슬 1 구기자 1 한련초 1 지골피 1

신허요통

- 소양맥 42세 남
- 신장 164cm 체중 50kg
- 대변 1일 1~2회

---

1. 한 달여 전 교도소에서 출감하고 요통으로 내원하였는데 본인 말에 의하면 교도소에서 바른 자세로 오랫동안 바닥에 앉아 있은 후부터 요통이 발생했다고 함.
2. 아침에 일어날 때 유독 허리가 끊어질 듯한 통증이 있고 일어나서 움직이면 통증이 완화되나 전체적으로 허리가 시큰시큰하면서 늘 은근하게 아픔.
3. 다리와 무릎이 저리기도 하고 하체에 힘이 없어 오래 서 있거나 걷기 힘듦.

4. 밤에 소변을 보기 위해 한두 번 일어나고 낮에 소변 볼 때 소변 줄기가 약함.

해설 및 가감

1. 소양인 연변경향자로 이 환자는 체형(신장 164cm, 체중 50kg)이 수척왜소형이어서 수척경향자가 분명하고 병증 또한 신허증이 분명하여 한한소양 형방지황탕 체질로 판단한다.

2. 신허(腎虛)를 체질적 소인(素因)으로 갖고 있는 한소양인의 경우 과도한 성관계, 자위행위, 스트레스, 장시간 운전, 불편한 잠자리, 지나친 운동 등의 원인이 주어졌을 때 이미 약한 신장(腎臟)에 더 부담을 주어 발생한 요통이 신허요통(腎虛腰痛)이다. 물론 원인만 주어지면 신허요통은 어느 체질에서든 발병하지만 체질적으로 신허(腎虛)가 병근(病根)이 되는 한소양인에게서 유독 많이 본다. 이 환자의 경우 너무 오래 앉아 있었던 것이 허리에 부담으로 작용하여 발생한 신허요통으로 변증한다.

3. 신허요통(腎虛腰痛)은 일반 요통과 달리 풍한습 약물로 듣지 않으며 근본원인이 되는 신허(腎虛) 요인을 해소해야 하므로 신음(腎陰)과 신양(腎陽)을 돕는 약물을 가미해 처방한다. 또한 보간신(補肝腎), 강근골(强筋骨) 약물을 추가하여 주증치료를 보조한다.

4. 형방지황탕 본방에서 양혈자음(養血滋陰)하며 신양부족(腎陽不足)을 도와 보신생정(補腎生精)하는 숙지황을 2돈에서 4돈으로 올리고 대변은 1~2일에 한 번 정도이므로 복령, 택사의 용량은 1.5돈으로 줄여 쓴다.

5. 표한증을 치료하는 형개, 방풍, 강활, 독활은 거하고 신(腎)을 자양(滋養)하고 보양(補陽)하는 토사자 1돈, 익신축뇨(益腎縮尿)하여 신허유뇨를 치(治)하는 복분자 1돈, 온보간신(溫補肝腎)하여 요슬산통(腰膝酸痛), 유뇨(遺尿)를 치(治)하는 구자 1돈, 보신장양(補腎壯陽), 강근골(强筋骨)하여 요슬냉통(腰膝冷痛)을 치(治)하는 선모 1돈을 가한다.

6. 자보간신(滋補肝腎)하여 간신음허(肝腎陰虛)를 치(治)하는 구기자 2돈, 익신(益腎)건

골(健骨)하는 구판 1돈, 보간신, 강근골하는 우슬 1돈을 가한다.

처방

숙지황 4 산수유 2 백복령 1.5 택사 1.5 차전자 1

+ 토사자 1 복분자 1 구자 1 선모 1

+ 구기자 2 구판 1 우슬 1

전신통(全身痛)

- 소양맥 50세 여
- 신장 157cm 체중 68kg
- 대변 1일 1~2회

---

1. 근육통이 잘 생겨 목, 어깨가 뻐근하며 매 맞은 사람처럼 전신이 아픔.

2. 복부, 어깨, 허리, 팔도 아프고 활동하다 보면 아픈 부분이 돌아다님.

3. 관절도 여기저기 아프고 증상이 더했다 덜했다 함.

4. 기운이 없고 의욕도 없음.

5. 잠이 들어도 잘 깨며 꿈도 많이 꾸고 피곤하거나 신경 쓰면 심장이 두근거리고 불안함.

6. 가슴이 자주 답답하고 한숨을 잘 쉼.

7. 대변이 시원하지 않아 잔변감이 있어 한 번 더 갈 때가 가끔 있음.

해설 및 가감

1. 소양맥 연변경향자에 체형(신장 157cm, 체중 68kg)이 비만경향자이므로 한열소양의
   형방사백산 체질로 판정한다.

2. 근육통, 관절통에 온몸이 여기저기 다 아픈 환자로 단순한 근골격계 통증질환으로 생각해 풍한습비(風寒濕痺)약물을 가감해서는 낫지 않는다. 이런 환자에게 있어서 유의할 것은 통증(痛症)과 정신, 심리적인 문제와의 연관성이다. 이 환자의 경우 정충(怔忡), 불안(不安), 불면(不眠), 흉민(胸悶), 태식(太息) 등 간화(肝火), 심화(心火)의 병증이 동시에 있는 것으로 보아 정지내상(情志內傷)으로 정지(情志)가 울결(鬱結)하여 기행(氣行)이 막혀 운행이 정체되어 생긴 기체통(氣滯痛)으로 변증한다.

3. 기체통의 특징은 통증 부위가 고정되어 있지 않으며 어떤 때는 가볍고 어떤 때는 심하여 꿰뚫는 듯 아픈 통증이 있으며(時輕時重痛無定處 實痛或攻痛) 배, 가슴, 옆구리, 유방, 허리, 등의 전신에 동통(脘腹胸脇乳房腰背疼痛)이 있고 어깨, 팔, 허벅지, 무릎이 돌아가며 아픈(肩肘腿膝流走疼痛) 특징이 있다. 동통은 심리상태에 따라 심해지기도 하고 덜해 지기도 하며(隨情緒而增減) 한숨을 쉬거나 트림(噯氣太息)을 하기도 하고 가슴답답증(脹悶)을 호소하기도 하는 특징이 있다.

4. 기체통은 현대의학적으로 신경성 동통(Neuropathic Pain), 혹은 신경성이 원인이 돼 발생하는 섬유근육통(Fibromyalgia)과 관련성이 있는 것으로 보이며 이런 병증들은 스트레스로 인해 유발되는 동통으로 진통제에 반응하지 않고 신경정신과 항불안제를 투여할 때 반응하는 특징이 있다. 한의학적 처치 또한 간화, 심화, 행기(行氣)약물들을 가미해야 효과가 나타난다.

5. 한편 주소증이 근골격계 동통이므로 간화, 심화 약물 이외에 보간신(補肝腎)강근골(强筋骨)약물도 함께 가해 근원적인 치료를 도모한다.

6. 기본방에 소간해울(疏肝解鬱)하는 시호 1.5돈, 행기해울(行氣解鬱)하는 박하 1.5돈, 청설간열(淸泄肝熱)하는 목단피 0.7돈, 심화(心火)를 사하여 안신(安神)하는 치자 1돈, 황련 1돈을 가하고 평간잠양(平肝潛陽)과 보신건골(補腎健骨)의 효능이 있는 구판 1돈, 보간신(補肝腎), 강근골(强筋骨)하는 우슬 1돈과 구기자 1돈, 보양(補陽) 및 강근골 효능이 있는 선모 0.7돈을 가해 쓴다.

처방

생지황3 백복령2 택사2 석고1 지모1 강활1 독활1 형개1 방풍1

+ 시호1.5 박하1.5 목단피0.7

+ 치자1 황련1

+ 구판1 우슬1 구기자1 선모1

기체(氣滯)증

정지(情志)가 울결(鬱結)하면 장부와 경락의 기(氣)가 막혀 체내의 기(氣)운행이 순조롭지 못하게 되고 행기(行氣)가 불창(不暢)함으로 불통즉통(不通則痛)하여 일련의 통증(痛症)이 발생한다. 기체(氣滯)가 오래되면 혈어(血瘀)를 야기하여 기체혈어(氣滯血瘀)를 형성해서 국부의 동통을 가중시키며 심하면 종괴(腫塊)를 형성하고 혹은 기육(肌肉)을 손상하며 치료방침은 행기해울(行氣解鬱)의 방법을 취한다. 병증은 완복흉협유방요배동통(脘腹胸脇乳房腰背疼痛), 견주퇴슬유주동통(肩肘腿膝流走疼痛), 시경시중(時輕時重) 통무정처(痛無定處), 찬통혹공통(竄痛惑攻痛), 수정서이증감(隨情緒而增減)) 애기태식(噯氣太息) 결괴취산무상(結塊聚散無常), 창민(脹悶), 월경시소복찬통(月經時少腹竄痛) 등이다.

피부질환

피부병은 체표(體表), 피부(皮膚)에 나타나는 손상(損傷)을 총칭하는 용어로 두드러기, 아토피, 접촉성피부염, 피부알러지, 습진, 건선, 신경성피부염 등 수많은 피부질환이 있다. 그러나 피부질환의 한의학적 치료는 병명이 아니라 원인과 형태별 전통 병기(病機)로 변증하여 접근한다. 피부질환을 일으키는 요인으로서는 풍(風), 열(熱), 한(寒), 습(濕), 조(燥) 등이 있고 이들이 복합되어 소위 풍열(風熱), 풍한(風寒), 습열(濕熱), 풍습열(風濕熱) 등의 복합요인으로 나타난다. 한편, 피부에 영양을 공급하는 음혈(陰血)과 진액(津液)의 문제도 피부병의 요인이 되는데, 예컨대 혈허(血虛)로 인한 생풍(生風), 진액의 부족으로 인한 혈조(血燥)외에 혈열(血熱), 어혈(瘀血) 등이 피부병의 병인으로 작용한다.

풍사(風邪)는 성질(性質)이 가벼워 위로 오르고(輕揚), 잘 움직이고 쉽게 변하며(善行數變), 발병이 신속(發病迅速)하고, 소퇴(消退)가 빠르며 유주부정(游走不定)하는 특징을 가지고 있다. 풍사(風邪)가 기주(肌腠)에 침습하면 지체가 마목(肢體麻木)되고 경락에 침입하면 강직경련(强直痙攣), 각궁반장(角弓反張) 등 풍증을 일으키며, 풍사가 피부에 울체하면 소양(瘙痒)으로 견디기 어렵게 된다.[174] 따라서 피부병의 주 증상 중에 가려움을 일으키는 소양(瘙痒)증은 그 병인을 풍(風)으로 본다. 황제내경 소문(素問)에 풍(風)은 백 가지 병의 시작, 혹은 백병(百病)의 우두머리라 했는데[175] 이는 풍사(風邪)가 자주 다른 사기(邪氣)와 결합하여 외사치병(外邪致病)을 선도(先導)하기 때문이다. 보통 한(寒), 습(濕), 서(暑), 조(燥), 열(熱)의 모든 사기(邪氣)가 풍(風)에 붙어서 인체를 침범하며 이를 통해 풍한(風寒), 풍열(風熱), 풍습(風濕), 풍습열(風濕熱), 풍조(風燥) 등의 병증을 형성한다.

피부병의 형태로 병변 부위가 붉으며 더운 조건과 환경에서 병증이 심화되고 차거나 시원하면 완화되는 경우에는 그 원인을 열(熱)로 본다. 열사(熱邪)의 특징은 피부 손상 시 적홍(赤紅)색을 띠며 미란(糜爛), 작열(灼熱), 동통(疼痛)을 일으킨다. 드문 경우지만 반대로 찬바람을 쐬는 등 찬 조건에서 병증이 심화되고 따뜻하게 하면 완화되는 경우 요인을 한(寒)으로 판단한다. 피부병에서는 대부분 상기(上記)의 풍(風), 한(寒), 열(熱)이 결합되어 병변을 일으키는데 부위가 붉고 가려우면 풍열(風熱), 병 부위에 색이 없으면서 찬 조건에서 가려움이 심화되면 풍한(風寒)으로 판단한다. 풍열은 소풍청열(消風淸熱), 풍한은 소풍산한(消風散寒)의 방법으로 치료한다.

풍열작양증(風熱作痒證)

皮疹及瘙痒無定處, 皮膚焮紅, 灼熱, 丘疹, 或斑疹, 結節, 皮膚脫屑, 夏節尤甚, 冬季輕減, 口渴咽乾, 大便燥, 小便短赤, 舌邊尖紅, 苔微黃, 脈浮數

174_ 風邪在肌膚肢體麻木 風邪在經絡强直痙攣角弓反張 風邪在皮膚瘙痒不忍
175_ 素問 骨空論: 風者百病之始也. 素問 風論: 風者百病之長也

병 부위가 습하고 짓무르거나 진물, 삼출액(滲出液) 등이 흐르면 요인을 습(濕)으로 보고 반면에 마르고 건조하면 조(燥)로 판단한다. 습은 주로 열과 결합하여 습열(濕熱)의 요인으로 되고 조(燥)는 혈조(血燥)가 되는데, 습열은 청열조습(淸熱燥濕), 혈조는 보음(補陰), 윤조(潤燥)가 치법이 된다. 피부병에서 열사(熱邪)는 풍열(風熱), 습열(濕熱), 풍습열(風濕熱), 혈열(血熱) 등의 복합요인으로 작용한다.

어혈(瘀血)은 일반 피부병에서는 잘 보이지 않으나 난치성 습진이나 건선 등에서 피부색이 암홍(暗紅)색이나 청자(靑紫)색의 색소 침착을 띠고 피부에 어점(瘀點), 혀에 어반(瘀斑)이 보이고 콩알 같은 결절(結節), 종괴(腫塊)나 좁쌀 크기의 구진(丘疹)이 돋아난다. 구진의 표면은 거칠고 각질이 두꺼우며 적갈색을 띤다. 어혈은 기체(氣滯)로 인해 기혈이 불화(不和)하면 혈액운행이 무력해지고 체내 부위에 정적(停積)되어 발생하고 정지(情志)가 울결하면 기기(氣機)가 불창(不暢)하거나 혹은 담음이 체내에 적체되어 맥락(脈絡)을 막아 혈류장애를 조성하고 체내 부위에 어적(瘀積)되어 형성된다. 치법은 활혈거어(活血祛瘀)약물을 쓴다.

오랜 병으로 혈이 모상(耗傷)되거나 노년에 정휴혈소(精虧血少)하거나 장기적인 영양결핍으로 생혈(生血)이 부족하거나 침식(寢食)이 편치 않은 상태가 장기적으로 지속되면 식욕이 감퇴하고 비위(脾胃)허약을 일으켜 혈허(血虛)가 발생한다. 그 결과 위기(衛氣)가 불고(不固)해지면 혈소진고(血少津枯), 실윤화조(失潤化燥)하여 기부(肌膚)는 혈조(血燥)로 인해 풍(風)이 생긴다. 피부가 건조해지고 윤택하지 못하며 거칠어 비늘처럼 일어나거나 피부각질이 떨어지는 낙설(落屑)과 피부소양(皮膚瘙痒)이 발생한다. 치법은 양혈거풍(養血祛風), 보음보혈(補陰補血), 자음윤조(滋陰潤燥)의 방법으로 치(治)한다.

이상으로 형태별, 원인별 피부병의 치료적 접근방법에 대해 알아보았다. 참고로 흔한 피부병 질환인 은진(癮疹), 습진(濕疹), 건선(乾癬) 등을 병명에 따른 원인과 치법으로 정리해 보면 다음 표와 같다.

습진, 은진, 건선의 병기

병명	병인	치료
濕疹	1.濕熱型 2.風熱型 3.血熱型 4.風濕型 5.血虛風燥型	淸熱利濕佐以祛風 消風淸熱佐以利濕 涼血淸熱利濕 健脾利濕 消風止痒 養血潤燥 祛風止痒
癮疹	1.風熱犯表 2.風寒束表 3.胃腸濕熱 4.肝鬱化火 5.血虛風燥	消風淸熱止痒 消風散寒止痒 消風解表 淸腑泄熱 疏肝解鬱 淸熱止痒 養血祛風 潤燥止痒
乾癬	1.風熱證 2.血熱證 3.血瘀證 4.血虛證 5.血燥證 6.濕熱證 7.風濕痺阻症 8.濕熱蘊毒症 9.紅皮症型	消風解表 淸熱涼血 淸熱解毒 涼血化斑 活血化瘀 養血和營 益氣祛風 滋陰潤燥 淸熱驅風 淸熱利濕 涼血解毒 祛濕淸熱 解毒通絡 祛濕淸熱 涼血解毒 淸熱解毒 涼血滋陰

위 표에서 보듯 비록 병명이 다르고 병증이 달라도 한의학적 병인은 풍(風), 열(熱), 한(寒), 습(濕), 혈허(血虛), 어혈(瘀血) 등이 복합적으로 작용하여 풍열(風熱), 풍한(風寒), 습열(濕熱), 혈열(血熱), 혈허(血虛), 혈조(血燥), 어혈(瘀血) 등의 원인이 되고 있음을 알 수 있다. 따라서 피부병은 모두(冒頭)에서 말한 대로 병명적 접근보다는 각 질환의 병증 형태와 병인을 분석하여 치료원칙을 세우고 접근하는 것이 효과적임을 알 수 있다. 그러므로 피부병의 올바른 치료를 위해서는 무엇보다 병기(病機), 병인(病因)의 정확한 변증이 제일 중요하다.

마지막으로 피부 두드러기와 소양증을 일으키는 원인 중에서 위에 적시된 원인들과 별개로 주의해야 할 것은 음식내상(飮食內傷)이 원인이 되는 것이다. 변패(變敗)되거나 상한 음식을 잘못 섭취하여 대장(大腸)과 비위(脾胃)에 습열(濕熱)이 발생하여 복통(腹痛), 하리(下痢)와 함께 두드러기와 가려움이 발생한다. 이때는 상기에 적시된 풍열(風熱) 등의 약물들로는 치료가 안 되며 반드시 이담(利膽)약물을 가미해서 사용해야만 한다. 요즘은 인스턴트 식품, 인공 조미료, 튀긴 음식 등 체질에 안 맞거나 해로운 음식을 섭취하는 경우도 많고 부주의로 상한 음식을 섭취하는 경우도 많다. 이런 경우 두드러기와 가려움을 동반한 복통(腹痛), 하리(下痢), 소화장애, 오심(惡心), 급체(急滯) 등의 현상이 병발(倂發)하게 된다. 이 경우 간(肝) 내에서 지용성 물질 대사를 도와 식적(食積)을 내리고 소양증의 원인 물질을 배설하는 이담약물로 치료를 한다.

거풍지양(祛風止痒)약물

소음	지각	고신량	비폐대장	皮膚搔痒, 破氣消積, 下氣祛痰
소양	형개	신온	폐간	祛風止痒, 發汗解表, 透疹止血, 解表散寒
	방풍	신감미온	간방광	祛風止痒, 勝濕止痛, 發汗解表
태음	부평	신한	폐	祛風止痒, 發汗祛風, 行水消腫, 透疹散風, 利尿
	선퇴	감한	폐간	皮膚搔痒, 疏風熱, 透疹, 熄風止驚
	지부자	신고한	방광	祛風止痒, 淸熱利濕
	백질려	고신미온	간	祛風止痒, 活血祛風, 平肝解鬱, 疏肝利氣

소산풍열(疏散風熱)약물

소양	우방자	신고량	폐위	疏散風熱, 宣肺透疹, 解毒利咽, 利咽消腫
	박하	신량	폐간	宣散風熱, 淸頭目, 透疹, 疏散風熱, 行氣解鬱
	전호	고신량	폐	善散風熱, 降氣祛痰
태음	상엽	고감한	폐간	疏散風熱, 淸肺潤燥, 淸肝明目
	선퇴	감한	폐간	疏散風熱, 祛風止痙, 透疹止痒, 明目退翳
	부평	신한	폐	發汗祛風, 行水, 淸熱解毒, 利尿散風, 透疹
태양	백강잠	함신평	간폐	疏散風熱, 熄風止驚, 化痰散結

청열해독(淸熱解毒) 약물

소양	우방자	신고량	폐위	淸熱解毒, 散結消腫, 疏散風熱
	황련	고한	심간위대장	瀉火解毒, 淸熱燥濕, 除煩
	황백	고한	신방광대장	瀉火解毒, 淸熱燥濕, 退虛熱
	금은화	감한	폐위대장	淸熱解毒, 疏散風熱
	녹두	감한	심위	淸熱解毒, 解暑利水
	연교	고량	폐심담	淸熱解毒, 消腫散結
	인동등	감한	폐위대장	淸熱解毒, 疏風通絡
태음	백선피	고함한	방광비위	祛風解毒, 淸熱燥濕
	패장초	신고미한	간위대장	淸熱解毒, 消腫排膿, 祛瘀止痛
	포공영	고감한	간위	淸熱解毒, 消腫散結, 利尿, 消癰腫
	부평	신한	폐	淸熱解毒, 祛風, 利水
	삼백초	고신한	폐방광	淸熱解毒, 利水消腫
	승마	신감량	폐대장위	淸熱解毒, 升陽, 發表透疹, 熱毒瘡瘍
	감국	신감고량	간폐	淸熱解毒, 疏風淸熱, 淸肝明目
	호장근	고산미한	간담폐	淸熱解毒, 活血祛瘀, 風濕痺痛, 淸熱利濕
	백렴	고신미한	심위간	淸熱解毒, 消腫生肌, 瘡瘍, 癰腫, 紅腫熱痛
태양	어성초	신량	폐	淸熱解毒, 消癰排膿, 利尿

청열조습(淸熱燥濕)약물

소양	황련	고한	심간위대장	淸熱燥濕, 淸心除煩, 瀉火解毒
	황백	고한	신방광대장	淸熱燥濕, 瀉火解毒, 滋陰降火
	고삼	고한	심간위대장방광	淸熱燥濕, 祛風殺蟲, 利尿
	백화사설초	고감한	위대장소장	淸熱利濕, 解毒消癰
태음	황금	고한	담폐위대장	淸熱燥濕, 止血安胎, 瀉火解毒
	지부자	신고한	방광	淸熱利濕, 祛風止痒
	백선피	고함한	방광비위	淸熱燥濕, 祛風解毒
태양	용담초	고한	간담위	淸熱燥濕, 瀉肝膽火

이담(利膽)약물

소양	대계	감고량	심간	利膽退黃, 凉血止血, 散瘀消癰
	치자	고한	심폐위삼초	利膽退黃, 瀉火除煩, 淸熱利濕, 凉血止血
태음	울금	신고한	심간담	利膽退黃, 活血止痛, 行氣解鬱, 凉血淸心
	대황	고한	폐위대장간심포	利膽, 攻積導滯, 瀉火解毒, 活血祛瘀
소음	인진	고신량	비위담	利膽退黃, 淸利濕熱

두드러기

- 소양맥 38세 여(미혼)
- 신장 159cm 체중 61kg
- 대변 1일 1~2회

---

1. 온몸에 두드러기가 나고 얼굴이 뜨거워지며 가려움증이 심하여 '지르텍'이라는 알러지 양약을 매일 복용하고 있음. 특히 머리, 이마, 눈 주위에 두드러기가 심함.

2. 이 환자는 작년에도 동일한 증상이 있어 형방사백산 가미방으로 2개월 복용하고 완치되었다가 최근 다시 재발하여 내원하였음.

3. 평소 발 이외에 온몸에 더위를 잘 느끼고 마사지를 받거나 심리적 자극을 받으면 얼굴이 더워지면서 병증이 악화됨.

4. 현재 술집에서 일하는 여성으로 술을 자주 마시는 직업임.

해설 및 가감

1. 열소양 연변경향자로 열증이 분명하며 과거 형방사백산 가미방으로 치료했던 적이 있는 환자이므로 기본방은 그대로 쓴다.

2. 두드러기가 온몸에 나고 있지만 머리 이마 눈 등 상초에 병증이 심하고 열이 나며 열을 받으면 병증이 심화되는 것으로 보아 병인을 열(熱)로 보고 동시에 가려움이 심하므로 풍(風)으로 본다면 풍열(風熱)을 주원인으로 보고 거풍청열(祛風淸熱)을 치료의 원칙으로 삼는다.

3. 술집에서 일하는 직업으로 인해 술을 자주 마실 수밖에 없는 환경에 있어 병증이 재발하므로 음주로 인해 발생하는 습열(濕熱)을 함께 해결해 주는 약물을 가미해야 한다.

4. 형방사백산 기본방에서 현증에 불필요한 강활, 독활은 거하고 형개, 방풍의 용량은 각각 1돈에서 1.5돈으로 올린다. 두 약물의 용량을 올리는 이유는 형방사백산이나 형방지황탕에서 쓰이는 형개, 방풍, 강활, 독활은 표한(表寒)을 내리기 위해 순환의 목적으로 쓴 것이므로 거풍지양(祛風止痒) 작용으로 가려움을 치할 목적으로 쓸 경우에는 기존 용량을 더 올려 쓴다. 형개는 온성(溫性)이 강하지 않아 풍한(風寒), 풍열(風熱)에 모두 쓰며 풍을 제거하고 가려움증을 멈추며 진(疹)을 흩어지게 한다. 방풍은 풍사(風邪)가 피부에 머물러 있어 발생한 풍진(風疹) 등 풍사로 생긴 모든 증상에 쓰인다.

5. 청열(淸熱)의 목적으로 폐경에 작용하여 소산풍열(疏散風熱)하고 해독투진(解毒透

疹)하는 우방자 1돈, 박하 1돈을 가하고 상초열(上焦熱)을 내리기 위해 심폐위(心肺胃)경에 작용하여 화사(火邪)를 제거하는 치자 1.5돈, 심간위(心肝胃)경에 작용하여 실화(實火)를 꺼주는 황련 1돈, 심폐담(心肺膽)경에 작용하여 상초열을 소산시키는 연교 1돈을 가한다.

6. 마지막으로 술을 자주 마셔 발생하는 습열(濕熱)을 제거할 목적으로 간(肝)경에 작용하여 이담(利膽)의 효능이 있는 대계를 1.5돈 가한다. 소양인 약물 중에 이담(利膽) 효능이 있는 약물은 대계 외에 치자가 이담퇴황(利膽退黃)의 효능을 갖고 있는데 치자는 위에서 청열의 목적으로 가미하였으므로 용량을 1.5돈으로 하였다.

7. 계속되는 재발 방지를 위해서는 평소 섭생문제(음식, 술, 스트레스 등)에 주의를 시켜야 하며 현재 먹고 있는 양약(지르텍)은 한약 먹는 날부터 당장 끊지 말고 한약을 먹어가며 서서히 용량을 줄여 가며 끊도록 티칭해야 한다.

8. 본방의 백복령, 택사는 2돈에서 1.5돈으로 줄여 쓰는데 대변이 하루 1번 혹은 2번 정도로 양호한 편이기 때문이다. 만일 활변(滑便)이 심하거나 설변(泄便)의 경우라면 본방의 용량 그대로 쓴다.

처방

생지황 3 백복령 1.5 택사 1.5 석고 1 지모 1 형개 1.5 방풍 1.5

+ 우방자 1 박하 1

+ 치자 1.5 황련 1 연교 1

+ 대계 1.5

피부병 치료 시 유의 사항

한의원에서 피부병을 치료하고자 찾아오는 환자들은 양방 병의원에서 치료하다 진전이 없어 오는 경우가 대부분이므로 한의원 내원 직전까지 피부과 약을 복용하고 있는지 확인하는 것이 중요하다. 환자들은 양약과 한약을 동시에 복용하면 안 되는 것으로 알고 한약을 복용하면서 지금까지 먹어 오던 양약을 일시에 중단하는 경우가 많다. 이 경우 이미 내성이 생긴 양약의 리바운드 현상으로 한약의 효과가 나타나기도 전에 병증이 일시에 악화되게 된다. 이렇게 되면 양약을 끊어서 오는 현상이라 생각하지 않고 방금 먹기 시작한 한약의 부작용으로 오해하기 십상이다. 따라서 양약을 쓰던 중에 있던 환자는 최소 한두 달 이상은 양약 복용을 중단 후에 한약치료로 들어가는 것이 좋다. 그러나 증상이 심한데 양약을 중단하면 당장 병증이 악화되어 바로 중단하기 어려운 경우라면 처음에는 시간차를 두고 함께 복용하다가 점차적으로 양약의 복용량을 줄여가면 된다. 이 경우 전체적으로 치료 시간이 더 걸리게 된다.

피부질환은 적절한 치료를 받으면 완치가 가능하지만 완치 후 다시 원인 물질에 노출되면 재발할 수 있으므로 재발과 증상 악화를 막기 위해 신경 써야 한다. 예컨대 주부습진 같은 경우 치료가 된 후에도 수개월 동안 충분히 손을 보호해야 피부가 정상으로 회복되는데 피부병이 재발하는 것은 손의 보호를 소홀히 하기 때문이다. 물, 세제, 비누 등에 장기간 노출되면 재발하거나 악화되는데 손이 물에 장시간 노출되면 피부 각질층이 무너지고 피부의 방어 시스템을 손상시키며 세제에는 여러 화학성분이 들어 있어 접촉성 피부염의 원인이 된다. 그 밖에 파, 마늘, 간장, 고춧가루 등 양념을 직접 손으로 만지면 악화되므로 맨손으로 자주 만지거나 장시간 다루지 않도록 한다. 피부가 예민한 사람의 경우 피부 보호를 위해 끼는 고무장갑에도 알레르기 반응이 있을 수 있어 얇은 면장갑을 안에 착용하고 고무장갑을 끼고 일해야 한다. 이런 외적 원인 외에도 스트레스가 심하게 되면 정지(情志)의 불균형이 초래되어 기혈을 문란(紊亂)시켜 면역력이 악화되고 체질적으로 피부가 약한 사람들은 쉽게 발병하므로 평소 스트레스를 조절하고 과로하는 일이 없도록 환자에게 티칭하는 것이 중요하다.

풍한 두드러기

- 소양맥 47세 여
- 신장 157cm 체중 41kg(최고 43kg)
- 대변 1일 1~2회

1. 자궁 적출 수술을 받은 후 면역력이 떨어져서인지 쉽게 피곤하고 힘들며 에어컨 바람을 쐬면 온몸에 두드러기와 가려움증이 발생함.
2. 양방 의사가 처방해준 두드러기 알러지 양약을 먹을 때만 증상이 덜해지고, 다시 피곤하고 추우면 똑같은 현상 발생하여 내원함.
3. 추위를 많이 타 집안 온도가 30도 정도 돼야 편안함을 느끼며, 여름에도 이불을 항상 꼭 덮고 잠.

해설 및 가감

1. 소양맥이면서 몸이 많이 마른(신장 157cm, 체중 41kg) 편이고 연변경향자이므로 한한 소양인 형방지황탕을 기본방으로 적용한다.
2. 아무리 한한(寒寒)소양인이라 해도 이 환자처럼 유별나게 추위를 타게 된 이유는 수술 후 몸이 급격하게 허해졌기 때문이다.
3. 추위를 많이 타고 몸이 많이 마른 편인 경우 일반적으로 한소음인으로 많이 오진하므로 유의해야 한다. 그러나 평소 건강한 한한소양인이라면 한한소음인보다 위장병도 적고 소화력도 좋아 어느 정도 과식도 할 수 있고 냉면, 맥주 같은 찬 음식을 먹어도 별문제가 없다. 그런데 일단 몸이 안 좋아지면 소음인처럼 위장병도 잘 생기고 찬 음식도 잘 못 먹게 되어 이 환자처럼 병증으로 한증(寒證)이 두드러진 상태에서 한의원을 찾으면 여러 면에서 소음인과 유사하여 경험 많은 사상의학 전문가도 소음인으로 오판하기 쉽다.

4. 이 환자의 두드러기는 일반 두드러기와 다른 양상을 갖고 있는데 춥거나 찬바람을 쐬면 병증이 더 심화되므로 병인을 풍한(風寒)으로 본다. 풍열증은 열이 나거나 더운 상황에서 병증이 심화되는 반면, 풍한증은 춥거나 찬바람을 쐬면 더 심화되는 특징이 있다.

5. 한소양인은 표한증이므로 기본방에 있는 형개, 방풍, 강활, 독활이 발산 순환시켜 표음강기의 역할을 한다. 풍한증 두드러기 역시 신온해표(辛溫解表) 약물로 해표 발산시켜 원인을 치료하므로 기본방에 들어 있는 형개, 방풍의 용량을 거풍한(祛風寒)을 위해 두 배로 올려 쓴다. 고삼, 우방자, 박하 같은 신량해표(辛凉解表)약물을 쓰게 되면 병증이 심화되므로 조심한다.

6. 마지막으로 유별난 추위를 타는 양허증에 대응하기 위해 토사자 1돈, 복분자 1돈, 구자 1돈 등 보양약물을 가미한다.

처방

숙지황 2 산수유 2 백복령 2 택사 2 차전자 1 강활 1 독활 1 형개 2 방풍 2
+ 토사자 1 복분자 1 구자 1

백선(白癬)

- 태음맥 40세 남
- 신장 167cm 체중 70kg
- 대변 1일 1~2회

---

1. 일 년 전 매우 더운 날 오토바이를 타고 5시간 정도 장거리 운전을 하고 난 다음부터 사타구니 주변이 몹시 간지럽기 시작함.

2. 사타구니, 허벅지 안쪽에 가려움증이 있고 화끈거림. 부위가 갈색으로 색소 침착이 돼 있고 땀이 쉽게 차며 미끈거림.
3. 무좀균이 고환 쪽으로 감염이 되어 진행되었다며 피부과에서 처방을 받아서 사용하면 상태가 좋아지다가 날씨가 덥고 습하면 다시 재발하여 한방치료를 받고자 내원함.
4. 사타구니에 땀이 많이 차고 간지러운 증상이 아주 불편함.
5. 더위와 추위 둘 다 잘 안 타지만 비교하면 따뜻한 날을 선호하고 물은 찬물을 조금 더 선호함.

해설 및 가감

1. 태음맥 연변경향자에 체중이 보통을 약간 상회하므로 비만경향자로 보고 갈근해기탕을 기본방으로 쓴다.
2. 사타구니 백선은 한의학적으로 하초습열(下焦濕熱)증으로 변증하여 청열리습(淸熱利濕), 청열조습(淸熱燥濕)약물을 가해 쓴다. 청열리습(淸熱利濕)은 습열증(濕熱證)이 하초(下焦)에 있을 때 습열을 소변으로 빼 치료하는 방법이다.
3. 갈근해기탕 기본방에서 병증이 하초에 국한돼 있으므로 상초 약물인 고본, 승마, 백지는 거하고 쓴다.
4. 기본방에 청열리습(淸熱利濕)하고 거풍지양(祛風止痒)하는 지부자 2돈을 가하고 조습살충(燥濕殺蟲)하여 남자의 음낭습양(陰囊濕痒), 부녀의 음부습양(陰部濕痒) 및 습진(濕疹)에 쓰이는 사상자 2돈을 가한다.
5. 마지막으로 청열조습(淸熱燥濕)하는 약물로 중하초의 습사(濕邪)를 제거하기 위해 백선피 1돈을 가해 쓴다.
6. 증상이 나아진 이후라도 재발 방지를 위해 면으로 된 헐렁한 속옷을 입고 꽉 조이는 옷을 피하며 운동이나 날씨로 땀이 찼을 경우에는 바로 샤워하고, 샤워 후에 서혜부를 건조시켜 땀이 차지 않는 환경을 잘 유지하도록 환자에게 티칭해야 한다.

처방

갈근 3 황금 1.5 길경 1

+ 지부자 2 사상자 2 백선피 1

청열리습(淸熱利濕) 약물

소양	치자	고한	심폐위삼초	淸熱利濕, 瀉火除煩, 凉血止血, 利膽退黃
	백화사설초	미고감한	위대장소장	淸熱利濕, 淸熱解毒
태음	지부자	신고한	방광	淸熱利濕, 祛風止痒
	호장근	고산미한	간담폐	淸熱利濕, 淸熱解毒, 活血祛瘀, 風濕痺痛

습열증(濕熱證)의 치료

습열증은 습사(濕邪)와 열사(熱邪)의 결합이므로 습(濕)을 말리고 열(熱)을 꺼주기 위해 청열조습약을 쓰는데 습열사(濕熱邪)의 위치에 따라 청열화습(淸熱化濕), 청열리습(淸熱利濕) 약물을 쓰기도 한다. 즉, 습열사(濕熱邪)가 상초(上焦)에 몰려 있는 경우 찬 성미의 방향성 거습약(祛濕藥)으로 상초(上焦)나 표(表)의 습사(濕邪)를 기화(氣化)시켜 없애는 방법을 청열화습법(淸熱化濕法)이라 하고, 습열사(濕熱邪)가 하초에 있는 경우 열을 내리고 습사를 소변으로 빼주어 치료하는 방법을 청열리습(淸熱利濕) 혹은 청리습열(淸利濕熱)이라고 한다. 청열화습 약물로는 창출, 후박, 광곽향, 사인, 백두구, 초두구, 초과, 석창포, 목과(化濕和胃), 향유(和中化濕), 백편두(健脾化濕), 대복피(利水化濕) 등이 있고 청리습열 약물로는 치자, 백화사설초, 지부자, 호장근 등이 있으며 그 외 이뇨통림(利尿通淋) 약물인 차전자, 목통, 구맥, 편축, 활석 등이 청리습열의 목적으로 쓰인다

건선 1

- 태음맥 60세 남
- 신장 164cm 체중 65kg
- 대변 1일 1~2회

1. 수년 동안 건선을 앓고 있는데 소양감은 없고 홍반은 약간 붉고 가장자리 인설의 색이 아침엔 엷었다가 저녁에는 진해짐.

2. 몸보다 주로 팔다리, 팔꿈치에 나타나며 병변 부위가 거칠고 갈라짐.

3. 2년 전 대동맥 혈전 수술을 받은 후 양약 복용 중이며 가끔 어지럽고 쉽게 피곤함.

4. 건선 증상은 수술 이전부터 있었으며 지금은 연고 처방만 받고 있음.

5. 수면, 소변에 이상 없고 가끔 소화가 안 됨.

해설 및 가감

1. 태음맥에 연변경향자이므로 열증일 경우 갈근해기탕 체질, 한증일 경우 태음조위탕 체질인데 환자의 체중이 약간의 과체중(BMI 24)으로 수척경향자로 인정하기 어렵고 뚜렷한 한증이 보이지 않으므로 태음인 열체질로 간주한다. 열태음인의 피부병이나 위장질환 등이 주증일 경우 갈근조위탕을 기본방으로 쓰는 것이 좋으므로 갈근조위탕을 기본방으로 정한다.

2. 병변 부위에 소양감이 없고 홍반의 붉은 색이 선명하지 않은데다 형태적으로 부위가 거칠고 갈라지며 수술 이후 피로, 현훈 등이 있는 것으로 보아 혈허, 혈조를 병인으로 보고 양혈화영(養血和營), 자음윤조(滋陰潤燥)를 치법으로 한다.

3. 갈근조위탕 기본방에서 연변(軟便)경향자이므로 대황을 거하고 자음보혈(滋陰補血), 생진윤조(生津潤燥)하는 상심자 2돈, 간신(肝腎)을 보하고 정혈(精血)을 도우며 자음윤조(滋陰潤燥)하는 여정실 2돈, 보양약이면서 동시에 자음양혈(滋陰養血), 윤조

연견(潤燥軟堅) 효능이 있는 육종용 1돈, 윤폐조약(潤肺燥藥) 맥문동과 자음윤조(滋陰潤燥)하는 천문동 1돈, 혈허(血虛)를 보강할 목적으로 보익기혈(補益氣血), 기혈부족(氣血不足)에 쓰는 용안육 2돈, 양심안신(養心安神)하면서 동시에 간심(肝心)경에 작용하여 양간혈(養肝血)하는 산조인 1.5돈에 마지막으로 보기양혈(補氣養血), 익정혈(益精血)하는 녹용 또는 녹각을 더해 쓸 수 있다.

4. 육종용은 윤조통변(潤燥通便)의 기능이 있어 연변자에게 용량을 높이지 않고 여정실은 자음윤조(滋陰潤燥)할 때는 생용(生用)을 하고 자보간신(滋補肝腎)할 때는 주증(酒蒸)을 해서 쓰므로 이 환자의 경우에는 생용(生用)한다.

처방

갈근 4 나복자 2 길경 1 오미자 1 맥문동 1 행인 1

+ 상심자 2 여정실 2 육종용 1 천문동 1

+ 용안육 2 산조인초 1.5(녹용1)

윤조(潤燥)약물

소음	당귀	감신온	간신비	潤燥滑腸, 補血調經
	아교	감평	폐간신	潤燥, 補血滋陰, 止血
	흑지마	감평	간신대	潤燥通便, 補益肝腎, 補益精血
소양	지모	고감한	위신	潤燥滑腸, 滋陰降火, 淸熱瀉火
	현삼	고함한	폐위신	解毒滑腸, 滋陰淸熱
	천화분	고미감한	폐위	潤燥降火, 生津止渴, 排膿消腫
	과루인	감한	폐위대장	潤燥滑腸, 寬胸, 潤肺化痰
	결명자	감고함미한	간대장	潤腸, 淸肝明目, 通便
	동규자	감한	대소장방광	潤腸, 利水通淋, 下乳
태음	육종용	감함온	신대장	潤燥滑腸, 補腎益精, 助陽通便
	천문동	감고대한	폐신	潤燥滋陰, 淸肺降火, 治便秘
	상심자	감산한	간신	潤燥生津, 補血滋陰
	맥문동	감미고량	폐심위	潤肺養陰, 益胃生津, 淸心除煩

윤조법(潤燥法)

윤조의 방법은 환자의 상태를 변증하여 각기 다른 방법을 쓴다. 예컨대 환자가 혈허(血虛)한 경우 피를 보하고 체액을 증가시켜 마른 것을 윤조시키는 보혈윤조(補血潤燥) 혹은 양혈윤조(養血潤燥)의 치법을 쓰고, 음허(陰虛)로 장부 진액이 상하고 소모되어 발생(發生)된 음허내조증(陰虛內燥證)이 있는 경우는 자음(滋陰), 보음(補陰)하는 자음윤조(滋陰潤燥)의 방법을 선택하고, 진액(津液)이 부족하여 야기되는 건조한 병증에는 체액의 분비를 촉진시키는 생진윤조(生津潤燥)의 방법을 쓴다.

양혈윤조(養血潤燥)

피를 보하고 체액을 증가하여 마른 것을 적시는 작용을 가진 것으로, 음허혈조증(陰虛血燥證), 혈허풍조증(血虛風燥證)에 적합한 치료방법이다.

윤부지양(潤膚止痒)

피와 음(陰)을 보양하고 풍을 제거하고 마른 것을 적시는 작용 등을 통해 가려움을 멈추는 것으로, 혈허풍조증(血虛風燥證) 등에 적합한 치료방법이다.

양영윤조(養營潤燥)

양영보혈윤조(養營補血潤燥) 작용을 가진 것으로, 영혈휴허(營血虧虛)로 야기되는 병증에 적합한 치료방법이다.

자음윤조(滋陰潤燥)

정력을 왕성하게 하고 해열하며 체액을 증가시켜 마른 것을 적시는 작용을 하는 것으로 음허내조증(陰虛內燥證)에 적합한 치료방법이다.

생진윤조(生津潤燥)
체액의 분비를 촉진시켜 체액을 증가시켜 마른 것을 적시는 작용으로, 진액이 부족하여 야기되는 건조한 병증에 적합한 치료방법이다.

건선 2

- 소양맥 62세 남
- 신장 160cm 체중 85kg(최대)
- 대변 1일 1~2회

---

1. 40년 이상 건선을 앓아 왔으며 온몸에 퍼져 있는 상태로 늘 스테로이드 치료만 받아 왔음.

2. 2년 전 처음 내원하여 후세방인 소풍제양탕(생지황 3돈, 목단피, 석고 2돈, 당귀, 감초, 방풍, 형개, 적작약, 금은화, 연교, 부평초, 선퇴, 시호, 황금, 박하 1돈)을 4제 복용하고 90% 이상 호전되었던 적이 있음.

3. 그동안 스트레스도 많이 받았고 체질식도 잘 안 해서 예전의 상태처럼 재발해 다시 치료받기를 원함.

4. 평소 더위를 많이 타고 냉수를 선호함.

5. 스트레스를 많이 받으면 뒷목이 뻣뻣하고 가슴이 답답해지면서 숨이 막힌 적이 최근에 몇 번 있어 심장 검사 받았으나 별 이상이 없음.

해설 및 가감

1. 소양인 연변(1일 1~2회)경향자에 뚜렷한 비만(신장 160cm, 체중 85kg)인이므로 한열소

양인 형방사백산을 기본방으로 한다. 이 환자는 과거 생지황, 목단피, 석고 등이 주제인 소풍제양탕으로 효과를 보았으므로 순수한 사상방으로 쓰면 후세방보다 상대적으로 빠르고 분명한 효과를 볼 수 있다.

2. 건선은 예외적인 케이스를 제외하고 기본적으로 건조(乾燥)한 병증이므로 청열조습(淸熱燥濕), 청열리습(淸熱利濕) 약물을 쓰지 않으며 청열사화(淸熱瀉火), 청열해독(淸熱解毒), 청열량혈(淸熱凉血) 약물을 쓴다.

3. 환자가 열체질이고 병증이 건조하므로 보음약을 가미한다.

4. 건선 외에 최근의 현증으로 간화(肝火)증이 있고 이것이 건선을 악화시키는 요인으로 작용하므로 소간(疏肝), 청간(淸肝) 약물을 가한다.

5. 우선 형방사백산 기본방에서 현증(現症)에 불필요한 강활, 독활은 거하고 형개, 방풍은 용량을 1.5돈으로 올려 쓰고 복령, 택사는 배변이 대체로 정상범주이므로 용량을 1.5돈으로 쓴다.

6. 청열사화하는 지모, 석고와 청열량혈하는 생지황은 이미 기본방에 들어 있으므로 청열해독(淸熱解毒)하며 해독투진(解毒透疹)하여 피부염을 주치하는 자초를 2돈 가하고, 역시 청열해독(淸熱解毒)하며 동시에 자음(滋陰)하는 현삼 1돈, 청열해독(淸熱解毒), 소옹산결(消癰散結)하여 열독(熱毒)으로 인해 생긴 각종 창독옹종(瘡毒癰腫), 나력(瘰癧) 등을 치료하는 연교 1돈, 소산풍열(消散風熱)하며 해독투진(解毒透疹)하는 우방자 1돈을 가한다.

7. 건조한 피부를 자음(滋陰)하기 위해 보음약 구기자 1돈, 한련초 1돈, 구판 1돈, 별갑 1돈을 가한다.

8. 마지막으로 스트레스로 인해 항진된 간화(肝火)를 끄기 위해 시호 1돈, 모려 1돈을 가하고 행기해울(行氣解鬱)하는 박하 1돈, 간울화왕(肝鬱火旺)에 쓰는 목단피 0.5돈을 가하는데, 박하는 동시에 소산풍열(疏散風熱)의 효능이, 목단피는 청열량혈(淸熱凉血)의 효능이 있어 이 환자의 현증에 이중(二重) 목적으로 쓴다.

처방

생지황 3 백복령 1.5 택사 1.5 석고 1 지모 1 형개 1.5 방풍 1.5

+ 자초 2 현삼 1 연교 1 우방자 1

+ 구기자 1 한련초 1 구판 1 별갑 1

+ 시호 1 모려 1 박하 1 목단피 0.5

건선(乾癬) 치료

건선은 만성의 경과를 취하는 난치성 피부질환 중 하나로 신음부족이나 혈허, 음액부족 등의 현상이 존재하는 상황에서 혈열(血熱), 혈조(血燥), 혈어(血瘀), 풍습(風濕) 등이 피부에 상박하면 피부에 영위(榮衛)가 실조(失調)되어 발생하며 정지(情志)의 내상에 의해 기기(氣機)가 정체되면 장기간 울체로 화(火)로 변하여 열독(熱毒)이 영혈(營血)로 잠입하여 발병한다. 병이 오래 계속되거나 반복하여 재발된다면 음혈이 모손되어 기혈이 조화를 잃어 조(燥)로 변하여 풍(風)을 일으키거나 경맥에 정체하여 기혈이 응결하고 피부가 자양을 받지 못해 발생한다. 건선(乾癬)은 '마른버짐'이라는 뜻으로 병명 자체에 건조(乾燥)의 의미가 내포되어 있어 습도가 높은 여름철에 증상이 호전되고 건조해지는 가을, 겨울에 악화 양상을 보인다. 병증이 대부분 습하지 않고 건조성을 띠므로 의종금감(醫宗金鑑) 등에는 풍사(風邪)가 피부에 침범하여 혈(血)이 조(燥)하여 피부를 영양(營養)할 수 없어서 발병[176]한다. 과거에 먹을 것이 부족하던 시절 영양실조로 얼굴에 버짐이 핀 사람들이 많았던 것처럼 몸에 건선이 나타나는 현상 역시 혈조(血燥)로 인한 피부 영양의 부족 때문으로 볼 수 있다. 따라서 거풍(祛風) 및 혈조(血燥)를 개선하는 윤조(潤燥)가 주된 치료 방법이지만 건선은 피부병의 일종이므로 피부질환의 한의학적 치료원리에 따라 병증을 형태별, 원인별로 구분하여 개별적 치료원리를 강구한다. 중의내과학에서는 건선의 병인을 풍열(風熱), 혈열(血熱), 어혈(瘀血), 혈허(血虛), 혈조(血燥), 열독(熱毒), 습열(濕熱) 등으로 나누고 이를 유사한 증상과 원인별로 묶어 보면 크게 열증(熱症)형인 풍열/혈열형, 허증(虛症)형인 혈허/혈조형, 난치(難治)성인 어혈(瘀血)형, 마지막으로 숫자가 많지 않은 습열(濕熱)형으로 대분된다.

열증(熱症)형(풍열/혈열/열독)은 환부의 홍반이 선명하며 붉고 가려우며 인설이 증가되며 여름에 악화된다. 구진의 발생과 진전이 빠르며 새로 올라오는 구진이 계속 나타난다. 인설(鱗屑)이 비교적 많으며 표층은 쉽게 벗겨지나 그 밑에는 점상(點狀)의 출혈을 볼 수 있다. 소양(瘙癢)감이 현저하고, 특히 구설(口舌)이 건조하며 간혹 농포가 생기기도 하며 열성체질(열소양, 열태음, 열소음)에서 다발한다. 거풍청열(祛風淸熱), 청열해독(淸熱解毒), 양혈윤조(凉血潤燥)가 치법이 된다.

허증(虛症)형(혈허/혈조)은 홍반색이 선명하지 않고 인설이 얇거나 두꺼워도 쉽게 탈락된다. 가려움증이 심하지 않으며 환자가 피곤해 하고 체질이 허약하다. 병의 경과가 비교적 길면서 병세가 그다지 확대되지 않고 안정된 편이며 환부의 뇌부가 건조하고 두꺼워지거나 태선 모양으로 변한다. 팔꿈치, 슬개골 부위 피부는 거칠면서 트거나 갈라진다. 얼굴색은 창백하고 한 번씩 어지럽다. 양혈화영(養血和營), 자음윤조(滋陰潤燥)가 치법이다.

어혈(瘀血)형은 구진(丘疹)과 홍반의 색이 암홍색 또는 자홍색을 띠는데 오랫동안 낫지 않고 반복, 발작하면서 피부가 거칠다. 손상된 피부는 암자색이거나 색소가 침착되어 어두우며 인설은 비교적 두꺼운데 어떤 것은 껍질처럼 일어난다. 만성적, 재발성으로 오랜 기간 동안 낫지 않는 경우가 많으며 혀에 어반(瘀斑)이 보이기도 하고 설하청근이 굵고 어두운 청자색을 띤다.

마지막으로 **습열(濕熱)형**은 환부에 홍반과 함께 진물이 나고 가려우며 뜨거운 느낌을 호소하기도 한다. 건선인데 환부에 진물이 흐르는 경우 건선이 아닌 다른 질병으로 오진(誤診)하는 경우도 있고 양방병의원에서 건선으로 진단받고 치료받다가 낫지 않아 한의원을 찾는 경우가 많다. 청열리습(淸熱利濕), 청열조습(淸熱燥濕) 청열해독(淸熱解毒)이 치법이다.

건선은 환부의 형태를 잘 관찰하고 병인을 분석하여 치료하면 양방병의원에서 치료하는 것보다 빠른 효과를 보이는 경우가 많다. 열증형이 비교적 빠른 예후를 보이고 허증형, 어혈형으로 가면서 치료효과가 더디고 치료를 중지하면 수개월 내에 재발을 반복하는 경우가 많다. 건선환자는 난치와 재발을 염두에 두고 치료기간을 기본적으로 최소 3개월 이상 잡아야 하는데 건선은 보통 수년에서 수십년 이상 앓고 있는 경우가 대부분이기 때문이다. 건선을 오래 앓고 있는 환자들의 상태를 보면 앞서 분류한 네 가지 형태에 따라 명확히 분류되기보다 열증형에 허증형을 겸했거나 열증형에 허증형, 어혈형까지 두세 가지 이상 병인이 복합되어 나타나는 경우도 많으므로 이 경우 해당 병인을 제거하는 약물을 복합적으로 가미해 치료한다.

한편 건선 병증의 가장 큰 특징 중 하나인 건조(乾燥)한 증상을 제거하기 위해서는 일반적으로 피부병에 빠른 효과를 가져온다고 알려진 황련, 황백, 고삼 등 소위 청열조습(淸熱燥濕)약물들을 절대 써선 안 되는데 이를 쓸 경우 병증을 더 악화시킨다. 또한 환자의 상태에 따라 윤조(潤燥)의 방법도 각기 달리 써야 하는데, 즉환자가 혈허(血虛)하여 피를 보하고 체액을 증가시켜 마른 것을 윤조시키려면 보혈(補血), 양혈(養血)로 보혈윤조(補血潤燥)하고, 장부의 진액이 상하고 소모되어 발생(發生)된 음허내조증(陰虛內燥證)이 있는 경우 자음(滋陰), 보음(補陰)하는 자음윤조(滋陰潤燥)의 방법을 선택하고, 진액(津液)이 부족하여 야기되는 건조한 병증에는 체액의 분비를 촉진시키는 생진윤조(生津潤燥)의 방법을 쓴다. 이런 윤조(潤燥)의 다양한 방법은 비단 건선뿐 아니라 아토피 등 다른 피부질환에서도 병부(病部)가 습(濕)하지 않고 조(燥)할 경우 동일하게 적용된다.

176_   醫宗金鑑: 由風邪客皮膚 亦由血燥難榮外, 外科大成: 由風邪客于皮膚 血燥不能營養所致,

아토피

- 태음맥 35세 여
- 신장 154cm 체중 56kg
- 대변 1일 1~2회

1. 어렸을 때부터 아토피가 있었으며 현재는 팔, 목, 얼굴의 눈 주변에 증상이 있음. 눈 주변 피부는 따끔거리고 빨갛게 올라오고 버짐처럼 건조하게 일어나는 형태이며 팔은 가렵고 피부가 오톨도톨 건조한 형태임.

2. 계절이나 추위, 더위 상관없이 피부 상태는 거칠고 메마른 듯함. 가려움증이 있는 목의 피부 색깔은 약간 검게 회색으로 변해 있음.

3. 추위를 타고 뜨거운 물을 마시며 이불을 다 덮고 잠.

4. 화가 심하게 나면 목이 뻣뻣해짐을 느끼지만 스트레스는 크게 없다 하고 단지 늘 꿈을 많이 꾸는 편임.

5. 구갈, 구건은 가끔 있으며 가끔 어지럽고 현기증 있음.

6. 음식도 좋아하는 편이라 잘 먹고, 너무 많이 먹으면 불편해서 과식은 안 하지만 늘 배부른 정도는 먹음.

해설 및 가감

1. 태음맥 연변경향자로 체형(신장 154cm, 체중 56kg)이 정상 범위 안에 있어 변증으로 한열을 가린다. 추위를 타고 뜨거운 물을 선호하며 이불을 잘 덮고 자는 것은 소증 한증(寒證)이 맞지만 이는 음체질인 태음인에게서 자주 나타나는 현상이므로 이것만으로 가장 몸이 찬 한한태음이라 단정할 수 없다. 한편 태음인은 열성 태음인이라 할지라도 평소 냉수를 선호하거나 이불을 잘 안 덮고 자는 등의 실열(實熱) 소증을 보이지 않는다. 오히려 따뜻한 물을 선호하고 이불을 잘 덮고 자며 더위보다 추위를

더 타는 등 한증(寒證)의 소증을 보이는 경우가 흔하다. 다만 나이가 젊고 비만경향이 있으며 간조열이 뚜렷한 경우는 반대경향을 보이기도 하므로 변증에 참고한다.

2. 이 환자의 경우 구갈, 구건이 약간 있으며 태음조위탕 체질로 보기에는 음식도 늘 배부른 정도로 잘 먹어 비양허체질이라 볼 수 없으므로 한열태음의 갈근해기탕을 기본방으로 하는 체질로 판정한다.

3. 그런데 열태음인이 피부병, 위장병의 주증으로 온 경우라면 원래의 기본방보다는 갈근조위탕을 기본방으로 쓰는 것이 효과적이므로 이 환자의 경우에도 갈근조위탕을 기본방으로 쓴다.

4. 병 부위가 가렵고 빨갛게 올라오고 버짐처럼 건조하므로 풍(風), 열(熱), 조(燥)를 병인으로 보고 병인을 제거하는 약물을 가미한다. 특히 병 부위가 건조한 경우 청열조습(淸熱燥濕)약물을 쓰면 오히려 병증을 악화시키므로 윤조(潤燥)약물을 가미해야 하는데 환자의 현증과 동반된 병증들을 참작하여 필요 약물을 가미한다.

5. 갈근조위탕(갈근 4돈. 나복자 2돈, 대황 1돈, 길경 1돈, 오미자 1돈, 맥문동 1돈, 행인 1돈) 기본방에서 갈근은 3돈으로, 나복자는 1돈으로 줄이고 현증에 불필요한 길경, 행인, 대황은 거하고 쓴다.

6. 이 환자의 경우 음허(陰虛)로 인한 조증(燥症)보다는 어지럽고 현기증이 있는 것으로 보아 혈허(血虛)로 인한 풍조(風燥)증으로 변증하여 보혈, 윤조, 거풍지양, 청열약물을 가한다.

7. 보혈목적으로 용안육 2돈, 윤조 목적으로 천문동 1돈, 상심자 1돈, 거풍지양 목적으로 백질려염수초 2돈, 풍열(風熱)을 거할 목적으로 부평초 1돈, 선퇴 1돈을 가한다.

처방

갈근 3 나복자 1 오미자 1 맥문동 1
+ 용안육 2 천문동 1 상심자 1 백질려염수초 2 부평초 1 선퇴 1

여드름

- 태음맥 23세 여(미혼)
- 신장 170cm 체중 78kg(과거 87kg까지 나간 적이 있으나 다이어트를 하여 지금 체중에 이르렀음)
- 대변 1~2일 1회

1. 원래부터 여드름이 있었으나 3개월 전부터 너무 심해져서 내원함.
2. 생리가 2개월 동안 나오지 않고 있으며 1년에 2~4번 생리하며 생리통이 심한데 살이 찌고 나서 더 심해졌음.
3. 평소 스트레스도 있고 갈증이 있어 물도 자주 마심.
4. 안색이 어두운 편임.

해설 및 가감

1. 태음맥에 비만경향자가 분명하고 동시에 경변경향자이므로 변상만으로 열열태음인 체질로 판단할 수 있고 소증(素證)에 구갈(口渴)이 있는 등 간조열증도 있어 기본방을 열다한소탕 체질로 정한다.

2. 열태음인이 피부병, 위장병이 주증으로 온 경우 해당 체질의 기본방보다는 갈근조위탕을 기본방으로 쓰는 것이 효과적이지만 여드름은 다른 피부병과 달리 갈근조위탕이 효과적이지 않다. 이유는 여드름은 기본적으로 열증인데 갈근조위탕엔 오미자, 길경, 맥문동, 행인 같은 위완을 온보(溫補)하는 약들이 섞여 있기 때문이다. 이 점을 참고하여 여드름에는 갈근조위탕을 기본방으로 사용하지 않는 것이 좋다.

3. 이 환자의 주증(主症)은 여드름이고 차증(次症)은 생리통과 희발월경으로 판단하고 치료책을 강구한다. 병을 주증, 차증으로 나누는 것은 환자가 병기(病機)가 다양한 병증을 호소할 경우 어떤 병증부터 공략할 것인가, 치료 목표의 우선순위를 어떻게

둘 것인가 하는 관점 때문이다. 이 경우 주증이 더 중요하고 차증은 중요치 않다는 관점이 아니고 당장 환자가 급하게 치료하고자 하는 병증을 주증으로 설정하는데 이에 대해서는 본책 '질병치료와 가감의 우선순위'라는 글에서 언급하고 있다.

4. 여드름은 기본적으로 상초 열증이고 열열태음인의 기본방 열다한소탕이 상초약이 므로 기본방만 투여해도 효과를 본다. 그러나 기본방이 중하초약인 다른 체질의 경 우는 기본방으로 여드름이 해결되지 않으므로 반드시 필요약물을 가미해 치료해야 한다. 열태음 체질의 경우도 병증 양상을 살펴 기본방에 필요약물을 가미해 쓰면 치 료효과가 더 좋아진다.

5. 여드름은 가려움을 동반하지 않아 풍증(風症)이 아니므로 거풍(祛風)약물을 써서는 안 된다. 여드름은 상초열로 발생하므로 청열(淸熱)약물을 가미하되 상초열이 스트 레스의 누적으로 인한 간화(肝火)증으로 발생한 것이라면 소간(疏肝), 청간(淸肝), 평 간(平肝)약물을 가미한다.

6. 이 환자의 경우 안색(顔色)이 어둡고 생리를 건너뛰며 생리통이 심한 등 기체혈어(氣 滯血瘀)병증도 함께 있으므로 행기거어(行氣祛瘀)약물도 함께 가한다.

7. 열다한소탕 기본방에서 양명경(陽明經)인 안면(顔面)에 작용하여 양명열사(陽明熱 邪)를 내려주는 승마의 용량을 2돈으로 올려주고, 대변을 1~2일 1회 보기 때문에 찬 성미(性味)로 사화해독(瀉火解毒)하며 통변사열(通便瀉熱)시키는 대황 1돈을 가한다.

8. 또한 생리통, 희발월경이 차증(次症)이므로 여드름과 별도로 이에 대한 약물을 가한 다. 얼굴이 전체적으로 어두운 색이며 생리통이 심하므로 혈어(血瘀)약을 가미한다.

9. 청열(淸熱)을 위해 열독(熱毒)을 끄고 옹종(癰腫)을 소종(消腫)하는 포공영 2돈, 청열 해독(淸熱解毒), 소옹산결(消癰散結)하는 백렴 1돈, 평간해울(平肝解鬱)하고 소간리 기(疏肝理氣)하는 백질려 2돈, 청열평간(淸熱平肝)하는 조구등 1돈, 행기해울(行氣解 鬱)하는 울금 1돈, 거어(祛瘀)약물로 혈열어체(血熱瘀滯)에 쓰는 단삼 1돈, 행혈거어 (行血祛瘀)로 통경(痛經)에 쓰는 포황 1돈을 가한다. 대황은 이담작용과 어혈을 제거

하므로 통변(通便) 목적뿐만이 아니라 어혈을 위해서도 넣는다.

처방

갈근 4 황금 2 고본 2 나복자 1 길경 1 승마 2 백지 1

+ 대황 1

+ 포공영 2 백렴 1,

+ 백질려 2 조구등 1 울금 1

+ 단삼 1 포황 1

여드름의 치료

여드름은 피부에 발생하는 질환이지만 소양(瘙痒)증이 없으므로 피부병의 주약으로 많이 쓰이는 거풍(祛風)약으로는 치료가 되지 않는다. 사춘기 청소년이나 젊은 사람에게서 다발하므로 청열(淸熱)약을 주제로 치료하되 열(熱)을 야기하는 원인을 찾아 해당 약물을 함께 가미해 치료한다. 예컨대 신경을 쓰면 여드름이 심해지고 평소 스트레스가 많은 경우라면 소간해울(疏肝解鬱), 청열평간(淸熱平肝), 이기(利氣), 행기(行氣)약물들을 함께 가미한다. 한편 피부가 마르고 건조하면 보음(補陰), 자윤혈조(滋潤血燥) 약물을 가하고 습(濕)이 많은 체형에 짓무르는 여드름인 경우 청열조습(淸熱燥濕)약물을 가미해 사용함으로써 조습(燥濕)을 분별하여 약을 써야 한다. 열태음인에게 위장질환이나 피부질환이 있을 경우 열다한소탕이나 갈근해기탕 대신 기본방 대용(代用)으로 쓰는 갈근조위탕은 여드름 환자의 기본방으로 적절치 않으므로 쓰지 않는다. 갈근조위탕에는 태음인 위완한증에 쓰이는 온성(溫性)약물이 주제로 돼 있어 청열(淸熱) 위주의 치법과 맞지 않기 때문이다.

부인과 질환

부인과에서는 여성의 생·병리와 그 영역에 속한 병증을 치료하는 데 주로 경(經, 월경), 대(帶, 대하), 태(胎, 임신), 산(産, 출산)의 네 방면을 다룬다. 월경은 크게 주기(週期)의 문제와 경량(經量)의 문제로 나눠지는데 문제를 일으키는 병기(病機)들을 정리하면 아래와 같다. 대(帶)는 골반 아래 대맥(帶脈) 이하의 질병을 의미하여 옛날엔 여성병을 총칭하는 의미로 쓰였고 지금은 소복(少腹)부의 염증성 질환을 통칭한다.

週期
1. 月經先期(經早) – 陰虛血熱, 肝鬱化熱, 氣虛經早
2. 月經後期(經遲) – 肝脾腎虛, 氣血凝滯, 痰濕阻滯
3. 月經不調(經亂) – 肝氣鬱結, 痰氣鬱結, 肝脾不和, 心脾氣血兩虛

月經量
1. 經行過多 – 血熱妄行, 氣血俱虛, 脾不統血
2. 月經過少 – 肝血虛, 肝腎陰虛, 血寒, 下焦寒濕, 瘀血內蓄

無月經 (經閉) – 肺腎陰虛, 血瘀, 血燥, 腎精不足

月經疼痛 – 氣滯, 血瘀, 血寒

생리불순

- 태음맥 18세 여(재수생)
- 신장 158cm 체중 52kg
- 대변 1일 1~2회

1. 생리불순으로 주기가 가끔 한 달 건너 뛰기도 하고 규칙적이기도 한데 최고 길면 60 일, 보통은 30일 이내임.
2. 생리통이 첫날부터 둘째 날까지 심해 학원을 못 갈 정도이고 가끔 체하거나 몸살, 가 슴통이 있음.
3. 추위를 타고 가끔 갈증이 있음.

해설 및 가감

1. 태음맥에 연변경향자이며 체형(신장 158cm, 체중 52kg)이 보통이어서 변상으로 한열 을 가리기 어려운데 추위를 타지만 가끔 갈증이 있다는 것으로 보아 한열태음인 갈 근해기탕 체질로 판단한다.
2. 생리주기가 일정치 않은 생리불순의 가장 큰 원인은 간기울결(肝氣鬱結)이다. 재수 생으로 누적된 스트레스가 간(肝)에 영향을 주어 승발(升發)과 소설(疏泄)에 영향을 주어 간기울결이 발생한다. 그 결과 억울(抑鬱), 이노(易怒), 흉민(胸悶), 태식(太息), 불면(不眠) 등의 증상이 발생하고 젊은 여성의 경우 이 환자처럼 월경부조(月經不調) 가 될 수 있다.
3. 간기(肝氣)가 울체(鬱滯)되면 자궁의 기혈(氣血) 순환이 조화롭지 못해 기체(氣滯)가 되고 심화되면 혈어(血瘀)가 되어 생리통이 발생하므로 주증인 월경부조(月經不調) 와 차증인 생리통을 해소하기 위해 소간해울(疏肝解鬱), 활혈거어(活血祛瘀)약물을 가한다.

4. 갈근해기탕 본방에서 상초약물(고본, 승마, 백지)은 거하고 평간해울(平肝解鬱) 작용과 생리통에 효능을 있는 백질려 염수초 2돈, 소간행기해울(疏肝行氣解鬱)과 활혈거어 지통(活血祛瘀止痛)하는 울금 2돈, 청열평간(淸熱平肝)하는 조구등 1돈, 혈어기체(血瘀氣滯)를 치(治)하여 조경(調經)하는 단삼 1돈을 가한다. 여기에 영심안심(寧心安心) 하는 산조인초 1돈도 가해주면 도움이 된다.

처방

갈근 3 황금 1.5 길경 1

+ 백질려 염수초 2 울금 2 조구등 1 단삼 1

+산조인초 1

생리통과 생리전 증후군

- 태음맥 30세 여
- 신장 162cm 체중 60kg
- 대변 1일 1회(가끔 2일 1회)

---

1. 생리통이 너무 심해 약 없이는 안 됨. 생리전 증후군도 있어 배, 머리가 아프고 우울 해 지며 토할 것 같다고 함.

2. 생리주기도 아주 불규칙적임. (보통이 40~50일 정도)

3. 손발이 저리고 밤 시간에 가슴 답답증이 있음.

4. 미지근한 물이나 찬물 선호자로 뜨거운 물은 싫다고 하며, 아주 찬 음식도 싫다고 함.

5. 말을 많이 하는 직업이라 갈증이 있는 건지 아니면 습관으로 마시는지 물은 하루에 3병 정도 마심.

6. 이불도 처음엔 잘 덮고 자는데 워낙 험히 자서 이불을 안 덮고 있을 때도 있음.

해설 및 가감

1. 태음맥 경변경향자에서 열체질인 경우 열다한소탕 체질, 한체질인 경우 청심연자탕 체질 둘 중 하나이다. 체형(신장 162cm, 체중 60kg)상 비수(肥瘦)가 뚜렷하지 않아 한열 변증으로 판단하는데 열다한소탕과 청심연자탕 체질 둘 중 하나를 선택하기 위해 소증으로서의 간조열증과 심허증을 물어야 한다. 이 환자의 경우 심허증보다는 평소 구갈(口渴), 흉민(胸悶)이 있다는 것으로 보아 열다한소탕 체질로 판단한다.

2. 여성들이 평시 스트레스를 받아 간울(肝鬱)로 기체(氣滯)가 되면 자궁 내 혈행(血行)의 장애로 어혈이 발생하여 하복부 및 허리에 통증이 발생하는데 이를 기체혈어(氣滯血瘀)증으로 변증한다. 가슴이 답답하고 유방통이 가볍게 나타나며 월경량도 적고 덩어리가 지며 색은 검붉은 빛을 띠는 경우가 많다. 행기(行氣), 활혈(活血), 거어(祛瘀)약물을 가해 치(治)한다.

3. 생리전증후군(PMS)은 월경이 시작되기 4~10일 전부터 복통, 유방통 등의 신체적 변화가 오고 신경이 예민해져 신경질, 불안, 초조, 불면증 등의 심리적 불안정 상태가 되는데 이는 기체(氣滯) 및 간기울결(肝氣鬱結)에 준한 병증으로 변증한다.

4. 어혈(瘀血)을 없애는 약물 중에 태음인 약물이 가장 많은데 혈열어체(血熱瘀滯), 기체혈어(氣滯血瘀)에 쓰이는 단삼, 활혈거어(活血祛瘀)하고 청열해독(淸熱解毒)하는 호장근, 행혈거어(行血祛瘀)하는 포황, 청열해독(淸熱解毒)하면서 동시에 어혈(瘀血)이 저체된 것을 파하는 패장, 활혈거어(活血祛瘀)하면서 사화해독(瀉火解毒)하는 대황, 활혈통경(活血通經)시키며 어혈(瘀血)을 없애 진통시키는 홍화, 활혈거어(活血祛瘀)하며 행기해울(行氣解鬱)에 쓰는 울금 등이 그것이다. 그러나 이 모든 어혈약물들을 모두 다 가미해서는 안 된다. 본 환자의 주소증인 기체혈어로 인한 통경(痛經)증에 가장 적합한 약물만 골라 쓰는데, 활혈통경(活血通經)하는 홍화 1돈, 소간행기

(疏肝行氣)하면서 통경(痛經)에 쓰이는 울금 1돈, 활혈화어(活血化瘀)하여 통경(痛經)에 쓰는 포황 1돈을 가한다. 이 환자는 경변경향자이지만 변비 정도는 아니므로 활혈거어(活血祛瘀), 통변(通便)의 효능이 동시에 있는 대황을 쓰되 0.7돈 정도 가한다.

5. 생리전 증후군을 치(治)하기 위해 평간소간(平肝疏肝)하는 백질려 2돈, 평간청열(平肝淸熱)하는 조구등 1돈을 가한다.

6. 기본방인 열다한소탕은 상초(上焦)중심약이고 이 환자의 주소증은 하초(下焦)에 있으므로 원방 그대로 쓰지 않고 약이 위로 올라가거나 위에서 작용하는 약물들은 과감히 빼고 쓰며 고본, 승마, 백지를 거한다.

처방

갈근 4 황금 2 나복자 1 길경 1

+ 홍화 1 울금 1 포황 1 대황 0.7

+ 백질려 2 조구등 1

활혈거어(活血祛瘀)약물

	적작약	고량	간	祛瘀止痛, 淸熱凉血
소음	천궁	신온	간담심포	活血祛瘀, 調經, 行氣, 祛風止痛
	익모초	신고미한	심신간방광	祛瘀生新, 活血調經, 利尿消腫
	산사	산감미온	비위간	活血散瘀, 消食, 驅虫, 化積
	오령지	함감온	간	活血止痛, 祛瘀止血
소양	생지황	고감한	심간신	生血消瘀, 淸熱凉血, 生津止渴
	대계	감고량	심간	祛瘀消腫, 凉血止血
	소계	고감량	심간	散瘀消腫, 凉血止血, 解毒
	목단피	고신미한	심간신	活血散瘀, 淸血凉血
	우슬	고산평	간신	活血祛瘀, 補肝腎, 强筋骨, 利尿通淋

태음	단삼	고미한	심심포간	血熱瘀滯, 血瘀氣滯, 血滯經閉
	호장근	고산미한	간담폐	活血祛瘀, 風濕痺痛, 淸熱利濕, 淸熱解毒
	패장초	신고미한	간위대장	活血祛瘀, 淸熱解毒, 消腫排膿
	포황	감평	간심포	行血祛瘀, 和瘀, 收澁止血
	대황	고한	폐위대장간심포	活血祛瘀, 逐瘀, 瀉火解毒, 攻積導滯
	홍화	신온	심간	活血祛瘀, 通經
	울금	신고한	심간담	活血祛瘀, 行氣解鬱, 凉血淸心, 利膽退黃
태양	현호색	신고온	심간비	活血祛瘀, 行氣止痛
	도인	고감평	심간폐대장	活血祛瘀, 血瘀經閉, 潤腸通便
	택란	고신미온	간비	活血祛瘀, 行血利尿, 散鬱舒肝, 利水消腫

기체혈어(氣滯血瘀)증

체내 기(氣)의 운행이 불창(不暢)하여 어느 한 부위에서 조체(阻滯)가 생기는 병리를 말하며 기기(氣機)가 원활하게 소통되지 못하면 혈행(血行)이 늦어지거나 불리하여 어혈(瘀血)이 생긴다. 임상에서는 창만하고 아프며 어반(瘀斑) 및 징가적취(癥瘕積聚) 등의 병증이 나타나게 된다. 치료는 행기(行氣) 활혈(活血) 거어(祛瘀)의 방법을 취한다.

빠른 생리(월경선기)와 생리 과다

- 태음맥 43세 여
- 신장 162cm 체중 55kg
- 대변 1일 1~2회

1. 3개월 전 부친이 돌아가시고 나서부터인 듯하다는데 원래 33일 정도 규칙적이던 생리가 최근 3개월 동안 26일 정도로 주기가 줄고 생리량이 많아져 어지러울 정도임.
2. 생리 일주일 전부터 생리 시작 전까지 자다가 온몸이 더워서 깨는데 땀이 나는 것은 아니고 다시 잠들기가 어렵지만 그래도 잘 수는 있음.
3. 생리 기간에 구갈과 안구건조가 있고 가끔 안면홍조가 있는데 이는 예전에도 자주 있던 증상임.

해설 및 가감

1. 태음맥 연변경향자는 열체질일 경우 한열태음의 갈근해기탕, 한증일 경우 한한태음의 태음조위탕 둘 중 하나인데 이 환자의 체형(신장 162cm, 체중 55kg)만으로는 비만과 수척경향을 명확히 구분하기 어려우므로 환자의 소증과 병증으로 변증하여 판단한다.
2. 이 환자는 자다가 온몸이 더워 깬다거나 구갈, 안구건조, 안면홍조 등의 열증이 있는 것으로 보아 한한태음은 될 수 없고 한열태음 갈근해기탕 체질로 판단한다.
3. 주소증은 생리주기가 빨라진 것과 생리량이 많아져 어지러움을 호소하는 것, 그리고 생리 기간 동안 자다가 몸이 더워 깨고, 다시 잠들기 어려우며 생리 기간에 구갈과 안구건조, 안면홍조가 생기는 증상이다. 생리주기가 빨라지는 월경선기(月經先期)증은 음허혈열(陰虛血熱), 간울화왕(肝鬱火旺), 기허경조(氣虛經早)의 세 경우가 있으며, 생리량이 과다해지는 경우는 혈열망행(血熱妄行), 기혈구허(氣血俱虛), 비불통혈(脾不統血)의 역시 세 가지 경우가 있으므로 환자의 병증을 변증하여 이 중에 어

느 경우에 해당하는지 판단한다.

4. 환자는 과거에도 구갈, 안구건조, 안면홍조의 음허병증이 있었는데 생리가 시작되면서 이런 병증들이 심화되고 자다가 몸이 더워져 깨기까지 하므로 이 환자의 경조(經早)증 원인은 음허혈열(陰虛血熱)로 온 것으로 변증하여 보음약물을 가한다. 생리량이 과다해 지는 것 역시 혈열(血熱)로 인해 발생한 혈열망행(血熱妄行)으로 판단하여 양혈(凉血), 청혈(淸血)약물을 가한다.

5. 보음약 여정실 주증 2돈, 저실자 1돈, 상심자 1돈을 가하고 혈열증에 대응하기 위해 태음인의 양혈청혈(凉血淸血)약물 중에서 혈열혈어(血熱血瘀)에 써서 조경(調經)의 요약으로 쓰는 단삼 2돈을 가하고 양혈청심(凉血淸心)하는 울금 1돈, 양혈지혈(凉血止血)하는 괴화 1돈을 가한다.

6. 갈근해기탕 기본방에서 해열생진하는 갈근의 용량을 4돈으로 올리고 상초약인 고본, 백지는 거하고 승마는 청열해독(淸熱解毒)하여 열독(熱毒)을 해제하므로 거하지 말고 쓰며 양혈청열(凉血淸熱) 효능이 있는 황금은 용량을 2돈으로 올려 쓴다.

처방

갈근 4 황금 2 길경 1 승마 1
+ 여정실 주증 2 저실자 1 상심자 1
+ 단삼 2 울금 1 괴화 1

량혈(凉血)약물

소음	적작약	고량	간	凉血清熱, 祛瘀止痛
	지유	고산미한	간위대장	凉血止血, 清熱解毒, 解毒斂瘡
소양	목단피	고신미한	심간신	凉血清血, 活血散瘀
	생지황	고감한	심간신	凉血清熱, 生津止渴
	자초	고한	심간	凉血活血, 解毒透疹, 清熱解毒, 滑腸通便
	대계	감고량	심간	凉血止血, 散瘀消癰
	소계	고감량	심간	凉血止血, 散瘀消腫, 解毒
	치자	고한	심폐위삼초	凉血止血, 瀉火除煩, 清熱利濕, 利膽退黃
	지골피	감담함	폐신	凉血清血, 清泄肺熱, 退骨蒸勞熱
	황련	고한	심간위대장	凉血, 清熱燥濕, 瀉火解毒
	한련초	감산미한	간신	凉血止血, 補益肝腎
태음	단삼	고미한	심심포간	凉血散瘀, 除煩安神, 産後瘀滯, 血滯經閉
	괴화	고미한	간대장	凉血止血, 清肝瀉火
	청호	고미신한	간담신	凉血退熱, 解暑截瘧, 清熱解暑
	울금	신고한	심간담	凉血清心, 活血止痛, 行氣解鬱, 利膽退黃
	대황	고한	폐위대장간심포	凉血清熱, 解毒通staticky, 攻積導滯, 瀉火解毒
	측백엽	고삽미한	폐간대장	凉血止血, 祛痰止咳
	서각	고함한	심간위	凉血清熱, 安神强心, 解熱鎭靜
	황금	고한	담폐위대장	凉血清熱, 清熱燥濕, 瀉火解毒
태양	백모근	감한	폐위방광	凉血止血, 清熱利尿

〈참고〉
- 우슬은 상부(上部)의 혈열망행증에 소계, 치자와 함께 쓴다.
- 애엽은 성미가 온(溫)하지만 육혈, 토혈 등 혈열망행성 출혈증에도 쓴다.
- 건지황은 성미가 감온(甘溫)하지만 청열량혈하며 양음생진(養陰生津)한다.
- 귀판교는 음허발열과 혈열로 인한 붕루를 치료한다.
- 녹각교는 신양 부족과 허한으로 인한 붕루를 치료한다.

혈열망행(血熱妄行)

열사(熱邪)가 혈(血)을 망행하게 하면 혈분(血分)에 열이 몹시 성하여 혈이 혈맥을 따라 제대로 순환하지 못하고 혈맥 밖으로 나오는 것. 혈열망행이 되면 비정상적 월경과다를 포함하여 피부 출혈반점, 육혈(衄血), 토혈(吐血), 요혈(尿血), 변혈(便血) 등 출혈 증상이 나타난다. 혈열이 심하면 혈이 심홍색에 자주색을 띄고 열사(熱邪)가 상음(傷陰)하여 영음(營陰)이 손상 받으면 발열이 밤에 심해지고 열이 심신을 교란하면 심번소매(心煩少寐)가 된다.

생리중단(經閉)

- 소양맥 19세 여
- 신장 170cm 체중 55kg
- 대변 1~2일 1회

1. 3년 전부터 생리를 시작해서 잘 하다가 1년째 생리가 멈춤.
2. 다이어트를 위해 식단 조절과 고강도 운동을 병행하며 8개월 사이 13kg을 뺐는데 그 이후로 생리가 끊어짐.
3. 다이어트를 한 이후에 체력이 많이 떨어져 공부하다가 기절한 적도 있음.
4. 지금은 다시 살도 5kg 정도 쪘고 음식도 예전처럼 먹고 있으나 끊어진 생리가 여전히 안 나옴.
5. 원래는 추위를 잘 안 타거나 살짝 타는 편이었으나 생리가 끊어진 이후에는 추위를 매우 많이 타게 됨.

해설 및 가감

1. 소양맥 경변경향자에 체형(신장 170cm, 체중 55kg)이 수척경향자이므로 독활지황탕을 기본방으로 정한다.
2. 생리가 나오지 않는 경폐(經閉)증은 16세까지 초경이 없는 원발성 무월경과 월경을 하던 여성이 평소 월경주기의 3배 이상 기간 동안 월경이 없는 소위 속발성 무월경으로 나뉜다.
3. 이 학생의 경우 월경을 잘 하던 경우였으나 심한 다이어트 이후 생리가 끊어졌으므로 속발성 무월경이며 다이어트 후유증으로 간혈(肝血)이 모손(耗損)되어 생리가 끊어진 상태이므로 간혈허(肝血虛)증의 혈고경폐(血枯經閉)로 변증하고 보혈(補血)약물을 가한다.

4. 추위를 매우 심하게 타므로 보양(補陽)약물을 더해준다. 현증에 불필요한 독활, 방풍은 거하고 쓴다.

5. 소양인의 보혈약 중에 숙지황과 구기자를 들 수 있는데 숙지황은 기본방에 이미 4돈이 들어가 있으므로 구기자를 2.5돈 가하고 보양약물인 토사자 1돈, 복분자 1돈, 구자 1돈을 가한다.

처방

숙지황 4 산수유 2 백복령 1.5 택사 1.5 목단피 1

+ 구기자 2.5

+ 토사자 1 복분자 1 구자 1

출산 후 한증(寒證)과 허약증

- 소양맥 39세 여
- 신장 173cm 체중 52kg
- 대변 1일 1회
  (건너뛰는 날도, 두 번 보는 날도 없이 늘 같은 시간에 쉽게 봄)

---

1. 임신 중 폐렴이 걸려 병원에 입원했다가 나왔는데 그 이후부터 몸에 한기(寒氣)가 떨어지지 않고, 출산 후 수유를 끝낸 시점에서도 추위를 계속 탔으며, 예전엔 발을 내놓고 자는 편이었는데 요즘엔 다 덮고도 춥다고 함. 추위는 폐렴 이후 심해져서 등이 춥다고 함.

2. 탈모가 진행되고 있으며 갈증이 늘 있고, 눈이 건조하고 얼굴에서만 땀이 많이 남.

3. 가슴 답답증과 한숨이 많으며 심계, 정충도 있고 잠들기도 힘듦.

4. 최근엔 감기가 잘 걸리는 체질로 바뀌었다며 감기 걸리면 기침, 가래가 오래감.

5. 소화력은 평소 좋고 타악기 연주자라 7-8시간 연주 후에 배가 부를 정도까지 식사하고 잠을 자도 큰 불편 없음.

6. 늘 같은 몸무게를 유지하고 살이 찌고 싶어 이런저런 노력을 해도 살이 안 찜. 운동을 안 해도 안 찐다고 할 만큼 말랐음.

7. 원래 냉수를 선호하였으나 출산 후 뜨거운 물을 마심.

해설 및 가감

1. 체형(신장 173cm, 체중 52kg)이 지금까지 한 번도 쪄 본적 없으며 살이 찌고 싶어 이런저런 노력을 해도 살이 안찌는 것으로 보아 수척경향 한소양 체질이다. 다만 배변경향이 건너뛰는 날도 없고 두 번 보는 날도 없이 늘 같은 시간에 보기 때문에 경변인지 연변인지 쉽게 판단을 할 수 없다. 이런 경우 일단 형방지황탕이나 독활지황탕 둘 다 쓸 수 있는 체질로 전제하고 다른 소증과 병증을 참고하여 최종 결정한다.

2. 이 환자의 경우 지금은 몸이 안 좋아 더운 물을 마시지만 과거에는 냉수를 선호했다는 점, 현재 얼굴에 땀이 많이 나며 갈증이 있는 등 열증이 있지만 동시에 추위를 매우 타는 한증이 있는 것으로 봐서 한한소양인보다는 열한소양인의 독활지황탕 체질로 최종 판단한다.

3. 독활지황탕 체질은 소증으로 식체비만(食滯痞滿)의 소증이 있어야 한다고 생각하기 쉬우나 독지(獨地)체질이라고 해서 예외 없이 식체(食滯)소증이 반드시 있는 것은 아니다. 임상에서 독활지황탕 체질에게 평소 잘 체하냐고 물으면 별로 체하는 법이 없으며 소화 문제가 없다고 대답하는 비율이 거의 반 이상이다. 형방지황탕 체질 환자들에게도 물으면 독지증과 유사한 대답을 한다. 그러므로 소증 식체비만의 유무로 형지, 독지체질을 판단하는 기준을 삼을 수 없으며 독지체질을 재확인하기 위한 것일 뿐, 한열을 가릴 목적이 아니다.

4. 추위를 많이 타는 증상은 보양약물을, 갈증, 안건(眼乾), 면한(面汗)의 열증은 보음약물을 가한다. 탈모현상 역시 신음허, 혹은 신정(腎精)부족증으로 본다.

5. 흉민(胸悶), 태식(太息), 심계(心悸), 천면(淺眠)의 심화증상이 있으므로 해당 약물을 적당히 가미한다.

6. 출산 후 한증(寒症)인 양허증이 심하므로 기본방에 토사자 2돈, 복분자 1돈, 구자 1돈, 선모 1돈 의 보양약을 다 넣고 동시에 음허증에는 보음약을 가하되 이 환자의 주증인 한증을 고려하여 찬 약을 많이 넣지 않고 구기자 2돈만 취한다. 심화증에 대응하기 위해 치자, 황련을 가하되 병증이 심하지 않고 한증이 심하므로 용량은 0.5돈씩 한다. 대변은 정상적이므로 복령, 택사 용량은 각 1돈으로 한다.

처방

숙지황 4 산수유 2 백복령 1 택사 1 목단피 1 방풍 1 독활 1

+ 토사자 2 복분자 1 구자 1 선모 1

+ 구기자 2

+ 치자 0.5 황련 0.5

산후풍

- 태음맥 34세 여
- 신장 163cm 체중 62kg(아기 낳기 전 체중 52kg)
- 대변 1일 1~2회

---

1. 12월 중순인 지난달 출산(초산, 자연분만) 이후 몸이 전체적으로 시린 증상이 나타났는데, 특히 발, 다리 부분이 심함.

2. 하지가 저리고 쥐가 나기도 함. 머리에 땀이 나거나 촉촉히 젖어 있고 눈이 침침함.

3. 양 손목에 통증이 있고 누르면 압통이 심함. (아이 젖 주느라 자주 아기를 안아 주었음)

해설 및 가감

1. 태음맥 연변경향자이므로 열체질일 경우 갈근해기탕 체질, 한체질일 경우 태음조위
   탕 체질 중 하나인데 출산 후 현 체중(62kg)만 보면 과체중의 비만경향자로 볼 수 있
   으나 출산 전 체형(52kg)이 정상체중이므로 한열변증으로 기본방을 선택한다. 한한
   태음인의 태음조위탕 체질은 수척경향자여야 하는데, 이 환자는 출산 전과 출산 후
   가 거의 10kg 정도 차이가 나는 것으로 보아 임신 출산이 원인이었다 해도 살이 쉽
   게 찌는 체질로 보아 비만경향자로 판단한다. 한편 현증(現症)으로 머리에 땀이 나고
   촉촉이 젖는 것은 음허병증의 열증이므로 한열태음체질로 판단, 갈근해기탕을 기본
   방으로 정한다.

2. 이 환자의 주증(主症)은 산후에 발생한 하지가 시린 증상인데, 이 시린 증상은 냉(冷)
   하고 찬 양허(陽虛)증상과 구분되는 소위 요슬산연(腰膝痠軟)증에 부합하는 것으로
   음양양허(陰陽兩虛)증으로 발생하는 것으로 변증하고 보음, 보양약물을 가한다.

3. 하지가 저리고 쥐가 나며 눈이 침침한 증상은 간혈허(肝血虛)증으로 보간혈(補肝血)
   약물을 가한다. 양 손목에 통증이 있고 누르면 압통이 심한 증상은 몸이 허약한 산모
   가 수유(授乳)를 위해 아기를 오래 안고 있는 과정에 손목에 무리가 되어 발생한 것
   으로 이 경우 침 치료를 병행한다.

4. 신음양양허증(腎陰陽兩虛證)을 해소하기 위해 보음약 여정실 주증 2돈, 저실자 1돈
   상심자 1돈에다가 보양약 녹용 1돈, 속단 1돈, 쇄양 1돈을 가한다.

5. 간혈허를 해소하기 위해 태음인 보혈약물인 용안육 2돈을 가하고 산조인초 1돈을
   가한다. 산조인은 양심안신(養心安神)약으로 주로 실면(失眠), 경계(驚悸)에 쓰는 약
   이지만 동시에 심간경(心肝經)에 작용하여 심간혈허(心肝血虛)를 보하고 양간혈(養

肝血)하는 효능도 있어 용안육과 함께 보혈의 목적으로 쓴다.

6. 갈근해기탕 기본방에서 상초약물(고본, 승마, 백지)은 거하고 쓴다.

처방

갈근3 황금1.5 길경1

+여정실주증2 상심자1 저실자1

+녹용1 쇄양1 속단1

+용안육2 산조인초1

냉대하

- 소양맥 33세 여
- 신장 164cm 체중 50kg
- 대변 1-2일 1회(최근 유산균을 먹은 뒤로 1일 1~2회)

---

1. 2개월 후 결혼을 앞 둔 처녀로 냉대하로 내원하였음. (가려움이 심하거나 냄새가 나지 않으나 귀찮을 정도)

2. 생리는 정상이며 가끔 소화가 안 됨.

3. 소변이 자주 마려우며 손발이 촉촉하고 냉함.

해설 및 가감

1. 소양맥 경변경향자며 수척경향자이므로 독활지황탕을 기본방으로 한다.

2. 이 환자의 냉대하는 가려움이 심하거나 냄새가 나는 등의 황백, 혹은 적백대하가 아니므로 간경의 습열(濕熱)로 온 대하가 아니고 소변빈삭증도 함께 있으므로 신기불

고(腎氣不固)로 온 대하로 변증한다.

3. 신기(腎氣)가 손상되거나 고정되지 못하면 신(腎)의 수납, 제어, 다스리는 소위 봉장고섭(封藏固攝) 기능을 잃게 돼 방광이 구속을 잃으면 진액을 저장하지 못해 소변이 맑고 많으며 잦아지고 정관(精管)이 튼튼치 못해 남자에게는 활정(滑精)과 조설(早泄)이 생기고, 여자에게는 대(帶)가 튼튼치 못해 대하(帶下)가 생긴다.

4. 신기불고에는 신기(腎氣)를 보하고 고삽(固澁)하는 약물로 치료하는데 토사자 2돈, 복분자 1돈의 보신양(補腎陽)약물에 구기자 2돈, 한련초 1돈으로 보신음(補腎陰)하여 신기를 보하고 삽정축뇨지대(澁精縮尿止帶)하는 약물인 금앵자 1돈을 더해 대응한다. 삽정, 축뇨, 지대약으로 분류된 소양인 약물 중에는 금앵자 외에도 산수유, 복분자가 있는데 산수유는 기본방에 이미 들어 있고 복분자는 보신양 약물로 첨가했으므로 금앵자만 더하면 된다.

5. 독활지황탕 기본방에서 현증에 불필요한 독활, 방풍은 거하고 대변 역시 정상적으로 잘 보므로 복령, 택사의 용량도 1돈으로 줄여 쓴다.

처방

숙지황 4 산수유 2 백복령 1 택사 1 목단피 1
+ 토사자 2 복분자 1 구기자 2 한련초 1
+ 금앵자 1

삽정축뇨지대(澁精縮尿止帶)약물

소양	산수유	산삽미온	간신	澁精固脫, 補肝益腎
	금앵자	산삽감평	신방광대장	澁精止瀉, 固精縮尿
	복분자	감산온	신방광	固精補腎, 助陽明目
태음	오미자	산감온	폐신심	固澁收斂, 益氣生津, 補腎寧心
	연자육	감삽평	비신심	固精益腎, 補脾止瀉, 止帶, 養心安神

황색대하와 생리불순

- 소양맥 30세 여
- 신장 168cm 체중 80kg
- 대변 1일 2~3회

1. 황색의 악취가 나는 대하로 평소에도 많으나 특히 생리 전에 더 심함.

2. 생리불순으로 생리주기가 4주 또는 6주 사이클인데 2~3개월씩 건너뛰기도 함.

   초경하던 14살 때부터 생리주기가 항상 불규칙적이었음.

3. 평소에 더위를 많이 탐. 찬물과 얼음 선호하고 이불은 거의 덮지 않고 가끔 배만 덮고 잠.

4. 공인회계사 시험 준비로 스트레스가 있다고 함.

5. 생리하는 동안 생리통은 거의 없으나 생리량이 많고 짙은 붉은색임.

해설 및 가감

1. 소양맥 연변경향자로 체형(신장 168cm, 체중 80kg)이 비만경향자이므로 형방사백산을 기본방으로 정한다.

2. 황색대하와 냄새는 간경습열(肝經濕熱)이 원인이므로 하초(下焦)청열조습(淸熱燥

濕)약을 쓴다.

3. 생리량이 많고 붉은색이므로 혈열(血熱)에 의한 경수과다(經水過多)로 보고 청혈량혈(淸血凉血)약을 가미하고 시험 준비로 스트레스도 있으므로 소간(疏肝)약물을 가한다.

4. 현증에 불필요한 형개, 방풍, 강활, 독활은 거하고 하초(下焦)의 습열을 청사(淸瀉)하는 황백 1.5돈, 습열로 인한 설사, 대하, 음부(陰部)소양에 쓰는 고삼 1.5돈, 청열리습(淸熱利濕)약으로 하초습열을 밑으로 빼주는 백화사설초 1돈을 가한다. 혈열을 치기 위해 량혈지혈(凉血止血)작용이 있으면서 청리습열(淸利濕熱) 효능이 있는 치자 1돈, 목단피 0.7돈 을 가한다.

5. 시험공부로 인한 스트레스에 대응하기 위해 소간약물인 시호 1돈, 박하 1돈을 가한다.

처방

생지황 3 백복령 2 택사 2 석고 1 지모 1
+ 황백 1.5 고삼 1.5 백화사설초 1 치자 1 목단피 0.7
+ 시호 1 박하 1

간경습열(肝經濕熱)증

습열(濕熱)이 간담에 몰려서 생긴 병증으로 추웠다 열이 났다 하고 입이 쓰며 옆구리와 배가 아프고 매스꺼우며 토하고 헛배가 부르며 음식을 먹기 싫어한다. 피부와 공막이 누렇게 되며 소변이 누렇거나 누르불그스레하고 대변이 고르지 않다. 설질(舌質)은 붉고 설태는 누러면서 기름때 같다. 습열(濕熱)을 없애면서 간기를 고르게 하는 방법으로 치료한다.

비뇨기과 질환

─── 빈뇨 1 ───

- 소양맥 50세 남
- 신장 158cm 체중 72kg
- 대변 1일 1~2회

1. 소변이 너무 자주 마려워 굉장히 고통스러움.

2. 운전하는 직업으로 낮에는 일하느라 조금 덜하지만 야간에는 온갖 신경이 소변으로 만 쏠려서 1~2시간마다 한 번씩 소변을 봐야 해서 불편함.

3. 너무 피곤한 경우 3~4시간씩 깨지 않는 경우도 있음.

4. 소변량(小便量)은 종이컵으로 반 컵이 안 되고 이 증세가 2년 정도 되었음.

5. 동네병원에서 전립선비대증 진단으로 1년간 양약을 복용하였으나 효과가 없었고, 종합병원에서 검사하여 과민성 방광이라는 진단만 받고 내복약을 복용했으나 다소 진정되는 듯하다 다시 재발을 반복함.

6. 소변검사, 혈액검사로는 이상 없음.

7. 여름에 땀이 많은 편이고 찬물을 선호하며 자면서 이불은 잘 안 덮고 잠.

해설 및 가감

1. 소양맥, 연변경향자에 비만경향자이므로 형방사백산을 기본방으로 한다.

2. 이 환자의 경우 과민성 방광증 진단을 받았는데 이는 일반적 방광염(급만성 방광염, 간 질성 방광염)과 염증(炎症)의 유무로 구분된다. 주간 빈뇨와 야간 뇨, 소변을 참지 못하 는 절박뇨 등 증상은 유사하지만 방광염의 경우 방광통, 하복통, 배뇨통과 같은 통증 이 있는 반면 과민성 방광은 통증이 없다.

3. 방광염은 한의학에서 임증(淋症)의 범주로 구별하고 병인을 습열하주(濕熱下注)로 인한 습열(濕熱)로 보고 청열리습(淸熱利濕)약물로 치료하지만 과민성 방광은 염증 성 질환이 아니므로 삽정축뇨지대(澁精縮尿止帶)약을 위주로 하고 열체질에 신음허 체질이므로 보음(補陰)약을 가해 쓴다.

4. 과민성방광은 정신적 스트레스, 정지내상(情志內傷) 등 정신적 요인에 의해 심화되 므로 간화(肝火)약물을 가한다.

5. 형방사백산 기본방에서 현증에 불필요한 형방강독은 거하고 신, 방광경으로 들어가 축뇨하여 요의빈삭(尿意頻數)을 치(治)하는 금앵자 2돈, 보신온간(補腎溫肝), 수렴고 삽(收斂固澁)의 효능으로 소변불금(小便不禁), 소변빈삭(小便頻數), 다뇨증(多尿症)을 치(治)하는 산수유 2돈, 익신(益腎), 고정(固精), 축뇨(縮尿)의 효능으로 신허유뇨(腎虛 遺尿)와 소변빈삭(小便頻數)을 치(治)하는 복분자 2돈, 보양익음(補陽益陰)하고 고정 축뇨(固精縮尿)하는 토사자 1.5돈을 가한다.

6. 보음(補陰)의 목적으로 자보간신(滋補肝腎)하는 구기자 2돈, 보익간신(補益肝腎)하 는 한련초 1돈을 가한다. 마지막으로 간화(肝火)를 끄는 시호 1돈, 목단피 0.5돈, 박 하 1돈을 가한다.

처방

생지황 3 백복령 2 택사 2 석고 1 지모 1

+ 금앵자 2 산수유 2 복분자 2 토사자 1.5

+ 구기자 2 한련초 1

+ 시호 1 박하 1 목단피 0.5

빈뇨 2

- 태음맥 69세 여
- 신장 153cm 체중 53kg
- 대변 1~2일 1회(원래 변비 심했음)

---

1. 수개월 전부터 소변이 잦아졌고 소변을 보고도 시원치 않음.

2. 낮에도 자주 가고 소변색은 맑으며 마려우면 불안해 빨리 화장실에 가야 함.

3. 잠은 잘 들지만 한 달 전부터는 밤에 소변 때문에 자주 깸.

4. 평소 허리, 무릎이 아프고 귀도 어두워진 것 같음.

5. 체력이 저하돼 말하는 것도 오래하기 힘듦.

6. 건강검진 시 혈뇨와 단백뇨 소견이 나왔으나 수치는 낮음.

7. 더위와 추위 둘 다 타지만 더위가 더 싫고 가끔 자한, 도한이 있음.

해설 및 가감

1. 태음맥 경변경향자인데 정상체중이므로 열다한소탕과 청심연자탕 체질 중에 선택하는데 더위가 상대적으로 더 싫고 땀(자한, 도한)이 있는 것으로 보아 열열태음의 열다한소탕을 기본방으로 정한다.

2. 이 환자의 빈뇨증은 신기(腎氣)가 약해져 소변을 통솔하는 기능이 장애된 신기불고 (腎氣不固)증으로 변증한다. 빈뇨 외에 허리, 무릎이 아프고 귀도 어두운 신허(腎虛) 증이 함께 보이기 때문이다. 신기가 손상되면 봉장고섭(封藏固攝)하는 기능이 약화 돼 방광이 구속력(拘束力)을 잃어 진액을 저장하지 못하기 때문에 소변이 맑고 잦아 진다.

3. 신기불고(腎氣不固)증은 삽정축뇨약물에 약해진 신기(腎氣)를 보충하는 약물을 가 해 대응한다. 연자육은 태음인 삽정축뇨지대 약물로 보신(補腎)하여 유정(遺精), 대 하(帶下), 요의빈삭(尿意頻數), 유뇨(遺尿)를 치(治)하며, 오미자는 같은 삽정축뇨약으 로 수렴고삽(收斂固澁)의 효능으로 유뇨뇨빈(遺尿尿頻)을 치(治)하고, 산약은 보기(補 氣)약이지만 익신(益腎)하여 신허유정(腎虛遺精)과 소변빈삭(小便頻數)을 치(治)하므 로 가미한다.

4. 여기에 신기(腎氣)를 보하기 위해 보간신(補肝腎)약인 속단, 보신조양(補腎助陽)하는 호도육, 보익간신(補益肝腎)하는 여정실, 자보간신(滋補肝腎)하는 상심자를 가한다. 열다한소탕은 상초중심약이고 병증은 하초병이므로 기본방에서 고본, 승마, 백지는 거하고 쓴다.

처방

갈근 4 황금 2 나복자 1 길경 1

+ 대황 1

+ 연자육 2 산약 1.5 오미자증 1.5

+ 속단 1 호도육 1 여정실 주증 1 상심자 1

이비인후과 질환

축농증

- 소양맥 46세 여
- 신장 164cm 체중 60kg
- 대변 1~2일 1회

1. 비염으로 3년 경과하였으며 주로 코가 막혀 답답하며 최근 병세가 악화돼 누우면 코가 완전히 막혀 비스듬히 누워서야 잘 수 있음.
2. 많지는 않으나 누런 코가 나오며 두통과 집중력 감퇴, 피로를 호소함.
3. 심할 때마다 이비인후과에서 치료를 받아 왔으나 재발을 반복했으며 최근에는 비강 혈관수축제 스프레이를 코가 막힐 때마다 사용하는데 효과가 일시적이어서 한의학적 치료를 받으려 내원함.
4. 가끔 소화가 안 되고 잘 때는 이불을 잘 덮고 자며 더위보다는 추위를 더 탐.

해설 및 가감

1. 소양맥 경변경향자이며 추위를 잘 타므로 열한소양 독활지황탕 체질로 판단한다.

2. 축농증은 만성 부비동염으로 상초습열(上焦濕熱)증으로 보고 청열조습(淸熱燥濕)약과 청폐열(淸肺熱)하고 상초열(上焦熱)을 제거하는 청열해독(淸熱解毒)약물을 가한다.

3. 상초습열을 제거하기 위해 청열조습(淸熱燥濕), 사화해독(瀉火解毒)하는 황련 1돈, 심폐위(心肺胃)경의 화사(火邪)를 제거하여 상초열을 흩뜨리는 연교 1돈, 치자 1돈, 방향(芳香)성으로 맵고 가볍게 위로 향해 선폐산사(宣肺散邪)하는 형개 1돈, 맵고 서늘하며 향기가 있어 폐기(肺氣)를 통하게 하는 박하 1돈, 승발(升發)하는 성질로 위로 올라가 울열(鬱熱)을 발산시키는 시호 1돈을 가한다.

4. 독활지황탕 기본방에서 대변이 비교적 정상에 가까우므로 복령, 택사는 1돈으로 감량하고 숙지황도 현증에 4돈이나 쓸 필요[177]가 없어 3돈으로 감량, 산수유는 하초약물이므로 거하고 현증에 불필요한 독활은 거하고 쓴다.

처방

숙지황 3 백복령 1 택사 1 목단피 1 방풍 1
+ 황련 1 치자 1 연교 1 형개 1 박하 1 시호 1

---

[177]_ 독활지황탕의 군약인 숙지황은 養血滋陰, 補精益髓하며 補腎生精의 목적으로 4돈이 들어가 있으나 반드시 4돈 그대로 써야만 하는 것은 아니고 환자의 병증 및 상태에 따라 3~4돈으로 임의용지한다.

만성비염

- 태음맥 17세 여
- 신장 161cm 체중 72kg
- 대변 1~2일 1회

1. 코가 막히고 누런 콧물이 나오며 때로 머리도 아픔.
2. 어렸을 때부터 비염이 계속 있어 왔는데 병원서 치료하여 호전되면 중지하고 시간이 지나면 재발을 반복함.
3. 콧물이 뒤쪽 목구멍으로 흘러내리는 후비루도 있음.

해설 및 가감

1. 태음맥, 경변경향자에 비만경향자이므로 열다한소탕을 기본방으로 한다.
2. 한의학에서 만성부비동염, 만성비염, 알러지성비염 등은 치료를 달리 하지 않고 청폐열(淸肺熱), 청열조습(淸熱燥濕), 청열해독(淸熱解毒), 선폐산사(宣肺散邪)의 원리로 치료한다. 청열조습하는 황금 2돈, 청열해독(淸熱解毒)하여 열독(熱毒)을 끄고 항균소종(抗菌消腫) 작용으로 상기도(上氣道) 감염에 쓰는 포공영 2돈, 승산(升散)하여 열독(熱毒)을 해제하는 승마1.5돈, 폐경약으로 폐를 온윤(溫潤)케 하며 항균작용과 호흡곤란증에 쓰는 백부근 1돈, 개선폐기(開宣肺氣)하며 거담배농(祛痰排膿)하는 길경 1돈, 선강폐기(宣降肺氣)하는 행인 1돈, 청폐화담(淸肺化痰), 하기지해(下氣止咳)하는 비파엽 1돈을 가한다.
3. 유근피는 청열해독 작용으로 장(腸), 위(胃) 점막에 작용하여 염증을 가라 앉혀 속쓰림에 쓰는데 위, 장뿐만 아니라 코, 자궁의 점막 손상에도 작용하여 콧물, 냉대하에 효과적이므로 1돈을 가한다. 콧물이 많은 경우 마황도 0.5돈~1돈을 가한다.
4. 열다한소탕 기본방에서 황금, 승마, 길경은 이미 들어 있으므로 승마만 1.5돈으로 증

량하고 경변자이므로 통변(通便)으로 이열(裏熱)을 빼주기 위해 대황 1돈을 가한다. 만일 태음인 한체질의 비염증인 경우는 상기 가미약물을 그대로 쓰되 갈근, 승마, 황금, 포공영 같은 찬약의 용량은 각 1돈으로 줄여 쓴다.

처방

갈근 4 황금 2 고본 2 나복자 1 길경 1 승마 1.5 백지 1 대황 1
+ 포공영 2 백부근 1 비파엽 1 유근피 1 마황 0.7 행인 1

소화기 질환

소화불량과 구갈, 항강증

- 태음맥 54세 여
- 신장 159cm 체중 52kg (원래는 60kg였으나 5개월 전부터 체중 감소)
- 대변 1~2일 1회

---

1. 위, 장, 복부 쪽이 안 좋다고 호소하며 내원한 환자로 복진(腹診)하니 위장, 명치부 전체가 딱딱하게 만져지고 압통이 심함.
2. 모 한방병원에서 담적(痰積)으로 진단받아 치료받았으나 별 효과가 없었다고 함.
3. 늘 소화가 안 되고 구갈, 항강증이 있고 등 쪽에 뻣뻣함을 느낌.
4. 남편 때문에 늘 신경을 많이 쓰며 산다고 함.

해설 및 가감

1. 외형적 체형만으로 한열체질이 가려지지 않아 변증으로 가리는데 한증(寒證)은 보이지 않고 구갈(口渴)을 호소하고 체중이 과거 60kg까지 나갔다는 점을 고려하여 열

태음인으로 판단한다.

2. 경변경향자이므로 열다한소탕을 기본방으로 하나 소화불량, 식체증이 주증이고 오래 됐으므로 갈근조위탕을 기본방으로 결정한다.

3. 평소 스트레스와 신경을 많이 쓰므로 갈근조위탕 기본방에 소간해울(疏肝解鬱), 행기(行氣)약물을 가미한다.

4. 평간소간(平肝疏肝)하는 백질려 염수초 2돈, 행기해울(行氣解鬱)하는 울금 2돈, 청열평간(淸熱平肝)하는 조구등 1돈에 영심안신(寧心安神)하는 산조인초 1돈을 가미한다.

처방

갈근4 나복자2 대황1 길경1 오미자1 맥문동1 행인1
+ 백질려 염수초2 울금2 산조인초1 조구등1

위통(胃痛)과 소화불량

- 소음맥 39세 여
- 신장 168cm 체중 50kg(수척하고 긴 체형)
- 대변 1일 1~2회

---

1. 일주일에 한두 번꼴로 위장 부근에 쥐어짜는 듯한 통증이 주로 식후에 있음.

2. 위내시경 검사상 이상이 없었으며 걱정이 많을 때도 동일 증상이 자주 있음.

3. 소화기능 저하로 자주 체함.

4. 주로 국물요리와 죽을 너무 좋아하며 트림이 자주 남.

5. 늘 피곤하며 체력이 급히 방전되는 느낌이 있음.

6. 운전만 하면 졸려서 장거리 운전을 하지 못함.

7. 추위를 많이 타며 갈증이 많아 물을 자주 마심.

8. 땀을 하나도 안 흘리며 기립성 빈혈이 자주 있음.

해설 및 가감

1. 소음맥에 연변경향자며 수척경향자이므로 한소음인인데 소증으로 구갈(口渴)증이 있으므로 한한소음 관계부자이중탕 체질로 판단한다. 임상에서 경험한 바에 의하면 소음인이 생각보다 적고 그중에서도 한소음인이 더 많으며, 한소음인 중에서도 갈증이 없는 사람이 갈증이 있는 사람보다 훨씬 더 많다. 즉 곽향정기산을 써야 할 한소음인이 관계부자이중탕을 써야 할 한소음인보다 더 많다는 뜻이다.

2. 환자의 주소증은 위통(胃痛)으로 위완통(胃脘痛), 위심통(胃心痛), 심하통(心下痛)이 모두 위통의 범주에 속하며 상복부 위 심와처(心窩處)에 동통이 나타나는 병증이다.

3. 비위병(脾胃病) 중에서 비병(脾病)과 위병(胃病)을 구분하는 기준 중 하나는 통증이다. 비병(脾病)은 식욕무(食欲無), 사지곤권(四肢困倦) 등의 증상으로 나타나는 반면 위병(胃病)은 속이 쓰리다, 아프다, 쥐어짠다, 뒤틀린다 등의 통증으로 나타나기 때문이다. 결국 통증(痛症) 유무로 비병(脾病)과 위병(胃病)을 분간하는데, 이 환자의 경우 명치부가 쥐어짜듯 통증이 심하므로 위병으로 판단한다. 따라서 간기울결, 간비불화, 심화 같은 변증보다는 간기범위, 위열증, 위한증 등의 범위 내에서 해당 병증을 선택한다.

4. 이 환자는 한한(寒寒)소음인이므로 체질방 중에서 가장 더운약이라 할 수 있는 관계부자이중탕을 쓰는데 이 환자의 위(胃)는 선천적으로 냉할 것이며, 그래서 이 환자의 위통을 위한증(胃寒證)에서 오는 것으로 쉽게 생각할 수 있다. 위한증의 증상은 위완냉통(胃脘冷痛), 완통거안(脘痛拒按), 구토청수(嘔吐淸水), 희열식(喜熱食), 외한파냉(畏寒怕冷), 수족냉(手足冷) 등이다. 그러나 이 환자의 위통(胃痛) 양상을 보면 통증이 일주일에 한두 번 정도 쥐어짜는 듯한 위통이 발생하며 신경을 쓰거나 걱정이

많으면 이 증상이 재발한다고 말하고 있으므로 위가 냉하다는 이유만으로 위한증으로 단순 변증할 수 없다.

5. 어느 병증이건 스트레스가 심하거나 신경을 많이 쓸 때 심화되거나 악화되면 그 원인을 간기(肝氣)로 봐야 한다. 따라서 이 환자는 지나친 간기(肝氣)가 위(胃)를 범하여 병증을 발생시킨 간기범위(肝氣犯胃)를 의심해야 한다. 이 변증의 병증조문에는 위완비만시통(胃脘痞滿時痛), 조잡구역(嘈雜嘔逆), 애기탄산(噯氣吞酸) 등으로 돼 있어 여기서 위완비만시통(胃脘痞滿時痛)은 위통이 지속적으로 있지 않고 때때로 발생한다는 뜻이다. 따라서 환자가 일주일에 한두 번, 혹은 신경을 쓰거나 걱정을 하면 통증이 발생하는 병증과 일치한다는 판단을 내릴 수 있다.

6. 간기범위는 간기울결 등 간기(肝氣)가 지나쳐 위(胃)에 영향을 줌으로써 위완통 등 각종 위병(胃病)증상을 야기하는 것으로 임상적으로는 위장신경증, 만성위염, 위궤양 등의 병증에서 자주 본다. 치법은 소간이기(疏肝理氣), 조간화위(調肝和胃)약물을 찾아 가미한다.

7. 소음인의 소간이기(疏肝理氣)약물로 가장 중요한 약은 향부자며 이 약의 매운 성질은 능히 흩어지게 하고 약간 쓴맛은 아래로 가며 약간 단맛은 완화하게 한다. 특히 이 약의 평(平)한 성질은 한열에 관계없이 쓸 수 있어 소간해울하고 기(氣)를 조리(調理)하여 행기지통(行氣止痛) 작용을 한다. 한편 향부자와 동일하게 맵고 쓰고 따뜻한 성미로 행기(行氣), 조중(調中), 지통(止痛)의 효능을 발휘하는 약물이 목향인데 간기(肝氣)가 위(胃)에 침범하여 중초의 기(氣)가 돌지 못할 때 향부자와 함께 쓰여 서간화위(舒肝和胃), 이기지통(理氣止痛)의 효능을 발휘한다.

8. 사인은 역시 맵고(辛) 따뜻한(溫) 성미로 비위경(脾胃經)에 작용하여 행기(行氣), 온중(溫中)해 줌으로써 비위허한(脾胃虛寒), 청량하함(淸凉下陷)으로 인한 설사, 사지궐냉에 쓰므로 이 환자와 같은 한한소음인의 연변경향자를 위해 매우 필요한 약물이다. 그리고 사인과 거의 유사한 효능을 가진 약으로 백두구가 있는데 이 약물 역시

신온(辛溫)한 성미로 비위경에 작용하여 행기, 온중, 지구(止嘔) 역할을 한다.

9. 이 환자는 위통의 주증 외에도 소화가 안 돼 자주 체하고 트림이 잘 나는 차증이 있으므로 이 증상을 해소할 목적으로 몇 가지 약물을 더 가미한다. 산사는 비, 위, 간경에 작용하는 대표적인 소화제로 식적불화(食積不化), 식육적체(食肉積滯), 완복창만(脘腹脹滿), 복통설사(腹痛泄瀉) 등의 증에 쓰이며 비(脾)를 도와 건위(健胃)하고 소화를 촉진하는 요약이다. 소음인의 소식약물로 계내금도 있는데 이 약은 성미가 달고 평(平)하여 운비건위(運脾健胃)하고 식적(食積)을 내리는 소식(消食)력이 매우 강한 약물이다.

10. 마지막으로 기본방인 관계부자이중탕에서 용량을 본방 그대로 쓰기보다 약간 조절해 쓸 필요가 있는데 인삼은 3돈에서 1.5돈으로, 백출, 건강, 육계(관계)도 2돈에서 각 1돈씩으로 줄이고 부자 또한 1돈에서 0.5돈으로 줄여 쓰는 것이 좋다. 본방 그대로 써도 큰 문제는 없으나 환자의 주증, 차증이 위장병증에 국한돼 있으므로 가미된 약물들이 최대효과를 발휘할 수 있도록 본방의 약물 용량을 적절히 조절해 쓴다.

11. 막상 처방을 하고 보니 처방이 향사양위탕과 매우 흡사해졌는데 만들어진 처방에서 육계, 부자, 목향, 계내금을 빼면 향사양위탕과 거의 동일 처방이 된다. 따라서 이 환자에게 처음부터 향사양위탕에 필요약물을 가미해 처방하는 것이 더 나을 수도 있다. 소음인 한체질의 경우 곽향정기산과 관계부자이중탕의 두 기본방이 있지만 만일 병증이 위장병을 주증으로 하는 경우라면 처음부터 향사양위탕을 기본방으로 쓰는 것이 낫다고 말한 것도 이 때문이다.

처방

인삼 1.5 백출 1 건강 1 육계 1 백작약 1 자감초 1 부자 0.5 진피 1

+ 향부자 2 목향 1

+ 사인 1 백두구 1

+ 산사 1 계내금 1

위한(胃寒)증

평소 위양허(胃陽虛)한데 한사(寒邪)가 위(胃)를 범하여 한응기체(寒凝氣滯)하고 동시에 위의 화강(和降) 작용에 장애가 나타나는 증. 위완냉통(胃脘冷痛), 구토애역(嘔吐呃逆), 구토청수(嘔吐淸水) 등이 주증이고, 희열식(喜熱食), 면백소화(面白少華), 외한파냉(畏寒怕冷), 수족냉(手足冷), 완통거안(脘痛拒按) 등이 차증이다.

위열증 위통 명치통

- 소양맥 34세 남
- 신장 172cm 체중 82kg
- 대변 2일 1회

---

1. 극심한 명치부의 위통으로 내원한 환자임.

2. 2주 전에 명치부 통증이 심하여 응급실에 실려간 이후 다시 통증이 재발하여 병원에 입원하였다가 퇴원 후 하루 만에 다시 한의원에 내원함.

3. 병원에서 입원 치료해도 진통제만 주고 치료가 되지 않아 한방으로 치료를 해 보자고 내원한 케이스임.

4. 환자 말에 의하면 명치부가 쥐어짜는 듯한 통증이 너무 심해 어젯밤에는 거의 잠을 못 잘 정도로 고통스러웠다 하며 위뿐 아니라 아랫배 전체도 가스가 차고 헛배가 부른 느낌이라고 함.

5. 공복, 식후 관계없이 아프고 새벽이든 밤늦게든 쥐어짜는 통증이 너무 심해 견딜 수가 없다고 호소함.

6. 약 3주 전에 위통이 처음 생겨 병원에 가서 주사를 맞고 약을 먹어 어느 정도 가라앉았는데 다시 본원 내원 1주 전에 위통이 재발하여 응급실에 갔었고, 하루에 3번 간

사상맥진과 진료의 실제

적도 있어 도합 응급실을 5번 다녀왔다고 함.

7. 입원해서 내시경 촬영 등을 하였고 스트레스로 인한 신경성 위염으로 진단 받아 신경안정제와 진통제만 복용하다 효과가 없어 퇴원하였고, 본원에 내원 당시에도 통증으로 그 전날 한잠도 못 잔 상태였음.

해설 및 가감

1. 소양맥 경변경향자이고 체형(신장 172cm, 체중 82kg)이 비만경향자이므로 양격산화탕을 기본방으로 한다.

2. 이 환자의 극심하고 지속적인 위통은 위열(胃熱)증으로 변증한다. 반대의 경우인 위한(胃寒)증에도 위통이 발생하는데 위한증에서의 위통은 위완냉통(胃脘冷痛)이며 더운 음식을 찾고 추위를 싫어하고 손발이 냉한 등 한증(寒證)이 함께 있다. 위열증에서의 위통은 위완작통(胃脘灼痛)이라 통증의 양상이 다르며 많이 먹고 쉽게 배고프며 찬 음식을 찾고 번갈(煩渴)과 변비(便秘)가 있는 등의 열증이 함께 있으므로 비교적 쉽게 구분된다.

3. 이 환자는 비양실(脾陽實) 열열소양인이어서 소증으로 위실(胃實) 변비(便秘)가 있어 위열증이 쉽게 올 수 있는 체질(體質)임을 안다면 극심한 위통(胃痛)이 위열증(胃熱症)에서 온 것임을 변증하는 것은 어렵지 않다. 한편 열소양인의 위통이 올 수 있는 병기는 위음허(胃陰虛)증도 있는데 위음허의 위통은 배고파도 밥을 찾지 않고 식욕이 없으며 구건인조(口乾咽燥) 등의 음허증상이 함께 있어야 하므로 역시 구분이 어렵지 않다.

4. 석고는 폐, 위경에 작용하여 청폐(淸肺)와 위실열(胃實熱)을 치료하는 주요약물이다. 지모 역시 위, 신경에 작용하여 석고와 함께 써서 폐, 위 실열증을 잡아주며, 치자는 심, 폐, 위, 삼초경에 작용하여 청열사화(淸熱瀉火)시켜 위열을 빼 주고, 위경(胃經)약은 아니지만 석고, 지모와 함께 써서 위화상염(胃火上炎)을 치(治)하는 생지황도 중

요한 약물인데 이 네 가지 약물은 이미 양격산화탕 기본방에 들어 있다. 따라서 맥진
만으로 양격산화탕을 설정할 수 있다면 기본방만으로 효과를 볼 수 있는 환자지만
위열(胃熱)을 사하는 약물들을 더해 줌으로써 보다 빠른 치료효과를 기대할 수 있다.

5. 폐, 위경 약으로 위화(胃火)를 설(泄)하는 천화분 1돈과 심위(心胃)와 동시에 혈분(血
   分)으로 가서 심경실화(心經實火)와 위열(胃熱)을 사하는 황련 1돈을 더하면 상기 약
   물들과 함께 작용하여 강력하게 위열을 사해주므로 빠른 치료효과를 기대할 수 있다.

6. 마지막으로 양격산화탕은 상초 중심약이고 이 환자는 중초병이므로 기본방도 중초
   병에 맞도록 부분적으로 수정해 준다. 형개, 방풍, 박하는 현증에 불필요하므로 거하
   고 상초열을 사하는 인동등, 연교는 2돈에서 1.5돈으로 줄이고 현증 치료에 중요한
   역활을 하는 석고는 1돈에서 2돈으로, 생지황은 2돈에서 3돈으로 올린다.

처방

생지황 3 인동등 1.5 연교 1.5 치자 1 지모 1 석고 2
+ 황련 1 천화분 1

위열(胃熱)증

위열옹성(胃熱壅盛) 혹은 위화치성(胃火熾盛)으로 위(胃)에 실열사(實熱邪)가 성(盛)하면 위화(胃火)가 위로 치밀
어 윗배에 작열 통증(胃院灼痛)을 발하고 가슴이 답답하며 갈증(煩渴)이 나서 물을 마시고 입에서 냄새(口臭)가 나
며 헐고, 변이 굳으며(大便秘結) 치아가 쑤시며 잇몸이 붓는(牙齦腫痛) 등의 증상이 생긴다. 대변을 통하게 하면서
위열을 치는 방법으로 치료한다.

호흡기 질환

기침 감기 1

- 소양맥 55세 남
- 신장 172cm 체중 61kg
- 대변 1일 1~2회

1. 수일 전에 감기에 걸려 몸살, 기침 등 증상이 있어 양약을 먹고 몸살 기운은 진정되었으나 기침은 여전하여 2주일 이상 지속되어서 한의원을 찾음.
2. 증상은 기침과 함께 노란 가래가 나오며 목구멍이 따가움.
3. 두통과 미열도 있음.
4. 평소 추위를 잘 타고 냉수는 잘 안 마심.

해설 및 가감

1. 소양맥에 연변경향자인데다 체형(신장 172cm, 체중 61kg)이 수척경향자이고 소증으로 추위를 잘 타므로 어렵지 않게 형방지황탕 기본방 체질임을 알 수 있다.

2. 기본방의 정증(正證) 범위가 하초에 국한된 형방지황탕 체질인 경우 기침 감기 같은 상초병이 왔을 때 하초 인경약인 산수유는 거하고 형개, 방풍, 강활, 독활 중에서 상초약인 형개, 방풍은 그대로 두고 하초약인 강활, 독활[178]은 거하고 쓴다.

3. 생지황은 외감으로 인해 발생한 열증에 반드시 들어가야 할 약으로 이 환자의 소증은 찬 체질이지만 현증(現症)이 외감으로 온 열증이기 때문에 생지황으로 청열(淸熱)시켜 준다. 본방의 숙지황 2돈을 생지황으로 대체하든지 몸의 한열상태에 따라 숙지황 1돈을 빼고 생지황 1돈을 가하기도 한다. 복령, 택사도 설변, 활변이 아닌 이상 1돈으로 감량해 쓴다.

4. 외감풍열(外感風熱)로 풍열(風熱)이 폐에 울결되어서 생긴 해수에 청열화담(淸熱化痰), 강기평천(降氣平喘)하는 전호 1돈과 같은 청열화담약으로 청폐윤조(淸肺潤燥)하여 점조한 가래를 묽게 해서 나오게 하는 과루인 1돈, 음허폐조(陰虛肺燥)로 청폐윤조(淸肺潤燥)하는 현삼 1돈을 쓴다.

5. 마지막으로 기관지염으로 인한 폐열을 사할 목적으로 황련 1돈을 더 가한다. 황련은 원래 심, 간, 위, 대장경에 속하여 중초열을 사하는 청열조습약이지만 기관지염, 폐렴 같은 염증성 질환으로 발생하는 상초열을 청열해독시킬 목적으로 쓴다. 황련은 기관지염 말고도 위염, 구내염, 인후염, 결막염 등과 같은 염증질환에 소양인이 광범위하게 사용할 수 있으며 효과 또한 좋다

처방

생지황 2 백복령 1 택사 1 차전자 1 형개 1 방풍 1
+ 황련 1 현삼 1 전호 1 과루인 1

178_ 강활, 독활의 본초학적 효능이 하초약이란 의미가 아니라 사상방에서 형개, 방풍, 강활, 독활이 동시에 쓰여 졌을 때 형개, 방풍은 大淸胸膈散風하여 상초에 작용하고 강활, 독활은 大補膀胱眞陰하여 하초에 작용한다는 의미.

천식 1

- 소양맥 79세 여
- 신장 154cm 체중69kg.
- 대변 1일 1회 (안 보는 날은 없고 음식을 잘못 먹으면 2~3회)

1. 움직이면 숨이 차고 잘 때 누우면 쌕쌕거리는 소리가 남.

2. 가래가 안 나와 목이 답답해서 기침을 수시로 함. 찬바람 불면 심해지고 여름에는 덜 하며, 이런 지 5~6년 되었음.

3. 젊었을 때 더위 많이 타고 추위는 별로 안 탔는데 나이 들면서 점점 더 탄다고 함.

4. 원래는 찬물을 좋아했는데 기관지 천식 때문에 따뜻한 물을 먹으며 입이 잘 마르고 식은땀이 남.

해설 및 가감

1. 소양맥, 연변경향자에 비만경향자이므로 변상만으로 형방사백산을 기본방으로 정한다.

2. 숨찬 병증은 천증(喘症), 기촉(氣促), 기단(氣短) 등으로 표현되는 것으로 장부적으로는 주로 폐, 신, 심의 문제로 나타난다. 폐(肺)와 관련된 천증은 주로 기침이 동반되고, 신(腎)과 관련된 천증은 부종이나 신허(腎虛)병증이 동반되며, 심(心)으로부터 오는 천증은 심계(心悸), 정충(怔忡) 등의 병증이 동반되는 특징이 있다.

3. 이 환자의 경우 열체질이면서 고령으로 인해 발생하는 음허증(인건, 도한)과 호흡기 천식이 있는 것으로 보아 폐기음양허(肺氣陰兩虛)증으로 변증한다.

4. 기본방에서 대변은 대체로 정상이므로 복령, 택사는 각 2돈에서 1돈으로 줄이고 강활, 독활은 현증에 불필요하므로 거하고 쓴다. 여기에 음허폐조(陰虛肺燥)를 청폐윤조(淸肺潤燥)하고 자음(滋陰)하는 현삼 1.5돈, 폐(肺)를 윤장(潤腸)하고 진액을 자양

(滋養)하는 천화분 1돈, 청설폐열(淸泄肺熱)하여 폐열(肺熱)로 인한 천해(喘咳)에 쓰는 지골피 1돈에 보음의 목적으로 자보간신(滋補肝腎)하는 구기자 1.5돈, 한련초 1돈을 가해 쓴다.

처방

생지황 3 백복령 1 택사 1 석고 1 지모 1 형개 1 방풍 1

+ 현삼 1.5 천화분 1 지골피 1

+ 구기자 1.5 한련초 1

폐기음양허증(肺氣陰兩虛證)

폐기가 부족하고 진액을 소모하며, 선발(宣發)과 숙강(肅降) 효능의 직분을 상실함으로 종기허약(宗氣虛弱)이 나타나고, 기표(肌表)가 견고하지 못하며 진액을 수송 분포하는 기능을 상실하고, 폐기가 상역하는 등의 임상표현을 말한다. 폐기음양허증에 출현하는 해수병(咳嗽病)의 임상표현은 대부분 숨이 찬 기침을 하며, 기력이 없고 정신이 피로하며, 입과 목구멍이 건조하고, 손과 발바닥에 열이 나는 등 허해(虛咳)의 특징을 나타낸다. 이는 오랫동안 기침이 멈추지 않음으로 말미암아 폐의 기음(氣陰)이 부족해져 청숙(淸肅)기능을 이행하지 못하거나 혹은 외부로부터 사기를 감수하여 사기를 제거한 후에 정기가 허해져 기음을 소모하고 손상한 때문이다.

천식 2

- 태음맥 69세 여
- 신장 160cm 체중 50kg
- 대변 1일 1회(가끔 변비 있고 오래가면 변비약 복용)

1. 호흡곤란이 두 달 전부터 시작됐고 몸을 움직이면 더 심함.

2. 천식처럼 어깨를 들썩거리지 않고 흡입기를 써도 전혀 차도가 없고 가슴이 뛰며 호흡이 불편함.

3. 기침은 별로 안 하고 가래는 연하게 조금씩 있음.

4. 과거에도 심계와 흉민증이 가끔 있었으나 천식이 생긴 후로 증상이 심해져 신경안정제를 복용하고 약 먹으면 호전됨.

5. 천식이 생긴 후로 상기(上氣), 면적(面赤), 한출(汗出) 등이 동반됨.

6. 소변량이 많지 않으며 하지(下肢)에 약간 부종기가 있음.

7. 손발이 찬 편이고 추위를 탐.

해설 및 기감

1. 태음맥 경변경향자로 정상보다 약간 수척한 편인데 상기(上氣), 면적(面赤), 한출(汗出)은 소증의 간조열(肝燥熱)증이 아니라 호흡곤란이 발작할 때 나타나는 병증으로 보이고 과거부터 가끔 심계, 흉민 등이 있는 것으로 보아 청심연자탕 체질로 판단한다.

2. 천식이 있을 때 심계증(흉민증 동반)이 심한 점, 신경안정제를 먹으면 호전되는 점, 기침증상이 거의 없는 것으로 보아 폐, 기관지 천식이 아니라 심장이 문제가 돼 발생하는 천식으로 변증한다.

3. 추위를 타고 손발이 차며 하지에 부종이 있고 움직이면 호흡곤란이 심해지며 심계 증상이 있는 것으로 보아 심신양허(心腎兩虛)증으로 변증한다.

4. 이 환자의 체질 기본방이 청심연자탕이므로 기본방으로 심기허증에 대응하고 여기에 보신강근(補腎强筋)하는 건률 1돈, 보신영심(補腎寧心)하는 오미자 1돈, 보간신(補肝腎)하는 속단 1돈, 보신조양(補腎助陽)하는 육종용 1돈, 보신양(補腎陽)하는 녹용 1돈에 이수삼습(利水滲濕)하는 의이인 1.5 돈을 가해 쓴다.

처방

연자육 2 산약 2 맥문동 1 천문동 1 원지 1 석창포 1 산조인 1 용안육 1

백자인 1 황금 1 나복자 1 감국 0.5

+ 건률 1 오미자 1 속단 1 육종용 1 녹용 1

+ 의이인 1.5

심신양허(心腎兩虛)증

심과 신의 양기가 허쇠되고 체내에 음한(陰寒)이 성해 나타난다. 오랜 병에 시달리거나 지나친 피로, 혹은 노권내상(勞券內傷)으로 발생한다. 심양(心陽)이 허하고 쇠약하며 신양이 쇠갈 혹은 모자라고 허하여 기화기능이 무력해져서 수기(水氣)가 범람하여 심양(心陽)을 억압하니 심신양허가 발생한다. 양이 쇠약하면 기체(肌體)를 온양(溫養)하지 못하므로 추워하고 팔다리가 차진다. 심과 신의 양(陽)이 허하면 박동하는 힘이 모자라서 혈액을 온운(溫運)하지 못하여 혈행이 정체되어 심계가 생기며 구순(口脣)이 푸르며 혀는 청자색으로 짙고, 맥은 침미(沈微)하다. 심과 신의 양(陽)이 쇠약하니 신양이 수액을 기화(氣化)할 수 없게 되어 수액이 내정(內停)되므로 소변이 잘 나가지 못하며 기부(肌膚)에 범람하니 몸이 붓고 수기(水氣)가 심(心)을 억압하면 천식(喘息)이 생긴다

사상맥진과 진료의 실제

---- **천식 3** ----

- 소양맥 84세 남
- 신장 163cm 체중 58kg
- 대변 1~2일 1회

---

1. 독거노인으로 아내를 여의고 혼자 사는 환자로 과거 고위직에 봉직했고 경제적 여유가 있어 매년 한두 차례 녹용이 든 보약을 규칙적으로 복용함.

2. 작년부터 숨찬 증세가 심해져서 병원에서 치료를 받았으나 전혀 효과가 없어 내원함. 병원에서는 심폐기능에는 이상이 없고 독거(獨居)로 인해 제때에 식사를 잘 챙겨 먹지 못하고 먹는 내용이 부실해서 온 영양부족이 원인이란 진단을 받았다고 함.

3. 이번에는 보약보다는 숨찬 증상이 더 급하니 이 병부터 고쳐달라고 내원함.

4. 허리는 점차 굽고 기력이 없으며 주로 움직이거나 걸을 때 숨이 더 차고 숨을 내쉬는 것보다 들이쉬는 것이 더 힘들다고 호소함.

해설 및 가감

1. 소양맥 경변경향자, 수척경향자이므로 어렵지 않게 독활지황탕 기본방 체질임을 확정할 수 있다.

2. 신허(腎虛)가 체질의 병근(病根)이 되는 한소양인 체질 중에서 천식을 앓고 있는 환자의 경우 그 원인이 신허로 인한 신불납기(腎不納氣)증으로 온 것이 아닌지 의심해볼 필요가 있다. 이런 경우는 숨이 찰 때, 들숨과 날숨 중에 어느 것이 더 어려운지 물어야 하는데 신불납기로 인한 천식이라면 호다흡소(呼多吸少)로 숨을 내쉴 때보다 들이쉴 때 더 힘들게 느끼게 된다.

3. 폐(肺)는 기(氣)를 주관하고, 신(腎)은 기(氣)의 근본이 되어 폐가 출기(出氣)를 주관한다면 신(腎)은 납기(納氣)를 주관하여 호흡운동은 폐가 주관하지만 호흡의 일정

한 심도(深度)를 유지하고 체내(體內) 기체의 정상적 교환을 보장하는 것은 신의 납기작용에 의해서다. 따라서 이런 기의 출납승강(出納升降) 작용이 실조(失調)를 일으키면 숨찬 증상이 발생하게 되는데, 폐가 받아들인 청기(淸氣)를 고섭(固攝)하여 인체의 심부(深部)에까지 도달하도록 하는 작용, 즉 신주납기(腎主納氣) 기능에 문제가 생겨 신불납기(腎不納氣)증이 발생한다.

4. 신불납기증은 신이 허하여 원기를 돌리지 못하고(腎虛氣不歸元), 신이 흡기의 수납에 능하지 못하기(腎失納氣) 때문에 일어나는 일련의 증상으로 대부분 과로로 신기를 손상하거나(勞傷腎氣) 혹은 오랜 병으로 기가 허한(久病氣虛) 경우, 노화(老化)로 신허(腎虛)증이 심화되는 경우 발생하는 병증이다. 이런 원인으로 납기(納氣)기능이 약해지면 호흡이 얕아져 쉽게 숨이 가빠지고 호기(呼氣)가 많아지며 흡기(吸氣)가 적어지는 소위 호다흡소(呼多吸少) 증상이 발생한다.

5. 이 환자의 경우 노령으로 몸이 쇠약해지면서 체질적으로 취약한 신(腎)의 기능이 더 약화되어 신불납기증으로 생긴 천식으로 판단한다. 신불납기는 신허증이므로 신양과 신음을 보하는 약물을 가해 치료한다.

6. 독활지황탕 기본방에서 현증에 불필요한 독활, 방풍은 거하고 보양약인 토사자 2, 복분자 1, 구자 1, 선모 1을 가하고 보음약 구기자 2, 한련초 1을 가한다.

7. 이 환자는 반 년후에 며느리의 보약을 지어주기 위해 다시 내원하였는데 숨찬 증세가 좀 어떠냐 물었더니 만면에 미소를 지으며 숨찬 것 이제 완전히 다 나았다고 만족해 했다.

처방

숙지황 4 산수유 2 백복령 1.5 택사 1.5 목단피 1
+ 토사자 2 복분자 1 구자 1 선모 1
+ 구기자 2 한련초 1

신불납기(腎不納氣)증

납(納)은 수납(受納)과 섭납(攝納)의 뜻으로 신기(腎氣)의 섭납(攝納)은 폐기(肺氣)의 숙강(肅降)을 돕고 폐(肺)가 흡기(吸氣)하는 심도(深度)는 주로 신(腎)의 섭납작용(攝納作用)에 의지한다. 난경(難經)에 "호(呼)는 심과 폐에서 나오고, 흡(吸)은 신과 간으로 들어온다."[179]라 했고 유증치재(類證治裁)에는 "폐(肺)는 기(氣)를 주관하고 신(腎)은 기(氣)의 근본이 되므로 폐(肺)는 출기(出氣)를 주관하고 신(腎)은 납기(納氣)를 주관하여 음양(陰陽)이 서로 교차되므로 호흡이 조화롭게 된다. 이 출납승강(出納升降) 작용이 실조(失調)되면 천식(喘息)이 발생한다."[180]라 하였다. 신불납기증은 신이 허하여 흡기(吸氣)의 수납에 능하지 못하기 때문에 일어나는 일련의 증상으로 단기(短氣), 천식(喘息), 호다흡소(呼多吸少), 성저(聲低), 기겁(氣怯) 등의 증상이 있고, 활동 시 천식이 심해지고 땀이 나며 병세가 오래되면 몸이 수척해지고 심해지면 사지(四肢)가 냉하고 얼굴이 붓기도 한다.

179_   呼出心與肺, 吸入腎與肝 (難經 四難)

180_   肺爲氣之主 腎爲氣之根 肺主出氣 腎主納氣 陰陽相交 呼吸乃和 若出納升降失常 斯喘作矣 (類證治裁)

치료와 가감의 우선순위

임상현장에서 늘 부딪히는 문제는 환자들이 단순한 병증 하나만 가지고 찾아오지 않는다는 것이다. 환자의 호소를 듣다 보면 이런저런 다양한 문제를 복합적으로 호소하고 변증(辨證)상으로 다양한 병기(病機)가 얽혀있게 마련이다. 한두 가지 병기라면 해당약물을 가미하면 되지만 네다섯 가지 이상 병기를 한꺼번에 호소할 때 그 병증들을 모두 한 번에 고칠 목표를 삼고 해당 약물들을 다 가미하려 들자면 기본방의 약물 가지수보다 몇 배되는 약물들을 가미해야 한다. 이렇게 되면 어디에 쓰는 약인지 방제의 목표가 모호해지고 병증에 대한 집중력이 흐려져 뚜렷하고 빠른 치료효과를 볼 수 없게 된다. 물론 필요한 병증약물들을 다 넣어 수십 가지 약물이 들어간 대제(大劑)처방을 환자가 신뢰하고 수개월 이상 복용해 준다면 종국에는 기대한 효과를 볼 수도 있겠지만, 환자들의 일반심리는 한두 제 약을 먹고 어떤 뚜렷한 효과반응을 느끼길 원하며 기대한 효과가 없으면 재진(再診)으로 이어지지 않는다. 한의사는 결국 치료효과로 환자에게 신뢰를 얻어야 하는데, 환자의 다양한 호소를 경청하고 병증을 주증(主症), 차증(次症)으로 나누고 먼저 공략해야 할 병증의 우선순위를 정하는 것은 결국 한의사의 몫이다. 주증, 차증은 병증의 중요도에 따라 정하는 것만도 아니고 치료의 우선순위 역시 순전히 병리적 측면만 고려해 한의사 혼자 정하는 것이 아니라 때로는 환자의 입장과 견해를 충분히 반영해야 할 때도 많으므로 유의해야 한다.

환자가 다양하고 복잡한 병증을 호소할 때 치료와 가감의 우선순위는 다음의 조건에 따라 결정한다.

첫째, 오래 고생한 만성병증보다 당장 급한 급병증이 우선이다.

둘째, 환자 자신이 먼저 치료하고자 하는 병증이 우선이다.

셋째, 효과반응이 빠른 병증부터 치료하는 것이 우선이다.

이상의 원칙에 따라 구체적인 환자의 실례(實例)를 놓고 판단해야 한다. 예컨대 심한 여드름을 주소(主訴)증으로 내원한 여학생이 있다고 하자. 그런데 환자를 진찰하는 과정에서 평소 속이 쓰리고 소화가 안 되는 위장질환을 갖고 있는 동시에, 어릴 때부터 만성비염을 갖고 있으며, 최근 수년 동안은 월경불순과 생리통 그리고 만성피로증까지 호소하고 있음을 알게 되었다. 이 경우 환자는 여드름을 고치고자 내원하였고 젊은 처녀로서 남의 이목에 노출되는 병증이므로 여드름을 가장 먼저 고치고자 할 것으로 쉽게 짐작할 수 있다. 따라서 당장 급한 병증일 뿐 아니라 환자 입장에서 가장 먼저 고치고자 하는 점, 여드름은 한두 제에 효과반응이 나타나므로 재론의 여지없이 여드름이 최우선의 치료목표가 된다. 두 번째 치료순위는 위장질환인데, 당장 고통스런 급병 우선 원칙과 비교적 빠른 치료 효과반응 때문이다. 나머지 만성비염은 오래 고생한 만성병이어서 당장 치료효과가 나타나는 것이 아니고 월경부조와 생리통 역시 한두 제로 해결되는 병증이 아니라 치료가 잘 되어 정상적 생리가 이루어지는지를 알기 위해서는 최소 수개월이 지나야 알 수 있는 병증이다. 만성피로는 그 자체로서 치료목표가 되는 병증이 아니라 몸이 나쁜 결과 때문에 오는 병리현상이므로 치료목표의 우선순위 고려 대상에서 제외된다. 이렇게 어떤 병증을 우선으로 집중할지를 설명하고 여타 병증은 차후의 2차적 치료목표로 설정하는 등 환자에게 의학적 치료 프로세스를 설명하고 대체적인 치료기간을 제시한다. 이러한 의사의 설명에 환자가 동의하면 치료를 진행해 나가는 과정에서 별 어려움이 없고 환자도 신뢰감을 갖고 따라올 수 있게 된다.

만일 환자가 몸이 너무 약해 보약부터 쓰고 싶다고 요구하거나 특정 병증부터 고치고 싶다고 말한다면 의사는 일단 의학적, 효과적 측면에서 바람직한 치료의 우선순위를 설명하고 환자의 동의를 구하는 것이 옳은 방법이다. 당장 급한 병증과 치료효과가 빠른 병증부터 순차적으로 치료하면서 몸의 회복을 꾀하면 나중에 보약을 안 먹어도 될 수 있다거나 보약은 병리현상이 다 없어진 다음 쓰는 것이 더 효과적이라고 설득하면 환자의 동의를 끌어내기 어렵지 않다. 한편 같은 병기(病機)로 인해 발생한 병증으로 한 병증을 치료하면 상관된 다른 병증이 함께 치료될 경우에도 환자에게 내용을 설명하고 치료의 예후를 비교적 자세히 설명하는 것도 한의사의 책무다. 병에 대한 병리적 지식이 없는 환자가 기력이 고갈되고 피로가 오래 지속돼 보약처방을 받으러 왔다가 진찰과정에서 병을 발견하게 되는 경우도 상황을 자세히 설명해야 하는데 이 과정에서 환자의 신뢰를 얻게 된다. 실례(實例)로, 아이가 평소 밥을 제대로 안 먹고 감기에 잘 걸려 녹용을 먹이려고 찾아온 젊은 엄마가 있었는데 진찰하는 과정에서 아이가 만성 비염을 앓고 있는 것을 발견하였다. 아이들은 코가 막히고 불편해도 일단 통증이 없으면 부모에게 불편을 호소하지 않으므로 부모는 자기 아이가 오랫동안 비염을 갖고 있다는 사실을 모르는 경우가 많다. 이 경우 아이 엄마에게 비염을 오래 방치하면 만성으로 이환되어 어른이 돼서까지 고생하게 된다는 것, 또한 머리가 무겁고 맑지 않은 상태가 지속돼 두뇌 발달이 한창 진행되는 시기에 집중력이 부족해져 발달에 지장이 있게 된다는 것을 알려주고, 그렇게 되면 귀한 자녀분의 학습능률이 저하될 수 있다고 설명하면서 보약은 비염치료가 끝난 뒤에 먹고 우선은 비염치료부터 하는 것이 옳다고 설명하면 대부분 한의사의 진솔한 설명에 신뢰를 갖고 따르게 된다.

사상맥진과 진료의 실제

기본방을 잘못 선택한 경우

임상을 하다 보면 맥진은 정확해서 체질을 옳게 가렸지만 한열진단에서 착오를 일으켜 기본방을 잘못 선택하는 경우가 종종 있다. 체형의 비수(肥瘦)가 애매해 변상적으로 한열판단이 어렵거나 변증과정에서 착오를 일으켜 기본방을 잘못 선택한 경우다. 이런 경우 배변(排便)경향이 같은 사람끼리 약을 잘못 준 경우와 다른 사람끼리 약을 잘못 준 경우가 다르다. 예컨대 같은 소양인 경변자이지만 열소양인 약인 양격산화탕을 줘야 할 사람에게 한소양 경변자의 독활지황탕을 준 경우라면 생각보다 심각한 부작용은 나타나지 않으며 약간의 불편함 정도만 느낀다. 그러나 양격산화탕 환자에게 배변경향이 정반대인 한소양 연변경향자의 형방지황탕을 잘못 주게 되면 대변이 더 굳어지거나 완고한 변비가 되어 심하면 변폐(便閉)증이 일어나 병세를 악화시킨다. 거꾸로 한소양의 형방지황탕을 줘야 할 사람에게 열소양 양격산화탕을 주면 몸이 추워지고 대변을 여러 번 활변(滑便)으로 보게 되든가 심하면 설사를 일으킨다. 열체질 연변경향자의 형방사백산을 줘야 할 사람에게 한체질 연변경향자의 형방지황탕을 투여한 경우는 거의 대부분 별문제를 일으키지 않는다. 그러나 반대로 형방지황탕을 줘야 할 사람에게 형방사백산을 주는 경우 배변에는 이상이 없지만 몸이 춥다, 추워진다는 호소를 하는 경우가 많다. 몸이 찬 사람에게 찬 약을 주었기 때문이다. 이런 경우는 다른 체질에서도 정확히 동일한 현상이 나타난다고 볼 수는 없지만 일반적으로 유사한 현상이 나타난다.

평소 찬물을 즐겨 마시지 않는 보통 체형의 좌골신경통 환자에게 형방지황탕 가미방을 투여했는데, 병증약물을 옳게 가미해 투여했는데도 효과가 뚜렷하지 않고 부작용도 없어서 다시 재진해 보니 한열을 잘못 판단해 기본방을 잘못 쓴 경우였다. 알고 보니 환자 본인은 평소 찬물이 땡기는 데도 메스컴에서 찬물은 몸에 좋지 않다는 건강 관련 프로그램을 본 데다 찬물을 마시면 치아가 시려서 일부러 피하다 보니 그것이 습관이 되어 찬물을 전혀 안 마시는 것이었다. 더 자세히 문진하니 추위보다 더위를 더 잘 타는 등 소증에 열증이 있어 형방사백산을 줬어야 할 사람이었다. 이렇게 같은 배변경향자끼리는 한열을 잘못 가려 약을 주어도 환자 자신은 별 이상을 못 느끼고 가미약물때문에 약간의 효과까지 있기 때문에 약을 잘못 준 사실조차 모르고 넘어가는 경우도 많다. 그러므로 사상방을 주어서 환자가 부작용 없이 약을 잘 먹었다고 해서 반드시 옳은 처방이 아닐 수 있음도 염두에 두어야 한다.

한편 체질판단의 오류로 다른 체질의 처방을 잘못 준 경우는 어떻게 될까? 일반적으로 상당한 부작용이 나타나는 경우가 많다. 숙지황이 4돈 들어간 한소양인의 독활지황탕을 체질판단 오류로 한태음인의 태음조위탕 체질이나 한소음인의 곽향정기산 체질에게 줬을 경우 당연히 설사와 소화불량을 일으킨다. 거꾸로 마황이 들어간 태음조위탕을 양격산화탕이나 형방사백산 체질에게 잘못 준 경우 번조, 구건, 오심, 불면 등의 부작용이 발생하면서 환자는 몇 첩도 못 먹고 반환하게 된다. 이러한 부작용 때문에 사상방을 잘 모르는 사람들이 사상처방을 쉽게 접하지 못하는 이유가 되고 있다. 결국 이런 관점이 극대화되어 사상방은 약을 잘못 주면 부작용이 나 큰일 난다는 잘못된 일반화의 오류를 낳기도 한다. 한편 이런 오류적 관점은 만일 내가 처방한 한약을 환자가 별문제 없이 잘 먹고 부작용도 없으면 체질을 옳게 판단해 옳은 처방을 했다는 잘못된 생각을 갖게 하기도 하므로 조심해야 한다. 사상체질방 중에는 아무리 약을 잘못 줘도 부작용이 나타나지 않는 처방도 많을 뿐 아니라 심지어 어느 정도 효과가 있는 경우까지 있다. 예컨대 한태음인 청심연자탕 체질인 사람이 자신의 병 때문에 국내 유명 사상전문 한의원을 찾아가 거의 모든 체질의 약을 다 먹어 보는 과정에서 부작용도 많이 겪었지만 그중에서 곽향정기산이 가장 무난했고 어느 정도 효과까지 보았다는 이유 때문에 자신은 소음인이 분명하다 확신하고 있는 경우를 보았다. 이 환자는 청심연자탕 가미방을 복용하고 효과를 보고서야 자신이 한태음이라는 사실을 인정하였다. 다시 강조하지만 사상방을 투여해 환자가 부작용 없이 약을 잘 먹고 있다는 사실은 옳은 처방을 한 기준이 될 수 없고 부작용 없이 기대한 약의 효과가 나타나는지의 여부로 기준을 삼아야 한다.

1. 한(寒)체질 기본방을 열(熱)체질에게 잘못 쓴 케이스

질문

8개월 전 회사의 상사에게서 폭언을 듣고 울분 때문에 눈물까지 흘리고 나서 화를 참았더니 다음 날부터 안구통증, 충혈, 두통, 어지럼증, 항문소양증, 왼쪽 귓속 가려움, 약간의 난청, 사타구니 습진, 턱과 목 그리고 가슴과 등의 여드름, 발바닥이 심하게 뜨거움 등의 증상이 생겼습니다. 현재는 여기에 변비까지 생긴 상태고요. 적외선 체열진단기로 몸을 찍어 보면 배꼽 위부터 머리까지 앞과 뒤 모두 온몸이 극심한 열로 뒤덮인 상태입니다. 체질치료로 유명하다는 수많은 한의원을 전전했고 그 과정에서 소음인, 태음인, 태양인까지 다 나왔으며 약과 침 치료를 병행했다가 심한 부작용만 겪었습니다. 그러다 요행히 모 한의원에서 소양인으로 진단받았고 형방사백산이란 처방 한 제를 먹어 미약하지만 급한 불을 끄게 되었습니다. 그런데 제가 음기(陰氣)가 너무 부족하다 하여 신장의 물을 보하는 십이미지황탕에 눈 쪽 증상(책도 읽기 힘들 정도로 일단 급한 부분)을 조금이나마 빨리 처리하기 위해 결명자, 시호를 2돈씩 추가해 처방해 주었습니다. 그런데 이걸 먹고 나서 오히려 안구통증, 충혈, 두통, 어지럼증이 다시 원래 상태처럼 심해졌습니다. 결국 현재 약복용을 중지했습니다. 왜 음기를 보충하는 십이미지황탕에서 이런 부작용이 났는지 알 수가 없네요. 분명 형방사백산과 소양인 침 치료를 받으면서 책은 읽을 수 있을 정도로 증상이 나아졌는데 말입니다. 뭐가 문제일까요? 그렇다면 만약에 육미지황탕을 복용해도 이런 부작용이 생길까요?

해설

이 환자의 경우 다른 체질치료로 효과를 보지 못했다가 형방사백산으로 어느 정도 효과를 보았다는 점에서 일단 소양인으로 판단할 수 있다. 상사에게 폭언을 듣고 나서 당장 다음 날부터 안구충혈, 두통, 족심열 등의 뚜렷한 열증이 발생한 것으로 보아 소양인 중에서도 소증으로 열성(熱性)을 많이 가진 열소양인으로 보인다. 평소 소증으로 열성이 많지 않았다면 어떤 상황을 계기로 열성 증상들이 이처럼 급증으로 나타나지 않기 때문이다. 열소양인이 분명하다면 이 환자는 열열소양인의 양격산화탕 체질이거나 한열소양인의 형방사백산 체질 둘 중 하나일 수밖에 없다. 둘 중 하나를 결정하는 기준은 소증의 배변 상태이므로 병증으로 갑자기 변비가 생겼다는 사실로 봤을 때 소증 경변 경향자임을 알 수 있고 따라서 양격산화탕 체질로 판단된다.

그러나 이 환자는 양격산화탕 대신 형방사백산을 처방받고 급한 불을 껐다고 하는데 그나마 그 처방으로도 일정한 효과를 볼 수 있었던 것은 두 처방 모두 열소양인 기본방으로 생지황, 지모, 석고와 같은 찬 성질 약물로 구성돼 있기 때문이다. 그러나 아무리 유사 약물로 구성돼 있어도 두 처방은 엄연히 다른 처방으로 서로 바꿔 쓸 수 있는 약들이 아니다. 특히 형방사백산은 열증의 망음 설사증에 쓰는 처방이므로 경변 경향자가 쓸 경우 변을 더 굳게 해 완고한 변비를 만들기도 한다. 따라서 이 환자가 변비가 됐다는 것은 복용했던 형방사백산 때문일 가능성이 크다. 처방을 낸 한약국 담당자는 병증을 근거해 사상방을 내는 사람인 모양인데 형방사백산이 약간의 차도를 보이면서도 아직 기대한 효과가 나타나지 않자 음기의 부족 때문으로 판단했다. 이를 해소할 목적으로 십이미지황탕을 처방했는데 이 처방은 한소양인 기본방인 독활지황탕 변방으로 기본적으로 한소양인의 약이다. 그러나 한열체질을 무시하고 단지 증상과 주치병증에 근거하여 한소양인 약을 열소양인에게 썼으니 그나마 일부 완화되었던 열증들이 재발된 것이다. 이 환자는 흉격열증에 쓰이는 양격산화탕 본방만 써도 좋은 효과가 나타나지만 여기에 구기자, 한련초, 구판 등 보음약을 가하고 화(심화, 간화)를 꺼줄 목적으로 황련, 시호를 가미해 쓰면 매우 빠르게 호전될 수 있는 환자였다.

2. 같은 한(寒)체질끼리 기본방을 잘못 쓴 케이스

질문

신장 150cm에 46kg인 작고 아담한 체형을 가진 47세 여성 환자입니다. 표정도 온화하고 말투도 조곤조곤하여 마치 전형적인 소음인처럼 보이는 여자분입니다. 지금까지 살아오면서 살찐 적이 한 번도 없고 몸무게 변화도 없어 어릴 때부터 지금까지 지금의 체격을 그대로 유지한다고 합니다. 주소증은 가슴 두근거림과 떨림 증상으로 내원하였는데 평소 한숨을 자주 쉽니다. 대변은 하루 한 번씩 보지만 가끔 2번 보기도 하며 특별한 불편함은 없다고 합니다. 찬물은 싫어하고 실온의 물이나 차를 마시며 오후에는 피곤함을 느낍니다. 맥을 짚으니 태음맥이 나와 청심연자탕을 투여하였습니다. 그런데 지금까지 3주 복용했는데 아무렇지도 않다며 좋아지는 것도 없고 그렇다고 나빠지는 것도 없다고 하니 걱정입니다. 알러지도 없고 가끔 소화가 안 되긴 하지만 많이 먹는 편이 아니라서 그것도 이상 없고 내과에서는 그냥 기능저하라고만 했다고 합니다. 약을 제대로 썼으면 지금쯤은 약효를 느껴야 하는데 무엇이 문제인지 문의 드립니다.

해설

체질과 환자의 병증에 따라 처방을 제대로 낸 것처럼 보이지만 결정적 실수는 기본방을 잘못 선택한 것이다. 태음맥이 확실하고 분명한 수척경향자여서 한태음인으로 본 것까지는 좋으나 배변의 소증경향을 고려하지 않고 단순히 환자의 병증에 근거해 청심연자탕을 처방한 것이 잘못이다. 이 환자는 하루 한두 번 배변하는 연변경향자이므로 기본방으로 태음조위탕을 썼어야 했다. 청심연자탕과 태음조위탕은 둘 다 한태음인에 쓰는 기본방이지만, 청심은 경변경향, 태조는 연변경향자가 쓰는 약이므로 아무리 청심연자탕 병증이 있어도 일단 기본방은 태음조위탕을 쓰고 그 처방에 현증을 개선하기 위해 청심연자탕에 들어가는 안신(安神)약물 중에서 필요한 약을 가미해 썼어야 했다. 많은 사상의학 임상가가 기본방 개념 없이 체질과 병증에 근거해 입방하는데 기본방이 맞지 않고 체질과 병증에만 맞는 처방을 하면 특별한 부작용은 없으나 이 환자처럼 기대한 효과가 나타나지 않거나 매우 느리게 나타난다. 이 환자는 태음조위탕을 기본방으로 하고 청심연자탕에 들어 있는 약물 중에서 안신(安神)약물인 연자육, 맥문동, 원지, 산조인, 용안육 등을 가미하면 평소의 난화(難化) 증상과 함께 모든 현증들이 매우 빠르게 호전될 수 있다.

3. 체질판단 오진(誤診)으로 기본방을 잘못 쓴 경우 (1)

질문

조선족 단골환자의 26세 된 딸로 두 달 전에 어머니와 함께 내원하였습니다. 여드름과 생리통으로 내원했는데 첫눈에 체격이 다부지고 뚱뚱한데다 얼굴이 검은 편이고 말투가 연변 사투리로 투박한 점 등을 보고 마음속으로 전형적인 열소양이구나 하는 생각이 들었습니다. 단골인 모친도 한소양이었으므로 그런 무의식적 선입견을 가지고 맥을 봐서인지 그만 소양맥으로 판단하고 양격산화탕을 기본방으로 가미해 처방했습니다. 보름 후 환자의 어머니에게서 전화가 와서 딸이 변비가 더 심해졌고 생리를 했는데 생리통이 전보다 더 심해졌다고 합니다. 여드름도 거의 좋아지지 않았습니다. 이때까지만 해도 한 달 치 가져간 약 중에서 반만 복용한 상태였으므로 오진의 가능성을 생각지 못하고 아직 약이 남았으니 일단 가져간 약은 다 복용하라고 티칭했습니다. 약을 잘못 썼을 때 나타나는 일반적인 소화기계 증상(설사, 소화불량, 더부룩함 등)이 없었고 단지 기존 증상이 심화되었다니 약을 다 먹으면 해소될 거라는 안이한 생각이었습니다. 한 달이 지나고 어머니와 함께 다시 내원했는데 여드름이 더 심해지진 않았으나 전혀 낫지 않은 것을 확인했습니다. 이상하다고 생각하고 다시 맥을 보니 '아니 내가 왜 이 맥을 소양맥으로 짚었지?' 하고 놀랐습니다. 뉘여 놓고 두 번, 세 번 맥진을 한 결과 분명한 태음맥이 나와 맥진을 잘못한 것임을 깨달았습니다. 환자에게 매우 미안한 순간이었습니다. 매너리즘에 빠져 쉽게 맥진을 했고 돈 받고 엉뚱한 약을 주었으니 가책이 되었습니다. 환자의 말을 들어 보니 약을 먹으면 자꾸 몸이 추워지는 느낌이 들고 허리도 찬 느낌이 들며 약을 먹으면 가스가 차고 아프면서 음식을 먹으면 속이 사르르 아팠다고 합니다.

해설

열태음인 경변자에게 열소양인 경변자에게 쓰는 약을 잘못 준 케이스다. 허열(虛熱)자에게 실열(實熱)자에게 쓰는 냉한 약을 주었으니 몸이 춥게 느껴진 것이다. 약을 잘못 주었는데도 불구하고 환자가 몸이 추워지고 가스 차고 속이 약간 아픈 정도의 비교적 미약한 부작용을 느낀 것은 비록 허열체질이지만 열체질이었기 때문에 찬 약을 어느 정도 견뎌 낸 것이고 마침 환자가 건장한 젊은이였기 때문에 큰 문제없이 끝까지 복용한 것이다. 체력이 약한 연로한 열태음인이었다면 며칠 못 먹고 연락이 왔을 것이다. 이 환자의 경우처럼 약을 제대로 쓴 것 같은데 일정한 시간이 지나도 기대한 효과가 나타나지 않거나, 미미한 정도라도 약 먹고 불편함을 느꼈다면 항상 체질판단의 실수 가능성을 염두에 두어야 한다. 이 환자의 경우 의사가 맥진의 실수를 인정하고 올바른 체질 처방으로 바꿔 주면 빠른 효과를 볼 수 있었던 케이스다.

4. 체질판단 오진(誤診)으로 기본방을 잘못 쓴 경우 (2)

질문

이 환자는 처음 내원했을 때 태음맥이 잡혔으나 두 번째 내원 재진 시에는 소양맥이 잡혔습니다. 고민스러운 부분이 있지만 약을 써서 효과가 없으면 약을 바꿔 줄 각오를 하고 처방하였습니다. 약간 뚱뚱한(신장 161cm, 체중 78kg) 54세 된 여자 환자이며 10년 전 길에서 강도를 만난 이후로 시작된 심계, 정충증이 아직까지 늘 불안, 초조감과 함께 지속되고 있었습니다. 시부모를 모시고 함께 살면서 화병까지 겹쳐 있습니다. 1년 전부터 신경안정제(인데놀 10mg)를 복용하고 있으며 작년 여름 월경이 끊기고 가슴 두근거림이 더 심해졌다고 합니다. 속이 잘 더부룩하고 자주 매스꺼우며 소화는 항상 안 된다고 합니다. 잠이 잘 들지 못하며 한번 자다 깨면 다시 자기 힘들어 항상 머리가 맑지 않고 졸립다고 합니다. 대변은 무른 편이고 찬 것을 먹으면 설사하고 아랫배가 차고 냉수보다는 따뜻한 물이 좋고 추위를 못 참는다고 합니다. 열소양 연변경향자로 판단하여 형방사백산에 치자 1.2돈, 황련 1.2돈, 시호 1돈, 모려 1돈, 박하 1돈, 맥아 2돈, 목단피 0.7돈, 구기자 1.5돈 한련초 1돈, 토사자 1돈, 복분자 1돈을 처방했습니다.

그런데 약을 복용한 당일 저녁부터 위통증과 속쓰림이 생겼고 몸이 춥고 떨린다고 전화가 왔습니다. 약을 반 봉씩 줄여 먹으라고 지시하여 아침 점심 저녁 세 번 복용했는데 다음 날 춥고 떨림은 없었으나 위가 너무 쓰려 위 통증 양약을 먹었다고 합니다. 예전 다른 한의원에서 약을 먹었을 때는 머리 끝까지 열이 오르는 느낌이어서 조금 먹다가 포기한 적이 있었는데 이번에는 전혀 다른 부작용이라고 합니다.

해설

체질판단의 실수로 열태음인에게 열소양인 약을 잘못 준 케이스다. 다만 앞의 케이스가 경변경향자였다면 이번 케이스는 연변경향자라는 차이이다. 열태음, 열소양인 연변경향자는 한열착잡(寒熱錯雜)체질이어서 열성이 상대적으로 적기 때문에 한열태음인이 한열소양인의 냉성약을 더 견뎌내기 어렵다. 환자가 젊지 않은데다 오랜 병적 상태로 체력이 약해져 있는 상황에서 생지황, 지모, 석고 등이 들어간 한성(寒性)약을 견디기가 더 어렵다. 자신의 몸이 감당하기 어려울 정도의 찬 약이 들어오면 가장 먼저 느껴지는 증상은 속이 쓰려지는 것이다. 이것은 한소양인에게 열소양인 약을 주거나 병증으로 찬 약을 필요 이상으로 과하게 가미한 경우에도 발생한다. 약을 먹고 춥게 느껴지는 경우도 찬 약이 과하게 들어간 경우다. 이런 환자의 경우 몸에 맞는 기본방으로 바꿔주거나 기본방은 맞았더라도 찬 약물들이 너무 과하게 가미된 것을 조절해 주면 회복된다.

기본방은 맞으나 병증약물을 잘못 선택한 경우

1. 음허(陰虛) 해수를 기관지 해수로 오판하여 약을 가미한 케이스

질문

소양맥이 나온 78세 할머니입니다. 원래 젊은 시절부터 감기 이후에 마른기침을 많이 했는데 양약을 먹으면 나았다 합니다. 그런데 이번에는 작년 겨울 감기에 걸린 이후 마른기침이 낫지 않고 계속 지속되어 내원하였습니다. 신장은 160cm가 조금 안 되며 체중은 65kg인데 과거 젊었을 때 74kg까지 나갔다고 합니다. 대변은 하루 한 번에서 두 번 봅니다. 머리, 얼굴, 뒷목에서 땀이 잘 나고 소화는 하루 세 끼 모두 잘 된다고 합니다. 밤에 잠이 잘 들지 못하고 자다 깨기도 하며 오후에는 늘 피로하다고 합니다. 밤에 잘 때 답답하고 열이 나서 이불 밖에 발을 내놓고 자며 가슴이 잘 답답하고 기침을 하고 나면 목이 조인다고 합니다.

형방사백산증 환자로 판단하여 형방사백산 기본방에 시호 1.5돈, 목단피 0.7돈, 결명자 1.5돈, 맥아(초) 1.5돈, 전호 1돈, 현삼 1돈, 황련 1돈을 가하여 2주분을 처방하여 먹고 왔는데 기침이 낫지 않고 여전하다고 합니다. 제가 처방의 방향을 놓친 것 같은데 무엇이 문제인지 문의 드립니다.

해설

소양맥에 연변경향자며 변상적으로 비만경향자가 분명하므로 맥으로 체질만 알면 비교적 쉽게 한열소양인의 형방사백산 체질로 판단이 되는 환자다. 이 환자의 주소증인 마른기침(乾咳)은 전형적인 폐음허(肺陰虛)증이며 잘 때 발을 못 덮고 자는 것 역시 족심열(足心熱)로 음허증의 하나다. 이 환자는 열소양인으로 음허체질인데다가 나이(78세)까지 연로해 처음부터 음허증을 해소할 목표로 병증약물을 가미했어야 했다. 그런데 젊은 시절부터 마른기침을 많이 했다는 환자의 말을 듣고 음허해수(陰虛咳嗽)를 일반 해수로 판단하고 현삼과 황련을 가미했는데 현삼, 황련은 열소양인의 해수에 전호, 과루인 등과 함께 쓰면 좋은 효과를 나타내지만 음허해수에는 듣지 않는다. 거기다가 환자의 현증과 관련이 없는 소간해울(疏肝解鬱)약물들인 시호, 목단피, 결명자, 맥아를 불필요하게 가미하였다. 이렇듯 기본방은 옳게 선정했다 하더라도 전통변증에서 병기를 잘못 선택하여 적절한 약물을 가미하지 않으면 부작용은 없으나 기대한 효과는 나타나지 않는다. 이 환자의 경우 형방사백산 기본방에서 환자의 현증에 당장 필요치 않은 강활, 독활, 형개, 방풍은 거하고 보음약물인 한련초 1돈, 구기자 1.5돈, 구판 1돈을 가하고 음허폐조(陰虛肺燥)로 인해 발생한 해수에 청폐윤조(清肺潤燥)하여 다스리는 현삼 2돈과 음허열증을 치(治)하기 위해 지모 염수초(본방)와 황백 염수초 각 1돈, 천화분 1돈, 지골피 1돈을 가해 쓰면 즉각적인 효과를 보았을 환자였다.

2. 심장성 천식을 기관지 천식으로 오판하여 약을 가미한 케이스

질문

태음맥이 잡히는 77세 남자로 호흡곤란증을 호소하는 환자입니다. 25년 전 젊었을 때 천식을 앓아 여기저기 병원을 숱하게 다녔고 약도 안 먹어본 게 없었으나 민간요법 전문가의 한약을 6개월 정도 먹고 나은 적이 있다고 합니다. 얼마 전부터 호흡곤란증이 나타났는데 천식처럼 어깨를 들썩거리지는 않고 호흡만 불편하며 몸을 움직이면 증상이 심해집니다. 기침은 없고 가래도 별로 없습니다. 신장 165cm, 체중 55kg으로 체중 변화는 거의 없는 편입니다. 대변은 대부분 하루 이틀에 한 번 봅니다. 추위를 약간 더 타며 갈증은 보통, 이불은 잘 덮고 자는 편이며 목 아래로는 얇은 것이라도 덮어야 잡니다. 천식증이 생긴 후로 호흡곤란 증상이 있을 때 가슴 답답함을 동반하는 심계증이 발생합니다. 태음인 경변자로 변상적으로 한태음인으로 판단돼 열한태음인 청심연자탕 체질로 판단하여 본방에 행인, 자완, 관동화를 가하여 처방했으나 효과가 없습니다.

해설

태음맥의 경변경향자로 소증이 열다(熱多)자라면 열열태음인의 열다한소탕 체질, 한다(寒多)자라면 청심연자탕 체질의 둘 중 하나이다. 이 환자는 체형이 수척경향자로 보이는데다 구갈(口渴) 등 간조열보다는 심계증이 있는 것으로 보아 청심연자탕을 기본방으로 선택한 것은 현명하였다. 그러나 이 환자의 병증을 폐, 기관지가 문제가 돼 발생한 호흡기 천식으로 본 것은 잘못 판단한 것이다. 호흡기 천식의 경우 천증(喘症)과 함께 해수(咳嗽)가 함께 나타나는 특징이 있는데 이 환자의 경우 해수증이 보이지 않는다. 이 환자는 천식이 있을 때 흉민(胸悶)을 동반한 심계증이 나타나는 점으로 보아 호흡기 천식이 아니라 심장이 문제가 돼 발생하는 심장성 천식으로 보는 것이 옳다. 심장성 천식은 양방적으로 심장비대, 판막장애, 동맥경화, 고혈압, 심장 부전증(좌심실) 같은 기질적 문제가 있을 때 생기지만 스트레스와 같은 심인(心因)적 원인이나 신경정신과적 문제로 발생하기도 한다. 한의학적 변증으로는 심기허(心悸氣短, 動則尤甚, 胸悶, 心胸隱痛)증상에 가까운데 마침 이 환자의 체질이 심허(心虛)소증의 청심연자탕 체질이므로 체질과 관련해 심기허증으로 변증하고 이에 대응하는 약물을 가해 썼어야 했다. 심기허증은 청심연자탕의 정증(正證) 범위에 있어 기본방인 청심연자탕만으로도 대응이 가능하지만 환자가 77세로 연로한 점을 고려하여 여정실 주증 2돈, 상심자 1돈의 보음약을 추가하고 해열생진(解熱生津)하는 갈근 1돈을 지해평천(止咳平喘)약 대신 가미했어야 했다. 물론 이 환자는 한약을 투여하면서도 심장성 천식을 일으키는 기질적 심장 질환이 혹시나 있지 않은지 병원검사를 통해 확진하도록 권하고 기저질환이 있다면 탕약과 별개로 이를 해소하는 치료가 병행돼야 한다.

약을 먹는 도중에 부작용이 생기는 경우

질문

소양인 연변경향자 55세 여성이며 신장 159cm에 체중 69kg입니다. 식사 후 30분쯤 지나면 복부 팽만감과 헛배가 부르고 심할 때는 숨이 찹니다. 45세 되던 해부터 편두통이 생겼으며 대변은 활변으로 하루 한두 번 이상 보고 쉽게 설사하며 변에서 악취가 납니다. 한 달에 4회 정도 밤에 심하게 땀을 흘리며 목도 약간 마르고 일할 때 손이 떨려 손일을 하는 것이 힘듭니다. 스트레스가 심하고 어떤 때는 사는 게 두렵다고 합니다. 하루에 담배를 반 갑에서 한 갑 정도 피고 매일 와인 한두 잔을 마십니다. 양방 검사를 받았으나 뚜렷한 이상과 문제점은 발견되지 않았습니다. 간비불화(肝脾不和)로 인한 완복창만(脘腹脹滿)의 주증에 음허증으로 판단하여 형방사백산 기본방에 형개, 방풍, 강활, 독활을 거화고 간화(肝火)약물 시호 2돈, 박하 1돈, 목단피 1돈, 맥아 2돈, 모려 1돈에 심화(心火)약물 치자 1돈, 황련 1돈을 가하고 보음(補陰)약물 구기자 2돈, 한련초 1돈, 구판 1돈을 가하여 처방하였습니다. 한 달을 복용하고 재내원하여 전체적으로 몸이 좋아졌다고 하면서 야간에 흐르던 땀이 사라졌고 편두통은 이후에 한 번도 발작하지 않았으며 헛배 부르는 것도 훨씬 나아졌다고 합니다. 그런데 며칠 전 갑자기 배가 아프고 물 설사를 하여 하루 9번 화장실에 들락날락 하였다고 합니다. 왜 갑자기 이런 증상이 생겼으며 이번에 다시 약을 쓸 때는 같은 약을 써야 할지,

처방을 바꿔야 할지 문의 드립니다.

해설

평소 소중으로 설사를 쉽게 하는 연변경향자는 약한 자극에도 민감히 반응하여 설사를 일으킬 수 있다. 이 환자의 경우 정확한 진맥과 변증으로 옳은 약을 주었지만 불과 한 달여 치료만으로 오래된 질환들은 완치에 이르지 않는다. 이 환자의 경우 약을 복용하는 도중에 어떤 원인으로 인해 일시적으로 장염이 발생한 것으로 보인다. 환자가 아직 완치되지 않았고 평소 약한 장(腸) 기능이 온전해지지 않은 상태에서 외부에서 섭취한 음식물이 자극이 되어 설사를 일으킨 것이다. 환자들은 약을 먹는 치료 기간 동안 감기, 식중독, 식체 등 병증이 발생하면 현재 복용 중인 한약 때문에 생긴 것으로 오해하기 쉽다. 만일 복용 중인 한약이 문제라면 한약을 먹고 하루 이틀 안에 문제가 나타나야 하며 이 경우처럼 제 증상이 전체적으로 호전되다 갑작스럽게 다른 병증이 나타나지 않는다. 복용 도중에 발생한 병증이 간단치 않은 경우라면 우선 복용하던 한약을 중단하고 대증(對症)치료 양약으로 급한 불을 끄는 것이 좋고 병증이 사라지면 다시 한약을 복용한다. 그러나 증세가 심하지 않거나 이 환자처럼 이설(易泄)경향의 소증이 어떤 자극으로 일시적 설사를 일으켰다면 현재 복용 중인 한약 자체가 설사를 치료하는 방제이므로 복용 중인 한약을 중단할 필요 없이 계속 복용하면 수일 내 상태가 완화된다. 연복(連服)을 할 경우에는 처방을 바꿀 필요 없이 같은 약을 쓴다.

급병가이급치(急病可以急治),
완병불가이급치(緩病不可以急治)

사상의학에 입문한 사람들이 사상방 치료효과에 많은 기대를 갖고 있는 것은 당연하다. 사상방이 효과가 빠르고 강력하다는 말을 듣고 전통 한의학에서 사상의학으로 넘어온 분이 대부분이기 때문이다. 후세방을 쓰던 사람이라면 치료효과가 빠르지 않은 것을 경험을 통해 알고 있고 또 예전부터 한약은 효과가 느리다는 게 통설로 돼 있어 심한 경우 한약을 다 먹은 다음에 나타난다는 말까지 있는 터라 사상방은 뭔가 많이 다를 것으로 기대하고 있다. 일반적으로 사상방은 후세방에 비해 비교가 안 될 정도로 빠른 효과를 나타내는 것은 사실이며 어떤 경우는 하루 이틀 복용하면서부터 당장 효과가 나타나는 경우도 있다. 하지만 그렇다고 해서 사상방이 언제, 어느 경우에나, 어떤 병이든 관계없이 늘 빠른 효과를 보여주는 것은 아니다. 당연한 것이지만 병의 종류와 환자의 상태, 이환(罹患)된 기간 등에 따라 효능이 발생하는 시간과 치료 기간은 천차만별이다. 이와 관련해 동의수세보원에서 이제마 선생이 말한 바가 있다. "급병가이급치요, 완병불가이급치(急病可以急治, 緩病不可以急治)'가 그 말인데 "급성(急性)병은 빠르게 치료할 수 있지만 오래된 병, 만성(慢性)병인 완병(緩病)은 빠르게 치료할 수 없다."

라는 말이다. 이 말은 사람들이 속효(速效)를 보기 위해 수은(水銀)이나 경분(輕粉) 같은 위험한 중금속 약물을 함부로 쓰는 것을 경고하는 가운데 나온 말인데 "경분은 겁나는 약이므로 빠른 효과를 볼 목적으로 마음대로 사용해선 안 된다. 완병(緩病)은 서서히 나은 다음에야 진짜로 나았다 할 수 있으며, 만일 완병에 빠른 효과를 본 경우라면 나중에 반드시 재발하여 치료하기 더 어렵게 된다."[181]고 말하였다. 임상 현장에서는 빨리 효험을 보게 해주어 용한 한의사라는 말을 듣고 싶은 마음이 들 때가 있지만 그때마다 급한 병은 빨리 치료될 수 있으나 오래된 병은 시간을 두고 치료해야 진짜 낫는 것이라는 이제마 선생의 말을 좌우명처럼 기억해야 한다. 이러한 사실은 임상을 오래하며 경험이 쌓이다 보면 스스로 알게 되지만 독자들의 참고를 위해 이와 관련된 몇 가지 단편적 치료경험을 소개한다.

대체로 위장병의 경우는 제대로 처방만 잘 내면 즉효가 나타나는 경우가 많다. 하루는 젊은 30대 청년이 완고한 위통(胃痛)으로 내원하였다. 이 환자는 내원하기 전 수차례에 걸쳐 응급실을 찾은 적이 있었고 병원치료에도 불구하고 효과가 없어 단골이던 부친이 한방으로 해 보자고 데려온 환자였는데, 열소양인 양격산화탕 체질로 위열(胃熱)증으로 진단하고 한 달 치 약을 지어주었다. 그런데 이 환자가 약을 복용한지 이틀 만에 통증이 완전히 사라져버려 한의사로서 오히려 난감했던 기억이 난다. 약 먹은 지 사흘째 되는 날 환자로부터 전화가 와서 위통이 다 사라져 버렸는데 남은 약을 다 먹어야 되냐고 물었다. 경과를 물었더니 환자 대답이 약을 첫 봉지 먹자마자 속이 시원해지면서 기분이 좋았다며 두 봉지, 세 봉지 먹을 때마다 급속도로 편안해지면서 낫는 기분이 들었고 이틀 약을 먹고 나니까 거짓말처럼 통증이 다 사라졌다는 것이다. 그래서 증상이 사라졌어도 몸을 바로잡고 재발까지 방지해야 하므로 끝까지 다 먹도록

181_ 急病可以急治 緩病不可以急治 輕粉劫藥不可銳意用之 以望速效緩病 緩愈然後可謂眞愈 緩病速效則 終必更病難治

일러주었지만 이렇게 급속도로 낫는 경험은 처음이라 기억이 생생하다. 이와는 다른 케이스로 80대 노인이 심계, 정충, 불안, 불면증으로 부인과 함께 내원하였는데 맥을 보니 마침 한태음인 청심연자탕 체질이었다. 현증(現症)과 소증(素症)이 일치하는 정증(正證) 케이스라 이런 경우는 쉽게 치료된 경험이 많아 쉽게 나을 테니 걱정 말라고 안심시키고 역시 한 달 치를 처방하였다. 복용한 지 약 열흘쯤 지난 시점에 환자의 부인으로부터 전화가 왔는데 남편이 약 먹은 지 열흘이 지났는데도 아직 잠을 잘 못 이루고 여전히 불안해하는데 어찌된 것이냐는 질문이었다. 복용한 시점을 따져 보니 한 제도 다 복용하지 않았고 달리 할 말도 없어 아직 드린 약의 반도 안 드셨으니 더 드셔야 한다고 일러주었지만 마음이 편치는 않았다. 환자에게 너무 쉽게 나을 것 같은 인상을 준 것이 환자가 조급증을 갖게 된 원인이 되었겠다 생각하고 자책했는데, 그 전화를 받은 지 불과 일주일 만에 부인으로부터 재차 전화가 왔다. 이번에는 매우 상냥하고 부드러운 어투였는데 이틀 전부터 남편이 잠을 잘 자기 시작하고 불안증도 많이 좋아졌다면서 얼마 전 왜 안 낫느냐고 전화했던 것이 마음에 걸려 전화 드렸다는 것이다. 결국 한약의 복용 효과를 느끼는 시점은 병증에 따라 다르며 물이 끓기 시작하는 비등점이 있는 것처럼 환자가 호전(好轉)을 자각하는 시점도 각기 다른 것이다.

환자들은 병에 이환된 시간이 길면 길수록 몸 자체도 그런 병적(病的) 비정상 상태에 적응돼 있다. 즉 몸이 오랜 병적 상태에 익숙해 있는 것이다. 이를 정상 상태로 바로 잡기 위해서는 시간이 걸리며 병의 뿌리가 깊이 박혀 있으면 빼내는 데 역시 시간이 걸리는 것이 자명(自明)한데도 의자(醫者)들조차 이런 사실을 때로 망각하고 조급해 하는 경우가 있다. 특히 사상의학을 하면서 임상에서 빠른 효과를 경험하면 할수록 기대한 효과가 더디 나타날 경우 환자보다 더 조급해 하는 한의사도 있다. 사상방은 체질을 옳게 보고 처방만 제대로 내면 무슨 병이든 즉효라는 생각이 한의사 자신에게 부지불식간에 생긴 때문이다. 맥을 잘 짚고 처방도 잘 내는 어느 원장이 4년 이상 다한증(多汗症)

으로 고생한 노인 환자에게 약 한 제를 투여하고 기대한 효과가 나타나지 않자 자신이 혹 처방을 잘못 낸 것은 아닌지 걱정하는 질문을 해 왔다. 내용을 살펴보니 처방은 준수하게 잘 냈는데 다만 환자가 4년 이상 장기적으로 고생한 환자였음을 간과하고 불과한 제 안에 효과 반응을 기대한 한의사가 문제였던 경우였다. 동의수세보원에는 체증(滯症)을 앓고 있는 소년에게 독활지황탕을 백일 동안 200첩을 투여하여 고친 예[182]가 나오고, 형방지황탕 조문에는 두통, 복통, 비만(痞滿), 설사를 논할 것 없이 모든 허약한 사람은 수백 첩을 복용하면 반드시 효과를 거둔다[183]고 하기도 했으므로 사상방은 무조건 몇 첩만 먹으면 낫는다는 헛된 기대는 갖지 않아야 한다.

182_ 少陽人小年兒恒有滯證痞滿 間有腹痛腰痛又有口眼喎斜初證者 用獨活地黃湯一百日內二百貼服 使之平心靜慮 恒戒哀心怒心 一百日而 身健病愈

183_ 無論頭腹痛痞滿泄瀉 凡虛弱者數百貼用之無不必效 屢試屢驗

사상 체질맥진 연구과정에 대한 간략한 역사

한 개인의 독자적 능력만으로 처음부터 완성된 상태로 창조된 문명은 인류사에 찾을 수 없다. 모든 역사적 발명이나 성과물을 보면 처음엔 단순하고 불완전한 미완(未完)의 아이디어 형태로 제시되었다가 다중(多衆)에 전파되는 과정을 거치면서 미숙함이 보완되고 나중에 걸출한 능력자에 의해 정리된 형태로 제시된다. 한편 그런 과정을 거쳤다고 해도 처음엔 사람들의 비판과 배척을 받기 마련이고 수많은 지성인에 의해 검증받고 인정받은 후에라야 비로소 인류 문명사에 한 꼭지를 장식하게 되는 것이다. 따라서 인류문명은 개인의 능력뿐 아니라 수많은 지성인에 의해 함께 갈고 닦여져 만들어진다. 소위 집단지성, 다중지성이 인류문명의 진정한 주인공이며 특출한 역사적 인물들은 문명사의 발전과정에서 거대한 단서만 제공하는 것이다. 우리들이 획기적 의학체계라고 믿고 있는 이 사상의학도 이제마 선생이 학리적 근거가 없는 전무(全無)의 상태에서 천재적 발상으로 하루아침에 완벽한 의학체계로 만들어 낸 것이 아니다. 황제내경 통천(通天)편에 이미 태소음양인(太少陰陽人)의 관점과 아이디어가 제시돼 있고, 오장(五臟) 중에 심장(心臟)을 제외하고 전개한 그의 독특한 사장(四臟) 장부성리(臟腑性理)는 운암 한석지 선생의 명선록(明善錄)의 심-태극 본활론(本活論)에서 아이디어

사상맥진과 진료의 실제

를 얻은 것이다. 즉 이제마 선생 자신이 스스로 밝힌 바대로 '선인(先人)들의 저술 덕분에 우연히 사상인의 장부성리를 알게 되어'[184] 동의수세보원이라는 책을 쓸 수 있었던 것이다. 이 새로운 의학은 아직도 여전히 비판받는 과정을 거치고 있지만 동시에 의학 체계에서 진리를 발견한 지지자들에 의해 지금도 집단적으로 갈고 닦이는 보완의 과정을 밟고 있다. 내가 이 책에서 발표한 사상체질맥진에 대해서도 여러 후배들이 동기(動機)와 연구 과정을 묻는 질문들이 있었기에 독자들의 참고를 위해 맥진 연구과정에 관한 간략한 소사(小史)를 소개한다.

내가 수년간의 연구과정을 정리해 사상체질맥진을 공식 논문으로 발표한 것이 2002년 1월이다. 그러나 나의 체질맥진 발표 이전에 이미 맥으로 체질을 감별하는 다른 맥진법들이 존재하고 있었음은 알려진 사실이다. 우선 권도원 선생의 팔체질 맥진이 있었고 잘 알려져 있지 않았지만 침구사 고(故) 이종오 선생의 체질맥진도 있었다. 이종오 선생과 권도원 선생은 해방 이후 사상의학 보급회를 이끌었던 이현재 선생의 같은 문하생이다. 연령도 한 살 터울이라 서로 가까웠을 것으로 짐작되는데, 각각 팔체질맥진과 사상체질맥진을 연구한 배경에 대해서는 학술사적으로 연구해 볼 가치가 있을 것이다. 그러나 아쉽게도 두 선생 모두 자신의 맥진법에 대한 학술적, 이론적 근거를 설명한 저술이나 논문[185]을 남겨 놓은 바 없고, 정식으로 후학들을 배출하지도 않았다. 나는 1982년에 염태환 교수로부터 권도원 선생의 팔체질 침법을 처음 접하고 그 맥진법을 익히느라 무진 애를 썼으나 아무도 가르쳐 주는 사람 없이 홀로 독학만으로 맥진을 익히다가 독습으로는 맥진 학습이 불가능하다는 결론을 내리고 중도에 포기하였다.

184_ 因前人之述 偶得四象人臟腑性理 著得一書 名曰 壽世保元

185_ 권도원 선생의 최초 논문은 1965년 10월 일본 국제침구학회지에 발표한 '체질침(體質針)'이다. 이 논문에서 팔체질 맥도(脈度)와 함께 체질맥진을 제시하였으나 논문에서 맥도와 맥진에 관한 학술적 이론근거는 제시되지 않았다.

나의 대학시절에는 아직 사상의학이 정식 교과목으로 채택되기 이전이라 학교에서 사상의학을 배우진 못했으나 권도원 선생의 팔체질의학과 사상의학이라는 학문에 대해 당시 관심을 갖고 있는 학생이 많았다. 나도 그중 한 사람이어서 기회가 닿을 때마다 사상의학을 공부하러 여기저기 쫓아 다녔지만 제대로 배우지 못했고 체질감별의 확신이 없는 상태에서 하는 공부와 임상실험은 늘 공허한 것이었다. 아마도 이 시절부터 "어떻게 하면 사람의 체질을 알 수 있을까?"가 내 인생 전체의 결정적 화두로 자리 잡게 되었을 것이다. 남들이 하는 이런저런 방법을 따라 해 보기도 하고 나름 스스로 만든 방법을 시도해 보기도 하면서 해답 없는 공허한 시간을 보내던 중에 가뭄 끝에 만난 단비처럼 접한 것이 소위 오링테스트를 이용한 체질감별이었다. 1990년도 초반쯤 서울대 이명복 교수가 TV에서 무, 배추, 오이 같은 채소를 쥔 손가락을 잡아당기며 체질을 가리는 것을 우연히 봤을 때 처음 든 느낌은 저런 우스꽝스런 방법으로 체질이 가려질 리 없다는 생각 때문에 냉소적이었다. 그러나 시간이 지나면서 그 방법에 동의하는 사람이 많아지는 걸 알게 되자 어느 날 단순한 호기심으로 직접 실험해 보고 깜짝 놀라고 말았다. 과연 각기 다른 채소를 쥔 손가락이 매체(媒體)에 따라 힘의 차이가 분명히 달라지는 물리적 현상을 느꼈고 그에 따라 체질이 가려졌기 때문이다. 이때부터 오링테스트에 빠지기 시작해 임상실험을 하고 데이터를 축적하면서 논문을 작성하여 전국 한의학 학술대회에 발표도 했다. 그러나 남다른 열정을 가지고 오링테스트에 파고든 지 불과 일 년도 채 되지 않아 오링테스트와 결별하고 말았다. 이를 통한 체질감별에 명백한 한계가 있다는 점을 깨닫게 된 때문인데 이 과정에 대해서는 내 전작(前作)의 책[186]에서 자세히 언급한 부분이 있어 생략한다.

1994년 4월, 모 TV 방송국에서 '그것이 알고 싶다'라는 많이 알려진 프로그램을 방영

---

[186]_ 사상의학 새 연구, 2010, 푸른사상 출간, 81쪽 체질감별을 위한 오링 테스트의 문제점

한 적이 있었는데 내용은 당시 시중에 한창 유행하고 있던 사상의학과 체질감별에 관한 것이었다. 사상의학 전반과 체질감별에 포커스를 맞추고 당시 유행하던 다양한 체질감별법을 소개하면서 이에 대한 학계의 비판적 입장을 다뤘는데, 이 프로그램에 이명복 선생의 오링테스트 체질감별, 권도원 선생의 체질맥진, 이종오 선생의 체질맥진법 등이 소개되었다. 나 역시 당시 한의계에 오링테스트를 알렸던 입장에서 함께 소개되었는데 여기서 이종오 선생의 맥진법을 처음 접하게 되었다. 마침 오링테스트에도 실망을 느껴 체질감별의 난해함 속에서 한창 탈출구를 모색하던 때라 이 프로에서 처음 접한 이종오 선생의 체질맥진에 관심이 가지 않을 수 없었다. 과거 권도원식 체질맥진에 열중했던 경험이 있었으므로 이종오 선생의 맥진을 통한 체질감별 방식이 생소하지 않았다. 그러나 TV로 본 몇 분간의 장면을 근거로 홀로 맥진연구를 진행하는 데는 또다시 명백한 한계가 있었다. 내 나름대로 이리저리 맥을 잡아 봤지만 결정적 문제는 내가 짚은 맥진결과가 실질적 체질현상과 일치된 결과를 가져오는지 확인할 수 없다는 것이었다. 아무리 공들여서 태음인 맥을 짚었다고 해도 정작 그 환자가 태음인인지 아닌지 확인할 수 없다면 공부가 진행될 수 없는 것이다. 과거 권도원 선생의 맥진을 연구하다가 스스로 포기한 이유도 바로 여기에 있었다. 훈련과정에서 어느 날은 금양인으로, 어느 날은 토음인으로 맥이 잡혔다면 둘로 나온 맥진 결과 중에 어느 것이 과연 본인의 체질과 일치하는 것인지 모른다면 무엇을 근거로 맥진연습을 지속해 나갈 수 있을 것인가. 유일한 기준점이 될 수 있는 것은 맥진결과대로 체질침을 구사했을 때 환자에게서 기대한 효과가 나타나면 맥을 옳게 짚은 것이고, 안 나타나면 잘못 짚은 것으로 인식할 수밖에 없는데, 체질침이 언제 어느 경우에나 즉각적이고 정확한 효과를 보여주는 건 아니므로 이런 모호성에 근거와 기준을 두고 맥진을 익히는 것은 현실적으로 매우 난감했다.

맥을 가지고 홀로 씨름하며 어려움 속에서 이런저런 시도를 하는 날이 계속되는 도중이었다. 뜻이 있으면 길이 있다 했던가. 비록 완벽하지는 않아도 내가 시도하고 있는 맥진결과를 확인할 수 있는 길이 열리게 되었는데 이것이야말로 내 맥진 연구과정에 비약적 발전을 가능케 한 원동력이 되었다. 그것은 재야 한의학자 이 모(某)씨와의 우연한 만남이었다. 어느 날 교보문고에 들렸다가 우연히 이분이 자신이 저술한 책에 직접 싸인 해주는 현장을 목격하였다. 책 내용이 마침 사상의학 대중서였고 싸인과 함께 현장에서 즉석으로 체질감별까지 해주고 있었다. 당시 유사 체질서적들이 한창 쏟아져 나오던 시절이라 소위 자칭 체질전문가의 아류쯤으로 생각하고 그냥 지나치려다가 문득 호기심이 발동하여 도대체 이 분은 내 체질을 뭐라 하는지 보자는 심정으로 책을 구입하고 그 자리에서 체질감별을 받아 보았다. 이 분이 내 얼굴을 살피고 나를 한 바퀴 돌아 뒷머리까지 찬찬히 살핀 다음 양 어깨를 만지는가 싶더니 "열소양인입니다."라고 하였다. 부끄러운 얘기지만 나는 당시만 해도 내 체질에 대해 확신을 못 갖고 있었다. 평소 소증(素證)으로 늘 쉽게 활변(滑便)과 설사를 잘 하곤 했기 때문에 권도원식으로 말하면 대장기능이 약한 목음체질이 아닐까, 사상적으로는 태음인일 것이라는 생각을 하고 있었지만 당시 젊은 나이에 딱히 아픈 데도 없어 사상방을 써본 적도 없던 터였다. 그런 차에 이분으로부터 소양인도 아닌 열소양인이라는 판정을 받은 것이다. 내심 수긍도 신뢰도 가지 않았으나 일단 집에 돌아와 책을 읽어 보니 이분의 외형에 의한 체질감별법에 일리가 느껴져 책에 있는 전화로 연락하여 며칠 후 만나게 되었다. 일전에 체질감별을 받았던 사실을 감추고 체질감별을 다시 부탁했는데 이분이 지난번처럼 나를 살피더니 또 "열소양인입니다."라고 하는 것 아닌가. 만일 그 자리에서 다른 체질을 말했더라면 이분과 나와의 인연은 거기까지였을 것이다. 그러나 어떤 체질인가는 차치하더라도 적어도 이 사람이 나름대로 일관성을 갖는 체질감별을 하고 있구나 하는 판단을 하게 되면서 일단 이분의 방법을 구체적으로 배워보기로 작심했다. 두 명의 가까운 동료 한의사를 설득해 세 명이서 수개월간 열심히 배웠다.

이분은 안면(顔面)과 체형(體形)을 통해 체질을 감별하는데 동의수세보원의 체형기상론에 바탕을 두고 일정하게 논리를 갖춘 방법이었다. 내가 이분으로부터 배운 것은 소위 '전형적' 체질을 가진 사람의 판별이었다. 천태만상으로 생긴 사람 중에서 유독 교과서적으로 전형적인 체질 외형을 지닌 사람들이 있는데, 이런 사람들은 이분의 외형 형태에 의한 감별법을 사용하면 쉽게 체질구분이 되었다. 비록 이런 사람들이 전체의 30% 내외로 소수지만 나로서는 외형만으로 체질이 분명히 구분되는 사람을 볼 수 있게 된 것만으로 나의 맥진 탐구과정에서 획기적 도움을 얻었다. 아무리 적은 숫자라 해도 특정체질로 분명히 구분될 수 있는 사람을 보았다는 것은 그 사람의 분명한 체질맥상을 내 손으로 직접 확인할 수 있게 되었다는 사실을 의미했기 때문이다. 내가 짚은 맥상과 분명한 체질이 일치되는 경험을 하는 순간, 그동안 모호함 속에서 헤매던 안개가 걷히면서 눈앞의 현상들이 갑자기 명료해지는 느낌을 경험했다. 안갯속을 헤매면서도 수년간 부단히 맥을 잡고 체질을 찾는 과정이 있었기에 태음인에게는 이런 맥이 뛰며 내가 짚었던 그 맥이 바로 그 태음맥이었음을 확인하는 순간부터 나의 맥진훈련은 가속도가 붙기 시작했다. 그때부터 마치 실성한 사람처럼 내가 발견한 맥들을 확인해 보기 위해 언제 어디서든, 상대가 누구든 만나는 사람마다 맥을 잡았다. 이 과정에서 많은 에피소드가 있지만 이 책에 소개하는 건 적절치 않아 생략한다. 시간이 흐르고 경험이 축적됨에 따라 어느 순간 내 맥진에 대해 분명한 확신에 이르게 되었다. 정확히 언제였는지 그 날짜를 기억 못 하지만 펄쩍펄쩍 뛰기까지 하였다.

그러나 맥에 대한 확신을 갖게 되기 시작하면서부터 예기치 않은 문제가 일어나기 시작했다. 내 맥진 연구 과정에 획기적 도움을 주었던 이 모 선생과의 사이에 체질을 판별한 결과가 불일치되는 일이 많아졌기 때문이다. 동일한 사람을 두고 한 체질감별에서 그분의 외형(外形)에 의한 체질판별과 내 맥진에 의한 체질결과가 일치하지 않을 때 나는 그분의 판별에 승복할 수 없었다. 그 무렵부터 나는 내 맥진결과에 확신을 갖기 시작했기 때문이다. 역시 이에 관한 여러 에피소드가 있었지만 세세히 밝히는 것은 생략하고, 이런 일이 지속적으로 반복되자 나는 결단하지 않을 수 없었다.

체질은 반드시 체질맥진의 방법으로만 가릴 수 있는 것은 아니다. 맥진 외에 얼마든지 다른 방법이 있을 수 있고 나는 그러한 방법에 대한 유효성을 인정한다. 다만 그런 방법 중에서 정확성과 객관성, 재현성에 있어 '어느 것이 가장 유효한 방법인가'라는 비교 우위적 관점에서 판단할 때는 여러 방법론 사이에 상대적 우열이 있을 수 있다고 믿는다. 나의 사상맥진에 스스로 확신을 갖기 시작하면서부터 맥진연구에 전념할 수 있었고 지금까지 포기하지 않고 발전시킬 수 있었다. 믿음과 확신은 개별적 개인경험을 통해 저절로 획득되는 것이다. 절대적 기준 앞에서 상대적 기준은 무의미하므로 맥진에 확신을 갖고부터는 더 이상 외형, 성정, 병증 같은 것들은 묻지도, 보지도 않고 맥으로만 체질을 판단한다.

나는 나보다 앞서 체질맥진을 한 권도원, 이종오 선생을 직접 뵌 바 없고 가르침을 받은 바도 없지만 그분들의 맥진법으로부터 아이디어를 얻어 나의 맥진법을 완성하였다. 맥진을 완성하는 과정에서 비록 결별했지만 이 모 선생의 외형에 의한 체질감별법을 통해 도움을 얻은 것도 전술(前述)한 바와 같다. 그러므로 나는 천재적 발상으로 혼자만의 힘으로 무(無)의 상태에서 맥진법을 창안한 것은 아니다. 이미 이전에 존재하던 맥진법들로부터 아이디어를 얻었으며 선인들의 맥진론을 연구하여 이론을 정립하였고 시행착오를 통해 구체적 방법론을 완성시켰다. 나보다 앞서 맥진을 연구했던 권도원, 이종오 선생 같은 선배들이 아니었다면 지금의 나의 사상맥진법은 존재할 수 없을 것이므로 나는 두 분에 대해 존경심과 감사함을 갖는다.

사상약물 분류에 대한 문제

사상약물에 대해서는 아직 해결해야 할 과제가 많다. 이제마 선생이 분류한 280여 종의 약물만으로는 임상현장에서 만나는 수많은 질병에 대처하기에 많이 부족한 반면 아직 사상(四象)으로 분류되지 않은 약물이 태반이기 때문이다. 이런 이유로 현재 임상가에서는 사상의학을 전공하는 학파마다 나름의 기준을 가지고 약물을 분류해 쓰고 있지만 학파에 따라 같은 약물을 다른 체질약물로 쓰기도 하고 심지어 이제마 선생이 이미 분류한 약물을 다른 체질약물로 분류해 쓰기도 한다. 문제는 그런 분류과정에 명백한 기준이 제시돼 있지 않을 뿐 아니라 일반 임상의로서는 진위(眞僞)를 가릴 입장에도 있지 못하기에 곤혹스럽다. "옛사람이 말하길 의학을 하려면 먼저 본초학을 읽어 약성부터 알라 하였거늘 본초는 너무 많은데 제가의 의론들은 일치하지 않아 지금 사람으로서는 알지 못하는 약재가 반이나 된다."[187]라고 했던 동의보감 집례(集例)편 구절이 오늘날의 사상 본초학의 현실에도 그대로 적용되고 있다.

우선 이제마 선생이 어떤 기준으로 약물을 사상별로 분류했는지를 살펴보면 그

187_　古人云欲學醫先讀本草以知藥性但本草浩繁諸家議論不一而今人不識之材居其半

근거이론을 추정할 수 있는 자료는 동무유고(東武遺稿)에 나오는 약성가(藥性歌)가 유일하다. 그러나 이 약성가에는 겨우 90개 정도 약물만 수록돼 있으며 그중에는 동의수세보원의 신정방(新定方)에 나오지 않는 약물들이 섞여 있기도 하고 거꾸로 신정방에 있는 약들이 약성가에는 없기도 하다. 게다가 효능에 대한 표현도 생소하고 이제마 선생 특유의 해설방식을 이해하기 어려워 약성가만으로 이제마 선생의 사상약물과 분류원리를 추론하기는 사실상 난해하다. 동의수세보원 초본권에 "녹용이 소음인 약인지는 아직도 좀 의심스럽다. 소음인에게 녹용을 썼더니 현저한 효과가 있었고 이후에 녹혈을 태음인 두 사람에게 썼던 바 역시 좋은 효과를 보았으니 어느 것이 맞는지 알지 못해 아직 무엇이 맞는지 감히 결정하지 못 하겠다."[188]고 했다가 나중에 녹용을 태음인 약으로 정했고, 감초나 백작약도 초창기에는 소음인, 소양인, 태양인 처방에서 두루 썼다가 최종적으로 소음인 약으로 정립하신 경우 등으로 봐서 이제마 선생 자신도 약물의 사상적 분류과정에서 고심했던 흔적을 읽을 수 있다.

동무유고(東武遺稿)에 보면 다음과 같은 조문이 나온다.

> 약물의 약성을 보면 형(馨)이 후(厚)하면 폐에 들어가고, 취(臭)가 후하면 비에 들어가며, 옥(沃)이 후하면 간으로 들어가고, 미(味)가 후하면 신으로 들어간다. 고로 황백, 목통, 산수유 같은 약재는 약미(藥味)가 깊어 신으로 들어가고 맥문동, 오미자, 석창포 같은 약재는 형(馨)이 가볍고 맑아서 올라가 폐로 들어가고 관계, 부자, 백출, 당귀 같은 약재는 냄새가 맹렬해 비를 튼튼하게 하며 교맥, 포도, 목과 같은 약재는 액(液)이 연음해 간을 느긋이 해준다. 이와 같이 형취액미의 이치를 통해 유추하

188_ 鹿茸爲少陰人藥則猶可疑 少陰人有服鹿茸顯效 其後又見太陰人二人 有服鹿血顯效 皆未得其實不敢眞決

면 모든 약물의 약성을 마땅히 알 수 있다.[189]

형(馨)은 멀리 퍼져나가는 향기, 취(臭)는 퍼지지 않는 진한 향, 액(液)은 풍부한 즙, 미(味)는 진한 맛을 의미하는데, 형의 특성이 강한 약재는 폐(肺)로, 취의 특성이 강한 약재는 비(脾)로, 액의 특성이 강한 약재는 간(肝)으로, 미의 특성이 강한 약재는 신(腎)으로 간다는 의미다. 따라서 태양인은 편소(偏小)장기가 간(肝)이므로 간을 돕는 약물로 액(液)이 많은 메밀, 포도, 목과 등이 간약(肝藥)이 되고, 소양인은 편소장기가 신(腎)이라 신을 돕는 약물로 미(味)가 많은 황백, 목통, 산수유 등이 신약(腎藥)이 되고, 태음인은 편소장기인 폐(肺)를 돕는 약물로 형(馨)이 많은 맥문동, 오미자, 석창포 등이 폐약(肺藥)이 되고, 소음인은 편소장기인 비(脾)를 돕는 약물로 취(臭)가 많은 관계, 부자, 백출, 당귀 등이 비약(脾藥)이 된다는 것이다. 그러나 형취액미(馨臭液味)의 다소로 사상약물을 가리는 기준으로 삼으라는 이제마 선생의 말은 유감스럽게도 너무 모호해서 사상인 변증론을 아무리 읽어봐도 결국 체질을 못 가리는 것과 매한가지다. 한편 수곡지기(水穀之氣) 중심의 소양, 소음인 약물을 분류하는 데는 사기(四氣: 寒熱溫冷)와 오미(五味: 酸苦甘辛鹹)가 다소간 기준이 될 수도 있으나 그렇다고 반드시 약물의 성미(性味)에 일치하는 것도 아니고 그것만으로는 기액지기(氣液之氣) 중심의 태양, 태음인 약물들을 해석, 분류하는 데는 한계가 있다. 기액지기 중심의 태음, 태양인 약물들은 한열(寒熱) 편차와 더불어 발산, 수렴까지 동시에 고려해야 하기 때문이다.

전통 약물을 사상으로 분류하는 데 난해함을 주는 또 한 가지 이유는 이제마 선생이 약물을 운용할 때 종종 본초의 전통적 원리에 기반하지 않고 나름의 다른 원리를 가지고 썼기 때문이다. 예컨대 목단피는 청혈량혈(淸血凉血), 활혈산어(活血散瘀)가 본

---

[189] 藥物之性, 厚馨者 歸於肺, 厚臭者 歸於脾, 厚沃者 歸於肝, 厚味者 歸於腎. 是故黃柏木通山茱萸等屬, 其味深吸而入於腎, 麥門多五味子石菖蒲等屬, 其馨輕清而浮於肺, 官桂附子白朮當歸等屬, 其臭猛烈而壯於脾, 蕎麥葡萄木瓜等屬, 其液緣涇而綏於肝, 以此而推, 則百草可當而知之也

초학적 효능이지만 이제마 선생은 식체비만(食滯痞滿)의 목적에 사용했고 현삼은 청열해독(淸熱解毒), 자음(滋陰)약인데 혈증(血證)약으로 사용했는가 하면 인삼, 육계, 포부자를 청열(淸熱)약으로 사용하였다. 표음강기 처방에 등장하는 형개, 방풍, 강활, 독활의 경우도 본초적인 신온해표(辛溫解表), 발산(發散) 효능과 관계없이 보음(補陰)의 목적으로 사용하였다. 따라서 그가 사용한 약물들의 활용실례를 추적하여 약물 활용의 원리를 귀납적으로 추론해 보는 등 분류의 방법론을 찾는 것은 오롯이 후학들의 과제가 되었다.

여기서 학파 간 불일치를 보이는 사상약물의 실례들에 대해 일일이 예를 들 필요는 없다. 명확한 분류기준이 정립되지 않은 상황에서 공부하는 입장에 도움이 되지도 않을 뿐 아니라 오히려 혼동과 혼란만 가중시킬 것이기 때문이다. 다만 이제마 선생이 이미 분류한 약물 이외의 약물들을 각기 다른 체질약으로 분류해 쓰는 문제에 대해서는 사상 전문의로서 어떤 입장을 취하는 것이 바람직할 것인가 하는 문제는 여전히 남는다. 나 자신은 이미 임상가에서 많은 사상의가에 의해 사용되어 경험적으로 검증됨으로써 효능이 인정된 경우라면 받아들이되 학파마다 의견이 달라 통일되지 않은 약물의 경우는 조심스럽게 접근한다. 그러나 지금까지 나의 임상 경험에 의하면 환자에게 투약을 했을 때 부작용이 나는 경우는 기본적으로 방제의 잘못된 선택 때문이었지 사상분류가 미확인된 몇 가지 가미 약물 때문인 경우는 거의 없었다. 심지어 입방(立方) 과정에서 주치 병증만으로 반드시 필요하다 생각되는 경우는 비록 사상적으로 아직 분류되지 않은 약물이라도 가끔 넣어 쓰는 경우도 있다. 따라서 임상가로서 이 문제에 대해 너무 민감할 필요는 없다는 것이 지금까지의 생각이다. 현재 임상가에서 절대다수 한의사가 쓰고 있는 후세방은 한 처방에 서너 체질 약물들이 모두 섞여 있는데도 증(證)만 제대로 맞으면 일정한 효과를 보는 것에서 알 수 있듯 정확한 사상 분류약을 옳게 골라 쓰는 것은 약물의 효율성을 높이고 투약의 효과를 상승시키기 위함이지 혹시 있을지 모를 부작용을 염려해서는 아니기 때문이다.

옛날 선인들이 그 많은 약물의 성미, 귀경, 주치기능들을 다 어떻게 분류했을까를 생각해 볼 때 전설적 인물인 신농(神農) 선생이 하루 70개 이상의 약물을 몸소 자기 입으로 맛을 보면서 했다는 전설을 순진하게 믿을 사람은 아무도 없을 것이다. 방대한 지식체계는 특출한 어느 개인의 능력에 의해 만들어지는 것이 아니라 시대를 거쳐 누적된 다중(多衆)의 경험과 지식에 의해 쌓여진 결과물이기 때문이다. 원시시대를 거쳐 근세에 이르기까지 인간의 인지(認知)가 발전함에 따라 약물지식도 축적되고 이런 지식은 구전(口傳)을 통해 전수되다가 문자의 발생과 더불어 약물의 선택, 채집, 효능 등이 기록된 것이다. 오늘날 우리 사상의학은 아직 역사가 일천(日淺)하여 전통약물의 온전한 사상(四象) 분류는 아직 시기상조며 과도기에 있다고 해야 옳다. 사상학파마다 이론 자체도 통일되지 않아 제각기인 터에 하물며 약물에 대해서는 말할 필요조차 없다. 전통 약물의 사상 분류에 대해 어느 것이 맞고 틀린지는 결국 실제적 경험을 통해서만 입증될 것이므로 시간이 필요하다. 일반 본초약물 지식체계가 수 세기에 걸쳐 누적되었듯 사상약물의 올바른 분류 역시 수많은 사상 임상가의 직접적인 경험을 통한 다중 지식에 의해 쌓여질 때 최종적으로 올바르게 인정받게 될 것이다.

사상의학 공부의 왕도(王道)

공부에는 왕도가 없다는 말이 있다.

하지만 경험을 통해 보면 무언가를 공부하거나 습득하는 데 보다 효율적 방법이나 요령이 아주 없지는 않은 것 같다. 나는 내 나이쯤 먹은 사람들 중에서 영어를 곧잘 하는 사람 축에 속하는데 지금도 영어로 글을 쓰거나 원서를 읽는 데 별 부족함을 느끼지 않는다. 미국 대학에서 미국인 학생 상대로 강의했으니 대학에서 영어를 전공한 적 없고 유학의 경험도 없는 일반 한의사 치고는 영어 꽤 한다는 말을 들어도 부끄러운 편은 아니다. 이런 내가 처음부터 영어를 좋아했거나 영어에 특기를 가졌던 것은 아니다. 오히려 나는 학교 다닐 때 영어 열등생이었다. 학생들의 영어 수준을 가늠하려면 먼저 어휘를 테스트해보면 금방 알 수 있다. 예컨대 고교 2학년 학생에게 중고교 단어들을 물어 봐서 잘 알고 있으면 모범생이지만 토플이나 GRE 어휘 같은 고급 단어는 알면서도 동시에 중학교 수준의 기본 단어 중에 잘 모르는 단어가 있는 등 어휘실력이 체계적이지 않으면 열등생이다. 나의 경우 학창시절에 학업보다 운동에 흥취를 갖고 늘 벼락치기 공부로 따라가기 바빴기 때문에 내 어휘 실력은 형편없었다. 어린 시절 〈정통종합영어〉라는 책이 매우 인기 있는 수험서여서 다들 그 책을 가지고 열심히들 공부했는데 유독 나는 그 책으로 공부가 잘 되지 않았다. 그 책은 주로 긴 지문 중심의 책이어서 읽다 보면 모르는 단어가 너무 많았기 때문이다. 단어 찾느라 씨름하며 시간을 다 보내다 보면 정작 책에서 제시하는 문법사항에 정신 쓸 여력도 없고 공부하기도 짜증스러웠다.

이러던 나의 영어실력이 급작스럽게 바뀌게 된 데는 저간의 사정이 있다.

　　군대에서 제대 말년쯤 되어 매우 좋은 보직을 받아 편히 지내게 되었다. 그 이전까지 일선 소총수로 너무 힘들게 보냈기 때문에 갑자기 편하게 지내는 게 부담스러울 정도였다. 문득 이 시간들을 의미있게 보내는 방법이 뭘지를 생각하다 영어공부를 하기로 작심했다. 첫 작업으로 마침 중대장이 보고 있는 〈고교영어 단어 숙어 신연구〉란 작은 책자를 발견하고 무조건 외우기 시작했다. 동아출판사에서 나온 이 책은 제목이 말해주듯 중고등학교 교과서에 나오는 영단어 8,000여 개를 수록한 단어집이다. 소위 한의대 고학년까지 다니다 왔다는 사람이 중고교 영단어도 모르고 있다면 창피할 것 같아 일단 모르는 단어들을 찾아 외우기 시작했는데 젊은 시절의 오기였는지 시작한 지 수개월여 만에 그 책을 다 외우게 되었다. 아침부터 저녁까지 특별히 할 일도 없는 터라 갱지에 따로 정리한 단어들을 보고 또 보고 하면서 무식하게 영어 단어를 머릿속에 구겨 넣었는데, 나중에 적당히 자신이 생기자 후임병에게 책을 던져주고 아무 데나 닥치는 대로 펴서 단어를 골라 묻게 하였다.

　　중고교 8,000여 단어들을 다 숙지하고 난 어느 날 참 희한한 경험을 하게 되었다. 정통종합영어를 다시 펴고 지문들을 읽게 되었는데 처음부터 끝까지 막힘없이 술술 읽혀져 내려가는 것이다. 예전 같으면 사전 찾느라 정신없을 터였는데 이제는 단어들을 다 아는 상태에서 문장을 읽으니 비록 부분적으로 막히기는 해도 문장 전체의 맥락이 한눈에 들어오는 신세계를 경험하였다. 이제부터는 어휘에 신경쓰지 않고 순전히 문장구조와 문법측면에 신경을 쓸 수 있게 됐으니 공부가 쉬워졌을 뿐 아니라 재미까지 생기기 시작했다. 제대 후 복교가 안 되었을 때 군대서 자습한 영어공부를 활용하여 학생들에게 과외학습을 했고 그러다 나중엔 학원의 인기 영어선생 노릇까지 했다.

사상의학은 영어만큼이나 어렵다.

더 정확히 말하자면 지금의 사상의학은 영어를 마스터하는 것보다 훨씬 더 난해한 것 같다. 나 역시 젊은 한의사 시절부터 사상의학에 관심을 갖고 부단히 노력했으나 바친 노력의 양에 비해 결과는 늘 시원치 않았다. 많은 사상의학 관련 서적을 읽었고 세미나도 참석했지만 늘 알듯 말듯 하면서 결국 본질에 도달하지 못했다. 지금 생각해보면 가장 큰 원인은 체질 감별의 한계였던 것 같다. 사상의학이 여타 학문처럼 순전히 학술적 측면에 국한된 분야라면 요즘처럼 영재급 이상의 머리를 가진 젊은 한의사들이 열심히 파서 마스터하지 못할 이유가 없는 것이다. 그러나 남다른 능력으로 나름 체질의학에 정통했다는 극소수를 제외하고 절대 다수 한의사들이 아무리 십수 년을 공부해도 이 의학의 본질에 도달하기가 쉽지 않다는 것은 부인할 수 없는 사실이다. 한의사 통신망에 보면 실로 다양하고 많은 사상의학 강좌가 열리고 있음에도 불구하고 전체 한의사 중 순수하게 사상의학만으로 임상하는 분들이 전체 한의사 중 1% 정도에 불과하다는 사실이 그 증거이다. 이 글 모두(冒頭)에서 개인적인 영어공부 과정을 소개한 것은 사상의학을 공부하는 과정에서도 매우 유사한 경험을 했기 때문이다. 이 경험을 소개하는 것은 지금도 사상의학에 관심을 갖고 부단히 공부에 매진하는 분들의 성취에 도움이 되기를 바라는 마음 때문이다.

맥진을 통해 반드시 체질이 가려질 수 있을 거라는 단순한 믿음으로 시작한 연구였다. 많은 시행착오를 겪으며 끊임없이 이어지는 연구과정에서 어느 날 맥진에 확신이 서는 순간이 있었다. 아마도 펄쩍 뛰었던 것 같다. 당시의 환희의 순간은 시간이 많이 지난 지금도 잊히지 않는다. 물론 그 이후 맥진은 더 구체적으로 가다듬어졌지만, 맥진을 통해 희미했던 체질들이 명료하게 보이기 시작하면서부터 내 사상의학 공부 여정에 크고 작은 놀라운 변화가 일어났다. 그동안 희미한 모습으로 보였던 체질들이 매우 구체적인 모습으로 드러나면서 과거의 정돈되지 않고 산재된 지식들이 자체적으로, 그리고 자발적으로 체계를 잡아갔다. 희미한 것은 더욱 명료하게, 어떤 것은 더욱 분명한 확신으로, 어떤 것은 과거의 생각이 완벽히 잘못된 것이었음을 깨달았다. 어떤 친구가 이를 그동안은 잠망경을 통해 멀리서 희미하게 바라보다가 점차 물 위에 뜨면서 사물이 직접 드러나 맨눈으로 보게 되는 명료함이라 표현했는데 바로 그런 경험을 내가 하게 되었다. 환자를 볼 때 일단 체질이 보이니까 더 이상 체질감별을 위해서는 에너지를 쓸 필요가 없어졌다. 대신 환자가 호소하는 병증과 체질의 상관성에 주목하고 병리를 분석하는 일에 더욱 집중할 수 있게 되었다. 과거엔 이해되지 않았던 수세보원들의 난해한 조문들이 다시 읽혀지기 시작했고 이해되지 않았던 병리들이 해석되기 시작했다. 무엇보다 시중의 다양한 체질 관련 서적들을 접할 때 어느 부분에 대해서는 혀를 내두르며 공감하지만 어느 부분에 대해서는 이건 분명히 아니라는 판단을 할 수 있게 됐다. 체질을 알기 전에는 수세보원에 제시된 병증병리들은 모두 관념적인 것이었으나 체질을 보면서부터 관념에 머물던 지식이 구체적 실용지식으로 내면화됨을 느꼈다. 결국 체질을 보게 되면서부터 사상의학 공부에 신세계가 열린 것이다. 마치 어려운 어휘들을 일단 다 정복한 후 긴 영어 문장을 읽을 때 새롭게 읽히기 시작한 것과 같았다. 나는 영어공부를 나처럼 하는 것이 정도(正道)라 말할 생각은 없다. 다만 내가 외운 단어집 서문에 나오는 다음과 같은 말씀만은 진리로 받아들인다.

"어휘 공부 없이 어학의 숙달은 있을 수 없다."

나는 이 말에 빗대어 체질의학에 관심을 갖고 이제부터 공부하려는 모든 분에게 이런 말을 해주고 싶다.

"체질감별 없이 사상의학 공부는 있을 수 없다."

사상의학의 첫 공부는 체질 가리는 것으로 시작돼야 한다. 체질을 가릴 줄 모르고 하는 사상 공부는 난해함과 관념론에서 벗어나지 못한 채 희미한 구름 속에서 방황하는 것과 같다. 체질의학 공부는 체질부터 가릴 줄 알아야 핵심과 본질에 도달한다.

체질맥진 이후의 과제

어느덧 이 책의 마지막 부분에 다다랐다. 독자들이 이 책의 내용을 파악하고 맥진 훈련을 게을리하지 않았다면 지금쯤은 체질맥에 확신과 자신을 가지고 맥진능력의 향상을 위해 최선을 다하고 있을 것으로 믿는다. 비록 아직은 맥진능력이 부족하더라도 쉬지 않고 지속하면 시간이 지날수록 실력은 향상된다. 분명한 것은 실력의 고하(高下) 간에 여러분은 이제 맥을 아는 사람이 되었다는 것이다. 맥을 안다는 것은 내가 맥을 짚은 환자가 어떤 사람이며 그 사람의 생·병리의 대강은 어떤지 이미 파악했다는 뜻이다. 이제는 아무 말 않고 손목만 불쑥 내미는 환자가 있어도 어떤 부위가 약하고 실한지, 어떤 질환에 취약하며 조심해야 하는지, 평소 몸을 어떻게 관리해야 하는지, 섭생은 어떻게 해야 하는지 설명할 수 있게 되었음을 의미한다. 다시 말해 여러분 앞에 난생 처음 본 환자가 앉아 있어도 맥진에 자신이 있다면 맥을 본 후 환자에게 이렇게 말할 수 있다.

신, 방광이 약합니다. 상체에 비해 하체가 약하고 몸 위엔 열이 있는데 밑은 차고 냉합니다. 요자신지부(腰者腎之府)라 허리는 신장이 거하는 집이라는 말이 있어요. 신장이 약하니 신장의 집인 허리가 약해 질 수밖에 없지요, 요통, 요협착, 좌골신경통으로 허리, 다리가 저리고 아프고 상체에 비해 하체가 약하니까 다리에 기운이 없고 무릎, 발목이 안 좋아 퇴행성이 빨리 진행됩니다. 관절에도 피로가 빨리 와 어깨, 허리, 손목, 발목이 안 좋습니다. 하체가 냉하다는 말은 밑으로 순환이 되지 않는다는 것인데 이렇게 되면 생리불순, 자궁병, 불임이 생기고 남자 같으면 양기와 전립선이 약해져요. 방광 역시 봉장력이 약해져 오줌이 자주 마렵고 밤에 자다 소변 보기 위해 깨야 되고 심하면 요실금이 생겨요.

다른 환자라면 이렇게 말할 수도 있다.

기본적으로 비위장이 안 좋아요. 위의 운동력이 떨어져 있으니까 만성 소화불량에 잘 체하고 위장의 흡수력이 약해 설령 잘 먹어도 살로 가지 않아요. 지금 살이 잘 안 찌는 것도 기본적으로 몸의 중심인 비위장이 약해서 온 겁니다. 위에서 섭취한 기운이 팔, 다리로 가는데 위의 힘이 부족하니까 팔다리에 힘이 없고 기력이 떨어져 조금만 일하거나 어딜 다녀와도 눕고만 싶어져요. 기본적으로 기력이 늘 부족한 거지요. 몸은 몸대로 충분한 순환이 부족해요. 그렇게 되면 몸이 차집니다. 몸이 차면 손발도 차고 추위를 타며 지구력이 없어 피로를 빨리 느껴요. 장도 냉해져서 변을 무르게 보고 쉽게 설사를 하지요. 장 기능은 면역력과 관계가 있는데 장이 약하니까 흡수가 안 되고 쉽게 빠져 나가니 면역력이 저하될 수밖에 없어요.

맥진으로 환자의 체질을 알았다면 생·병리를 설명하고 환자 자신이 모르는 사실에 이르기까지 세세한 설명을 해 주는 것은 문제가 아니다. 맥을 볼 줄 알면서도 이런 식의 설명을 환자에게 할 수 있고 없고는 개인의 역량에 달렸다. 하나를 가르치면 열로 써 먹는 사람이 있고 여전히 하나밖에 못 쓰는 사람이 있다. 수고와 노력을 바쳐 체질맥진이란 놀라운 임상 도구를 갖게 된 원장이 환자와의 진단과정에서 이를 백분 활용하지 못하고 맥진을 단순히 처방을 내는 소극적 방편으로만 활용한다면 안타까운 일이다. 맥을 알았다면 환자가 말을 안 해도 그 사람 몸의 특성과 체질, 병인, 치료방침, 향후 섭생의 방법에 이르기까지 진단과정에서 자신 있게 설명할 수 있어야 한다. 그래야 환자는 사상의학이 뛰어난 의술이라는 것을 알게 되고 맥 짚은 한의사가 자기 몸을 잘 알고 있다는 확신을 갖으면서 신뢰하고 몸을 맡긴다. 그러나 맥진을 마스터했다 해서 아직 완전한 한의사가 되었다고 말할 수는 없다. 맥진이란 사진(四診) 중 한 가지에 불과하며 다른 삼진(三診)의 능력이 뒷받침 될 때 비로소 완성되기 때문이다.

> 요즘 한의사나 환자들은 모두 맥진만 최고라 생각한다. 이는 맥진이 망문문절(望聞問切)의 사진 중 가장 마지막 단계로 기교에 불과하다는 사실을 모르기 때문이다. 고수란 모름지기 진단법의 전체를 이해해야 하니 사진(四診)을 모두 구비해야 한다. **190**

빈호맥학(瀕湖脈學)을 지은 명의 이시진(李時珍) 선생의 말이다. 절진(切診)으로서의 맥진이 한의학의 핵심이란 점에서는 의심의 여지가 없지만 이는 의자(醫者)가 되기 위한 기본 소양(素養)을 갖추었으므로 진정한 한의사가 되었다는 의미이지, 이것만으로 유능한 한의사가 되었다고 생각한다면 부끄러운 일이다.

난경(難經) 61난에 "봐서 알면 신(神)이며, 들어서 알면 성(聖)이며, 물어서 알면

190＿ 世之醫病兩家 咸以脈爲首務 不知脈乃四診之末 謂之巧者爾 上士欲會其全 非備四診不可 明嘉靖甲子上元日 (『瀕湖脈學』「自序」)

공(工)이고 맥을 짚어 알면 교(巧)이다."¹⁹¹란 조문이 있는데 이를 진단의 순서로 해석하기도 하고 진단하는 의원(醫員)의 수준을 의미하는 것이라 해석하기도 한다. 만일 이 조문이 의원의 능력 수준을 의미한다면 영추(靈樞)의 사기장부병형편(邪氣臟腑病形篇)에 등장하는 유사한 조문을 살펴볼 필요가 있다. 이 조문에는 "안색을 살펴 병을 알면 명(明)이라 하고, 맥을 짚어 병을 알면 신(神)이라 하고, 물어서 병을 알면 공(工)이라 한다,"¹⁹² 하였는데 난경 조문에서 교(巧)라 하여 최하위 수준으로 봤던 절진(切診)을 여기서는 신(神)이라 했으니 최고수준으로 본 것이 된다. 사실 난경의 신성공교(神聖工巧) 조문도 원래 내경 영추편 조문을 인용한 것이니 같은 황제내경에서 절진(切診)의 수준을 각기 다르게 평가했다는 해석을 하게 되므로 신성공교를 진단 기술이나 의원의 수준으로 해석하는 것은 무리가 있다. 다만 두 조문에서 모두 망진을 첫 순서로 언급했다는 점, 소문 음양음상대론에서 "진맥을 잘하는 사람은 안색을 살피고 맥을 짚어 먼저 음양을 구별하고 청탁을 살펴서 병이 있는 부분을 알아내며...."¹⁹³라고 하여 망진을 절진보다 먼저 언급하고 있는 점 등으로 미루어 망진의 중요성을 짐작할 수 있다. 그러나 망진이 아무리 중요하다 해도 망진을 통해 얻을 수 있는 정보는 맥진을 통해 얻을 수 있는 정보보다 제한적이다. 예컨대 정확한 치료를 위해 알아야 할 정보가 모두 열이 있다 가정하면 체질맥진으로 대략 대여섯의 정보를 얻을 수 있고 망진으로는 서넛 정도, 문진(問診)으로 한둘, 문진(聞診)으로는 하나도 채 안 되는 정보밖에 얻을 수 없는데 이는 한의학 진료의 특징에서 오는 현상이다. 진단항목을 수치(數値)화한 양의학 진단 시스템은 객관화되고 표준화된 이화학 검사에 전적으로 의존하지만 한의학에서는 일단 환자로부터 어디가 어떻게 아프다는 정보를 문진(問診)으로 취한 이후에는 맥상(脈象),

---

191_   靈樞曰 望而知之謂之神 聞而知之謂之聖 問而知之謂之工 切(脈)而知之謂之巧 以內知之曰神 (難經 六十一難)

192_   黃帝問於岐伯曰 余聞之 見其色知其病命曰明 按其脈知其病命曰神 問其病知其處命曰工 (靈樞, 邪氣藏 府病形篇)

193_   善診者 察色按脈 先別陰陽 審淸濁而 視喘息 聽音聲而知所苦

면상(面象), 형상(形象), 설상(舌象), 신색상(神色象) 등의 정보를 취합, 변증하여 치료방침을 세우므로 진단의 정보 대부분은 맥진과 망진으로부터 얻어진다. 따라서 체질맥진을 마스터한 사람이면 다음 단계로 반드시 망진을 집중적으로 공부하기를 권한다. 지금까지 여러분이 공부한 맥진은 망진의 능력이 더해졌을 때 비로소 완전한 것이 되기 때문이다. 맥진에 이어 망진의 내공까지 얻게 되면 한의학에서만 존재하는 소위 불문진단(不問診斷)이 가능한 단계에 이르게 된다. 지금까지 불문진단은 한의계 자체 내에서도 금기(禁忌)시 되어온 용어로 일부 한의사들이 고의로 자신의 가치를 높이기 위해 맥만 보고도 병정을 다 아는 것처럼 속이는 일종의 사술(詐術)처럼 인식돼 왔다. 그러나 이는 잘못된 것이다. 왜냐면 한의학의 진단은 기본적으로 불문진단이기 때문이다. 망문문절(望聞問切)의 사진(四診) 중에서 보고, 듣고 맥을 봐 병정을 판단하는 이 세 가지가 이미 불문진단인 것으로 이를 한갓 사술(詐術)이나 사술(邪術)로 폄하하는 것은 사진 중 오직 문진(問診)밖에 모르는 사람들의 고의적 폄훼에 불과할 뿐이다.

진단 기술과 의원(醫員) 수준의 차서(次序)를 말할 때 나는 망→문→문→절을 말한 난경보다 영추경 사기장부병형편의 망→절→문이 바른 순서라고 생각한다. 환자에게 물어서 정보를 얻는 것보다 묻지 않고도 얻는 정보가 수준 차원에서 상위개념이기 때문이다. 사실상 문진(問診)으로 취득할 정보는 어디가 어떻게 아픈지, 평소 대소변 상태, 한열 및 한출(汗出) 여부 등 기초적인 것에 불과한 것으로 반드시 한의사가 직접 묻지 않더라도 예진(豫診) 과정에서 간호사가 대신 물어서도 얻을 수 있는 정보에 불과하다. 따라서 한의사가 첫마디부터 "어디가 아파서 오셨나요?"라고 물은 다음 계속적으로 이것저것 물어가며 오로지 문진(問診)으로만 진단하는 것은 부끄러운 것이다. 그 말은 "나는 망진, 절진은 모르고 오직 문진으로만 진찰하는 수준의 한의사입니다."라는 말이며 동시에 "환자가 입을 다물고 있으면 아무것도 알지 못합니다."라고 말하는 것과 같기 때문이다. 문진(問診) 자체도 망진과 절진을 통해 취득한 정보를 취합한 바탕 위에서 본질과 정곡을 찌르는 문진이 되어야지 체계 없이 이것저것 다 물어보는 진단은 환자에게 감동을 줄 수 없다. 맥의간마(脈義簡摩)를 저술하여 맥리(脈理)에 밝았던 청대(淸代) 주학해(周學海) 선생은 "의사가 마땅히 묻는 일이 매우 많아도 반드시 맥의 본질을 얻은 후에 맥상(脈上)의 이치를 따라 문진해야 비로소 나머지를 얻을 수 있다. 만약 폭넓게 대충 문진(問診)을 한다면 어찌 병정(病情)에 합당할 수 있겠는가? 이는 환자로 하여금 의사를 경시(輕視)케 하는 것으로 괴이할 것이 없다."[194]고 하였다.

환자는 한의사를 알아본다. 주학해 선생의 말대로 망진과 절진을 통해 얻은 정보를 바탕으로 이치에 따라 문진하는 한의사와 시시콜콜 이것저것 다 캐물어 진단하는 한의사의 수준을 단박에 구분하는 것이다. 진찰하러 와서 아무 말 않고 손만 불쑥 내미는 환자에게 한의사를 점쟁이나 무당처럼 생각하면 안 된다고 핀잔을 줄 게 아니라 왜 환자들이 유독 한의원에 와서는 손목만 내미는지 생각해 볼 필요가 있다. 환자에게 묻기 전에 망문절(望聞切)진을 통해 미리 환자 대강의 상태를 파악했던 것이 옛 한의사들의 전통적 진찰이었기 때문에 그들은 자기가 말해 주지 않아도 의원(醫員)이 어느 정도 자기 몸 상태를 알 수 있으리라 기대하고 있거나 혹 그런 능력이 있는 사람인지 알고 싶은 것이다. 맥도 모르고 망진도 모르면서 오로지 문진으로 진찰하는 한의사를 환자가 경시(輕視)하는 것은 주학해 선생의 말대로 하나도 괴이할 게 없다. 내가 환자라도 자기가 말하지 않으면 아무것도 모르는 한의사보다 말해 주지 않아도 나보다 더 내 몸을 잘 알고 세세히 설명해주는 한의사를 더 높이 평가하는 것은 당연한 일이다. 다소 긴 글이긴 하지만 여기서 한의학 진단의 핵심과 본질을 알 수 있는 중국 환남(晥南)지방의 명의, 진연기(陳衍棋) 선생의 맥진에 관한 일화를 소개한다.

194_ 醫者當問之事甚多, 必須診得脈眞, 然後從脈上理路問去, 方得就緒, 若海槪問之, 庸有當乎, 無怪令人相輕也 (周學海, 形色外診簡摩, p.392)

정말 맥만 짚어 환자의 병정(病情)을 알 수 있을까요? 맥만 보고 환자의
증상을 알아맞히는 훌륭한 한의사를 본 적이 있나요? 나는 본 적이 있
습니다. 그렇지만 그분께서는 내가 과거 생각했던 것처럼 맥진만 중시
해 공부하지 말고 사진(四診)을 합참(合參)하는 공부에 더욱 힘쓰라 하
셨습니다. 내가 의료를 시작할 때 다행히도 환남(晥南)지방 명의 진연기
(陳衍棋)선생님을 모시고 실습할 수 있었습니다. 그분께서는 환자 맥을
짚고는 환자의 증상을 하나하나 손바닥 들여다보듯 말씀하시어 환자의
머리가 마치 모이를 쪼는 닭대가리처럼 끊임없이 끄덕거리게 하셨습니
다. 그때 나는 이 노선생님이 너무 존경스러워 조금이라도 배울 수 있기
를 바랐지만 몇 년을 모시고 있었는데도 그 비결을 알아차릴 수 없었습
니다. 10여 년 뒤 내가 그 병원을 떠날 때에 가기 전에 선생님께 여러 해
동안의 가르치심에 감사하다고 하직인사를 올렸습니다. 그러면서 마음
속 의문을 여쭈어 보았습니다. 어떻게 진맥으로 병을 알 수 있으시냐고.
선생님은 "맥의 이치는 정밀하고 미묘하여 그 전체를 파악하기가 어렵
네. 현(弦)하고 긴(緊)하고 부(浮)하고 규(芤)한 것이 서로 비슷하여 마
음으로는 알겠는데 손가락으로 판단하기는 어렵지. 더구나 맥 하나로
여러 질병을 나타내고, 서로 다른 질병인데도 같은 맥이 나올 수가 있는
데 어찌 진맥만 해서 병을 진찰할 수 있겠는가? 맥을 보고 병을 안다는
것은 겉으로 그렇게 보이는 것뿐이고 참된 공부는 결코 그것만이 아니
네. 내경에 말하지 않든가. '보아 아는 것을 신(神)이라 하고, 들어 아는
것을 성(聖)이라 하며, 물어 아는 것을 공(工)이라 하고, 만져서 아는 것
을 교(巧)라 한다'고."

이어서 선생님께서 실례를 들어주셨습니다.

"자네는 내가 월경병을 모두 정확하게 맞히는 것을 보았을 텐데 어떻

게 그렇게 할 수 있었을까? 주의해 봤는지 모르겠지만 보통 20세 전후의 여자 환자는 어머니나 할머니가 따라오는데 내가 처음 묻는 말이 무엇이던가? '시집은 보냈나요?'란 말은 언뜻 들으면 환자와 잡담하듯 들리지만 실은 매우 중요한 의미가 있어. 만일 시집을 안 갔다고 하면 일반적으로 월경병인데 시집 안 간 여자가 대하(帶下)가 있는 경우는 드물고 임신과 출산에 관계된 병은 더욱 아닐 것 아닌가? 이어서 내가 진맥 후에 '월경이 안 좋지요?'라고 말하는데 이 말은 여러 가지로 해석될 수 있는 말로 선기(先期), 후기(後期), 선후부정기(先後不定期), 통경(痛經), 폐경(閉經) 등이 모두 비정상적 월경이니 이걸 모르는 환자는 내가 정확히 알고 말하는 것으로 알게 되네. 그래서 그 다음부터는 내가 말을 하지 않아도 스스로 다 말해 주게 되는 것일세. 결혼한 여자라면 일반적으로 임신 여부를 묻거나 혹은 불임일 경우인데 왜 그럴까? 며느리가 월경이 끊기면 노인들은 빨리 손주를 보고 싶은 마음에 며느리와 같이 오는데 기쁜 소식을 빨리 듣기를 바라기에 일반적으로 노인들 눈 속에 기대하는 빛이 나타나는 것일세. 그러면 내가 '월경이 언제부터 안 나왔나요?'하고 묻게 되는데 대개 틀림없지. 그러면 이어서 환자가 스스로 여러 가지 임신 초기의 반응을 말하게 되네. 만일 불임이라면 환자의 근심스런 얼굴에서 알아낼 수 있지. 문진의 기교는 매우 중요한 것으로 환자가 자기도 모르게 '천기'를 누설하도록 하는 게야. 다만 대개는 훌륭한 문진에 이런 재치 있는 물음보다는 착실한 한의기본지식이 요구되지.

내가 하지의 특발성 부종이 2년 된 환자를 진료하였을 때인데, 이 환자가 다리를 내밀어 내게 보였을 때 환자의 수종이 양 하지의 경전 내측(脛前內側)에 국한되어 있으며 위로 무릎 아래에서 아래로 내과(內踝) 위까지만 부어 있어 진맥을 해보니 육맥이 유세(濡細)하여 수종이 된 부위가 비경(脾經)이 흐르는 곳이며 또 일찍이 건비거습(健脾祛濕), 온신화기(溫腎化氣), 담삼이습(淡滲利濕)하는 한약을 썼는데도 아무 효과가 없었던 것을 종합해볼 때 이 증상은 비기(脾氣)가 이지러져 청기가 상승할 수 없어 담탁이 아래로 몰린 것(脾氣虧虛 淸氣不升 痰濁下趨)으로 단정하였네. 그래서 '잠이 자꾸 오느냐(嗜睡)?' 물었더니 그렇다고 하여 다시 '쉬면 부은 것이 나아지나?'라고 묻자 '이틀만 쉬면 부기가 다 빠진다.'고 하여 보중익기탕 가감방을 투여하여 효과를 보았지.

보아서 아는 것을 신이라 했는데 위급한 병에는 먼저 그 신(神), 곧 눈의 총기를 보는 것이 가장 중요하네. 장개빈(張介賓)은 '눈의 총기를 보는 것이 신기를 진찰하는 것이라(視目之睛明, 診神氣也).' 하여 예후를 판단했어. 일반적으로 환자가 진찰실로 들어오면 안색이라든지 표정, 생긴 모양, 말 등에 유의해야 하네. 대개 하나의 병에는 특유한 형태가 있지. 대부분의 질병은 천식, 수종(水腫), 고창(鼓脹)처럼 망진으로 금방 알 수 있지. 환자가 진찰실로 들어올 때 환자 특유의 병적 모습을 주의해 보게. 예를 들어 풍한으로 인한 두통이면 바람을 막으려고 늘 수건으로 머리를 싸매기를 좋아하고 대개는 추위를 꺼리고 콧물을 흘리지. 허리와 다리가 아픈 사람들은 걸음이 불편하고, 복통이 있는 환자는 늘 손으로 배를 문지르는 것을 좋아하는 등 말일세. 여기에 기미를 맡고(聞氣味), 소리를 듣고(聽聲音), 설과 태를 보면(察舌苔) 기본적으로 환자의 대체적인 상태를 확정할 수 있네. 당연히 이런 망(望)과 문(聞)의 능력은 임상에서 천천히 쌓이는 것이니 환자를 많이 보다 보면 여러 가지 늘 만나는 병의 독특한 병적인 모습을 쉽게 알 수 있고 여기에 한의학의 설진, 맥진을 배합하면 기본적으로 환자의 한, 열, 허, 실을 알아낼 수 있다네."

노(老) 선생님께서 조금도 숨기지 않으시고 맥으로 병을 알 수 있는 수법을 해석해 주신 뒤로 나는 처음에 먹었던 생각을 바꿔 맥학만 공부하지 않고 사진(四診)을 두루 살펴 종합하는 데 중점을 두었습니다.[195]

마지막으로 한의사라면 모두가 염원하는 명의(名醫)에 관해 잠깐 생각하면서 이 책을 마치려 한다. 명의(名醫)란 병을 잘 고쳐 널리 이름이 난 의사를 말하고 환자의 존경을 받는 사람이다. 나는 명의가 되려면 사진(四診)을 넘어 불문진단을 구사하는 능숙한 의사여야 할 뿐 아니라 최종적으로는 심의(心醫)가 되어야 한다고 믿으며 심의야 말로 의사의 최고 수준의 단계라고 믿는다. 심의는 단순히 '마음을 고치는 의사'가 아니다. 심의란 마음을 치료의 대상뿐 아니라 육체의 질병을 다스리는 도구로 활용할 줄 아는 의사를 의미한다. 즉, '환자의 마음을 움직여 신체의 질병을 고치는 의사'를 의미한다. 따라서 이 수준에 오른 의사들은 통상적인 의약, 의학적 도구를 사용하지 않고도 몇 마디 말만으로 질병을 고치는 단계에 이르는데, 이는 총칼의 무기를 사용하지 않고도 적을 제압하는 장수와 같다. 심의(心醫)란 용어는 조선 임금 세조(世祖)가 직접 지어 배포한 의약론(醫藥論)의 팔의론(八醫論)에 등장한다. 세조는 세상에 존재하는 여덟 종류의 의사를 말했는데 심의(心醫), 식의(食醫), 약의(藥醫), 광의(狂醫), 망의(妄醫), 혼의(昏醫), 사의(詐醫), 살의(殺醫)가 그것이다. 약으로 병을 고치는 의사를 약의(藥醫), 음식으로 병을 고치는 의사를 식의(食醫)라 정의한다면 심의(心醫)는 '마음으로' 병을 고치는 의사다. 세조 자신도 심의(心醫)를 '사람으로 하여금 마음을 편히 갖게 하고 병자의 마음을 흔들리지 않게 하여 진실로 위중할 때 큰 해를 입지 않도록 하는 의사'[196]라고 정의하고 있다. 즉, 의원의 눈빛만 봐도 마음의 평정을 느끼고 안심하며 전적으로 신뢰하여

195_ 步入中醫之門에서 발췌 (성우용 번역)

196_ 心醫者, 敎人常使心安, 病者勿動其心, 殆時苟無大害, 必曲從其願

자기 몸을 맡길 수 있는 의사다. 심의는 비단 한의학에서 뿐 아니라 현대의학을 하는 사람들 가운데도 얼마든지 있을 수 있다. 미국의 의사 중에 밀튼 에릭슨[197] 같은 사람이 대표적 심의로 내가 늘 존경해 마지않는 분이다. 이분에 관한 책은 국내에도 많이 번역돼 있으므로 기회가 되는 대로 찾아 읽어보기를 권하면서 여기서는 이분이 의술의 도구를 쓰지 않고도 환자의 마음을 움직여 병을 고치는 사례를 소개함으로써 심의의 대한 개념을 명확히 하고자 한다.

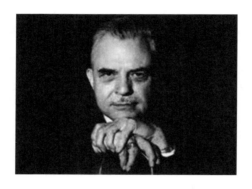

손가락을 자주 빠는 나쁜 습관을 가진 어린 딸을 고치려고 한 부부가 에릭슨을 찾았다. 에릭슨은 아이를 살피고 나서 아이의 부모에게 치료에 앞서 앞으로 무슨 일이 일어나도 자기만 믿고 그냥 놔둘 것을 먼저 부모에게 다짐받았다. 그리고는 딸을 따로 불러 다음과 같이 지시했다. 즉 매일 저녁 아빠가 신문을 보고 있으면 그 옆에 가서 반드시 20분씩 손가락을 빨고, 다시 엄마가 바느질을 하고 있으면 그 옆에 가서 20분씩 또 빨도록 지시한 것이다.

197_ Milton Erickson, 미국 의사 겸 심리학자 (1901 – 1980)

진료를 받고 돌아온 날부터 딸의 증세가 더 심해진 것을 발견한 부모는 황당했지만 의사와의 약속이 있어 그냥 두고 볼 수밖에 없었다. 며칠이 지나자 아이의 손가락 빠는 빈도가 조금씩 줄어들기 시작했다. 그러더니 얼마 안 가 부모 앞에서 손가락 빠는 게 귀찮아지자 더 이상 빨지 않게 되었다.

회사에 근무하는 한 처녀가 죽기 전 마지막이라 하면서 에릭슨을 찾았다. 자기는 인생에 더 이상 희망이 없어 살 의미가 없다면서 자기를 좋아해 주는 남자도 없고 인간관계도 원만치 못해 사는 게 재미도 없고 의미도 없다는 것이다. 그녀는 옷치장도 안 하고 자신을 꾸미지도 않고 그야말로 엉망으로 살아가고 있었다. 에릭슨은 그녀에게 어차피 마지막이라 생각한다면 그동안 저축해 둔 돈이 있으면 다 쓰라고 했다. 예컨대 돈을 찾아 백화점에 가서 최고로 좋은 옷을 사 입고 몸치장도 하라는 것이다. 그 다음에는 점심시간에 늘 쉬러 가곤 했던 분수대에 가서 전에 자주 옆에서 말없이 앉아 있던 남자가 보이면 먼저 물을 뿌리고 도망가라고 지시했다. 그녀가 에릭슨이 시키는 대로 했더니 다음 날은 그 청년이 뒤에서 물총으로 쏘면서 장난을 걸어왔다. 그들은 그 다음 날 저녁식사를 함께 했고 몇 개월 뒤 에릭슨에게 청첩장을 보내왔다.

에릭슨은 겉으로 드러난 병증을 치료하기 위해 상대의 마음을 역이용해 치료에 활용했다. 비록 환자가 비합리적 신념을 갖고 있어도 이를 바로 잡으려 하기보다는 오히려 그 신념을 치료의 목적으로 활용한 것이다. 그는 단지 몇 마디의 언어만으로 사고의 전환을 유도할 줄 알았고 인식의 변화를 통해 치료의 목적을 달성하는 진정한 심의였다. 이렇듯 환자의 마음을 움직여 치료에 활용한 심의(心醫) 이야기는 당연히 고대 중국의 명의 가운데도 많으며 옛 의서(醫書)에서 많은 케이스를 볼 수 있다.

삼국시대의 명의 화타는 어느 태수(太守)의 병을 치료한 적이 있었다. 화타는 태수의 병은 화(火)를 크게 내면 낫는다고 봤기 때문에 그에게서 재물을 받고도 일부러 고쳐 주지 않았다. 그리고 얼마 지나지 않아 그를 욕하는 편지를 남겨 놓고 도망가 버렸다. 태수가 과연 크게 노하여 사람들을 시켜 화타를 잡아 죽이도록 하였다. 태수의 아들은 이 내막을 미리 알고 있었으므로 관리들에게 부탁해 그를 쫓지 못하도록 하였다. 이에 태수는 더욱 심하게 화를 내더니 검은 피를 토한 후 나았다.

고부지간(姑婦之間)에 다툼이 있은 후 며느리가 입이 비뚤어지고 화가 너무 나서 죽은 듯이 방바닥에 쓰러져 있었다. 장경악(張景岳)은 부인을 진맥하고 나서 부인이 병을 가장하고 죽은 것처럼 방바닥에 쓰러져 있는 것을 알아차렸다. 그래서 장경악은 부인의 귀에 가까이 입을 대고 "병세가 아주 위험합니다. 얼굴에 뜸을 떠야 치료됩니다."고 크게 소리 질렀다. 거짓으로 죽은 듯 방바닥에 쓰러져 있던 환자는 얼굴에 뜸을 뜨면 아픈 것은 둘째 치고 보기 싫은 흉터가 생길 것이 뻔하기 때문에 슬픈 기색을 띠고 있었다. 장경악은 이어서 "우선 탕약 한 첩을 환자에게 지어 줄 텐데 만일 약이 목구멍을 통과하자마자 다행히 환자가 깨어나면 뜸을 뜨지 않아도 된다."고 말했다. 그리고 나서 장경악은 환자에게 약 한 첩을 복용시켰다. 약이 아직 목구멍을 넘어가지도 않았는데 환자는 깨어났다.

고대 명의들이 약을 쓰지 않고도 마음을 움직여 병을 치료한 고사(故事)들이다. 이분들은 하나같이 명의들로 칠정(七情) 중 어느 하나가 편승(偏勝)할 때 질병이 생기므로 마음을 전환시켜 치료하는 방법을 쓸 줄 알았다. 그렇다면 우리의 이제마 선생은 심의의 반열에 서신 분이었을까? 우리는 동의수세보원에서 오로지 약을 써 치료한 케이스들만 접하고 공부했지만 다음과 같은 재미있는 이제마 선생의 치료 에피소드가 있어 소개한다.

어떤 소아(小兒)가 심한 설사병으로 고생하다 이제마 선생에게 치료를 받으러 왔다. 선생은 진찰 후 아이가 소양인임을 알고 한약을 지어주었는데 이 약에는 석고가 많이 들어 있었다. 얼마 후 아이의 부모가 한약을 다시 가져와 선생에게 항의했다. 다른 의원(醫員)이 이 한약을 펴보고는 "설사하는 아이에게 이렇게 차가운 석고를 많이 넣었으니 이 약은 병을 고치는 것이 아니고 필경 아이를 죽이는 약이오. 당장 갖다 버리시오."라고 했다는 것이다. 사상(四象)을 모르는 사람으로서는 으레 그렇게 생각할 수 있는 일이므로, 선생은 아무 말 없이 약을 펴놓고 석고 한 줌을 더 집어넣고는 따로 백지에다 부적을 써서 약과 함께 주었다. "이 약을 먹이는 동안 부적을 아이의 가슴 속에 넣어 두시오. 그리고 반드시 아이가 약을 다 먹은 후에 삼거리 한복판에 갖고 가 부적을 태워버리시오."라고 단단히 일러 보냈다. 아이 부모는 반신반의했지만 선생의 자신감 있는 태도와 그의 명성을 믿고 한약을 정성스레 달여 아이에게 먹였다. 며칠 지나지 않아 설사로 고생하던 아이가 거짓말같이 나았다. 안도의 한숨을 내쉰 아이 부모는 선생의 지시대로 아이 가슴에 넣었던 부적을 꺼내 태우려고 삼거리로 가던 길에 신묘한 효험을 본 부적의 내용이 자못 궁금해 펴보았다. 부적에는 선생의 자호(自號)인 '반룡산 노인'이라는 다섯 글자만 써 있을 뿐이었다.

맥에 능통해서 체질을 제대로 가리고 약을 정확히 쓸 수 있으면 명의가 될 것이라고 믿는다면 어리석은 것이다. 유능한 한의사가 되려면 사진(四診)뿐 아니라 사람의 마음까지 꿰뚫어 자유자재로 다루는 한의사가 돼야 한다. 잘못된 마음이든 비합리적 신념이든 이를 역이용하고 활용하여 질병을 고치는 한의사가 되어야 비로소 명의의 반열에 오를 수 있다. 옛말에 "병을 치료하는 방법은 침, 약 둘이지만 병의 원인은 하나니 모든 병은 마음으로부터 생기는 것이다."[198]라 했고 "요즘 의사들은 병은 고칠 줄 아나 마음은 고칠 줄 모르니 만일 병을 고치고자 하면 먼저 마음부터 고칠 줄 알아야 한다."[199]고 한 말을 늘 염두에 두어야 한다. 이 책은 맥을 다루고 약 쓰는 법을 가르치고 있지만 이것이 완성된 이후라도 아직 가야 할 길은 멀다. 이 책으로 공부한 사람들이 내가 이 책에서 쓴 체질맥진 이후의 과제를 명심하고 각기 명의(名醫)가 되는 구도자(求道者)적 길을 가는 도반(道伴)이 되기를 바란다.

198_ 雖治之法有二而 病之源則一 未必不由因心而生也

199_ 今之醫者 惟知療疾 不知療心 欲治其疾 先治其心

사상맥진과 진료의 실제

나의 소망

(이 글은 십수 년 전에 작성된 것이나 사상의학에 대한 나의 향후 소망을 전하고 이 길에 동참하는 후학들이 나와 주기를 바라는 마음에서 책의 말미에 덧붙인다.)

한의사 부친은 육남매 중 장남인 내가 당신의 가업을 잇기를 원하셨다.

늘 다른 꿈을 꾸고 있던 나에게 부친께서는 당신이 재직 중이시던 당시 유일한 한의과 대학인 경희대 한의학과에 입학하도록 권했다. 그러나 어릴 때부터 늘 봐 왔던 한의학은 고리타분한 것만으로 보였고 당시엔 한의학이 요즘만큼의 인기도 없는 터라 이 학문에 흥미나 자부심을 느끼기 못한 것은 나로선 당연한 것이었다.

따라서 한의과 대학시절은 학과 공부보다 주로 과외 활동에 더 많은 시간과 정열을 투자하며 보냈다. 부친의 강권으로 입학했던 나로선 당시 2차였던 한의학과 입학을 위해 1차 시험도 거치지 않고 바로 들어온 친구들이 동기생 중에 반이 넘는다는 사실을 잘 이해할 수 없었다. 6년 대학 과정 중에 4년을 마치고 본과 3학년에 진학했을 때에야 비로소 정신을 차리기 시작했다. 사람의 병을 고치는 학문에 흥미가 들기 시작했고 앞으로 한의사가 돼야 할 자신의 사명과 정체성을 비로소 인식하기 시작한 것이다.

앞으로 훌륭한 한의사가 되겠다고 새삼 각오를 다지고 뒤늦게 철이 들어 본격적으로 학업에 몰두하려던 내게 생각지도 않은 불행한 일이 일어났다. 박정희 반독재 데모 주동혐의로 구속, 결국 학사제적을 당해 학교로부터 쫓김을 당한 것이다. 당시 나는 경희대 기독 총학생회 회장이었다. 구치소 생활, 강제 군 입대, 그리고 전방 부대 소총수로 3년간의 고된 복무를 마치고 사회에 복귀했으나 한의사가 되기 위한 재학업의 길은 열리지 않았다. 대학 중퇴자로 취직도 되지 않았고, 머리가 다 큰 나이에 부모에게 용돈을 달랄 수 없어 몇 개월의 백수생활 끝에 선택한 길은 사설 입시학원의 영어강사 노릇이었다. 처음엔 중학생 반을 가르치다가 나중에 대학입시 지도까지 맡게 되었는데 실력 없는 선생으로 수강 학생들에게 찍히면 그만둘 수밖에 없어 나름 최선을 다해 열심히 공부하며 가르쳤다. 지금 이나마의 영어실력은 다 이 시절 갈고 닦은 덕이다.

한의사로의 길은 결코 열리지 않을 것처럼 보였다. 결국 한의학을 포기하고 유학의 길을 준비하던 중이었는데 전혀 상상치도 못했던 일이 또 일어났다. 박정희 대통령이 자신의 심복에게 저격 당해 갑자기 세상을 떠나는 일이 생긴 것이다. 비록 잠시 뿐이었지만 세상이 바뀌었다. 민주화의 봄에 편승해 소위 운동권으로 불리던 우리들은 영웅 비슷한 대접을 받으며 학교에 개선장군처럼 복귀하였다. (당시 나와 같이 복귀한 학우 중 한 명은 지금 이 나라 대통령이 되어 있다.)

복교 후 일 년의 재학업 끝에 한의대를 졸업, 정말로 하고 싶었던 한의사의 길에 들어섰다. 실력 없는 초짜 한의사가 선택한 최선의 길은 능력 있는 선배 한의사들로부터 배우는 것이었다. 한의사 아버지로부터 물론 가장 많이 배웠지만 그 외에도 당시 유명하다고 알려진 여러 선생님을 참 열심히도 쫓아 다녔다. 그중에서 지금은 고인이 되신 일신당 김종학 선생님은 아직도 내 머리에 깊이 각인돼 있는 분이다. 칠판 가득 어려운 고전 원문을 줄줄 외워 쓰면서 해설하시던 전형적 선비 한의사인 이 어른께 배우기 위해 일주일에 세 번 캄캄한 새벽 5시에 일어나 광명에서 잠실까지 버스 타고 다니며

사상맥진과 진료의 실제

의학입문(醫學入門)을 공부했다. 내가 젊은 시절 이 어른께 분명히 배운 것은 실력 없는 한의사가 되어 병도 제대로 못 고치면서 환자에게 돈 받아먹는 행위는 '죄 짓는 것'이란 가르침이다. 선생님께서는 의사가 죄짓지 않으려면 늘 책 곁을 떠나서는 안 된다고 가르치셨다.

나이 삼십이 넘어 동기생들보다 훨씬 늦게 시작한 한의사 노릇을 지난 수십 년간 정신없이 해 오면서 추구한 길은 대부분의 한의사처럼 '환자 잘 보고 돈 잘 버는 한의사'였던 것 같다. 선생님의 가르침대로 공부하는 자세를 나름대로 잃지 않고 살려고는 했으나 이 역시 실력이 있어야 돈도 벌 수 있기 때문이었음을 부인할 수 없다. 그러나 사십대 후반이 되고 나이 오십을 바라보게 되면서부터 마음 한구석에 이렇게 사는 삶이 최선의 길이 아니라는 소리가 나의 내면 속에서 줄기차게 들려오고 있었다. 누군가 20대는 배우는(learning) 시기이고 3,40대는 버는(earning) 시기이며, 50대는 주는 (giving) 시기라고 했는데, 나는 내 나이 오십이 되면 지금까지와는 다른 새로운 삶을 시작하리라는 생각을 습관처럼 하고 있었다. 그리고 그 새로운 길을 위해 나름대로 준비하며 추구했던 목표가 있었다.

'한국 한의학을 세계에 알리는 일'이 그것이다.

대학시절 국제어 에스페란토를 공부한 인연으로 수십 개국을 방문하여 세계화 마인드를 쌓았고 여러 방면에 많은 외국 친구들과 지속해 온 교분은 내가 뜻을 둔 한의학의 세계화 작업에 유용하게 쓰일 자산이 될 것이었다. 특히 내 전공 분야가 중국 한의학이 아닌 정통 한국 한의학이고 내가 가진 외국어 자산은 이제 더 이상 환자만 보면서 인생을 마감하는 것보다 더 크고 의미 있는 일을 하라는 소명으로 다가왔다. 이 일이야말로 남은 생을 온전히 투자할 만한 가치 있는 일이라 생각했다. 중의학(TCM)이 독점하고 있는 세계 한의학 시장에서 '한국 한의학(Korean Medicine)'은 용어조차 생소하지만 한국에서 발원한 한국 토종의학의 진가를 세계에 알려 드디어 중국 한의학을 누르고 한국 한의학이 세계에 인정받아 우뚝 서는 일은 상상만 해도 신나는 일이 아닌가. 이것은 한 인간의 반생(半生)이 아니라 온 생을 다 바쳐도 부족할 만큼 가치 있는 일이다. 팔릴 가치가 있는 물건은 팔리게 돼 있으며 기존의 것보다 뛰어난 효능과 양질(良質)의 콘텐츠라면 이를 인정받아 세계화 되는 것은 시간 문제일 뿐이다. 우리에겐 그들의 것(중의학)보다 훨씬 가치 있고 뛰어난 우리 것(한국 한의학)이 있다는 사실, 이것이 마음을 설레게 한다. 세계 사람들이 우리 식으로 맥을 잡고 우리 식으로 태음인, 소양인 하면서 약 주며 침 놓게 될 날을 상상하는 건 부질없는 몽상이 아니라 불원간 구체적 모습으로 다가올 현실이다.

660   사상맥진과 진료의 실제

부록(附錄)

- 가나다 순 주치별 체질약물 분류
- 국소별 병증과 병기(病機) 변증
- 주치별 약물분류

● 가나다 순 주치별 체질약물 분류

용어 참조

강기(降氣) ☞하기(下氣)
강화(降火) ☞사화(瀉火)
거어(祛瘀) ☞산어(散瘀) ☞소어(消瘀)
난신(煖腎) ☞온신(溫腎)
리기,이기(理氣) ☞행기(行氣)
보신(補腎) ☞익신(益腎)
보양(補陽) ☞조양(助陽) ☞장양(壯陽) ☞온양(溫陽)
보음(補陰) ☞자음(滋陰)
빈뇨(頻尿) ☞유뇨(遺尿)
사화(瀉火) ☞강화(降火)
산어(散瘀) ☞거어(祛瘀)
소식(消食) ☞소적(消積)
소어(消瘀) ☞거어(祛瘀)
소적(消積) ☞소식(消食)
식풍(熄風) ☞지경(止痙)
안신(安神) ☞영심(寧心)
양위(陽萎) ☞유정(遺精)
양음(養陰) ☞자음(滋陰)
영심(寧心) ☞안신(安神)
온신(溫腎) ☞난신(煖腎)
온양(溫陽) ☞보양(補陽)
온중(溫中) ☞화위(和胃)

유뇨(遺尿) ☞빈뇨(頻尿)
유정(遺精) ☞양위(陽萎)
윤장(潤腸) ☞윤조(潤燥)
윤조(潤燥) ☞윤장(潤腸)
익신(益腎) ☞익정(益精) ☞보신(補腎)
익정(益精) ☞익신(益腎)
자음(滋陰) ☞보음(補陰) ☞양음(養陰)
장양(壯陽) ☞보양(補陽)
정경(定驚) ☞지경(止痙)
제습(除濕) ☞조습(燥濕) ☞화습(化濕)
조습(燥濕) ☞제습(除濕)
조양(助陽) ☞보양(補陽)
지경(止痙) ☞진경鎭驚 ☞정경定驚 ☞식풍熄風
지리(止痢) ☞지사(止瀉)
지사(止瀉) ☞지리(止痢)
진경(鎭驚) ☞지경(止痙)
하기(下氣) ☞ 강기(降氣) ☞ 강역(降逆)
행기(行氣) ☞리기(理氣)
화담지해(化痰止咳) ☞ 평천(平喘)
화습(化濕) ☞제습(除濕)
화위(和胃) ☞ 화중(和中) ☞ 온중(溫中)
화중(和中) ☞화위(和胃)

강근골 强筋骨 보간신 補肝腎	소음	두충	감온	간신	强筋骨, 補肝腎, 安胎
		파극천	감미온	신간	强筋骨, 補腎陽, 袪風濕
		구척	감고온	간신	强筋骨, 補肝腎, 袪風濕
	소양	우슬	고산평	간신	强筋骨, 補肝腎, 活血消癰
		선모	신온유독	신간비	强筋骨, 補腎陽, 袪寒濕, 消腫止痛
	태음	곡기생	고평	간신	强筋骨, 補肝腎, 袪風濕, 安胎
		상기생	고감평	간신	强筋骨, 補肝腎, 除風濕, 益血安胎
		녹용	감함온	신간	强筋骨, 補氣血, 益精髓, 壯元陽, 補腎陽
		녹각	함온	간신	强筋骨, 補腎助陽, 行血消腫, 益精養血
		속단	고감신온	간신	續筋骨, 補肝腎, 調血脈, 止崩漏
		황정	감평	비폐신	强筋骨, 潤心肺, 補中益氣
	태양	오가피	신미고온	간신	强筋骨, 補肝腎, 袪風濕,
강화 降火 사화 瀉火	소양	지골피	감담한	폐신	降火淸肺, 淸熱凉血, 淸泄肺熱, 骨蒸勞熱
		지모	고감한	위신	淸瀉火熱, 滋陰潤燥
		황백	고한	신방광대장	瀉火解毒, 淸熱燥濕, 退虛熱
	태음	천문동	감고대한	폐신	降火滋陰, 淸肺潤燥
거어 袪瘀 산어 散瘀 소어 消瘀	소음	적작약	고량	간	袪瘀止痛, 淸熱凉血
		천궁	신온	간담심포	袪瘀活血, 調經, 行氣, 袪風止痛
		익모초	신고미한	심신간방광	袪瘀生新, 活血調經, 利尿消腫
		산사	산감미온	비위간	散瘀活血, 消食, 驅虫, 化積
		오령지	함감온	간	袪瘀止血, 活血止痛
	소양	생지황	고감한	심간신	消瘀生血, 淸熱凉血, 生津止渴
		대계	감고량	심간	袪瘀消腫, 凉血止血
		소계	고감량	심간	散瘀消腫, 凉血, 止血, 解毒
		목단피	고신미한	심간신	散瘀活血, 淸血凉血
		우슬	고산평	간신	袪瘀活血, 補肝腎, 强筋骨, 利尿通淋
	태음	단삼	고미한	심심포간	血熱瘀滯, 血瘀氣滯, 血滯經閉
		호장근	고산한	간담폐	袪瘀活血, 風濕痺痛, 淸熱利濕, 淸熱解毒
		패장초	신고미한	간위대장	袪瘀活血, 淸熱解毒, 消腫排膿
		포황	감평	간심포	袪瘀行血, 和瘀, 收澁止血
		대황	고한	비위대장간심포	袪瘀活血, 逐瘀, 瀉熱, 攻積導滯
		홍화	신온	심간	袪瘀活血, 通經
		울금	신고한	심간담	袪瘀活血, 行氣解鬱, 凉血淸心, 利膽退黃
	태양	현호색	신고온	심간비	袪瘀活血, 行氣止痛
		도인	고감평	심간폐대장	袪瘀活血, 血瘀經閉, 潤腸通便
		택란	고평미온	간비	袪瘀活血, 行血利尿, 散鬱舒肝, 利水消腫

개규 開竅	소음	소합향	신온	심비	開竅醒神, 辟穢止痛
	태음	석창포	신온	신위	開竅滑痰, 開竅寧神, 醒神益智, 化濕開胃
		우황	고감량	심간	開竅, 凉肝, 熄風, 止痙, 化痰, 解毒
거풍지양 祛風止痒	소음	지각	고신량	비폐대장	皮膚搔痒, 破氣消積, 下氣祛痰
	소양	형개	신온	폐간	祛風止痒, 透疹, 解表散寒, 發汗解表
		방풍	신감미온	간방광	祛風止痒, 祛風解痙, 勝濕止痛, 發汗解表
	태음	부평	신한	폐	祛風止痒, 發汗祛風, 行水消腫, 透疹散風
		선퇴	감한	폐간	皮膚搔痒, 疏風熱, 透疹, 熄風止驚
		지부자	신고한	방광	祛風止痒, 清熱利濕
		백질려	고신미온	간	祛風止痒, 風疹瘙痒, 疏肝利氣, 平肝解鬱
		해동피	고신평	간	殺蟲止痒, 濕疹, 祛風濕, 通絡止痛
거풍습 祛風濕 지비통 止痺痛	소음	파극천	감미온	신간	祛風除濕, 補腎助陽, 强筋骨
		창출	신고온	비위	祛風散寒, 燥濕健脾, 明目
		희첨	고신한	간신	祛風濕, 通經絡, 清熱解毒, 利筋骨
		구척	감고온	간신	祛風濕, 利關節, 補肝腎, 健腰脚
		천궁	신온	간담심포	祛風止痛, 活血行氣
	소양	강활	신온	신방광	祛風濕, 利關節, 散表寒, 發汗解表, 止痛
		방풍	신감미온	간방광	祛風解表, 勝濕止痛, 發汗解痙
		독활	신고온	간신방광	祛風濕, 解表止痛
		선모	신온유독	신간비	祛寒濕, 消腫止痛, 補腎陽, 强筋骨
	태음	곡기생	고평	간신	祛風濕, 補肝腎, 强筋骨, 安胎
		상지	고평	간	祛風濕, 利關節 祛風通絡
		진교	고신미한	위간담	祛風濕, 舒筋絡, 清虛熱
		해동피	고신평	간	祛風濕, 通經絡, 殺蟲止痒, 通絡止痛
		고본	신온	방광	祛風散寒, 除濕止痛, 勝濕發表
		백지	신온	폐위	祛風燥濕, 通竅止痛, 解表散寒
		사상자	신고온	신 비	祛風燥濕, 溫腎殺蟲
		창이자	신고온	폐	散風濕, 通鼻竅
		위령선	신함온	방광	祛風濕, 通經絡, 止痺痛, 消骨哽
		호장근	고산한	간담폐	風濕痺痛, 清熱利濕, 清熱解毒, 活血祛瘀
	태양	오가피	신미고온	간신	祛風濕, 補肝腎, 强筋骨
		발계	감산평	신	祛風濕, 解毒散種
		잠사	감신온	간비위	祛風濕, 利水消腫, 行氣止痛, 活血定痛
		음양곽	신감온	간신	祛風濕, 補肝腎, 强筋骨, 補腎壯陽

건비 健脾	소음	계내금	감평	비위소장방광	健脾胃, 消積滯, 健脾消食
		백출	고감온	비위	健脾燥濕, 益胃和中, 補氣利水, 止汗安胎
		창출	신고온	비위	健脾燥濕, 祛風散寒, 明目
		초두구	신온	비위	健脾燥濕, 溫中止嘔, 行氣
		진피	신고온	비폐	健脾利氣, 治腹滿, 燥濕化痰
	소양	복령	감담평	심비신	健脾寧心, 利水滲濕
	태음	신곡	감신온	비위	健脾和胃, 消食和胃. 回乳
		산약	감평	비폐신	健脾補脾, 補肺, 益氣養陰
		의이인	감담량	비위폐	健脾滲濕, 清熱排膿, 止瀉, 利水滲濕
		건률	감온	비신	健脾益氣, 補腎强筋, 活血止血
	태양	백편두	감미온	비위	健脾和中, 消暑化濕
		곡아	감온	비위	健脾開胃, 和中消食, 消食健胃

나

난신 煖腎 온신 溫腎	소음	보골지	고신대온	신비	溫腎助陽, 納氣止瀉
		익지인	신온	비신	煖腎溫脾, 固氣澁精, 補腎固精, 溫脾止瀉
		소회향	신온	간신비위	溫腎散寒, 和胃利氣
	태음	사상자	신고온	신 비	溫腎助陽, 祛風濕, 殺蟲
		녹각	함온	간신	溫腎陽, 强筋骨, 行血益精, 補腎助陽
		녹각상	감함온	간신	益腎助陽

라, 아

양혈 凉血	소음	적작약	고량	간	凉血清熱, 祛瘀止痛
		지유	고산미한	간위대장	凉血止血, 清熱解毒, 解毒斂瘡
	소양	목단피	고신미한	심간신	凉血清血, 活血散瘀
		생지황	고감한	신간신	凉血清熱, 生津止渴
		자초	고한	심간	凉血活血, 解毒透疹, 清熱解毒, 滑腸通便
		대계	감고량	심간	凉血止血, 散瘀消癰
		소계	고감량	심간	凉血止血, 散瘀消腫, 解毒
		치자	고한	심폐위삼초	凉血止血, 瀉火除煩, 清熱利濕, 利膽退黃
		지골피	감담함	폐신	凉血清血, 清泄肺熱, 退骨蒸勞熱
		황련	고한	심간위대장	凉血, 清熱燥濕, 瀉火解毒
		한련초	감산미한	간신	凉血止血, 補益肝腎
	태음	청호	고미신한	간담신	凉血退熱, 解暑截瘧, 清熱解暑風寒
		괴화	고미한	간대장	凉血止血, 清肝瀉火
		단삼	고미신한	심심포간	凉血散瘀, 除煩安神, 産後瘀滯, 血滯經閉
		대황	고한	비위대장간심포	凉血清熱, 攻積導滯, 活血祛瘀
		측백엽	고삽미한	폐간대장	凉血止血, 生發, 烏髮
		울금	신고한	심간담	凉血清心, 活血止痛, 行氣解鬱, 利膽退黃
		황금	고한	폐담위대장	凉血清熱, 清熱燥濕, 瀉火解毒
		서각	고함한	심간위	凉血清熱, 安神强心, 血壓上昇, 解熱鎭靜
	태양	백모근	감한	폐위방광	凉血止血, 清熱利尿

렴한 斂汗[200]	소음	인삼	감미고미온	비폐심	汗出肢冷, 大補元氣, 生津止渴, 固脫生津
		백출	고감온	비위	止汗固表, 補氣健脾, 燥濕利水
		황기	감온	비폐	益胃固表, 利水消腫, 補氣升陽, 托毒排膿
		백작약	고산량	간비	斂陰收汗, 凉血柔肝, 緩中止痛, 凉血斂陰
	소양	석고	신감한	폐위	中暑自汗, 淸熱瀉火, 除煩止渴
		숙지황	감미온	간신	盜汗, 潮熱, 遺精, 消渴
		황백	고한	신방광대장	盜汗, 淸熱燥濕, 瀉火解毒, 退虛熱
		지골피	감담한	폐신	盜汗, 淸熱凉血, 淸泄肺熱, 退骨蒸勞熱
		백자인	감평	심신대장	斂汗, 安神, 潤腸, 養心安神, 潤腸通便
		모려	함량	간신	斂汗收斂, 平肝潛陽, 軟堅散結, 收斂固澁
	태음	오미자	산감온	폐신심	自汗盜汗, 生津收汗, 滋腎澁精, 收斂固澁
		용골	감삽평	심간신	斂汗固精, 鎭驚安神, 澁腸止血, 平肝潛陽
		부소맥	감함량	심	斂汗, 益氣, 除熱
		마황근	감평	폐	斂肺止汗
		산조인	감산평	심간	斂汗生津, 止汗補肝, 養心安神
	태양	동충하초	감평	폐신	自汗盜汗, 補肺益腎, 止血化痰
리관절 利關節	소음	구척	감고온	간신	利關節, 祛風濕, 補肝腎, 健腰脚
	소양	강활	신온	신방광	利關節, 祛風濕, 散表寒, 發汗解表, 止痛
		토복령	감담평	간위	通利關節, 解毒除濕, 淸熱
	태음	상지	고평	간	利關節, 祛風濕, 通絡
이기[201] 理氣 행기 行氣	소음	향부자	신미고미감평	간삼초	理氣解鬱, 調經止痛, 疏肝理氣
		사인	신온	비위	理氣安胎, 化濕,溫脾, 行氣溫中
		진피	신고온	비폐	理氣調中, 燥濕化痰 理氣健胃
		오수유	신고열 소독	간비위	理氣止痛, 溫中燥濕, 散寒止痛, 疏肝下氣
		소회향	신온	간신비위	理氣和胃, 溫腎散寒, 散寒止痛
		백개자	신온	폐위	理氣散結, 祛痰, 通絡溫肺化痰, 止咳
		육두구	신온	비위대장	行氣溫中, 澁腸止瀉
		자소엽	고신온	비위대장	行氣貫中, 解表, 解毒
		후박	고신온	비위대장	行氣燥濕, 降逆平喘
		백두구	신온	폐비위	行氣溫中, 化濕開胃
		고량강	신온	비위	行氣止痛, 溫中散寒, 止嘔
		목향	신고온	폐간비	行氣止痛, 溫中和胃
		천궁	신온	간담포	行氣活血, 祛風止痛
	소양	과루인	감한	폐위대장	理氣寬胸, 淸熱化痰, 潤腸通便
		박하	신량	폐간	行氣解鬱, 疏散風熱, 淸利頭目, 透疹
	태음	매괴화	감미고온	간비	理氣解鬱, 散瘀, 舒肝理氣, 和血調經
		울금	신고한	심간담	行氣和瘀, 活血止痛, 行氣解鬱, 利膽退黃
	태양	현호색	신고온	심간비	行氣止痛, 活血祛瘀

이수 利水 소종 消腫	소음	황기	감온	비폐	利水消腫, 托毒生肌, 補氣升陽, 益胃固表
		대복피	신미온	대장비소장	行水消腫, 下氣貫中, 健脾開胃, 通大小腸
		파두	신열대독	위대장폐	逐水消腫, 峻下冷積, 逐水退腫, 祛痰利咽
	소양	택사	감담	신방광	利水滲濕, 泄熱淸熱
		백복령	감담평	심비신	利水滲濕, 健脾寧心
		저령	감담평	신방광	利水滲濕
		차전자	감한	신간폐	利水通淋, 止瀉, 淸肝明目, 淸肺化痰
		감수	고한유독	폐신대장	瀉水逐痰, 消腫散結
	태음	동과피	감량	폐소장	利尿消腫
		마황	신고온	폐방광	利水消腫, 發散, 宣肺平喘 發汗
		목통	고한	심소장방광	利水通淋, 泄熱, 通乳
		의이인	감담량	비위폐	利水滲濕, 健脾止瀉, 淸熱排膿 痺證
		상백피	감한	폐	利水消腫, 瀉肺平喘
		삼백초	고신한	폐방광	利水消腫, 淸熱解毒, 利尿解毒
	태양	택란	고평미온	간비	利水消腫, 活血祛瘀, 行血利尿, 散鬱舒肝
		옥미수	감평	방광간담	利水退腫, 利膽退黃, 降血糖, 止血, 利尿
		적소두	감산평	심소장	利水消腫, 解毒排膿
리인 利咽	소양	우방자	신고량	폐위	利咽解毒, 疏散風熱, 宣肺透疹
		박하	신량	폐간	利咽透疹, 疏散風熱, 淸利頭目, 行氣解鬱
	태음	길경	고신평	폐	利咽宣肺, 祛痰排膿 開宣肺氣

200_   斂汗固表: 陽虛로 인한 自汗이나 陰虛로 인한 盜汗을 治療하는 법

201_   行氣(행기)「理氣」,「通氣」,「化氣」라고도 함. 氣滯를 行散시킴으로써, 氣滯로 因해 생긴 病症을 治療하는 것.
「疏鬱理氣」및「和胃理氣」은 모두 行氣에 속한다.

사상맥진과 진료의 실제

마

명목 明目	소음	창출	신고온	비위	明目, 燥濕健脾, 祛風寒
		충울자	신고미한	간신심	明目淸肝, 活血調經
		사원자	감온	간신	明目, 補肝腎, 固精
	소양	토사자	신감평	간신	明目, 補肝腎, 止瀉, 補陽益陰, 固精縮尿
		박하	신량	폐간	淸利頭目, 疏散風熱, 透疹
		결명자	감고함한	간대장	明目淸肝, 潤腸通便
		구기자	감평	간신폐	明目, 補肝潤肺, 滋腎
		차전자	감한	신간폐	明目, 利水, 止瀉, 化痰止咳, 淸肝淸肺
	태음	여정자	감고한	간신	明目烏髮, 補肝腎, 淸熱
		저실자	감한	간비신	明目利尿, 補腎淸肝,
		백질려	고신미온	간	明目, 祛風止痒, 平肝, 活血, 解鬱
		상엽	고감한	폐간	明目淸肝, 疏散風熱, 淸肺潤燥
		감국	신감고량	폐간	明目平肝, 疏散風熱, 淸熱解毒
		선태	감한	폐간	明目退翳, 疏散風熱, 透疹止痒, 祛風止痙
		웅담	고한	간담심	明目止痙, 淸熱解毒
	태양	석결명	함한	간	明目淸肝, 平肝潛陽
		진주	감함한	심간	明目退翳, 安神定驚, 解毒生肌

바

발한 發汗	소음	계지	신감온	심폐	發汗解肌, 溫經通脈, 助陽通陽
		향유	신미온	폐위	發汗解暑風寒, 溫胃利濕, 和中化濕
		총백	신온	비위	發汗解表, 散寒通陽
	태음	마황	신고온	폐방광	發汗解表, 散寒, 宣肺平喘, 利水消腫
		부평	신한	폐	發汗解表, 透疹, 利水消腫, 利尿散風
배농 排膿	소양	천화분	고미감한	폐위	排膿消腫, 生津止渴, 降火潤燥, 淸熱生津
	태음	백지	신온	폐위	排膿消腫, 散風除濕, 通竅止痛, 解表散寒
		패장초	신고한	간위대장	排膿消腫, 淸熱解毒, 祛瘀止痛
		의이인	감담량	비위폐	排膿淸熱, 健脾滲濕, 止瀉, 痺證, 利水
		길경	고신평	폐	排膿祛痰, 宣肺利咽, 開宣肺氣
보기 補氣	소음	봉밀	감평	폐대장	補中緩急, 潤燥, 止痛, 解毒, 滑腸通便
		대조	감온	비위	補中益氣, 益氣生津, 榮衛調和, 養血安神
		감초	감평	심폐비위	益氣補中, 和中潤肺, 調和諸藥, 淸熱解毒
		황기	감온	비폐	補氣升陽, 益胃固表, 利水退腫, 托毒排膿
		백출	고감온	비위	補氣健脾, 燥濕利水, 止汗, 安胎
		인삼	감미고미온	비폐심	大補元氣, 補脾益肺, 生津止渴, 固脫生津
	태음	산약	감평	비폐신	益氣養陰, 健脾, 補肺, 益腎補脾, 益肺腎
		부소맥	감함량	심	益氣, 除熱止汗, 斂汗
	태양	당삼	감평	비간	補氣, 補中益氣, 生津養血

보양 補陽 조양[202] 助陽 장양[203] 壯陽 온양[204] 溫陽	소음	보골지	고신대온	신비	助陽溫腎, 補腎壯陽, 納氣止瀉, 固精縮尿
		두충	감온	간신	補陽肝腎, 養胃, 强筋骨, 安胎
		구척	감고온	간신	補陽肝腎, 强筋骨, 腰膝酸痛
	소양	토사자	신감평	간신	補陽益陰, 補肝腎, 明目止瀉, 固精縮尿
		복분자	감산미온	간신	助陽明目, 益腎, 固精, 縮尿
		구자	감신온	간신	壯陽, 補肝腎, 煖腰膝
		선모	신온유독	신간비	壯陽補腎, 强筋骨,散寒除濕, 消腫止痛
	태음	쇄양	감온	간신대장	壯陽補腎, 益精血, 强腰膝, 潤腸通便
		속단	고감신온	간신	補陽肝腎, 續筋骨, 止崩漏
		사상자	신고온	신	壯陽溫腎, 散寒祛風, 燥濕, 殺蟲止痒
		호도육	감온	신폐대장	助陽補腎, 强腰膝, 溫肺定喘, 潤腸通便
		녹용	감함온	신간	補腎陽, 益精血, 强筋骨, 調衝任
		녹각	함온	간신	助陽補腎, 溫陽益腎, 强筋骨, 益精養血
	태양	음양곽	신감온	간신	助陽益精, 補肝腎, 强筋骨, 祛風除濕
		동충하초	감평	폐신	助陽補腎, 補肺益腎, 止血化痰
		합개	함평	폐신	助陽益精, 納氣定喘, 補肺腎, 精血
보혈 補血	소음	백작약	고산량	간비	養血斂陰, 柔肝止痛, 平抑肝陽
		당귀	감신온	간신비	補血, 活血, 止痛, 潤腸
		아교	감평	폐간신	補血止血, 滋陰潤肺
	소양	숙지황	감미온	간신	養血滋陰, 補精益壽
		구기자	감평	심비	養肝血, 補腎生精
	태음	용안육	감온	심비	益氣血, 補腎脾

사

사폐 瀉肺	태음	상백피	감한	폐	瀉肺平喘, 利水消腫
사하 瀉下	태음	대황	고한	폐위대장간심포	攻積導滯, 瀉火解毒, 活血祛瘀

202_ 補陽: 助陽이라고도 한다

203_ 壯陽: 溫補藥을 써서 인체의 陽氣를 長强케 하는 것

204_ 溫陽: 온성의 약물을 써서 正氣를 補陽하는 것

사상맥진과 진료의 실제

산결 散結	소음	반하	신온유독	비위폐	散結消痞, 燥濕化痰, 降氣止嘔
		청피	고신온	간담위	散結消滯, 疏肝破氣
	소양	모려	함량	간신	散結軟堅, 平肝潛陽, 收斂固澁
		별갑	함한	간	散結軟堅, 滋陰潛陽
		현삼	고함한	폐위신	散結解毒, 凉血, 養陰, 滋陰
		과루인	감한	폐위대장	散結寬胸, 潤肺化痰, 潤腸
		연교	고량	폐심담	散結消腫, 淸熱解毒
	태음	전갈	신평	간	散結解毒, 熄風止驚, 通絡止痛
		포공영	고감한	간위	散結消腫, 淸熱解毒, 利尿
		오공	신온유독	간	散結解毒, 熄風止驚, 通絡止痛
		패모	고한	폐심	散結開鬱, 化痰
		하고초	고신한	간담	散鬱結, 淸肝火
삽정 澁精 축뇨 縮尿 지대 止帶	소양	산수유	산삽 미온	간신	澁精固脫, 補肝益腎
		금앵자	산삽감평	신방광대장	澁腸止瀉, 固精縮尿
		복분자	산감미온	간신	縮尿固精, 助陽明目, 益腎
	태음	오미자	산감온	폐신심	收斂固澁, 益氣生津, 補腎寧心
		연자육	감삽평	비신심	益腎固精, 止帶, 補脾止瀉, 寧心安神
		검인	감삽평	비신	固澁止帶, 補腎固精, 補脾祛濕
생기 生肌 렴창 斂瘡	소양	석고	신감한	폐위	生肌斂瘡, 淸熱瀉火, 除煩止渴
		유향	신고온	신간폐	生肌消腫, 活血止痛
		몰약	고평	심간비	生肌消腫, 活血止痛
		혈갈	감함평	심간	生肌止血, 散瘀活血
		활석	감담한	위방광	斂瘡祛濕, 利水通淋, 淸熱解暑風寒
	태음	백렴	고신미한	심위간	生肌斂瘡, 淸熱解毒, 消癰散結, 生肌止痛
생진 生津	소음	인삼	감미고 미온	비폐심	生津固脫, 大補元氣, 補脾益肺, 生津止渴
		대조	감온	비위	生津益氣, 調榮衛, 健脾胃, 緩和藥性
	소양	생지황	고감한	심간신	生津止渴, 淸熱凉血
		천화분	고미감한	폐위	生津止渴, 降火潤燥, 排膿消腫, 淸熱生津
	태음	산조인	산감평	심간	生津斂汗, 補肝, 寧心安神, 止汗
		맥문동	감미고량	폐심위	生津益胃, 潤肺, 淸心除煩
		상심자	산감한	간신	生津潤燥, 補血滋陰
		오미자	산감온	폐신심	生津益氣, 斂汗滋腎, 斂汗澁精, 收斂固澁
	태양	옥죽	감평	폐위	生津止渴, 養陰潤燥, 滋陰潤肺, 生津養胃
		석곡	감미함한	위신	生津益胃, 滋陰淸熱
		노근	감한	폐위	生津淸熱, 止嘔
		당삼	감평	비간	生津養血, 補中益氣
성신 醒神[205]	태음	석창포	신온	위신	醒神益智, 化濕開胃, 開竅豁痰, 開竅寧神
소간 疏肝	소음	청피	고신온	간담위	疏肝破氣, 散結消痰
		향부자	신고감평	간삼초	疏肝理氣, 調經止痛
		오수유	신고열	간비위	疏肝下氣, 散寒止痛, 燥濕
	소양	시호	고신량	심포간삼초담	疏肝解鬱, 和解退熱, 升擧陽氣, 疏風熱
		맥아	감평	비위간	疏肝醒胃, 消食除滿, 和中下氣, 退乳
	태음	울금	신고한	신간담	疏肝行氣, 解鬱, 活血祛瘀止痛, 利膽退黃
		백질려	고신미온	간	疏肝平肝, 平肝解鬱, 活血祛風, 明目止痒

소산풍열 疏散風熱	소양	우방자	고신량	폐위	疏散風熱, 宣肺, 透疹, 解毒利咽, 利咽消腫
		박하	신량	폐간	疏散風熱, 清頭目, 行氣解鬱
		전호	고신량	폐	宣散風熱, 降氣祛痰
	태음	상엽	고감한	폐간	疏散風熱, 清肺潤燥, 清肝明目
		선태	감한	폐간	疏散風熱, 祛風止痙, 透疹止痒, 明目退翳
		부평	신한	폐	散風透疹, 發汗祛風, 行水利尿, 清熱解毒
	태양	백강잠	함신평	간폐	疏散風熱, 熄風止驚, 化痰散結
소식 消食 소적 消積	소음	산사	산감미온	비위간	消食化積, 活血散瘀
		청피	고신온	간담위	治食積, 疏肝破氣, 散結消滯
		지실	고신산미한	비위대장	治食積, 破氣消積, 化痰散痞
		진피	신고온	비폐	治腹滿, 理氣健胃, 燥濕化痰
		지각	고신량	비폐대장	治食積, 破氣消積, 下氣祛痰
		후박	고신온	비위대장	治食積, 行氣燥濕, 消積平喘
		계내금	감평	비위소장방광	消食健脾, 食滯, 固精止遺
	소양	맥아	감평	비위간	消食除滿, 疏肝醒胃, 和中下氣, 退乳
	태음	나복자	신감평	비위폐	消食化痰, 下氣定喘
		신곡	감신온	비위	消食和胃, 回乳常用
	태양	곡아	감온	비위	消食健胃, 健脾開胃
소종 消腫	소음	합환피	감평	심간	消腫活血, 解鬱安神
	소양	천화분	고미감한	폐위	消腫排膿, 生津瀉火, 清熱
		대계	감고량	심간	消腫祛瘀, 凉血止血, 散瘀消癰
		유향	신고온	신간폐	消腫生肌, 活血止痛
		몰약	고평	심간비	消腫生肌, 活血止痛
	태음	원지	신고온	폐심	疏散癰腫, 寧心安神, 祛痰利竅
		단삼	고미한	심심포간	消腫養血, 安神活血, 血滯經閉, 産後瘀滯
		조각자	신온	간위	消腫排膿, 祛風殺蟲
		포공영	고감한	간위	消腫散結, 清熱解毒, 利尿
		패장초	신고미한	간위대장	消腫排膿, 清熱解毒, 祛瘀止痛
		백지	신온	폐위	消腫排膿, 散風濕, 解表散寒, 祛風燥濕止痛
		녹각	함온	간신	消腫行血, 溫腎陽, 强筋骨, 補腎助陽
승거 升擧	소양	시호	고신량	심포간삼초담	升擧陽氣, 和解退熱, 疏肝解鬱, 疏風熱
	태음	갈근	감신량	비위	升擧陽氣, 升陽解肌, 透疹止瀉, 除煩止渴
		승마	신감량	폐대장위	升擧陽氣, 發表透疹, 清熱解毒

205_ 醒神: 〈開閉〉, 〈開竅通神〉, 〈宣竅〉, 〈醒腦〉, 〈醒神〉이라고도 한다. 神昏을 치료하는 방법이다. 환자가 神昏하여 人事不省함은 心竅가 병사로 인해 폐색된 것이다. 약물을 써서 神志를 清醒케 한다.

아

안신 安神 영심 寧心	소음	합환피	감평	심간	安神解鬱, 活血消腫
		인삼	감미고미온	비폐심	安神增志, 大補元氣, 補脾益肺, 生津止渴
	소양	복령	감담평	심비신	寧心健脾, 利水滲濕
		복신	감담평	심비	安神寧心, 利水, 心虛驚悸
		영지	담온	심비폐간신	安神健胃, 補益氣血, 止咳平喘
		주사	감미한	심	安神解毒, 淸心鎭驚
	태음	단삼	고미한	심심포간	安神除煩, 活血養血
		산조인	감산평	심간	安神養心, 補肝寧心, 斂汗生津, 止汗
		백자인	감평	심신대장	安神養心, 潤腸通便
		원지	신고온	폐심	安神寧心, 祛痰利竅, 消散癰腫
		백합	감량	폐심	安神淸心, 潤肺止咳
		연자육	감삽평	비신심	安神養心, 健脾止瀉, 益腎澁精
		용안육	감온	심비	安神養血, 補益心脾, 益氣血
		석창포	신온	신위	安神寧心, 芳香開竅, 化濕和胃
	태양	진주	감함한	심간	安神定驚, 明目消翳, 解毒生肌
안태 安胎	소음	사인	신온	비위	安胎理氣, 化濕開胃, 溫脾止瀉, 行氣溫中
		두충	감온	간신	安胎, 補肝腎, 强筋骨
		소엽	신온	폐비	安胎, 發表發汗, 行氣貫中
	태음	황금	고한	담폐위대장	安胎, 除濕熱, 淸熱燥濕, 瀉火解毒
		곡기생	고평	간신	安胎, 補肝腎强筋骨, 祛風濕
		죽여	고미한	폐위담	胎動不安, 惡阻, 淸熱化痰, 除煩止嘔
온경 溫經	소음	초오	신고온 대독	심간신비	溫經止痛, 祛風濕, 散寒
		계지	신감온	심폐	溫經通脈, 發汗解表
		애엽	고신온	간비신	溫經止血, 散寒止痛, 抗眞菌, 健胃平喘
온중 溫中	소음	사인	신온	비위	溫中行氣, 溫脾止瀉, 理氣安胎, 化濕開胃
		초두구	신온	비위	溫中止嘔, 燥濕健脾, 行氣
		초과	신온	비위	溫中燥濕, 除痰截瘧
		목향	신고온	비위대장담	溫中和胃, 行氣止痛, 調中
		건강	신열	비위심폐	溫中散寒, 回陽通脈, 燥濕消痰
		육계	신감대열	신비심간	補元陽, 除積冷, 暖脾胃, 散寒止痛
		애엽	고신온	간비신	溫經止血, 散寒止痛, 健胃, 平喘鎭咳
		오수유	신고열	간비위	溫中燥濕, 理氣止痛, 散寒止痛, 疏肝下氣
		생강	신미온	폐비	溫中止嘔, 發汗解表, 化痰, 祛痰溫肺止咳
		백두구	신온	폐비위	溫中行氣, 化濕開胃, 止嘔
유뇨 遺尿 빈뇨 頻尿	소음	보골지	고신대온	신비	固精縮尿, 溫腎助陽, 納氣止瀉, 補腎壯陽
		오약	신온	폐비신방광	小便頻數, 順氣開鬱, 散寒止痛, 行氣溫腎
		익지인	신온	비신	遺尿遺精, 固氣澁精, 溫脾煖腎
		두충	감온	간신	尿頻數, 養胃, 補肝腎, 强筋骨
	소양	토사자	신감평	간신	固精縮尿, 補肝腎益精, 明目止瀉
		구자	신감온	간신	遺尿尿頻, 補肝腎, 固精, 暖腰膝
		산수유	산삽미온	간신	小便不禁, 補肝益腎, 澁精固脫
		금앵자	산삽감평	신방광대장	固精縮尿, 澁腸
		복분자	감산온	신방광	固精縮尿, 益腎
	태음	산약	감평	비폐신	尿頻數, 固腎益精, 健脾補肺
		호도육	감온	신폐대장	小便頻數, 補腎固精, 溫肺潤腸, 益腎助陽

유정 遺精 양위 陽萎	소음	두충	감온	간신	陽萎, 補肝腎, 强筋骨, 助陽益精
		파극천	감미온	신간	陽萎遺精, 補腎助陽, 强筋骨, 祛風除濕
	소양	구기자	감평	간신폐	補陽氣, 滋補肝腎, 明目, 潤肺
		구자	신감온	간신	陽萎遺精, 溫補肝腎, 壯陽固精
		복분자	감산온	신방광	遺精滑精, 遺尿, 補腎固精
		산수유	산삽미온	간신	陽萎, 陰虛遺精, 補肝益精, 澁精固脫
		선모	신온유독	신간비	腎虛陽萎, 補腎壯陽, 强筋骨, 散寒除濕
		토사자	신감평	간신	陽萎滑精, 補陽益陰, 固精縮尿, 明目止瀉
	태음	산약	감평	비폐신	腎虛遺精, 益氣養陰, 補脾, 益肺腎
		육종용	감함온	신대장	陽萎, 補腎壯陽, 潤腸通便
		녹용	감함온	신간	陽萎滑精, 補腎陽, 益精血, 强筋骨
		녹각	함온	간신	陽萎遺精, 補腎助陽, 溫陽腎, 强筋骨
		속단	고감신온	간신	遺精崩漏, 補肝腎, 續筋骨
		호도육	감온	신폐대장	勃起不全, 遺精, 小便頻數, 補腎助陽
		쇄양	감온	간신대장	陽萎, 不孕, 腎陽不足, 補腎壯陽
		오미자	산감온	폐신심	收斂固澁, 益氣生津, 補腎寧心
		사상자	신고온	신	陽萎, 溫腎壯陽, 宮冷不姙
	태양	음양곽	신감온	간신	勃起不全, 頻尿, 補肝腎, 强筋骨, 安胎
윤조 潤燥	소음	당귀	감신온	간신비	潤燥滑腸, 補血調經
		아교	감평	폐간신	潤燥, 補血滋陰, 止血
		흑지마	감평	간신대	潤燥通便, 補益肝腎, 補益精血
	소양	지모	고감한	위신	潤燥滑腸, 滋陰降火, 淸熱瀉火
		현삼	고함한	폐위신	解毒滑腸, 滋陰淸熱
		천화분	고미감한	폐위	潤燥降火, 生津止渴, 排膿消腫
		과루인	감한	폐위대장	潤燥滑腸, 潤肺化痰
		결명자	감고함미한	간대장	潤腸, 淸肝明目, 通便
		동규자	감한	대장소장방광	潤腸, 利水通淋, 下乳
	태음	육종용	감함온	신대장	潤燥滑腸, 補腎益精, 助陽通便
		천문동	감고대한	폐신	潤燥滋陰, 淸肺降火, 治便秘
		상심자	감산한	간신	潤燥生津, 補血滋陰
		맥문동	감미고량	폐심위	治便秘, 潤肺養陰, 益胃生津, 淸心除煩
윤장 潤腸	소음	흑지마	감평	간신대	潤燥通便, 補益肝腎, 補益精血
	태음	행인	고온유독	폐대장	潤腸通便, 止咳平喘, 潤肺止咳, 降氣
		쇄양	감온	간신대장	潤腸通便, 陽萎, 補腎壯陽, 益精血
		호도육	감온	신폐대장	潤腸, 補腎益精, 溫肺定喘
		백자인	감평	심간신대장	潤腸通便, 養心安神
윤폐 潤肺	소음	감초	감평	심폐비위	潤肺利咽, 和中緩急, 調和諸藥, 益氣補中
	소양	과루인	감한	폐위대장	潤肺化痰, 潤腸通便, 理氣寬胸
		동과자	감미한	폐소장	潤肺化痰, 消癰利水, 淸熱, 消癰排膿
		구기자	감평	간신폐	潤肺滋腎, 補肝明目, 滋補肝腎
	태음	사삼	감량	폐위	潤肺燥, 養陰淸肺, 祛痰止咳, 益胃生津
		맥문동	감미고량	폐심위	潤肺養陰, 淸心除煩, 益胃生津
		백합	감량	폐심	潤肺止咳, 淸心安神
		패모	고한	폐심	潤肺淸熱, 化痰止咳
		자완	고감온	폐	潤肺下氣, 化痰止咳
		관동화	신미고온	폐	潤肺化痰, 止咳化痰
		황정	감평	비폐신	潤心肺, 補中益氣, 强筋骨, 益氣養陰
		백부근	감고온	폐	潤肺止咳, 殺蟲
	태양	옥죽	감평	폐위	潤肺滋陰, 養陰潤燥, 生津止渴, 養胃

이수 利水	소음	향유	신미온	폐위	利水散濕, 發汗解暑風寒, 溫胃
	소양	차전자	감한	신간폐	利水通淋, 止瀉, 淸肝明目, 淸肺化痰
		동규자	감한	대장소장방광	利水通淋, 下乳, 潤腸
	태음	구맥	고한	심소장방광	利水通淋, 破血通經, 淸熱, 活血, 消腫
이담 利膽	소양	대계	감고량	심간	利膽退黃, 涼血止血, 散瘀消癰
		치자	고한	심폐위삼초	利膽退黃, 瀉火除煩, 淸熱利濕, 涼血止血
	태음	울금	신고한	심간담	利膽退黃, 活血止痛, 行氣解鬱, 涼血淸心
		대황	고한	폐위대장간심포	利膽, 攻積導滯, 瀉火解毒, 活血祛瘀
익신 益腎 보신 補腎 익정 益精	소음	구척	감고온	간신	補肝腎, 强筋骨, 祛風濕
		보골지	고신대온	신비	補腎壯陽, 固精縮尿, 溫脾止瀉
		익지인	신온	비신	補腎固精, 溫脾煖腎, 溫脾止瀉
		파극천	감미온	신간	補腎陽, 强筋骨, 祛風除濕
		흑지마	감평	간신대장	補肝腎, 益精血, 潤燥通便
		두충	감온	간신	補肝腎, 强筋骨, 安胎
		하수오	감삽미온	간신	補肝腎, 益精血, 固腎烏須
		골쇄보	고온	간신	補腎强骨, 續筋止痛, 活血
	소양	복분자	감산온	신방광	益腎固精, 縮尿
		선모	신온유독	신간비	補腎陽, 祛風濕, 强筋骨, 補腎壯陽
		토사자	신감평	간신	補肝腎, 益精, 明目止瀉, 固精縮尿
		구자	신감온	간신	補肝腎陽, 煖腰膝
		숙지황	감미온	간신	補精益精, 滋陰補血, 養血滋陰
		산수유	산삽미온	간신	補肝益腎, 澁精固脫
		구판	감함한	간신심	益腎健骨, 滋陰潛陽, 涼血補腎
		한련초	감산한	신간	補腎益陰, 涼血止血
	태음	연자육	감삽평	신심	補腎固精, 健脾止瀉, 止帶, 養心安神
		녹용	감함온	신간	補腎陽, 益精血, 强筋骨, 調衝任
		녹각	함온	간신	補腎助陽, 溫陽腎, 强筋骨, 益精養血
		육종용	감함온	신대장	補腎助陽, 潤腸通便
		쇄양	감온	간신대장	補腎壯陽, 益精血, 强腰膝, 潤腸通便
		저실자	감한	간비신	補腎淸肝, 明目, 利尿
		산약	감평	비폐신	固腎益精, 健脾補肺, 補脾, 益肺腎
		속단	고감신온	간신	補肝腎, 續筋骨, 止崩漏
		여정자	감고한	간신	補益肝腎, 淸熱明目, 明目烏髮
		호도육	감온	신폐대장	補腎溫肺, 潤腸
	태양	음양곽	신감온	간신	補腎陽, 補肝腎, 强筋骨, 助陽益精
		동충하초	감평	폐신	補肺益腎, 止血化痰

자

자음 滋陰 보음 補陰 양음 養陰	소음	아교	감평	폐간신	滋陰潤肺, 補血止血
		흑지마	감평	간신대장	補益肝腎, 補益精血, 潤燥通便
	소양	지모	고감한	위신	滋陰潤燥, 淸熱瀉火
		현삼	고함한	폐위신	滋陰淸熱, 潤腸解毒
		숙지황	감미온	간신	滋陰補血, 補精益壽, 益精養血
		구판	감함한	간신심	滋陰潛陽, 補肝腎强筋骨, 凉血
		별갑	함한	간	滋陰潛陽, 軟堅散結
		한련초	감산한	신간	補腎益陰, 凉血止血
		구기자	감평	간신폐	補肝腎陰, 補腎生精, 明目潤肺
	태음	천문동	감고대한	폐신	滋陰潤燥, 潤肺淸肺, 降火
		상심자	감산한	간신	滋陰補血, 生津潤燥
		여정자	감고한	간신	補肝腎陰, 淸熱明目, 補益肝腎
		저실자	감한	간비신	補肝腎陰, 淸肝明目, 利尿
		사삼	감량	폐위	淸肺養陰, 益胃生津
		맥문동	감미고량	폐심위	淸肺養陰, 益胃生津, 淸心除煩
		백합	감량	폐심	補肺陰, 潤肺燥止咳, 淸心安神
		황정	감평	비폐신	益氣養陰, 補脾潤肺
	태양	석곡	감미함한	위신	滋陰淸熱, 益胃生津, 養胃, 除熱
		옥죽	감평	폐위	養陰潤燥, 生津止渴, 滋陰潤肺, 養胃
제번 除煩	소양	황련	고한	심간위장대장	除煩淸心, 瀉火解毒, 淸熱燥濕
		석고	신감한	폐위	除煩止渴, 淸熱瀉火, 斂瘡
		치자	고한	심폐위삼초	除煩瀉火, 淸熱利濕, 凉血止血, 利膽退黃
	태음	갈근	감신량	비위	除煩止渴, 升陽解肌, 透疹止瀉, 和解退熱
		단삼	고미한	심심포간	除煩安神, 活血養血
		맥문동	감미고량	폐심위	除煩淸心, 養陰潤肺, 益胃生津
		등심초	감담미한	심폐소장	除煩淸心, 利水滲濕, 降火利尿, 安神
		죽여	고미한	폐위담	除煩止嘔, 淸熱化痰
	태양	노근	감한	폐위	除煩止嘔, 淸熱生津
제습 除濕 조습 燥濕 승습 勝濕 화습 化濕	소음	창출	신고온	비위	燥濕健脾, 祛風散寒
		백출	고감온	비위	燥濕利水, 補氣健脾, 止汗安胎, 益胃和中
		후박	고신온	비위대장	燥濕行氣, 降逆平喘
		곽향	신미온	비위폐	化濕芳香, 和中止嘔, 發表解暑風寒
		사인	신온	비위	化濕開胃, 溫脾止瀉, 理氣安胎
		백두구	신온	폐비위	化濕消痞, 行氣溫中, 開胃消食
		초두구	신온	비위	燥濕健脾, 溫中止嘔
		초과	신온	비위	燥濕溫中, 除痰截瘧
		진피	신고온	비폐	燥濕化痰, 理氣調中, 理氣健胃
	소양	방풍	신감미온	간방광	勝濕止痛, 發汗解表, 祛風解痙
		강활	신고온	신방광	勝濕祛風, 發汗解表, 止痛
		독활	신고온	간신방광	除濕祛風, 解表止痛
	태음	백지	신온	폐위	除濕散風, 止痛通竅, 消腫排膿
		위령선	신함온	방광	除濕祛風, 通絡止痛, 消骨哽
		고본	신온	방광	除濕止痛, 祛風散寒, 發表, 祛風勝濕, 止痛
		황금	고한	담폐위대장	除濕熱, 淸熱燥濕, 瀉火解毒, 止血安胎
		석창포	신온	신위	化濕開胃, 開竅豁痰, 醒神益智, 寧神和胃
	태양	음양곽	신감온	간신	除濕祛風, 補腎壯陽, 補肝腎, 强筋骨
		잠사	감신온	간비위	除濕祛風, 活血定痛, 和中化濁
		목과	산온	간비	化濕和胃, 舒筋活絡
		패란	신평	비위폐	化濕芳香, 醒脾開胃, 發表解暑風寒
		백편두	감미온	비위	化濕消暑, 健脾和中

676 　사상맥진과 진료의 실제

지갈 止渴	소양	석고	신감한	폐위	止渴除煩, 淸熱瀉火, 斂瘡
		천화분	고미감한	폐위	止渴生津, 降火潤燥, 排膿消腫, 淸熱生津
	태음	갈근	감신량	비위	止渴除煩, 升陽解肌, 透疹止瀉, 和解退熱
	태양	옥죽	감평	폐위	止渴生津, 養陰潤燥, 滋陰潤肺, 生津養胃
지경 止痙 진경 鎭驚 정경 定驚 식풍 熄風	소양	주사	감미한	심	鎭驚淸心, 安神, 解毒
	태음	선태	감한	폐간	止痙祛風, 善散風熱, 透疹止痒, 明目退翳
		우황	고감량	심간	止痙熄風, 化痰, 開竅, 解毒養肝
		웅담	고한	간담심	止痙明目, 淸熱解毒
		조구등	감량	간심포	止痙熄風, 淸熱平肝
		천마	감미온	간	止痙熄風, 平肝熄風, 平抑肝陽, 祛風通絡
		전갈	신평	간	止痙熄風, 通絡止痛, 解毒散結
		오공	신온독	간	止痙熄風, 通絡止痛, 解毒散結
	태양	진주	감함한	심간	定驚安神, 明目消翳, 解毒生肌
		백강잠	함신평	간폐	熄風止驚, 祛風止痛, 化痰散結
		구인	함한	간비방광	熄風淸熱, 平喘通絡, 利水
지구 止嘔	소음	생강	신미온	폐비	止嘔溫中, 發汗解表, 化痰止咳, 溫肺止咳
		곽향	신미온	비위폐	止嘔和中, 芳香化濕, 發表解暑風寒
		초두구	신온	비위	止嘔溫中, 燥濕健脾, 行氣
		백두구	신온	폐비위	止嘔溫中, 化濕行氣
		반하	신온독	비위폐	止嘔降逆, 燥濕化痰, 消痞散結
		소회향	신온	간신비위	散寒止痛, 理氣和胃
		계내금	감평	비위소장방광	健脾消食
	소양	황련	고한	심간위대장	止嘔和胃, 淸熱燥濕, 瀉火除煩, 瀉火解毒
	태음	비파엽	고평	폐위	和胃降逆, 化痰止咳
		죽여	고미한	폐위담	止嘔祛痰, 淸熱化痰, 除煩止嘔
	태양	노근	감한	폐위	止嘔除煩, 淸熱生津
		복룡간	신온	비위	止嘔止血, 溫中燥濕
지사 止瀉 지리 止痢	소음	황기	감온	비폐	補氣升陽, 益胃固表
		백출	고감온	비위	補氣健脾, 燥濕利水
		육계	신감대열	신비심간	補火助陽, 散寒止痛, 溫陽經脈
		목향	신고온	비위대장담	行氣調中, 止痛
		사인	신온	비위	溫脾止瀉, 化濕開胃, 理氣安胎
		보골지	고신대온	신비	止瀉納氣, 溫腎助陽, 補腎壯陽, 固精縮尿
	소양	황련	고한	심간위대장	淸熱燥濕, 瀉火解毒
		황백	고한	신방광대장	淸熱燥濕, 瀉火解毒, 退虛熱
		활석	감담한	위방광	利水通淋, 淸解暑風寒熱
		복령	감담평	심비신	利水滲濕, 健脾安神
		저령	감담평	신방광	利水滲濕
		택사	감담한	신방광	利尿滲濕, 淸熱
		차전자	감한	신간폐	止瀉, 利水通淋, 淸肝明目, 淸肺化痰
		토사자	신감평	간신	止瀉明目, 補陽益陰, 固精縮尿,
		금앵자	평삽산감	신방광대장	澁腸止瀉, 固精縮尿
	태음	황금	고한	담폐위대장	淸熱燥濕, 瀉火解毒, 止血安胎
		갈근	감신량	비위	止瀉, 除煩止渴, 升陽解肌, 和解退熱
		오미자	산감온	폐신심	收斂固澁, 益氣生津, 補腎寧心
		오매	산삽평	간비폐대장	澁腸止瀉, 生津止渴, 安蛔止痛, 斂肺止咳
		산약	감평	비폐신	益氣養陰, 補脾, 益肺腎
		연자육	감삽평	비신심	補脾止瀉, 益腎固精, 止帶, 養心安神
		의이인	감담량	비위폐	止瀉, 健脾利濕, 淸熱排膿, 利水
	태양	앵속각	산삽평	폐대장신	澁腸止瀉, 斂肺止咳, 止痛

지혈 止血	소음	애엽	고신온	간비신	溫經止血, 散寒止痛, 健胃平喘
		지유	고산미한	간위대장	凉血止血, 淸熱解毒, 生肌斂瘡, 安胎
		아교	감평	폐간신	止血, 補血, 滋陰潤燥
	소양	한련초	감산한	신간	止血凉血, 補腎益陰
		형개	신온	폐간	止血-炒炭, 發表散寒, 祛風宣毒, 透疹
		대계	감고량	심간	止血凉血, 祛瘀消腫, 散瘀消癰
	태음	포황	감평	간심포	止血收澁, 祛瘀和瘀, 通淋血淋
		녹각상	감함온	간신	止血收斂, 溫腎助陽
		괴화	고미한	간대장	止血凉血, 淸肝瀉火
		측백엽	고삽미한	폐간대장	止血凉血, 止咳化痰, 生發烏髮
		황금	고한	담폐위대장	止血安胎, 淸熱燥濕, 瀉火解毒
	태양	복룡간	신온	비위	止血溫中, 止吐止瀉
		백모근	감한	폐위방광	凉血止血, 淸熱利尿

차

청간 淸肝	소양	결명자	감고함미한	간대장	淸肝明目, 潤腸通便
	태음	상엽	고감한	폐간	淸肝明目, 疏散風熱, 淸肺潤燥
		하고초	고신한	간담	淸肝火, 散鬱結
		괴화	고미한	간대장	淸肝瀉火, 凉血止血
		저실자	감한	간비신	淸肝補腎, 明目, 利尿
	태양	진주	감함한	간	淸肝消翳, 安神定驚, 解毒生肌
		석결명	함한	간	淸肝明目, 平肝潛陽, 鎭肝要藥
청심 淸心	소음	합환피	감평	심간	心神不安, 安神解鬱, 活血消腫
	소양	황련	고한	심간위대장	淸心除煩, 淸熱燥濕, 瀉火解毒
		연교	고량	폐심담	淸心上焦熱, 淸熱解毒, 消癰散結
		주사	감미한	심	淸心鎭驚, 安神解毒
		치자	고한	심폐위삼초	淸心肺胃火邪, 淸熱利濕, 瀉火除煩
	태음	맥문동	감미고량	폐심위	淸心除煩, 潤肺, 益胃生津
		울금	신고한	심간담	淸心凉血, 行氣和瘀, 活血止痛, 利膽退黃
		등심초	감담미한	심폐소장	淸心除煩, 利水, 安神, 淸心降火
		단삼	고미한	심심포간	淸心養血, 活血安神
		연자육	고한	비심신	淸心安神, 澁精止血
		백합	감량	폐심	淸心安神, 潤肺止咳
청열 淸熱 조습 燥濕	소양	황련	고한	심간위대장	淸熱燥濕, 淸心除煩, 瀉火解毒
		황백	고한	신방광대장	淸熱燥濕, 瀉火解毒, 滋陰降火
		고삼	고한	심간위대장	淸熱燥濕, 祛風殺蟲, 利尿
		치자	고한	심폐위삼초	淸熱利濕, 瀉火除煩, 凉血止血, 利膽退黃
		백화사설초	미고감한	위대장소장	淸熱利濕, 淸熱解毒
	태음	황금	고한	담폐위대장	淸熱燥濕, 止血安胎, 瀉火解毒
		의이인	감담량	비위폐	淸熱排膿, 健脾利濕止瀉
		지부자	신고한	방광	淸熱利濕, 祛風止痒
		백선피	고함한	방광비위	淸熱燥濕, 祛風, 利九竅, 利小腸
		호장근	고산미한	간담폐	淸熱利濕, 活血祛瘀, 淸熱解毒
	태양	용담초	고한	간담위	淸熱燥濕, 瀉肝膽火

청열 淸熱 해독 解毒	소양	우방자	신고량	폐위	淸熱解毒, 散結消腫, 疏散風熱
		황련	고한	심간위대장	瀉火解毒, 淸熱燥濕, 除煩
		황백	고한	신방광대장	瀉火解毒, 淸熱燥濕, 退虚熱
		금은화	감한	폐위대장	淸熱解毒, 疏散風熱
		녹두	감한	심위	淸熱解毒, 解暑風寒利水
		연교	고량	폐심담	淸熱解毒, 消腫散結
		인동등	감한	폐위대장	淸熱解毒, 疏風通絡
	태음	백선피	고함한	방광비위	祛風解毒, 淸熱燥濕
		패장초	신고미한	간위대장	淸熱解毒, 消腫排膿, 祛瘀止痛
		포공영	고감한	간위	淸熱解毒, 消腫散結, 利尿, 消癰腫
		부평	신한	폐	淸熱解毒, 祛風, 利水
		삼백초	고신한	폐방광	淸熱解毒, 利水消腫
		승마	신감량	폐대장위	淸熱解毒, 升陽, 發表透疹
		감국	신감고량	간폐	淸熱解毒, 疏風淸熱, 淸肝明目
		호장근	한고산	간담폐	淸熱解毒, 活血祛瘀, 淸熱利濕
		백렴	고신미한	심위간	淸熱解毒, 消腫生肌
	태양	어성초	신량	폐	淸熱解毒, 消癰排膿, 利尿
청열 淸熱 화담 化痰	소양	전호	고신량	폐	淸熱化痰, 降氣平喘, 疏散風熱
		과루인	감한	폐위대장	淸熱化痰, 寬胸, 潤腸
		사과락	감평	폐위간	淸熱化痰, 通經, 活絡, 活血, 祛風
	태음	길경	고신평	폐	祛痰排膿, 開宣肺氣, 宣肺利咽
		패모	고한	폐심	淸熱化痰, 潤肺止咳
		비파엽	고평	폐위	淸肺化痰, 止咳, 和胃降逆
		죽여	고미한	폐위담	淸熱化痰, 除煩止嘔
청폐 淸肺	소양	지골피	감담한	폐신	淸泄肺熱, 淸熱凉血, 退骨蒸勞熱
		차전자	감한	신간폐	淸肺化痰, 利水通淋, 止瀉, 淸肝明目
		현삼	고함한	폐위신	淸肺潤燥, 滋陰
		석고	신감한	폐위	淸肺胃實熱, 除煩止渴, 淸熱瀉火
		우방자	신고량	폐위	止咳嗽, 解毒透疹, 疏散風熱
		과루인	감한	폐위대장	淸肺化痰, 寬胸
	태음	상엽	고감한	폐간	淸肺潤燥, 疏散風熱, 淸肝明目
		사삼	감량	폐위	淸肺養陰, 祛痰止咳, 益胃生津
		천문동	감고대한	폐신	淸肺降火, 滋陰潤燥
		패모	고감량	폐심	淸肺化痰, 淸熱散結, 化痰止咳
	태양	백모근	감한	폐위방광	淸肺胃熱, 凉血止血, 淸熱利尿
		구인	함한	간비방광	淸肺止咳, 淸熱熄風, 平喘通絡

경폐 經閉 통경 通經	소음	계지	신감온	심폐	溫經通脈, 發汗解肌, 助陽
		익모초	신고미한	심신간방광	通經, 活血調經, 利尿消腫
		충울자	신고미한	간심신	通經, 活血調經, 疏風淸熱
		당귀	감신온	간신비	補血, 活血, 止痛, 潤腸
		오령지	함감온	간	通經, 活血止痛, 和瘀止血
		적작약	고량	간	通經, 淸熱養血, 祛瘀止痛
		육계	신감대열	신비심간	通經活血, 散寒止痛, 溫陽經脈
		천궁	신온	간담심포	通經, 活血行氣, 祛風止痛
	소양	목단피	고신미한	심간신	通經, 淸熱凉血, 活血散瘀
		우슬	고산평	간신	通經, 活血祛瘀, 補肝腎, 强筋骨
		사과락	감평	폐위간	通經, 活絡, 活血, 祛風
		별갑	함한	간	滋陰潛陽, 軟堅散結
		목통	고한	심소장방광	通利血脈, 行水瀉火, 利水泄熱
	태음	포황	감평	간심포	通經, 和瘀, 止血, 通淋
		울금	신고한	심간담	通經, 活血止痛, 行氣解鬱
		단삼	고미한	심심포간	經閉血滯, 産後瘀滯
		호장근	고산한	간담폐	通經, 活血祛瘀, 淸熱利濕
		홍화	신온	심간	通經, 活血祛瘀
		대황	고한	폐위대장심포	攻積導滯, 瀉火解毒, 活血祛瘀
	태양	현호색	신고온	심간비	活血祛瘀, 行氣止痛
		택란	고평미온	간비	通經, 行血利尿, 活血祛瘀, 利水消腫
		도인	고감평	심간폐대장	經閉, 通經, 活血祛瘀, 潤腸通便

타

통락 通絡	소음	백개자	신온	폐위	通絡止痛, 溫肺祛痰, 理氣散結
	소양	인동등	감한	폐위대장	通絡疏風, 淸熱解毒
		사과락	감평	폐위간	通經活絡, 活血, 祛風
	태음	전갈	신평	간	通絡止痛, 熄風止驚, 解毒散結
		오공	신온독	간	通絡止痛, 熄風止驚, 解毒散結
		해동피	고신평	간	通絡止痛, 祛風濕, 殺蟲止痒
		위령선	신함온	방광	祛風濕, 止痺痛, 消骨哽
	태양	구인	함한	간비방광	通絡, 利水, 淸熱熄風, 平喘
통비규 通鼻竅	소음	신이	신온	폐위	通鼻竅, 祛風寒
		세신	신온	폐신	通竅止痛, 祛風散寒, 溫肺化痰
	태음	백지	신온	폐위	通竅止痛, 祛風濕, 消腫排膿
		창이자	신고온	폐	通鼻竅, 散風濕
투진 透疹[206]	소양	형개	신온	폐간	透疹, 祛風止痒, 解表散寒, 發汗宣毒
		우방자	신고량	폐위	透疹宣肺, 疏散風熱, 解毒利咽
		자초	고한	심간	解毒透疹, 凉血活血, 淸熱解毒, 滑腸通便
		박하	신량	폐간	透疹, 疏散風熱, 淸利頭目, 行氣解鬱
	태음	선태	감한	폐간	透疹止痒, 升陽透疹, 疏散風熱, 明目退翳
		갈근	감신량	비위	透疹, 解肌解肌, 升陽止瀉, 除煩, 生津止渴
		승마	신감량	폐대장위	透疹發表, 淸熱解毒, 升氣, 升陽擧陷

파

파기 破氣	소음	청피	고신온	간담위	疏肝破氣, 散結消滯
		지실	고신산미한	비위대장	破氣消積, 化痰散痞
		지각	고신량	비폐대장	破氣消積, 下氣祛痰

평간 平肝 잠양 潛陽	소양	모려	함량	간신	平肝潛陽, 軟堅散結, 收斂固澁
		구판	감함한	간신심	滋陰潛陽, 補腎健骨, 凉血補腎
		별갑	함한	간	滋陰潛陽, 軟堅散結
		결명자	감고함미한	간대장	平肝潛陽, 淸肝明目, 潤腸通便
	태음	백질려	고신미온	간	平肝解鬱, 活血祛風, 明目止痒
		조구등	감량	간심포	平肝淸熱, 熄風止驚
		천마	감미온	간	平肝熄風, 平抑肝陽, 祛風通絡
	태양	진주	감함한	심간	安神定驚, 明目消翳, 解毒生肌
		석결명	함한	간	平肝潛陽, 淸肝明目, 鎭肝

하

하기 下氣 강기 降氣 강역[207] 降逆	소음	후박	고신온	비위대장	行氣, 燥濕, 消積, 平喘
		대복피	신미온	대장비소장위	下氣寬中, 健脾開胃, 通大小腸, 行水消腫
		빈랑	신고온	위대장	下氣行水, 殺蟲破積
		가자	고산삽평	폐대장	下氣降水, 澁腸止瀉, 斂肺止咳, 利咽開音
		반하	신온독	비위폐	降逆止吐, 燥濕化痰, 消痞散結
	소양	맥아	감평	비위간	下氣和中, 疏肝醒胃, 消食除滿, 退乳
		전호	고신량	폐	降氣祛痰, 善散風熱
	태음	비파엽	고평	폐위	降逆和胃, 化痰止咳
		나복자	신감평	비위폐	下氣定喘, 消食化痰
		자완	고감온	폐	下氣潤肺, 化痰
		관동화	신미고온	폐	下氣潤肺, 化痰止咳
		백부근	감고온	폐	下氣潤肺, 止咳殺蟲

해기 解肌	소음	계지	신감온	심폐	解肌發汗, 溫經通脈, 助陽
	태음	갈근	감신량	비위	解肌解熱, 升陽止瀉, 生津止渴, 和解退熱

해서 解暑	소음	곽향	신미온	비위폐	解暑風寒發表, 芳香化濕, 和中止嘔
	소양	녹두	감한	심위	消暑利水, 淸熱解毒
		활석	감담한	위방광	解暑風寒淸熱, 利水通淋, 祛濕斂瘡
	태음	청호	고미신한	간담신	解暑風寒, 截瘧, 凉血退熱
	태양	향유	신미온	폐위	夏病, 發汗解表, 和中化濕, 利水消腫
		백편두	감미온	비위	消署化濕, 健脾和中

해울 解鬱	소음	합환피	감평	심간	解鬱安神, 活血消腫
		향부자	신고감평	간삼초	解鬱氣滯, 疏肝理氣, 調經止痛
	소양	시호	고신량	포간초담	解鬱疏肝, 和解退熱, 疏風熱, 熄風止驚
	태음	울금	신고한	심간담	解鬱行氣, 活血止痛, 凉血淸心, 利膽退黃
		백질려	고신미온	간	解鬱平肝, 活血祛風, 明目止痒

해표 解表	소음	세신	신온	폐신	解表散寒, 祛風散寒, 通竅, 溫肺和陰
		생강	신미온	폐비	解表散寒, 溫中止嘔, 化痰止咳
		총백	신온	비위	解表散寒, 通陽
		창출	신고온	비위	祛風散寒, 燥濕健脾, 明目
		자소엽	신온	폐비	解表散寒, 行氣寬中, 解魚毒, 安胎
	소양	형개	신온	폐간	發表散寒, 透疹, 止血
		강활	신온	신방광	解表散寒, 祛風濕利關節
		방풍	신감미온	간방광	解表祛風, 勝濕止痛, 祛風, 發汗
		독활	신고온	간신방광	解表止痛, 祛風濕
	태음	마황	신고온	폐방광	解表散寒, 宣肺平喘, 利水
		고본	신온	방광	解表散寒, 祛風勝濕止痛, 風濕痛, 寒濕泄
		담두시	고신감한	폐위	解表, 除煩, 宣鬱
		대두황권	감평	위	解表, 淸利濕熱

화담[208] 化痰 지해 止咳 평천 平喘	소음	후박	고신온	비위대장	平喘, 行氣燥濕, 降逆消痰,
		생강	신미온	폐비	止咳溫肺, 發汗解表, 溫中止嘔
		반하	신온독	비위폐	化痰燥濕, 降逆止吐, 消痞散結
		진피	신고온	비폐	化痰燥濕, 理氣健胃
		천남성	고신온	폐간비	化痰燥濕, 祛風止痙, 散結消腫
		앵속각	산삽평	폐대신	止咳斂肺, 澁腸止瀉, 止痛
	소양	차전자	감한	신간폐	化痰清肺, 利水通淋, 止瀉, 清肝明目
		사과락	감평	폐위간	化痰通絡, 通經活絡, 活血祛風
	태음	마황	신고온	폐방광	止咳平喘, 發散, 利水, 宣肺平喘
		행인	고온독	폐대장	止咳平喘, 降氣潤腸, 潤肺止咳, 潤腸通便
		나복자	신감평	비위폐	化痰下氣, 定喘消食
		상백피	감한	폐	平喘瀉肺, 利水消腫
		백과	신감평	폐	平喘斂肺, 收澁止帶
		자완	고감온	폐	化痰止咳, 潤肺下氣
		관동화	신미고온	폐	化痰止咳, 潤肺下氣
		백부근	감고온	폐	止咳潤肺, 殺蟲
화위[209] 和胃 화중 和中 온중[210] 溫中	소음	진피	신고온	비폐	理氣健胃, 燥濕化痰
		백두구	신온	폐비위	開胃消食, 化濕溫中
		사인	신온	비위	溫中, 化濕, 行氣, 安胎
		백출	고감온	비위	和胃溫中, 行氣止痛
		목향	신고온	비위대장담	調中, 止痛, 行氣
		대조	감온	비위	和胃健脾, 益氣生津, 補中益氣, 養血安神
		곽향	신미온	비위폐	和中止嘔, 芳香化濕, 發表解暑風寒
		소회향	신온	간신비위	和胃理氣, 溫腎散寒, 止痛
	소양	맥아	감평	비위간	和中下氣, 疏肝醒胃, 消食除滿, 退乳
		황련	고한	심간위대장	和胃止嘔, 瀉火解毒, 清心除煩
	태음	신곡	감신온	비위	和胃健脾, 消食
		비파엽	고평	폐위	和胃降逆, 化痰止咳
		석창포	신온	신위	和胃化濕, 開竅寧神
	태양	잠사	감신온	간비위	和中化濁, 祛風除濕, 活血定痛
		향유	신미온	폐위	溫胃調中, 解暑風寒, 行水滲濕
		목과	산온	간비	和胃化濕, 舒筋活絡
		곡아	감온	비위	和中消食, 健脾開胃

206_ 透疹: 發疹하는 병으로 발진해야 할 것이 나오지 않거나 出疹이 不暢한 경우에 辛涼解表 등의 치법을 채용하여 출진을 순리롭게 해서 變症이 되지 않도록 하는 것을 투진이라 한다.

207_ 降逆下氣: 順氣라고도 하며, 氣가 上逆하는 증후를 치료하는 방법이다.

208_ 化痰: 담을 삭게 하는 방법으로 祛痰法의 하나로 가래를 삭인다는 뜻으로도 쓰인다.

209_ 和胃: 和中이라고도 하며, 胃氣의 不和를 치료하는 방법이다.

210_ 溫中: 脾胃의 陽虛로 출현하는 裏寒증후를 치료하는 방법이다.

● 국소별 병증과 병기(病機) 변증

1. 頭

頭	頭痛	肝火上炎證	頭脹痛, 眩暈耳鳴, 目赤腫痛, 煩躁易怒, 面紅口苦
		肝陽上亢證	頭痛脹感, 眩暈耳鳴, 面赤烘熱, 失眠多夢, 煩躁易怒
		肝陽化風證	痙攣性頭痛, 肢體麻木, 口眼喎斜, 言語不利
		膽熱證	兩側頭痛, 目眥痛, 目眩耳聾, 口苦咽乾, 胸脇滿痛
		肝氣犯胃證	頭痛, 胃脘腹滿時痛, 兩脇脹痛或竄痛, 嘈雜口逆
		肝火犯肺證	頭暈頭痛, 胸脇疼痛, 胸脇不舒, 性急易怒
	頭	肝陰虛證	頭暈目眩, 兩目乾通, 脇肋隱痛, 五心煩熱, 口乾咽燥
		腎陰虛證	頭暈目眩, 耳鳴耳聾, 腰膝酸軟, 五心煩熱, 潮熱盜汗
		膽鬱痰擾證	頭暈目眩, 驚悸不寧, 失眠, 食慾不振, 煩躁不寐
		大腸津虧證	頭暈目眩, 大便乾結, 排便困難, 形體消瘦, 咽乾少津
		肝火犯肺證	頭暈頭痛, 面目赤熱, 胸脇疼痛, 胸脇不舒, 性急易怒
		肝腎陰虛證	頭暈目眩, 腰膝酸軟, 兩目乾澁, 胸脇疼痛, 五心煩熱
		心肝血虛證	頭暈目昏, 心悸怔仲, 健忘失眠, 四肢麻木, 面色淡白
		心脾氣血兩虛證	頭暈目花, 心悸怔仲, 失眠健忘, 食少倦怠, 腹脹便溏
		陰陽兩虛證	頭暈耳鳴, 形體萎弱, 精神萎頓, 倦怠無力, 少氣懶言
		氣陷證	頭暈目眩, 氣短乏力, 脘腹墜腹, 泄瀉脫肛, 腰痠欲折
		血燥證	頭暈眼花, 口脣乾裂, 咽乾喀痛, 手燥足裂, 皮膚乾燥
		氣血虛證	頭暈眼花, 面色蒼白, 神疲乏力, 呼吸氣短, 食無味
		氣陰虛證	頭暈目眩, 神疲乏力, 聲音低微, 汗出氣短, 食慾不振

2. 顔

	面色黎黑	血瘀證	面色黎黑, 局部疼痛, 口脣靑紫, 皮膚瘀斑
顔		肝血虛證	面色淡白, 眩暈耳鳴, 視物昏花, 肢體麻木, 筋脈拘攣
		血虛生風證	面色蒼白, 肢體麻木, 筋脈拘急, 筋惕肉瞤, 視物昏花
		心氣虛證	面色蒼白, 心悸氣短, 動則尤甚, 神疲無力, 畏風自汗
		心血虛證	面色淡白, 心悸怔忡, 無華或萎黃, 失眠多夢, 驚悸不安
		心陽虛證	面色晄白, 心悸氣短, 動則氣促, 形寒肢冷, 心胸肺悶
		水氣凌心證	面色晄白, 喘息不能平臥, 周身浮腫, 神疲倦怠
		脾陽虛證	面色蒼白, 食少腹脹, 腹中冷痛, 喜溫喜按, 四肢不溫
		肺氣虛證	面色晄白, 咳喘無力, 動則氣短, 自汗怕冷, 精神倦怠
		肺陽虛證	面色晄白, 咳喘無力, 動則氣短, 形寒肢冷, 神疲少氣
		肺氣衰絶證	面色晄白, 喘息鼻脹, 咳不能咳, 呼吸少氣, 不能息
	面色淡白	腎氣虛證	面色晄白, 眩暈耳鳴, 腰膝酸軟, 氣短自汗, 倦怠無力
		腎氣不固證	面色晄白, 便頻數而淸, 尿後餘憑不盡, 小便失禁
		腎陰陽兩虛證	面色晄白, 眩暈耳鳴, 腰膝酸軟疼痛, 五心煩熱, 盜汗
		胃寒證	面白少華, 胃脘冷痛, 嘔吐口逆, 嘔吐淸水, 喜熱食
		腎不納氣證	面色晄白而虛浮, 氣短喘息, 呼多吸少, 動則喘甚
		腎陽虛證	面色晄, 或黛黑, 形寒肢冷, 腰膝冷痛, 五更泄瀉
		心肝血虛證	面色淡白, 心悸怔忡, 健忘失眠, 頭暈目昏, 四肢麻木
		心肺氣虛證	面色淡白, 心悸氣短, 咳嗽, 動則氣喘, 神疲無力
		脾肺氣虛證	面色無華, 咳嗽氣短, 痰多淸白, 自汗, 易感冒
		脾腎陽虛證	面色晄白, 腰膝冷痛, 少腹冷痛, 大便塘泄, 脘腹不和
		亡陽證	面色蒼白, 汗出不止, 四肢厥冷, 呼吸微弱, 精神恍惚
		血脫證	面色蒼白, 出血 (外傷性大出血 咳血 吐血 崩漏)
		氣血虛證	面色蒼白, 目眼口脣淡白, 神疲乏力, 呼吸氣短
		脾氣虛證	面色萎黃, 氣短言懶言, 飮食不振, 食後腹脹, 大便溏薄
		脾不統血證	面色蒼白, 或萎黃, 大便溏泄, 便血衄血, 皮膚紫斑
	面色萎黃	寒濕困脾證	面色晦黃, 脘腹脹悶, 腹痛溏瀉, 頭身困重, 口淡不渴
		胃脘虛證	面色萎黃, 胃脘隱痛(按之痛減), 不思飮食, 消化不良
		心脾氣血兩虛	面色萎黃, 心悸怔忡, 失眠健忘, 食少倦怠, 腹痛便溏
		脾胃濕熱證	面目肌膚發黃, 脘腹痞悶, 口苦口粘, 肢體困重
		肝火上炎證	面紅口苦, 頭脹痛, 眩暈耳鳴, 目赤腫痛, 煩躁易怒
		肝陽上亢證	面赤烘熱, 眩暈耳鳴, 頭痛脹感, 失眠多夢, 煩躁易怒
		肝陽化風證	面紅口乾, 抽搐拘攣, 肢體麻木, 口眼喎斜, 言語不利
		心火亢盛證	面赤口渴, 口舌生瘡, 心悸失眠, 煩躁不安, 胸中煩熱
	面紅	痰火擾心證	面赤氣粗, 心悸心煩, 神志不淸, 失眠多夢, 便秘尿赤
		大腸實熱證	身熱面赤, 大便秘結, 腹腸硬滿, 腹痛拒按, 惡心嘔吐
		血熱證	面紅目赤, 出血鮮紅, 身熱夜重, 心煩易怒, 月經先期
		火淫證候	面紅目赤, 口乾舌燥, 口舌生瘡, 齒痛, 喉腫, 耳鳴
		血熱傷陰	身熱面紅, 口舌乾燥, 耳鳴耳襲, 神疲不寐

3. 耳

耳	耳鳴	肝火上炎證	眩暈耳鳴, 頭脹痛, 目赤腫痛, 煩躁易怒, 面紅口苦
		肝陽上亢證	眩暈耳鳴, 頭痛脹感, 面赤烘熱, 失眠多夢, 煩躁易怒
		肝血虛證	眩暈耳鳴, 視物昏花, 夜盲, 肢體麻木, 筋脈拘攣
		腎精不足證	眩暈耳鳴, 腰膝酸軟, 小兒發育遲延, 健忘少眠
		腎氣虛證	眩暈耳鳴, 腰膝酸軟, 氣短自汗, 倦怠無力, 面色㿠白
		腎陰虛證	耳鳴耳聾, 頭暈目眩, 腰膝酸軟, 五心煩熱, 潮熱盜汗
		腎陽虛證	眩暈耳鳴, 畏寒肢冷, 腰膝冷痛, 五更泄瀉, 小便滲長
		腎陰陽兩虛證	眩暈耳鳴, 腰膝酸軟痛, 五心煩熱, 盜汗遺精, 手足冷
		肝腎陰虛證	耳鳴如禪, 腰膝酸軟, 兩目乾澀, 胸脇疼痛, 五心煩熱
		心腎不交證	眩暈耳鳴, 心煩驚悸, 健忘少眠, 多夢遺精, 口乾咽燥
		淸陽不升證	耳鳴耳聾, 頭暈眼花, 視物不明, 畏寒肢冷, 困倦無力
		陰陽兩虛證	頭暈耳鳴, 形體萎弱, 精神萎頓, 倦怠無力, 少氣懶言
		氣陰虛證	腰痠耳鳴, 神疲乏力, 聲音低微, 汗出氣短, 食慾不振
	耳聾	膽熱證	目眩耳聾, 兩側頭痛, 口苦咽乾, 胸脇滿痛, 往來寒熱
		腎陰虛證	耳鳴耳聾, 頭暈目眩, 腰膝酸軟, 五心煩熱, 潮熱盜汗

4. 鼻

鼻	鼻塞	風寒束肺證	鼻塞, 咳嗽, 喀痰淸稀, 流淸涕, 聲重, 惡寒發熱
		肺經風熱證	鼻塞, 鼻流黃涕, 後鼻漏
	鼻流	風熱犯肺證	鼻流濁涕, 發熱, 微惡風寒, 咽喉疼痛, 口渴喜飮
		肺經風熱證	鼻流黃涕, 後鼻漏, 鼻塞
		風寒束肺證	鼻流淸涕, 鼻塞, 咳嗽, 喀痰淸稀, 聲重, 惡寒發熱
	鼻燥	燥邪傷肺證	鼻燥咽乾, 乾咳無痰
		血燥證	鼻腔乾燥, 出血, 口脣乾裂, 咽乾喀痛, 手燥足裂

5. 口

口	口乾	肝陰虛證	口乾咽燥, 頭暈目眩, 兩目乾澁, 脇肋隱痛, 五心煩熱
		心陰虛證	口乾咽燥, 心悸心慌, 失眠多夢, 五心煩熱
		脾陰虛證	口乾少津, 食少, 食後腹脹, 大便秘結, 倦怠無力
		肺陰虛證	口乾咽燥, 乾咳少痰, 午後顴紅, 潮熱盜汗, 痰少而粘
		腎陰虛證	口乾咽燥, 頭暈目眩, 耳鳴耳聾, 腰膝酸軟, 五心煩熱
		肺氣陰兩虛證	口乾咽燥, 咳喘無力, 動則氣短, 自汗盜汗, 五心煩熱
		胃陰虛證	口乾咽燥, 食慾不振, 胃脘虛痞, 胃脘疼痛, 飢而不食
		氣陰虛證	口乾咽燥, 神疲乏力, 聲音低微, 汗出氣短, 食慾不振
		肺腎陰虛證	口乾咽燥, 咳嗽氣促, 痰中帶血, 腰膝酸軟
		心腎不交證	口乾咽燥, 心煩驚悸, 健忘少眠, 多夢遺精, 眩暈耳鳴
		血燥證	口乾, 口脣乾裂, 咽乾客痛, 手燥足裂, 皮膚乾燥
		肝陽上充證	咽乾口燥, 眩暈耳鳴, 頭痛脹感, 面赤烘熱, 失眠多夢
		肝腎陰虛證	咽乾口燥, 腰膝酸軟, 兩目乾澁, 胸脇疼痛, 五心煩熱
	口渴	肝火上炎證	口渴, 面紅口苦, 眩暈耳鳴, 目赤腫痛, 煩躁易怒
		大腸濕熱證	口渴, 腹痛下利, 下利粘液, 裏急後重
		大腸實熱證	口渴, 大便乾燥秘結, 腹腸硬滿, 腹痛拒按, 惡心嘔吐
		小腸實熱證	口渴, 口舌生瘡, 小便短赤, 尿道灼痛, 心煩
		血瘀證	口渴, 局部疼痛, 面色黎黑
	口舌生瘡	虛火上炎	口舌生瘡
		心火亢盛證	口舌生瘡, 面赤口渴, 心悸失眠, 煩躁不安, 胸中煩熱
	口臭	胃熱證	口臭, 便秘, 胃脘灼痛, 多食善飢, 牙齦腫痛出血
		大腸津虧證	口臭, 口乾, 大便乾結, 排便困難, 便秘, 形體消瘦
	口苦	肝火上炎證	口苦, 面紅口渴, 眩暈耳鳴, 目赤腫痛, 煩躁易怒
		肝火犯肺證	口苦, 目赤, 胸脇疼痛, 胸脇不舒, 性急易怒
		肝經濕熱證	口苦, 飮食無味, 脇肋脹痛, 煩躁易怒
		膽熱證	口苦, 咽乾, 兩側頭痛, 目眥痛, 胸脇滿痛
		膽鬱痰擾證	口苦, 驚悸不寧, 頭暈目眩, 失眠, 脇肋痛, 食慾不振
	口淡	寒滯肝脈證	口淡不渴, 少腹脹痛, 痛引睪丸, 畏寒喜暖, 陰囊冷縮
		脾陽虛證	口淡不渴, 食少腹脹, 腹中冷痛, 喜溫喜按, 四肢不溫
		寒濕困脾證	口淡不渴, 脘腹脹悶, 腹痛溏瀉, 頭身困重, 口淡不渴

6. 目

目	目赤腫痛	肝火上炎證	目赤腫痛, 頭脹痛, 眩暈耳鳴, 煩躁易怒, 面紅口苦
	兩目乾痛	肝陰虛證	兩目乾澁, 頭暈目眩, 脇肋隱痛, 五心煩熱, 口乾咽燥
	目眥痛	膽熱證	目眥痛, 兩側頭痛, 目眩耳聾, 口苦咽乾, 胸脇滿痛
	目赤口苦	肝火犯肺證	目赤口苦, 胸脇疼痛, 胸脇不舒, 性急易怒, 痰少粘
	兩目乾澁	肝腎陰虛證	兩目乾澁, 腰膝酸軟, 胸脇疼痛, 五心煩熱, 健忘失眠

7. 四肢

四肢	手足冷 四肢厥冷 四肢不溫	腎陽虛證	畏寒肢冷, 腰膝冷痛五更泄瀉, 小便清長
		脾陽虛證	四肢不溫, 面色蒼白食少, 腹脹, 腹中冷痛
		血寒證	手足冷(色靑紫), 四肢攣急, 肌肉麻痺
		亡陽證	四肢厥冷, 汗出不止, 呼吸微弱
		腎虛水泛證	四肢厥冷, 全身水腫尿少, 心悸氣短, 咳喘疲鳴
		胃寒證	手足冷, 胃脘冷痛, 嘔吐淸水, 喜熱食
		腎陰陽兩虛證	手足冷, 自汗顴紅, 面色晄白, 五心煩熱
		小腸虛寒證	四肢不溫, 大便水穀不化, 腹痛, 小便不利
		大腸虛寒證	四肢不溫, 腹部隱痛, 喜熱喜按, 腹瀉便泄, 粘液便
	手足掌熱	肝陰虛證	手足掌熱, 頭暈目眩, 兩目乾痛, 脇肋隱痛, 口乾咽燥
		心陰虛證	手足掌熱, 心悸心慌, 失眠多夢, 口乾咽燥
		肺陰虛證	手足掌熱, 乾咳少痰, 午後顴紅, 口乾咽燥, 痰少而稠
		肺氣陰兩虛證	手足掌熱, 咳喘無力, 動則氣短, 口乾咽燥, 自汗盜汗
		腎陰虛證	手足掌熱, 頭暈目眩, 耳鳴耳聾, 腰膝酸軟
		腎陰陽兩虛證	手足掌熱, 眩暈耳鳴, 腰膝酸軟疼痛, 盜汗遺精
		肝腎陰虛證	手足掌熱, 腰膝酸軟, 兩目乾澀, 胸脇疼痛, 健忘失眠
		心腎不交證	手足掌熱, 心煩驚悸, 健忘少眠, 多夢遺精, 眩暈耳鳴
		肺腎陰虛證	手足掌熱, 咳嗽氣促, 痰中帶血, 腰膝酸軟, 骨蒸潮熱
		陰陽兩虛證	手足掌熱, 形體萎弱, 形寒肢冷, 倦怠無力, 少氣懶言
		氣陰虛證	手足掌熱, 神疲乏力, 聲音低微, 汗出氣短, 食慾不振
		血熱傷陰	手足掌熱, 身熱面紅, 口舌乾燥, 耳鳴耳聾, 神疲不寐
		氣陰兩虛證	手足掌熱, 神疲乏力, 音聲低微, 汗出氣短, 食慾不振
	肢體麻木 麻木	血虛生風證	肢體麻木, 筋脈拘急, 筋惕肉瞤, 視物昏花
		肝血虛證	肢體麻木, 眩暈耳鳴, 視物昏花, 夜盲, 筋脈拘攣
		肝陽化風證	肢體麻木, 抽搐拘攣, 口眼喎斜, 言語不利
		氣血虛證	手足麻木, 面色蒼白, 目眼瞼口脣淡白, 神疲乏力
		心肝血虛證	四肢麻木, 心悸怔忡, 健忘失眠, 多夢, 頭暈目昏

8. 腹

腹	小腹脹滿	水寒犯肺證	小腹脹滿, 咳嗽喘促不能臥, 下肢浮腫, 痰多稀白
		氣閉證	少腹脹滿, 少腹痛, 牙關緊閉, 兩手握固, 大便秘結
		寒滯肝脈證	少腹脹痛, 痛引睾丸, 畏寒喜暖, 陰囊冷縮, 形寒肢冷
		肝氣鬱結證	小腹脹痛, 脇肋脹痛, 心煩易怒, 精神抑鬱 胸悶太息
	食後脹滿 腹脹滿 脘腹脹滿	脾不統血證	食後脹滿, 大便溏泄, 便血衄血, 皮膚紫斑, 月經過多
		脾氣虛證	食後腹脹, 面色萎黃, 倦怠, 氣短懶言, 飲食不振
		脾陰虛證	食後腹脹, 口乾少津, 便秘結, 倦怠無力, 短氣滲言
		腎虛水泛證	腹脹滿, 全身浮腫, 腰痛酸重, 四肢厥冷
		脾陽虛證	腹脹食少, 腹中冷痛, 喜溫喜按, 四肢不溫, 面色蒼白
		心脾氣血兩虛	腹脹便溏, 心悸怔忡, 失眠健忘, 食少倦怠, 面色萎黃
		濕在脾胃	腹脹便塘, 胸悶脘滿
		肝脾不和證	脘腹脹滿, 兩脇脹滿, 食慾不振, 煩躁易怒, 善太息
		寒濕困脾證	脘腹脹悶, 腹痛溏瀉, 頭身困重, 口淡不渴, 不思飲食
		氣逆證	脘腹脹痛, 咳嗽上氣, 氣促喘息, 滲逆連聲 惡心嘔吐
	腹痛	肝氣鬱結證	脇肋脹痛, 心煩易怒, 精神抑鬱, 胸悶太息, 多疑欲哭
		寒濕困脾證	腹痛溏瀉, 脘腹脹悶, 頭身困重, 口淡不渴, 不思飲食
		小腸虛寒證	腹痛, 大便水穀不化, 四肢不溫, 小便不利, 大便淸稀
		大腸濕熱證	腹痛下利, 下利粘液, 便膿血, 裏急後重, 便物如漿
		大腸實熱證	腹腸硬滿, 大便秘結, 腹痛拒按, 惡心嘔吐, 身熱面赤
		肝脾不和證	腹痛欲瀉, 兩脇脹滿, 脘腹脹滿, 食慾不振, 煩躁易怒
		食傷脾胃證	腸鳴腹痛, 胃脘脹滿, 噯氣壓食, 瀉下糞便臭如敗卵
		血瘀證	月時腹痛, 局部疼痛, 面色黎黑, 口脣靑紫, 皮膚瘀斑

9. 背

背	背寒	肺陽虛證	背寒, 咳喘無力, 動則氣短, 面色㿠白, 形寒肢冷

10. 筋

筋	肢麻筋攣	肝陰虛證	肢麻筋攣, 頭暈目眩, 兩目乾痛, 脇肋隱痛, 五心煩熱
	筋脈拘攣	肝血虛證	筋脈拘攣, 眩暈耳鳴, 視物昏花, 肢體麻木, 筋惕肉瞤
	筋惕肉瞤	血虛生風證	筋惕肉瞤, 肢體麻木, 筋脈拘急, 視物昏花, 手足瘦攣
	筋脈拘急	心肝血虛證	筋脈拘急, 心悸怔忡, 健忘失眠, 頭暈目昏, 四肢麻木
	肢軟筋萎	血燥證	肢軟筋萎, 口脣乾裂, 咽乾喀痛, 手燥足裂, 皮膚乾燥

11. 腰膝

腰膝	腰膝酸軟	肝陽上亢證	腰膝酸軟, 眩暈耳鳴, 頭痛脹感, 面赤烘熱, 失眠多夢
		肝陽化風證	腰膝酸軟, 抽搐拘攣, 肢體麻木, 口眼喎斜, 言語不利
		腎精不足證	腰膝酸軟, 眩暈耳鳴, 小兒發育遲延, 男女不孕
		腎氣虛證	腰膝酸軟, 眩暈耳鳴, 氣短自汗, 倦怠無力, 面色晄白
		腎氣不固證	腰膝酸軟, 小便頻數, 尿後餘憑不盡, 遺尿, 小便失禁
		腎不納氣證	腰膝酸軟, 氣短喘息, 呼多吸少, 動則喘甚, 面色晄白
		腎陰虛證	腰膝酸軟, 頭暈目眩, 耳鳴耳聾, 五心煩熱, 潮熱盜汗
		腎陰陽兩虛證	腰膝酸軟, 眩暈耳鳴, 五心煩熱, 盜汗遺精, 手足冷
		肝腎陰虛證	腰膝酸軟, 兩目乾溢, 胸脇疼痛, 五心煩熱, 健忘失眠
		心腎不交證	腰膝酸軟, 心煩驚悸, 健忘少眠, 多夢遺精, 眩暈耳鳴
	腰部冷痛	腎陽虛證	腰膝冷痛, 畏寒肢冷, 五更泄瀉, 小便清長, 面色日光
		心腎陽虛證	腰脊冷痛, 形寒肢冷, 心悸氣短, 尿少身重, 面色暗體
		脾腎陽虛證	腰膝冷痛, 少腹冷痛, 大便塘泄, 五更泄瀉, 形寒肢冷
		腎寒腰痛	腰脊冷痛, 小便清長
	腰痛	膀胱濕熱證	腰痛, 頻尿, 尿急, 尿澀, 尿痛, 尿血, 尿黃赤混濁
		氣滯證	脘腹胸脇乳房腰背疼痛, 脹悶, 噯氣太息
		寒濕在腎	腰痛, 下肢浮腫, 足跟痛, 形寒肢冷, 肢節屈伸不利

12. 爪甲

爪甲	爪甲不榮	肝陰虛證	爪甲不榮, 頭暈目眩, 兩目乾通, 脇肋隱痛, 五心煩熱
	爪甲枯脆	肝血虛證	爪甲枯脆, 眩暈耳鳴, 視物昏花, 肢體麻木, 筋脈拘攣
	爪甲反甲	血虛生風證	爪甲枯脆反甲, 肢體麻木, 筋脈拘急, 筋惕肉瞤
	爪甲淡白	血脫證	爪甲淡白, 出血, 面色蒼白, 譫妄神昏, 汗出如珠
	爪甲脆薄	血虛證	爪甲脆薄, 爪甲淡白, 面白無華或萎黃, 眼瞼口脣蒼白

13. 呼吸, 咳嗽, 喘息

呼吸 咳嗽 喘息	呼吸少氣 不能息	肺氣衰絶證	呼吸少氣不能息, 喘息鼻脹, 咳不能咳, 面色晩白, 皮毛乾枯, 形體消瘦, 動則汗出氣喘
	呼吸促急	痰熱壅肺	呼吸促急, 咳喘痰鳴, 痰黃粘稠, 痰桐膠固, 咳吐不爽
	喘息不能平臥	水氣凌心	喘息不能平臥, 心悸心慌, 周身浮腫, 面色晄白, 神疲倦怠, 氣短, 胸脘痞滿, 畏寒肢冷
	咳嗽喘促不能臥	水寒犯肺證	咳嗽喘促不得臥, 下肢浮腫 痰多稀白, 胸膈滿悶 小腹脹滿, 腰部冷痛, 脛膝冷感, 尿少, 惡寒發熱
	咳喘無力 動則氣短	肺氣虛	咳喘無力, 動則氣短, 面色晄白, 自汗怕冷, 精神倦怠
		肺陽虛	咳喘無力, 動則氣短, 面色晄白, 形寒肢冷, 神疲少氣
	咳喘無力 動則氣短 咳喘無力 動則氣短	肺氣陰兩虛	咳喘無力, 動則氣短, 痰少而稠, 口乾咽燥, 自汗盜汗

14. 喘

喘	咳喘無力	肺氣虛證	咳喘無力, 面色㿠白, 動則氣短, 自汗怕冷, 精神倦怠
		肺陽虛證	咳喘無力, 面色㿠白, 形寒肢冷, 動則氣短, 神疲少氣
		肺氣陰陽兩虛	咳喘無力, 動則氣短, 口乾咽燥, 自汗盜汗, 五心煩熱
	喘促不能臥	水寒犯肺證	喘促不能臥, 咳嗽, 下肢浮腫, 痰多稀白, 胸脇滿悶
		寒痰阻肺證	喘促不能臥, 咳嗽, 痰稀白, 痰多喀出容易, 形寒畏冷
	心悸氣短, 氣短	心氣虛證	心悸氣短, 動則尤甚, 神疲無力, 畏風自汗, 胸悶心胸
		心陽虛證	心悸氣短, 動則氣促, 形寒肢冷, 心胸憋悶疼痛
		心腎陽虛證	心悸氣短, 動則尤甚, 形寒肢冷, 尿少身重
		心肺氣虛證	心悸氣短, 咳嗽, 動則氣喘, 面色淡白無華, 神疲無力
		腎虛水泛證	心悸氣短, 咳喘痰鳴, 陰囊水腫全身水腫, 尿少
		氣血虛證	呼吸氣短, 面色蒼白, 神疲乏力, 食無味, 頭暈眼花
		氣陰虛證	上氣喘促, 神疲乏力, 聲音低微, 汗出氣短, 食慾不振
		水氣凌心證	氣短, 喘息不能平臥, 心悸, 周身浮腫, 面色㿠白
		腎陰陽 兩虛證	動則氣喘, 眩暈耳鳴, 腰膝酸軟疼痛, 五心煩熱, 盜汗
		腎不納氣證	氣短喘息, 呼多吸少, 動則喘甚, 面色㿠白而虛浮

15. 痰

痰	咳喘痰鳴	痰熱壅肺	咳喘痰鳴, 痰黃粘稠, 呼吸促急, 痰桐膠固, 咳吐不爽
	痰多淸稀	肺氣虛	痰多淸稀, 咳喘無力, 動則氣短, 面色㿠白, 自汗怕冷
		肺陽虛	痰多滲稀, 咳喘無力, 動則氣短, 面色滲白, 形寒肢冷
		水寒犯肺證	痰多稀白, 咳嗽喘促不能臥, 下肢浮腫, 胸脇滿悶
	乾咳少痰	肺陰虛	乾咳少痰, 午後顴紅, 口乾咽燥, 潮熱盜汗, 痰少而稠
	痰少而稠	肺陰虛	痰少而稠, 乾咳少痰, 午後顴紅, 口乾咽燥, 潮熱盜汗
		肺氣陰陽虛	痰少而稠, 咳喘無力, 動則氣短, 口乾咽燥, 自汗盜汗
	痰黃粘稠 痰稠膠固 痰中帶血	痰熱壅肺	痰黃粘稠, 痰稠膠固, 咳喘痰鳴, 痰中帶血, 呼吸促急
	咳痰帶血	肺氣陰陽虛	咳痰帶血, 痰少而稠, 咳喘無力, 動則氣短, 口乾咽燥

16. 帶下

帶下	帶下黃臭 黃白帶下	肝經濕熱證	帶下黃臭, 脇肋脹痛, 煩躁易怒, 滲食無味, 嘔惡腹脹
		濕淫證候	黃白帶下, 頭暈沈, 耳鳴, 周身困重, 四肢沈倦麻
	白帶淸稀	脾陽虛證	白帶淸稀, 量多食少, 腹中冷痛, 喜溫喜按, 四肢不溫
		寒濕困脾證	白帶淸稀, 脘腹脹悶, 腹痛溏瀉, 頭身困重, 口淡不渴
		腎陽虛證	白帶淸稀, 畏寒肢冷, 腰膝冷痛, 五更泄瀉, 小便淸長

사상맥진과 진료의 실제

● 주치별 약물분류

해표(解表)약

발산풍한(發散風寒)약, 신온해표(辛溫解表)약

강활	신온	신방광	發汗解表, 祛風勝濕, 止痛
계지	신감온	심폐	發汗解表, 溫經通陽
고본	신온	방광	發表散寒, 祛風勝濕, 止痛
마황	신고온	폐방광	發汗解表, 宣肺平喘, 利水
방풍	신감미온	간방광	發汗解表, 祛風解痙, 勝濕止痛
백지	신온	폐위	解表散寒, 祛風燥濕, 消腫排膿, 止痛
생강	신미온	폐비	發汗解表, 溫中止嘔, 溫肺止咳
세신	신온	폐신	祛風, 散寒止痛, 溫肺化痰
소엽	신온	폐비	發表發汗, 行氣貫中
신이	신온	폐위	散風寒, 通鼻竅
창이자	신고온 유독	폐	散風濕, 通鼻竅
총백	신온	비위	發表散寒
향유	신미온	폐위	發汗解表, 和中化濕, 利水消腫
형개	신온	폐간	發汗解表, 祛風宣毒, 止血

발산풍열(發散風熱)약, 신량해표(辛涼解表)약

박하	신량	폐간	疏散風熱, 淸利頭目, 透疹, 行氣解鬱
우방자	신고량	폐위	疏散風熱, 解毒透疹, 利咽消腫
상엽	고감한	폐간	疏風淸熱, 淸肝明目
감국	신감고량	간폐	疏風淸熱, 解毒, 淸肝明目

목적	감고평	폐간	疏散風熱, 明目退翳, 止血
만형자	신고한	방광간위	疏散風熱, 清利頭目
시호	고신량	심포간삼초담	疏風熱, 透疹, 熄風止驚
갈근	감신량	비위	和解退熱, 疏肝解鬱, 升擧陽氣
선퇴	감한	폐간	發表解肌, 升陽透疹, 解熱生津
승마	신감량	폐대장위	發表透疹, 清熱解毒, 升陽擧陷
담두시	고신감한	폐위	解毒, 除煩, 宣鬱
부평	신한	폐	散風, 透疹, 利尿

청열(清熱)약

청열사화(清熱瀉火)약

석고	신감한	폐위	清熱瀉火, 除煩止渴
지모	고감한	위신	清熱瀉火, 滋陰潤燥
괴각	고한	간대장	清熱瀉火, 凉血止血
천화분	고감한	폐위	清熱生津, 消腫排膿
죽엽	감담한	심폐위	清熱除煩, 利尿
담죽엽	감담한	심위소장	清熱除煩, 利尿
밀몽화	감한	간	清熱凉肝, 明目退翳
청상자	고한	간	清肝明目, 退翳
하고초	고신한	간담	清肝火, 散鬱結

청열조습(清熱燥濕)약

황금	고한	담폐위대장	清熱燥濕, 瀉火解毒, 止血安胎
황백	고한	신방광대장	清熱燥濕, 瀉火解毒, 退虛熱
황련	고한	심간위대장	清熱燥濕, 瀉火解毒
용담초	고한	간담위	清熱燥濕, 瀉肝火
고삼	고한	심간위대장방광	清熱燥濕, 祛風殺蟲, 利尿
백선피	고함한	방광비위	利九竅, 祛風解毒, 利小腸, 清熱
대두황권	감평	위	健胃劑, 食積, 濕痺筋攣

청열량혈(清熱凉血)약

서각	고함한	심간위	强心, 血壓上昇, 解熱, 鎭靜
생지황	고감한	심간신	清熱凉血, 生津止渴
현삼	고함한	폐위신	清熱, 解毒, 滋陰
목단피	고신한	심간신	清血凉血, 活血散瘀
적작약	고량	간	清熱凉血, 祛瘀止痛
자초	고한	심간	凉血活血, 清熱解毒, 滑腸通便

청열해독(清熱解毒)약

금은화	감한	폐위대장	清熱解毒, 凉血止痢, 散風熱
연교	고량	폐심담	清熱解毒, 消癰散結

포공영	한고감	간위	淸熱毒, 消癰腫
자화지정	고신한	심간	淸熱解毒, 凉血消腫
대청엽	고대한	심폐위	淸熱解毒, 凉血消斑
판람근	고한	심위	淸熱解毒, 凉血
청대	함한	폐위	淸熱解毒, 凉血消腫
마치현	산한	대장간	淸熱利濕, 凉血解毒
백두옹	고한	대장	淸熱解毒, 凉血止痢
패장	신고한	간위대장	淸熱解毒, 排膿活血
백화사설초	고감한	위대장소장	淸熱利濕, 解毒消癰
웅담	고한	간담심	淸熱解毒, 止痙明目
백렴	고신한	심위간	淸熱解毒, 消癰散結, 生肌止痛
산자고	감신한	간위	淸熱解毒, 消癰散結, 行血消腫
녹두	감한	심위	淸熱解毒, 消暑利尿
야국화	고신한	폐간	淸熱解毒
인동등	감한	폐위대장	淸熱解毒, 疏風通絡
조휴	고한소독	간	淸熱解毒, 消腫止痛, 凉肝定驚
토복령	감담평	간위	淸熱解毒, 除濕, 通利關節
어성초	신량	폐	淸熱解毒, 利尿消腫
사간	고한	폐	淸熱解毒, 利咽消痰, 散血消腫
산두근	대고대한	폐	淸熱解毒, 利咽消腫, 止痛

청허열(淸虛熱)약

청호	고신한	간담신	淸熱, 解暑風寒, 除蒸
백미	고함한	위간	淸熱凉血, 益陰除熱, 利尿通淋, 解毒疗瘡
지골피	감담한	폐신	淸熱凉血, 淸泄肺熱, 退骨蒸勞熱
은시호	감한	간위	淸虛熱, 除疳熱

사하(瀉下)약

공하(攻下)약

대황	고한	폐위대장간심포	攻積導滯, 瀉火解毒, 活血祛瘀
망초	함고한	위대장	瀉下通便, 潤燥軟堅, 淸火消腫

윤하(潤下)약

마자인	감평	비대장	潤燥, 滑腸通便

준하축수(峻下逐水)약

감수	고한유독	폐신대장	瀉水逐痰, 消腫散結
대극	고한유독	폐신대장	瀉水通便, 消腫散結
원화	신고온	폐신대장	瀉水逐飮, 祛痰止咳, 解毒殺蟲
견우자	고한유독	폐신대장	瀉水通便, 消痰滌水, 殺蟲攻積
파두	신열대독	위대장폐	峻下冷積, 逐水退腫, 祛痰利咽, 蝕瘡

거풍습(祛風濕)약

거풍습지비통(祛風濕止痺痛)약

독활	신고온	간신방광	祛風濕, 止痛, 解表
위령선	신함온	방광	祛風濕, 通經絡, 止痺痛, 消骨哽
방기	고신한	방광신비	祛風寒濕痺, 關節腫痛
진교	고신한	위간담	祛風濕, 舒筋絡, 淸虛熱
해동피	고신평	간	祛風濕, 通絡止痛, 殺蟲止痒
초오	신고온대독	심간신비	祛風, 除濕, 散寒, 止痛
잠사	감신온	간비위	祛風除濕, 活血定痛, 和中化濁
발계	감산평	신	祛風利濕, 解毒散腫
마전자	고한	간비	通絡散結, 消腫, 定痛

서근활락(舒筋活絡)약

상지	고평	간	祛風通絡
금전백화사	감함온	간	祛風通絡, 止痙
기사	감함온	간	祛風通絡, 定驚止痛
희렴초	고신한	간신	祛風濕, 利筋骨, 通經絡, 降血壓
오초사	감평	간	祛風通絡, 定驚, 止痙
취오동	고감평	간	祛風濕, 止痛, 降壓

거풍습강근골(祛風濕强筋骨)약

오가피	신고온	간신	祛風濕, 補肝腎, 强筋骨
호골	신온	간신	祛風定痛, 强筋健骨
곡기생	고평	간신	祛風濕, 補肝腎, 强筋骨, 安胎
상기생	고감평	간신	補肝腎, 除風濕, 强筋骨, 益血安胎

방향화습(芳香化濕)약

창출	신고온	비위	燥濕健脾, 祛風濕
후박	고신온	비위대장	行氣, 燥濕, 消積, 平喘
광곽향	신온	비위폐	芳香化濁, 開胃止嘔, 發表解暑風寒
사인	신온	비위	化濕, 行氣, 溫中, 安胎
백두구	신온	폐비위	化濕, 行氣, 溫中, 止嘔
초두구	신온	비위	燥濕, 溫中, 行氣
초과	신온	비위	燥濕溫中, 除痰截瘧
패란	신평	비위폐	化濕, 解暑風寒

이수삼습(利水滲濕)약

이수퇴종(利水退腫)약

백복령	감담평	심비신	利水滲濕, 健脾, 安神
저령	감담평	신방광	利水滲濕
택사	감담한	신방광	利尿, 滲濕, 淸熱
의이인	감담량	비위폐	利水滲濕, 健脾, 淸熱排膿, 痺證

동과피	감량	폐소장	利尿消腫
적소두	감산평	심소장	利水消腫, 解毒排膿
옥미수	감평	방광간담	利尿消腫, 降壓, 利濕退黃, 降血糖

이뇨통림(利尿通淋)약

차전자	감한	신간폐	利水通淋, 止瀉, 淸肝明目, 淸肺化痰
목통	고한	심소장방광	利水通淋, 泄熱, 通乳
활석	감담한	위방광	利水通淋, 淸解暑風寒熱
통초	감담한	폐위	淸熱利水, 通氣下乳
해금사	감한	방광소장	利尿, 利濕熱, 通淋
지부자	신고한	방광	淸熱利濕, 祛風止痒
편축	고평	방광	淸熱利尿, 解毒, 殺蟲 止痒
구맥	고한	심소장방광	淸熱利尿通淋, 活血通經, 消腫
동규자	감한	대장소장방광	利水通淋, 下乳潤腸
등심초	감담한	심폐소장	淸心降火, 利尿, 安神
삼백초	고신한	폐방광	淸熱利尿, 解毒消腫
인진호	고신량	비위담	淸利濕熱, 退黃疸
금전초	감담한	간담신방광	淸熱利濕, 消腫, 排石, 解毒

온리(溫裏)약

부자	신감대열	심신비	回陽救逆, 補火助陽, 散寒止痛
건강	신열	비위심폐	溫中散寒, 回陽通脈, 燥濕消痰
육계	신감대열	신비심간	補火助陽, 散寒止痛, 溫陽經脈, 活血通經
오수유	신고열	간비위	散寒止痛, 疏肝下氣, 燥濕
필발	신열	위대장	溫中散寒, 下氣止痛
정향	신온	비위신	溫中降逆, 溫腎助陽
고량강	신온	비위	散寒行氣, 止痛溫中, 止嘔
소회향	신온	간신비위	散寒止痛, 理氣和胃
호초	신열	위대장	溫中散寒, 下氣消痰

이기(利氣)약

진피	신고온	비폐	利氣健胃, 燥濕化痰
청피	고신온	간담위	疏肝破氣, 散結消滯
지실	고신산한	비위대장	破氣消積, 化痰散痞
지각	고신량	비폐대장	破氣消積, 下氣祛痰
목향	신고온	비위대장담	行氣調中, 止痛
향부자	신고감평	간삼초	疏肝利氣, 調經止痛
오약	신온	폐비신방광	行氣止痛, 溫腎散寒
침향	신고온	비위신	行氣止痛, 溫中止嘔, 納氣平喘
천련자	고한소독	간비위소장방광	行氣利氣止痛, 舒肝, 殺蟲
청목향	고신한	간위	行氣止痛, 解毒消腫, 祛濕
단향	신온	비위폐	行氣溫中, 開胃止痛

시체	고삽온	위	降氣止嘔
매괴화	감고온	간비	舒肝利氣, 和血調經
대복피	온신	대장비소장위	健脾開胃, 通大小腸, 下氣寬中, 行水消腫

소식(消食)약

계내금	감평	비위소장방광	健脾消食, 麵薯芋肉食等 食滯, 固精止遺
곡아	감온	비위	消食健胃, 健脾開胃
나복자	신감평	비위폐	消食化積, 降氣化痰
맥아	감평	비위간	疏肝醒胃, 消食除滿, 和中下氣, 退乳
산사	산감온	비위간	消食化積, 活血散瘀
신곡	감신온	비위	消食和胃

지혈(止血)약

수렴지혈(收斂止血)약

선학초	고삽평	폐간비	收斂止血, 解毒殺蟲, 益氣强心, 補虛消積
백급	고감삽한	폐간위	收斂止血, 消腫生肌
우절	감삽평	간폐위	止血, 消瘀

량혈지혈(凉血止血)약

대계	감고량	심간	凉血止血, 散瘀消癰
소계	고감량	심간	凉血止血, 散瘀消腫, 解毒
지유	고산한	간위대장	凉血止血, 淸熱解毒, 生肌斂瘡, 安胎
괴화	고한	간대장	凉血止血, 淸肝瀉火
측백엽	고삽한	폐간대장	凉血止血, 生髮烏髮
백모근	감한	폐위방광	凉血止血, 淸熱利尿

화어지혈(化瘀止血)약

삼칠	감고온	간위	活血止血, 祛瘀止痛, 化痰, 滋補强壯
포황	감평	간심포	和瘀止血, 通淋, 血淋

온경지혈(溫經止血)약

애엽	고신온	간비신	止血, 抗菌, 健胃, 平喘, 鎭咳, 祛痰

활혈거어(活血祛瘀)약

천궁	신온	간담심포	活血行氣, 祛風止痛
유향	신고온	신간폐	活血止痛, 消腫生肌
울금	신고한	심간담	活血止痛, 行氣解鬱, 凉血淸心, 利膽退黃
몰약	고평	심간비	活血止痛, 消腫生肌
강황	신고온	간비	破血行氣, 通經止痛, 祛風療痺
아출	신고온	간비	破瘀行氣, 消積止痛.
단삼	고한	심심포간	血滯經閉, 産後瘀滯
호장근	고산한	간담폐	活血止痛, 淸熱利濕, 淸熱解毒, 化痰止咳
익모초	신고한	심신간방광	活血調經, 祛瘀生新, 利尿消腫

도인	고감평	심간폐대장	活血祛瘀, 潤腸通便
홍화	신온	심간	活血祛瘀, 通經
오령지	함감온	간	活血止痛, 和瘀止血
우슬	고산평	간신	活血祛瘀, 補肝腎, 强筋骨, 利尿通淋
천산갑	함한	간위	活血消癥, 通經下乳
자충	함한소독	간	破血逐瘀, 續筋接骨
택란	고평온	간비	行血利尿, 散鬱舒肝, 活血祛瘀, 調經利水
능소화	감산한	간심포	行血祛瘀, 凉血祛風
자연동	신평	간	散瘀止痛, 接骨療傷
소목	감함신평	심간비	行血祛瘀, 消腫止痛
건칠	신고온소독	간위	破血祛瘀, 經閉癥瘕, 活血通經
조각자	온신	간위	活血消腫, 消腫托毒, 排膿, 殺蟲
계혈등	고감온	간	補血, 活血, 通絡. 調經, 舒筋活絡

화담지해평천(化痰止咳平喘)약

온화한담(溫化寒痰)약

반하	신온유독	비위폐	燥濕化痰, 降逆止吐, 消痞散結
백부자	신감대온유독	비위	祛風痰, 定驚, 止痛
백개자	신온	폐위	溫肺化痰, 止咳, 利氣散結
선복화	고신함온	폐비위대장	降氣, 消痰, 行水, 止嘔

청화열담(淸化熱痰)약

전호	고신량	폐	降氣祛痰, 善散風熱
길경	고신평	폐	開宣肺氣, 祛痰, 排膿
과루인	감한	폐위대장	淸熱化痰, 利氣寬胸, 潤腸通便
천패모	고감한	폐심	淸熱化痰, 潤肺止咳, 散結消腫
절패모	고한	폐심	淸熱潤肺, 化痰止咳, 散結
죽여	고한	폐위담	淸熱化痰, 除煩止嘔
죽력	감한	심폐간	淸熱滑痰, 定驚利竅
곤포	함한	간신	淸化熱痰, 消痰軟堅, 利水消腫
비파엽	고평	폐위	化痰止咳, 和胃降逆
동과자	감한	폐소장	淸熱化痰, 消癰排膿, 利濕

지해평천(止咳平喘)약

행인	고온유독	폐대장	止咳平喘, 潤肺止咳, 潤腸通便
백부근	감고온	폐	止咳, 殺蟲
관동화	신고온	폐	潤肺下氣, 止咳化痰
소자	신온	폐대장	降氣化痰, 止咳平喘, 潤腸通便
상백피	감한	폐	瀉肺平喘, 利水消腫
정력자	고신대한	폐방광	瀉肺平喘, 利水消腫
마두령	고신한	폐대장	淸肺祛痰, 止咳平喘

안신(安神)약

주사	감한	심	淸心鎭驚, 安神解毒
용골	감삽평	심간신	止盜汗, 澁精止血, 鎭驚安神, 平肝潛陽
호박	감평	심간방광	鎭靜安神, 活血散瘀, 利尿通淋
산조인	감산평	심간	養心安神, 止汗
백자인	감평	심신대장	養心安神, 潤腸通便
원지	신고온	폐심	寧神安神, 祛痰開竅, 消癰腫
합환피	감평	심간	解鬱安神, 活血消腫
영지	담온	심비폐간신	安神健胃, 補益氣血
야교등	감평	심간	養心安神, 祛風通絡

평간(平肝)약

평간식풍(平肝熄風)약

영양각	함한	간심	平肝熄風, 淸肝明目, 淸熱, 散血解毒
조구등	감량	간심포	熄風止驚, 淸熱平肝
천마	감온	간	平肝熄風, 平抑肝陽, 祛風通絡
백강잠	함신평	간폐	熄風止驚, 祛風止痛, 化痰散結
전갈	신평	간	熄風止驚, 解毒散結, 通絡止痛
오공	신온유독	간	熄風止驚, 解毒散結, 通絡止痛
결명자	감고함한	간대장	淸肝, 明目, 通便

평간잠양(平肝潛陽)약

석결명	함한	간	平肝潛陽, 淸肝明目
모려	함량	간신	平肝潛陽, 軟堅散結, 收斂固澁
진주	감함한	심간	安神定驚, 明目消翳, 解毒生肌
백질려	고신미온	간	平肝解鬱, 活血祛風, 明目止痒
대자석	고한	간심위	平肝潛陽, 重鎭降逆, 凉血止血

개규(開竅)약

사향	신온	심비	開竅醒神, 活血通絡, 消腫止痛
빙편	신고량	심비폐	開竅醒神, 淸熱止痛
석창포	신온	신위	開竅醒神, 化濕和胃
소합향	신온	심비	開竅醒神, 辟穢止痛
안식향	신고평	간심	開竅醒神, 行氣, 活血, 止痛
섬소	감신온유독	심	開竅醒神, 解毒止痛
장뇌	신열유소독	심폐	除濕殺蟲, 止痒, 止痛, 開竅辟穢

보약(補藥)

보기(補氣)약

인삼	감고온	비폐심	大補元氣, 補脾益肺, 生津止渴, 固脫生津
당삼	감평	비간	補中益氣, 生津養血
황기	감온	비폐	補氣升陽, 益胃固表, 托毒排膿, 利水退腫

백출	고감온	비위	補氣健脾, 燥濕利水, 止汗, 安胎
산약	감평	비폐신	益氣養陰, 補脾, 益肺腎
백편두	감온	비위	健脾化濕, 和中消暑
감초	감평	심폐비위	益氣補中, 淸熱解毒, 祛痰止咳, 緩急止痛
대조	감온	비위	補中益氣, 養血安神, 緩和藥性
봉밀	감평	폐대장	補中緩急, 潤燥, 止痛, 解毒, 滑腸通便

보양(補陽)약

녹용	감함온	신간	補腎陽, 益精血, 强筋骨, 助衝任
녹각	함온	간신	補腎助陽, 溫腎陽, 强筋骨, 益精養血
녹각교	함온	간신	補肝腎, 益精血, 止血
녹각상	감함온	간신	益腎助陽
파극천	감온	신간	補腎助陽, 强筋骨, 祛風除濕
육종용	감함온	신대장	補腎助陽, 潤腸通便
선모	신온유독	신간비	補腎壯陽, 强筋骨, 散寒除濕, 消腫止痛
음양곽	신감온	간신	補肝腎, 强筋骨, 助陽益精, 祛風除濕
호로파	고온	신	溫腎, 祛寒, 止痛
두충	감온	간신	補肝腎, 强筋骨, 安胎
속단	고감신온	간신	補肝腎, 續筋骨, 止崩漏
보골지	고신대온	신비	補腎壯陽, 固精縮尿, 溫脾止瀉
구척	감고온	간신	補肝腎, 强筋骨, 祛風濕
익지인	신온	비신	補腎固精, 溫脾止瀉
골쇄보	고온	간신	補腎强骨, 續筋止痛
동충하초	감평	폐신	補肺益腎, 止血化痰
합개	함평	폐신	助腎陽, 益精血, 補肺氣, 定喘嗽
호도인	감온	신폐	溫肺潤腸, 補氣養血, 補腎納氣
토사자	신감평	간신	補陽益陰, 固精縮尿, 明目止瀉
쇄양	감온	간신대장	補腎壯陽, 益精血, 强腰膝, 潤腸通便
구자	신감온	간신	溫補肝腎, 暖腰膝, 壯陽固精
양기석	함온	신	溫腎壯陽
해구신	함열	신	煖腎壯陽, 益精補髓
해마	감함온	신간	溫腎壯陽, 活血散結, 消腫止痛
사상자	신고온	신비	溫腎補陽, 燥濕殺蟲

보혈(補血)약

당귀	감신온	간신비	補血, 活血, 止痛, 潤腸
숙지황	감온	간신	養血滋陰, 補精益水
백작약	고산량	간비	養血斂陰, 柔肝止痛, 平抑肝陽
하수오	감삽온	간신	補肝腎, 益精血, 固腎烏鬚
아교	감평	폐간신	補血止血, 滋陰潤肺
용안육	감온	심비	補腎脾, 益氣血

보음(補陰)약

사삼	감량	폐위	淸肺養陰, 益胃生津
맥문동	감고량	폐심위	淸肺養陰, 益胃生津, 淸心除煩

천문동	감고대한	폐신	淸肺降火, 滋陰潤燥
석곡	감함한	위신	養胃生津, 滋陰除熱
옥죽	감평	폐위	滋陰潤肺, 生津養胃
황정	감미온	비폐	補脾潤肺, 滋養强壯
백합	감량	폐심	潤肺止咳, 淸心安神
구기자	감평	간신폐	滋補肝腎, 明目潤肺
한련초	감산한	신간	滋陰補腎, 凉血止血
여정자	감고한	간신	補益肝腎, 淸熱明目
구판	감함한	간신심	滋陰潛陽, 益腎健骨, 養血補腎
별갑	함한	간	滋陰潛陽, 軟堅散結
흑지마	감평	간신대장	補益肝腎, 補益精血, 潤燥通便
저실자	감한	간비신	補腎淸肝, 明目利尿

수삽(收澁)약

지한(止汗)약

부소맥	감함량	심	斂汗, 益氣, 除熱
마황근	감평	폐	斂肺止汗

지사(止瀉)약

가자	고산삽평	폐대장	澁腸止瀉, 斂肺止咳, 利咽開音, 下氣降水
적석지	감산삽온	대장위	澁腸止瀉, 收斂止血, 斂瘡生肌
오매	산삽평	간비폐대장	斂肺止咳, 澁腸止瀉, 生津止渴, 安蛔止痛
앵속각	산삽평유독	폐대장신	斂肺止咳, 澁腸止瀉, 止痛
우여량	감삽평	위대장	澁腸止瀉, 收斂止血, 止帶
석류피	산삽온	위대장	澁腸止瀉, 止血, 殺蟲, 驅蟲
춘피	고삽한	대장위간	淸熱燥濕, 澁腸止帶, 止瀉止血, 止汗, 殺蟲
오배자	산삽한	대장신	斂肺降火, 澁腸止瀉, 固精止遺, 斂汗止血
육두구	신온	비위대장	溫中行氣, 澁腸止瀉

삽정(澁精)축뇨(縮尿)지대(止帶)약

오미자	산감온	폐신심	收斂固澁, 益氣生津, 補腎寧心
연자육	감삽평	비신심	補脾止瀉, 益腎固精, 止帶, 養心安神
검실	감삽평	비신	益腎固精, 補脾止瀉, 健脾
산수유	산삽온	간신	補肝益腎, 澁精固脫
금앵자	산삽감평	신방광대장	遺精遺尿, 尿意頻數, 帶下
복분자	감산온	신방광	腎虛遺尿, 小便頻數
백반	산삽한	폐간비대장	外用 - 解毒, 殺蟲, 止痒, 內服 - 祛除風痰, 止血, 止瀉

용토(涌吐)약

과체	고한유독	위	涌吐痰飮, 祛濕退黃
상산	고신한유독	폐심간	祛痰, 涌吐痰飮, 截虐, 淸熱
여로	신고한유독	폐위간	涌吐風痰, 殺蟲療瘡

사상맥진과 진료의 실제

색인

사상맥진과 진료의 실제